XINBIAN HULI CHANGGUI YU ZHUANKE HULI

新编护理常规与专科护理

主编　谢　丽　张　颂　杨　洁　朱彦春　刘　群　袁海红　梁淑芹

黑龙江科学技术出版社
HEILONGJIANG SCIENCE AND TECHNOLOGY PRESS

图书在版编目(CIP)数据

新编护理常规与专科护理 / 谢丽等主编. -- 哈尔滨：黑龙江科学技术出版社，2024.2

ISBN 978-7-5719-2298-6

Ⅰ. ①新… Ⅱ. ①谢… Ⅲ. ①护理学 Ⅳ. ①R47

中国国家版本馆CIP数据核字（2024）第046480号

新编护理常规与专科护理
XINBIAN HULI CHANGGUI YU ZHUANKE HULI

主　　编　谢　丽　张　颂　杨　洁　朱彦春　刘　群　袁海红　梁淑芹
责任编辑　陈兆红
封面设计　宗　宁
出　　版　黑龙江科学技术出版社
　　　　　地址：哈尔滨市南岗区公安街70-2号　邮编：150007
　　　　　电话：（0451）53642106　传真：（0451）53642143
　　　　　网址：www.lkcbs.cn
发　　行　全国新华书店
印　　刷　山东麦德森文化传媒有限公司
开　　本　787 mm×1092 mm　1/16
印　　张　23
字　　数　582千字
版　　次　2024年2月第1版
印　　次　2024年2月第1次印刷
书　　号　ISBN 978-7-5719-2298-6
定　　价　238.00元

编委会

◎ 主　编

谢　丽　张　颂　杨　洁　朱彦春

刘　群　袁海红　梁淑芹

◎ 副主编

郭文文　姜紫蔷　袁　敏　于春贞

王亚春　李　姣　麻　琳

◎ 编　委（按姓氏笔画排序）

于春贞（山东省菏泽市巨野县人民医院）

王亚春（河南中医药大学第三附属医院）

朱彦春（潍坊市人民医院）

刘　群（金乡宏大医院）

李　姣（湖北省安陆市普爱医院/安陆市人民医院）

杨　洁（东明县人民医院）

张　颂（青岛市第五人民医院）

姜紫蔷（山东中医药大学附属医院）

袁　敏（山东省菏泽市巨野县人民医院）

袁海红（巨野县北城医院）

郭文文（泰安八十八医院）

麻　琳（邯郸市中心医院）

梁淑芹（滨州医学院附属医院）

谢　丽（山东省青岛市黄岛区中心医院）

前言

FOREWORD

护理学是自然科学、社会科学、人文科学等多学科相互渗透的一门综合性应用学科，是研究护理现象及其发生、发展规律的学科。随着医学科学技术的飞速发展以及人们对健康需求的不断提高，护理工作作为医疗卫生事业的重要组成部分，在医疗、预防、康复等工作中的作用日益凸显，护理内容也从简单的疾病护理转向人们的健康护理。为了更好地满足人们日益增长的医疗需求，更好地解决临床护理工作中遇到的问题，临床护理工作者必须不断更新临床护理知识，提高自己的护理实操水平。鉴于此，我们特邀请多位具有丰富临床经验的护理专家共同编写了《新编护理常规与专科护理》一书。

本书紧密结合临床，首先讲述了护理的基础理论知识，然后重点阐述了临床科室常见病的病因病机、临床表现、诊断、鉴别诊断、治疗、护理措施和健康教育等内容。本书资料翔实、内容丰富、重点突出，在编写过程中参考了国内外大量前沿、新颖的护理医学资料，注重科学性、实用性与实践性的统一，尽可能将护理学领域的新技术和新成果展现给广大读者。本书对解决临床具体问题具有一定的指导意义，适合各级医院的护理工作者参考使用，也可作为广大护理院校学生的辅助参考资料。

由于护理学处于不断发展的阶段，加上本书编者较多，知识和经验有限，且编写风格不尽相同，书中不足和疏漏之处在所难免，望广大读者批评指正，共同促进护理学的发展。

《新编护理常规与专科护理》编委会

2023 年 12 月

目录

CONTENTS

第一章 生命体征的观察与护理

第一节 瞳　孔

正常瞳孔双侧等大等圆，直径 2～5 mm。瞳孔的改变在临床上有重要意义，尤其是对神经内、外科患者。瞳孔的变化是人体生理病理状态的重要体征，有时根据瞳孔变化，可对临床某些危重疑难病症作出判断和神经系统的定位分析。

一、异常性瞳孔扩大

(一)双侧瞳孔扩大

两侧瞳孔直径持续在 6 mm 以上，为病理状态。如昏迷患者双侧瞳孔散大、对光反射消失并伴有生命体征明显变化，常为临终前瞳孔表现；枕骨大孔疝患者双侧瞳孔先缩小后散大，直径超过 6 mm，对光反射迟钝或消失；应用阿托品类药物时双侧瞳孔可扩大超过 6 mm，伴有阿托品化的一些表现；另外还见于双侧动眼神经、视神经损害，以及脑炎、脑膜炎、青光眼等疾病。

(二)一侧瞳孔扩大

一侧瞳孔直径大于 6 mm。常见于小脑幕切迹疝，病侧瞳孔直径先缩小后散大；单侧动眼神经、视神经受损害；艾迪综合征中表现为一侧瞳孔散大，只有在暗处强光持续照射瞳孔才出现缓慢收缩，光照停止后瞳孔缓慢散大(艾迪瞳孔或强直瞳孔)；还见于海绵窦综合征、结核性脑膜炎、眶尖综合征等多种疾病。

二、异常性瞳孔缩小

(一)双侧瞳孔缩小

双侧瞳孔直径小于 2 mm。见于有机磷农药、镇静安眠药物中毒，以及脑桥、小脑、脑室出血的患者。

(二)一侧瞳孔缩小

单侧瞳孔直径小于 2 mm。见于小脑幕切迹疝的早期；由脑血管病，延髓、脑桥、颈髓病变引起的霍纳综合征，表现为一侧瞳孔缩小、眼裂变小、眼球内陷，伴有同侧面部少汗；另外由神经梅毒、多发性硬化眼部带状疱疹等引起的阿-罗瞳孔，表现为一侧瞳孔缩小，对光反射消失，调节反射存在。

（三）两侧瞳孔大小不等

两侧瞳孔大小不等是颅内病变指征，如脑肿瘤、脑出血、脑疝等。

（四）瞳孔对光反射改变

瞳孔对光反射的迟钝或消失常见于镇静安眠药物中毒、颅脑外伤、脑出血、脑疝等疾病，是病情加重的表现。

（张　颂）

第二节　呼　吸

一、正常呼吸及生理性变化

（一）正常呼吸

机体不断地从外界环境摄取氧气并将二氧化碳排出体外的气体交换过程称为呼吸。它是维持机体新陈代谢和功能活动所必需的生理过程之一。一旦呼吸停止，生命也将终止。

正常成人在安静状态下呼吸是自发的，节律规则，均匀无声且不费力，每分钟 16～20 次。

（二）生理性变化

呼吸受许多因素的影响，在不同生理状态下，正常人的呼吸也会在一定范围内波动，见表 1-1。

表 1-1　各年龄段呼吸频率

年龄段	呼吸频率（次/分）
新生儿	30～40
婴儿	20～45
幼儿	20～35
学龄前儿童	20～30
学龄儿童	15～25
青少年	15～20
成人	12～20
老年人	12～18

1.年龄

年龄越小，呼吸频率越快，如新生儿的呼吸约为 44 次/分。

2.性别

同年龄的女性呼吸频率比男性稍快。

3.运动

肌肉的活动可使呼吸加快，呼吸也因说话、唱歌、哭、笑，以及吞咽、排泄等动作有所改变。

4.情绪

强烈的情绪变化,如恐惧、愤怒、紧张等会刺激呼吸中枢,导致屏气或呼吸加快。

5.其他

如环境温度升高或海拔增高,均会使呼吸加快加深。

二、异常呼吸的观察

(一)频率异常

1.呼吸过速

呼吸过速指呼吸频率超过24次/分,但仍有规则,又称气促。多见于高热、疼痛、甲状腺功能亢进的患者。一般体温每升高1℃,呼吸频率增加3～4次/分。

2.呼吸过慢

呼吸过慢指呼吸频率缓慢,低于12次/分。多见于麻醉药或镇静药过量、颅脑疾病等呼吸中枢受抑制者。

(二)节律异常

1.潮式呼吸(陈-施呼吸)

潮式呼吸表现为呼吸由浅慢到深快,达高潮后又逐渐变浅变慢,经过5～30秒的暂停,又重复出现上述状态的呼吸,呈潮水般涨落。发生机制:由于呼吸中枢兴奋性减弱,血中正常浓度的二氧化碳不能引起呼吸中枢兴奋,只有当缺氧严重、动脉血二氧化碳分压增高到一定程度,才能刺激呼吸中枢,使呼吸加强;当积聚的二氧化碳呼出后,呼吸中枢失去有效刺激,呼吸逐渐减弱甚至停止。多见于脑炎、尿毒症等患者,常表现为呼吸衰竭。一些老年人在深睡时也可出现潮式呼吸,是脑动脉硬化的表现。

2.间断呼吸(比奥呼吸)

有规律地呼吸几次后,突然停止呼吸,间隔一个短时期后又开始呼吸,如此反复交替。其产生机制与潮式呼吸一样,但预后更严重,常在临终前发生。见于颅内病变或呼吸系统中枢衰竭的患者。

3.点头呼吸

在呼吸时,头随呼吸上下移动,患者已处于昏迷状态,是呼吸中枢衰竭的表现。

4.叹气式呼吸

间断一段时间后做一次大呼吸,伴叹气声。偶然的一次叹气是正常的,可以扩张小肺泡,多见于精神紧张、神经症患者。如反复发作叹气式呼吸,是临终前的表现。

(三)深浅度异常

1.深度呼吸

深度呼吸又称库斯莫尔呼吸,是一种深长而规则的大呼吸。常见于尿毒症、糖尿病等引起的代谢性酸中毒的患者。由增加的氢离子浓度刺激呼吸感受器引起,有利于排出较多的二氧化碳,调节血液中酸碱平衡。

2.浅快呼吸

呼吸浅表而不规则,有时呈叹息样。见于呼吸肌麻痹、胸肺疾病、休克患者,也可见于濒死的患者。

(四)声音异常

1.鼾声呼吸

由于气管或大支气管内有分泌物积聚,呼吸深大带鼾声。多见于昏迷或神经系统疾病的患者。

2.蝉鸣样呼吸

由于细支气管、小支气管堵塞,吸气时出现高调的蝉鸣音,多因声带附近有异物阻塞,使空气进入发生困难所致。多见于支气管哮喘、喉头水肿等患者。

(五)呼吸困难

呼吸困难是指因呼吸频率、节律或深浅度的异常,导致气体交换不足,机体缺氧。患者自感空气不足、胸闷、呼吸费力,表现为焦虑、烦躁、鼻翼翕动、口唇发绀等,严重者不能平卧。

三、呼吸的测量

(一)目的

通过测量呼吸,观察、评估患者的呼吸状况,以协助诊断,为预防、诊断、康复、护理提供依据。

(二)准备

治疗盘内备秒表、笔、记录本、棉签(必要时)。

(三)操作步骤

(1)测量脉搏后,护士仍保持诊脉手势,观察患者的胸、腹起伏情况及呼吸的节律、性质、声音、深浅,呼出气体有无特殊气味,呼吸运动是否对称等。

(2)以胸(腹)部一起一伏为一次呼吸,计数 1 分钟。正常情况下测 30 秒。

(3)将呼吸次数绘制于体温单上。

(四)注意事项

(1)尽量去除影响呼吸的各种生理性因素,在患者精神松弛的状态下测量。

(2)由于呼吸受意识控制,所以测呼吸时,不应使患者察觉。

(3)呼吸微弱或危重患者,可用少许棉花置其鼻孔前,观察棉花纤维被吹动的次数,计数1 分钟。

(4)小儿、呼吸异常者应测 1 分钟。

(张　颂)

第三节　脉　　搏

一、正常脉搏及生理性变化

(一)正常脉搏

随着心脏节律性收缩和舒张,动脉内的压力也发生周期性的波动,这种周期性的压力变化可引起动脉血管发生扩张与回缩的搏动,该搏动在浅表的动脉可触摸到,临床简称为脉搏。正常人的脉搏节律均匀、规则,间隔时间相等,每搏强弱相同且有一定的弹性,每分钟搏动的次数为60～

100 次(脉率)。脉搏通常与心率一致,是心率的指标。

(二)生理性变化

脉率受许多生理性因素影响而发生一定范围的波动,随年龄的增长而逐渐减慢,到高龄时逐渐增加。

1.年龄

一般新生儿、幼儿的脉率较成人快,通常平均脉率相差 5 次/分。

2.性别

同龄女性比男性快。

3.情绪

兴奋、恐惧、发怒时脉率增快,忧郁、睡眠时则慢。

4.活动

一般人运动、进食后脉率会加快;休息、禁食则相反。

5.药物

兴奋剂可使脉搏增快,镇静药、洋地黄类药物可使脉搏减慢。

二、异常脉搏的观察

(一)脉率异常

1.速脉

速脉指成人脉率在安静状态下大于 100 次/分,又称为心动过速。见于高热、甲状腺功能亢进(甲亢,由于代谢率增加而使脉率增快)、贫血或失血等患者。正常人可有窦性心动过速,为一过性的生理现象。

2.缓脉

缓脉指成人脉率在安静状态下低于 60 次/分,又称心动过缓。见于颅内压增高、病窦综合征、二度以上房室传导阻滞,或服用某些药物如地高辛、普尼拉明、利血平、普萘洛尔等可出现缓脉。正常人可有生理性窦性心动过缓,多见于运动员。

(二)脉律异常

脉搏的搏动不规则,间隔时间不等,时长时短,称为脉律异常。

1.间歇脉

间歇脉指在一系列正常均匀的脉搏中出现一次提前而较弱的脉搏,其后有一较正常延长的间歇(代偿性间歇),亦称期前收缩。见于各种器质性心脏病或洋地黄中毒的患者;正常人在过度疲劳、精神兴奋、体位改变时也偶尔出现间歇脉。

2.脉搏短绌

脉搏短绌指同一单位时间内脉率少于心率。绌脉是由于心肌收缩力强弱不等,有些心排血量少的搏动可发出心音,但不能引起周围血管搏动,导致脉率少于心率。特点为脉律完全不规则,心率快慢不一、心音强弱不等。多见于心房颤动者。

(三)强弱异常

1.洪脉

当心排血量增加,血管充盈度和脉压较大时,脉搏强大有力,称洪脉。多见于高热、甲状腺功能亢进、主动脉瓣关闭不全等患者;运动后、情绪激动时也常触到洪脉。

2.细脉

当心排血量减少，外周动脉阻力较大，动脉充盈度降低时，脉搏细弱无力，扪之如细丝，称细脉或丝脉。多见于心功能不全、大出血、主动脉瓣狭窄、休克、全身衰竭的患者，是一种危险的脉象。

3.交替脉

节律正常而强弱交替出现的脉搏，称为交替脉。交替脉是提示左心衰竭的重要体征。常见于高血压性心脏病、急性心肌梗死、主动脉瓣关闭不全等患者。

4.水冲脉

脉搏骤起骤落，急促而有力有如洪水冲涌，故名水冲脉。主要见于主动脉瓣关闭不全、动脉导管未闭、甲亢、严重贫血患者，检查方法是将患者前臂抬高过头，检查者用手紧握患者手腕掌面，可明显感知。

5.奇脉

在吸气时脉搏明显减弱或消失为奇脉。其产生主要与吸气时左心室的搏出量减少有关。常见于心包积液、缩窄性心包炎等患者，是心脏压塞的重要体征之一。

(四)动脉壁异常

动脉壁弹性减弱，动脉变得迂曲不光滑，有条索感，如按在琴弦上，为动脉壁异常，多见于动脉硬化的患者。

三、测量脉搏的技术

(一)部位

临床上常在靠近骨骼的大动脉测量脉搏，最常用、最方便的是桡动脉，患者也乐于接受。其次为颞动脉、颈动脉、肱动脉、腘动脉、足背动脉和股动脉等。如怀疑患者心搏骤停或休克时，应选择大动脉为诊脉点，如颈动脉、股动脉。

(二)测脉搏的方法

1.目的

通过测量脉搏，判断脉搏有无异常，也可间接了解心脏的情况，观察相关疾病发生、发展规律，为诊断、治疗提供依据。

2.准备

治疗盘内备秒表、笔、记录本，必要时戴听诊器。

3.操作步骤

(1)洗手、戴口罩，备齐用物，携至床旁。

(2)核对患者，解释目的。

(3)协助患者取坐位或半坐卧位，手臂放在舒适位置，腕部伸展。

(4)以示指、中指、无名指的指端按在桡动脉表面，压力大小以能清楚地触及脉搏为宜，注意脉律、强弱、动脉壁的弹性。

(5)一般情况下30秒所测得的数值乘以2，心脏病患者、脉律异常者、危重患者则应以1分钟记录。

(6)协助患者取舒适体位。

(7)记录脉搏绘制在体温单上。

4.注意事项

(1)诊脉前患者应保持安静，剧烈运动后应休息20～30分钟再测。

(2)偏瘫患者应选择健侧肢体测量。

(3)脉搏细、弱难以测量时，用听诊器测心率。

(4)脉搏短细的患者，应由两名护士同时测量，一人听心率，另一人测脉率，一人发出“开始”“停止”的口令，计数1分钟，以分数式记录，即心率/脉率，若心率每分钟120次，脉率90次，即应写成120/90次/分。

(张　颂)

第四节 血　　压

血压是指血液在血管内流动时对血管壁的侧压力。一般是指动脉血压，如无特别注明，均指肱动脉的血压。当心脏收缩时，主动脉压急剧升高，至收缩中期达最高值，此时的动脉血压称收缩压。当心室舒张时，主动脉压下降，至心舒末期达动脉血压的最低值，此时的动脉血压称舒张压。

一、正常血压及生理性变化

(一)正常血压

在安静状态下，正常成人的血压范围为(12.0～18.5)/(8.0～11.9)kPa，脉压为4.0～5.3 kPa。

血压的计量单位，过去多用mmHg(毫米汞柱)，后改用国际统一单位kPa(千帕)。目前仍用mmHg(毫米汞柱)。两者换算公式：1 kPa＝7.5 mmHg、1 mmHg＝0.13 kPa。

(二)生理性变化

在各种生理情况下，动脉血压可发生各种变化，影响血压的生理因素如下。

1.年龄

随着年龄的增长血压逐渐增高，以收缩压增高较显著。儿童血压的计算公式如下：

收缩压＝80＋年龄×2

舒张压＝收缩压×2/3

2.性别

青春期前的男女血压差别不显著。成年男子的血压比女性高0.7 kPa(5 mmHg)；绝经期后的女性血压又逐渐升高，与男性差不多。

3.昼夜和睡眠

血压在上午8～10时达全天最高峰，之后逐渐降低；午饭后又逐渐升高，下午4～6时出现全天次高值，然后又逐渐降低；至入睡后2小时，血压降至全天最低值；早晨醒来又迅速升高。睡眠欠佳时，血压稍增高。

4.环境

寒冷时血管收缩，血压升高；气温高时血管扩张，血压下降。

5.部位

一般右上肢血压常高于左上肢,下肢血压高于上肢。

6.情绪

紧张、恐惧、兴奋及疼痛均可引起血压增高。

7.体重

血压正常的人发生高血压的危险性与体重增加成正比。

8.其他

吸烟、劳累、饮酒、药物等都对血压有一定的影响。

二、异常血压的观察

(一)高血压

目前基本上采用世界卫生组织(WHO)和国际高血压学会(ISH)高血压治疗指南的高血压定义,即在未服抗高血压药的情况下,成人收缩压≥18.7 kPa(140 mmHg)和/或舒张压≥12.0 kPa(90 mmHg)者。95%的患者为病因不明的原发性高血压,多见于动脉硬化、肾炎、颅内压增高等,最易受损的部位是心、脑、肾、视网膜。

(二)低血压

一般认为血压低于12.0/6.7 kPa(90/50 mmHg)正常范围且有明显的血容量不足表现,如脉搏细速、心悸、头晕等,即可诊断为低血压。常见于休克、大出血等。

(三)脉压异常

脉压增大多见于主动脉瓣关闭不全、主动脉硬化等;脉压减小多见于心包积液、缩窄性心包炎等。

三、血压的测量

(一)血压计的种类和构造

1.水银血压计

水银血压计分立式和台式两种,其基本结构都包括输气球、调节空气的阀门、袖带、能充水银的玻璃管、水银槽几部分。袖带的长度和宽度应符合标准:宽度比被测肢体的直径宽20%,长度应能包绕整个肢体。充水银的玻璃管上标有刻度,范围为0~40.0 kPa(0~300 mmHg),每小格表示0.3 kPa(2 mmHg);玻璃管上端和大气相通,下端和水银槽相通。当输气球送入空气后,水银由玻璃管底部上升,水银柱顶端的中央凸起可指出压力的刻度。水银血压计测得的数值相当准确。

2.弹簧表式血压计

弹簧表式血压计由一袖带与有刻度[2.7~40.0 kPa(20~300 mmHg)]的圆盘表相连而成,表上的指针指示压力。此种血压计携带方便,但欠准确。

3.电子血压计

电子血压计袖带内有一换能器,可将信号经数字处理,在显示屏上直接显示收缩压、舒张压和脉搏的数值。此种血压计操作方便,清晰直观,不需听诊器,使用方便、简单,但欠准确。

(二)测血压的方法

1.目的

通过测量血压有无异常,了解循环系统的功能状况,为诊断、治疗提供依据。

2.准备

听诊器、血压计、记录纸、笔。

3.操作步骤

(1)测量前,让患者休息片刻,以消除活动或紧张因素对血压的影响;检查血压计,如袖带的宽窄是否适合患者、玻璃管有无裂缝、橡胶管和输气球是否漏气等。

(2)向患者解释,以取得合作。患者取坐位或仰卧位,被测肢体的肘臂伸直、掌心向上,肱动脉与心脏在同一水平。坐位时,肱动脉平第4肋软骨;卧位时,肱动脉平腋中线。如手臂低于心脏水平,血压会偏高;手臂高于心脏水平,血压会偏低。

(3)放平血压计于上臂旁,打开水银槽开关,将袖带平整地缠于上臂中部,袖带的松紧以能放入一指为宜,袖带下缘距肘窝2～3 cm。如测下肢血压,袖带下缘距腘窝3～5 cm。将听诊器胸件置于腘动脉搏动处,记录时注明下肢血压。

(4)戴上听诊器,关闭输气球气门,触及肱动脉搏动。将听诊器胸件放在肱动脉搏动最明显的地方,但勿塞入袖带内,以一手稍加固定。

(5)挤压输气球囊打气至肱动脉搏动音消失,水银柱又升高2.7～4.0 kPa(20～30 mmHg)后,以每秒0.5 kPa(4 mmHg)左右的速度放气,使水银柱缓慢下降,视线与水银柱所指刻度平行。

(6)在听诊器中听到第一声动脉音时,水银柱所指刻度即为收缩压;当搏动音突然变弱或消失时,水银柱所指的刻度即为舒张压。当变音与消失音之间有差异时或危重者,应记录两个读数。

(7)测量后,驱尽袖带内的空气,解开袖带。安置患者于舒适卧位。

(8)将血压计右倾45°,关闭气门,气球放在固定的位置,以免压碎玻璃管;关闭血压计盒盖。

(9)用分数式,即收缩压/舒张压mmHg记录测得的血压值,如14.7/9.3 kPa(110/70 mmHg)。

4.注意事项

(1)测血压前,要求安静休息20～30分钟,如运动、情绪激动、吸烟、进食等可导致血压偏高。

(2)血压计要定期检查和校正,以保证其准确性,切勿倒置或震动。

(3)打气不可过猛、过高,如水银柱里出现气泡,应调节或检修,不可带着气泡测量。

(4)如所测血压异常或血压搏动音听不清时,需重复测量。先将袖带内气体排尽,使水银柱降至“0”,稍等片刻再行第二次测量。

(5)对偏瘫、一侧肢体外伤或手术后患者,应在健侧手臂上测量。

(6)排除影响血压值的外界因素,如袖带太窄、袖带过松、放气速度太慢测得的血压值偏高,反之则血压值偏低。

(7)长期测血压应做到四定:定部位、定体位、定血压计、定时间。

(张　颂)

第五节　体　　温

体温由三大营养物质糖、脂肪、蛋白质氧化分解而产生。约50%迅速转化为热能,其余贮存于三磷酸腺苷(ATP)内，供机体利用，最终仍转化为热能散发到体外。正常人体的温度是由大脑皮质和丘脑下部体温调节中枢所调节(下丘脑前区为散热中枢，下丘脑后区为产热中枢)，并通过神经、体液因素调节产热和散热过程，保持产热与散热的动态平衡，所以正常人有相对恒定的体温。

一、正常体温及生理性变化

(一)正常体温

通常说的体温是指机体内部的温度，即胸腔、腹腔、中枢神经的温度，又称体核温度，较高且稳定。皮肤温度称体表温度。临床上通常用测量口温、肛温、腋温来衡量体温。在这三个部位测得的温度接近身体内部的温度，且测量较为方便。三个部位测得的温度略有不同，口腔温度居中，直肠温度较高，腋下温度较低。同时在三个部位进行测量，其温度差一般不超过 1 ℃。这是由于血液在不断地流动，将热量很快由温度较高处带往温度较低处，因而机体各部位的温度一般差异不大。

体温的正常值不是一个具体的点，而是一个范围。机体各部位由于代谢率的不同，温度略有差异，常以口腔、直肠、腋下的温度为标准，个体体温可以较正常的温度增减 0.3～0.6 ℃，健康成人的平均温度波动范围见表 1-2。

表 1-2　健康成人不同部位温度的波动范围

部位	波动范围
口腔	36.2～37.2 ℃
直肠	36.5～37.5 ℃
腋下	36.0～37.0 ℃

(二)生理性变化

人的体温在一些因素的影响下会出现生理性的变化，但这种体温的变化往往是在正常范围内或是一闪而过的。

1.时间

人的体温 24 小时内的变动在 0.5～1.5 ℃，呈周期性变化，一般清晨 2～6 时体温最低，下午 2～6 时体温最高。这种昼夜的节律波动，与机体活动代谢的相应周期性变化有关。如长期从事夜间工作的人员，可出现夜间体温上升，日间体温下降的现象。

2.年龄

新生儿因体温调节中枢尚未发育完全，调节体温的能力差，体温易受环境温度影响而变化；婴幼儿由于代谢率高，体温可略高于成人；老年人代谢率较低，血液循环变慢，加上活动量减少，因此体温略低于成年人。

3.性别

一般来说，女性比男性有较厚的皮下脂肪层，维持体热能力强，故女性体温较男性高约 0.3 ℃。并且女性的基础体温随月经周期出现规律变化，即月经来潮后逐渐下降，至排卵后，体温又逐渐上升。这种体温的规律性变化与血中孕激素及其代谢产物的变化有关。

4.环境温度

在寒冷或炎热的环境下，机体的散热受到明显的抑制或加强，体温可暂时性地降低或升高。

另外，气流、个体暴露的范围大小亦影响个体的体温。

5.活动

任何需要耗力的劳动或运动活动，都使肌肉代谢增强、产热增加、体温升高。

6.饮食

进食的冷热可以暂时性地影响口腔温度，进食后，由于食物的特殊动力作用，可以使体温暂时性地升高 0.3 ℃左右。

另外，强烈的情绪反应、冷热的应用及个体的体温调节机制都对体温有影响，在测量体温的过程中要加以注意并能够作出解释。

（三）产热与散热

1.产热过程

机体产热过程是细胞新陈代谢的过程。人体通过化学方式产热，即食物氧化、骨骼肌运动、交感神经兴奋、甲状腺素分泌增多，以及体温升高均可提高新陈代谢率，而增加产热量。

2.散热过程

机体通过物理方式进行散热。机体大部分的热量通过皮肤的辐射、传导、对流、蒸发来散热；一小部分的热量通过呼吸、尿、粪便而散发于体外。当外界温度等于或高于皮肤温度时，蒸发就是人体唯一的散热形式。

(1)辐射：是热由一个物体表面通过电磁波的形式传至另一个与它不接触物体表面的一种形式。在低温环境中，它是主要的散热方式，安静时的辐射散热所占的百分比较大，可达总热量的60%。其散热量的多少与所接触物质的导热性能、接触面积和温差大小有关。

(2)传导：是机体的热量直接传给同它接触的温度较低的物体的一种散热方法，如冰袋、冰帽的使用。

(3)对流：是传导散热的特殊形式，是指通过气体或液体的流动来交换热量的一种散热方法。

(4)蒸发：由液态转变为气态，同时带走大量热量的一种散热方法，分为不显性出汗和发汗两种形式。

二、异常体温的观察

人体最高的耐受热为 40.6～41.4 ℃，低于 34 ℃或高于 43 ℃则极少存活。升高超过41 ℃，可引起永久性的脑损伤；高热持续在 42 ℃以上 24 小时常导致休克及严重并发症。所以对于体温过高或过低者应密切观察病情变化，不能有丝毫的松懈。

（一）体温过高

体温过高又称发热，是由于各种原因导致下丘脑体温调节中枢的功能障碍，产热增加而散热减少，导致体温升高超过正常范围。

1.原因

(1)感染性：如病毒、细菌、真菌、螺旋体、立克次体、支原体、寄生虫等感染引起的发热最多见。

(2)非感染性：无菌性坏死物质的吸收引起的吸收热、变态反应性发热等。

2.发热分类

以口腔温度为例，按照发热的高低将发热分为以下几类。

低热：37.5～38 ℃。

中等热：38.1～39 ℃。

高热：39.1～41 ℃。

超高热：41 ℃及以上。

3.发热过程

发热的过程常依疾病在体内的发展情况而定，一般分为3个阶段。

(1)体温上升期：特点是产热大于散热。主要表现：皮肤苍白、干燥无汗，患者畏寒、疲乏，体温升高，有时伴寒战。方式：骤升和渐升。骤升指体温在数小时内升至高峰，如肺炎球菌导致的肺炎；渐升指体温在数小时内逐渐上升，数天内达高峰，如伤寒。

(2)高热持续期：特点是产热和散热在较高水平上趋于平衡。主要表现：体温居高不下，皮肤潮红，呼吸加深加快，脉搏增快并有头痛、食欲缺乏、恶心、呕吐、口干、尿量减少等症状，甚至惊厥、谵妄、昏迷。

(3)体温下降期：特点是散热增加，产热趋于正常，体温逐渐恢复至正常水平。方式：骤降和渐降。主要表现：大量出汗、皮肤潮湿、温度降低。老年人易出现血压下降、脉搏细速、四肢厥冷等循环衰竭的休克症状。骤降指体温一般在数小时内降至正常，如大叶性肺炎、疟疾；渐降指体温在数天内降至正常水平，如伤寒、风湿热等。

4.热型

将不同的时间测得的体温绘制在体温单上，互相连接就构成体温曲线。各种体温曲线形状称为热型。有些发热性疾病有特殊的热型，通过观察体温曲线可协助诊断。但需注意，药物的应用可使热型变得不典型。常见的热型如下。

(1)稽留热：体温持续在39～40 ℃，达数天或数周，24小时波动范围不超过1 ℃。常见于大叶性肺炎、伤寒等急性感染性疾病的极期。

(2)弛张热：体温多在39 ℃以上，24小时体温波动幅度可超过2 ℃，但最低温度仍高于正常水平。常见于化脓性感染、败血症、浸润性肺结核、风湿热等疾病。

(3)间歇热：体温骤然升高达高峰后，持续数小时又迅速降至正常水平，经过一天或数天间歇后，体温又突然升高，如此有规律地反复发作，常见于疟疾。

(4)不规则热：发热不规律，持续时间不定。常见于流行性感冒、肿瘤等疾病引起的发热。

(二)体温过低

体温过低是指由于各种原因引起的产热减少或散热增加，导致体温低于正常范围。当体温低于35 ℃时，称为体温不升。体温过低的原因如下。

(1)体温调节中枢发育未成熟：如早产儿、新生儿。

(2)疾病或创伤：见于失血性休克、极度衰竭等患者。

(3)药物中毒。

三、体温异常的护理

(一)体温过高

降温措施有物理降温、药物降温及针刺降温。

1.观察病情

加强对生命体征的观察，定时测量体温，一般每天测温4次，高热患者应每4小时测温1次，待体温恢复正常3天后，改为每天1～2次，同时观察脉搏、呼吸、血压、意识状态的变化；及时了解有关各种检查结果及治疗护理后病情好转还是恶化。

2.饮食护理

(1)补充高蛋白、高热量、高维生素、易消化的流质或半流质饮食，如粥、鸡蛋羹、面片汤、青菜、新鲜果汁等。

(2)多饮水，每天补充液体量2 500～3 000 mL，必要时给予静脉点滴，以保证液体入量。

由于高热时热量消耗增加，全身代谢加快，蛋白质、维生素的消耗量增加，水分丢失增多，同时消化液分泌减少，胃肠蠕动减弱，所以宜及时补充水分和营养。

3.使患者舒适

(1)安置舒适的体位让患者卧床休息，同时调整室温和避免噪声。

(2)口腔护理：每天早、晚刷牙，饭前、饭后漱口，不能自理者，可行特殊口腔护理。由于发热患者唾液分泌减少，口腔黏膜干燥，机体抵抗力下降，极易引起口腔炎、口腔溃疡，因此口腔护理可预防口腔及咽部细菌繁殖。

(3)皮肤护理：发热患者退热期出汗较多，此时应及时擦干汗液并更换衣裤和大单等，以保持皮肤的清洁和干燥，防止皮肤继发性感染。

4.心理调护

注意患者的心理状态，对体温的变化给予合理的解释，以缓解患者紧张和焦虑的情绪。

(二)体温过低

(1)保暖：①给患者加盖衣被、毛毯、电热毯等或放置热水袋，注意小儿、老人、昏迷者，热水袋温度不宜过高，以防烫伤。②暖箱适用于体重小于2 500 g，胎龄不足35周的早产儿、低体重儿。

(2)给予热饮。

(3)监测生命体征：监测生命体征的变化，至少每小时测体温1次，直至恢复正常且保持稳定，同时观察脉搏、呼吸、血压、意识的变化。

(4)设法提高室温：维持室温在22～24 ℃为宜。

(5)积极宣教：教会患者避免导致体温过低的因素。

四、测量体温的技术

(一)体温计的种类及构造

1.水银体温计

水银体温计又称玻璃体温计，是最常用最普通的体温计。它是一种外标刻度的真空玻璃毛细管。其刻度为35～42 ℃，每小格0.1 ℃，在37 ℃刻度处以红线标记，以示醒目。体温计一端贮存水银，当水银遇热膨胀后沿毛细管上升；因毛细管下端和水银槽之间有一凹陷，所以水银柱遇冷不致下降，以便检视温度。

根据测量部位的不同，可将体温计分为口表、肛表、腋表。口表的水银端呈圆柱形，较细长；肛表的水银端呈梨形，较粗短，适合插入肛门；腋表的水银端呈扁平鸭嘴形。临床上口表可代替腋表使用。

2.其他

如电子体温计、感温胶片、可弃式化学体温计等。

（二）测体温的方法

1.目的

通过测量体温，判断体温有无异常，了解患者的一般情况及疾病的发生、发展规律，为诊断、预防、治疗提供依据。

2.用物准备

(1)测温盘内备体温计(水银柱甩至35 ℃以下)、秒表、纱布、笔、记录本。

(2)若测肛温，另备润滑油、棉签、手套、卫生纸、屏风。

3.操作步骤

(1)洗手、戴口罩，备齐用物，携至床旁。

(2)核对患者并解释目的。

(3)协助患者取舒适卧位。

(4)测体温：根据病情选择合适的测温方法。①测腋温法：擦干汗液，将体温计放在患者腋下，紧贴皮肤屈肘，臂过胸，夹紧体温计。测量10分钟后，取出体温计用纱布擦拭，读数。②测口温法：嘱患者张口，将口表汞柱端放于舌下热窝处。嘱患者闭嘴用鼻呼吸，勿用牙咬体温计。测量3～5分钟。嘱患者张口，取出口表，用纱布擦拭并读数。③测肛温法：协助患者取合适卧位，露出臀部。润滑肛表前端，戴手套用手垫卫生纸分开臀部，轻轻插入肛表水银端3～4 cm。测量3～5分钟并读数。用卫生纸擦拭肛表。

(5)记录：先记录在记录本上，再绘制在体温单上。

(6)整理床单位。

(7)消毒用过的体温计。

4.注意事项

(1)测温前应注意有无影响体温波动的因素存在，如30分钟内有无进食、剧烈活动、冷热敷、坐浴等。

(2)体温值如与病情不符，应重复测量，必要时做肛温和口温对照复查。

(3)腋下有创伤、手术或消瘦夹不紧体温计者不宜测腋温；腹泻、肛门手术、心肌梗死的患者禁测肛温；精神异常、昏迷、婴幼儿等不能合作者及口鼻疾病或张口呼吸者禁测口温；进热食或面颊部热敷者，应间隔30分钟后再测口温。

(4)对小儿、重症患者测温时，护士应守护在旁。

(5)测口温时，如不慎咬破体温计，应进行以下处理：①立即清除玻璃碎屑，以免损伤口腔黏膜。②口服蛋清或牛奶，以保护消化道黏膜并延缓汞的吸收。③病情允许者，进食粗纤维食物，以加快汞的排出。

（三）体温计的消毒与检查

1.体温计的消毒

为防止测体温引起的交叉感染，保证体温计清洁，用过的体温计应消毒。

(1)先将体温计分类浸泡于含氯消毒液内30分钟后取出，再用冷开水冲洗擦干，放入清洁容器中备用。集体测温后的体温计，用后全部浸泡于消毒液中。

(2)5分钟后取出清水冲净，擦干后放入另一消毒液容器中进行第二次浸泡，半小时后取出清水冲净，擦干后放入清洁容器中备用。

(3)体温计容器的消毒及清洁：体温计的容器每周进行2次高压蒸汽灭菌消毒，消毒液每天更换 1 次，若有污染随时消毒。

(4)传染病患者应设专人体温计，单独消毒。

2.体温计的检查

在使用新的体温计前，或定期消毒体温计后，应对体温计进行校对，以检查其准确性。将全部体温计的水银柱甩至 35 ℃以下，同一时间放入已测好的 40 ℃水内，3 分钟后取出检视。若体温计之间相差0.2 ℃以上或体温计上有裂痕，取出不用。

(张　颂)

第二章 护理程序

第一节 概 述

护理程序是一种系统而科学地安排护理活动的工作方法，目的是确认和解决护理对象对现存或潜在健康问题的反应。是指在护理服务活动中，通过一系列有目的、有计划、有步骤的行动，为护理对象提供生理、心理、社会、文化及发展的整体护理。

一、护理程序的特征

护理程序作为护理人员照顾护理对象的独特工作方法，具有以下几个方面的特征。

（一）个体性

根据患者的具体情况和需求设计护理活动，满足不同的需求。

（二）目标性

以识别及解决护理对象的健康问题，以及对健康问题的反应为特定目标，全面计划及组织护理活动。

（三）系统性

以系统论为理论框架，指导护理工作的各个步骤系统而有序地进行，每一项护理活动都是系统中的一个环节，保证了护理活动的连续性。

（四）连续性

不限于某特定时间，而是随着护理对象反应的变化随时进行。

（五）科学性

综合了现代护理学的理论观点和其他学科的相关理论，如控制论、需要论等学说为理论基础。

（六）互动性

在整个过程中，护理人员与护理对象、同事、医师及其他人员密切合作，以全面满足服务对象的需要。

（七）普遍性

护理程序适合在任何场所、为任何护理服务对象安排护理活动。

二、护理程序的理论基础

护理程序在现代护理理论基础上产生，通过一系列目标明确的护理活动为服务对象的健康服务，可作为框架运用到面向个体、家庭和社区的护理工作中。相关的理论基础主要包括一般系统理论、需要层次论、生长发展理论、应激适应理论、沟通理论等，具体见表 2-1。

表 2-1 护理程序的理论基础与应用

理论	应用
一般系统理论	理论框架、思维方法、工作方法
需要层次论	指导分析资料、提出护理问题
生长发展理论	制订计划
应激适应理论	确定护理目标、评估实施效果
沟通理论	收集资料、实施计划、解决问题过程

三、护理程序的步骤

护理程序由评估、诊断、计划、实施和评价五个步骤组成，这五个步骤之间相互联系，互为影响(图 2-1)。

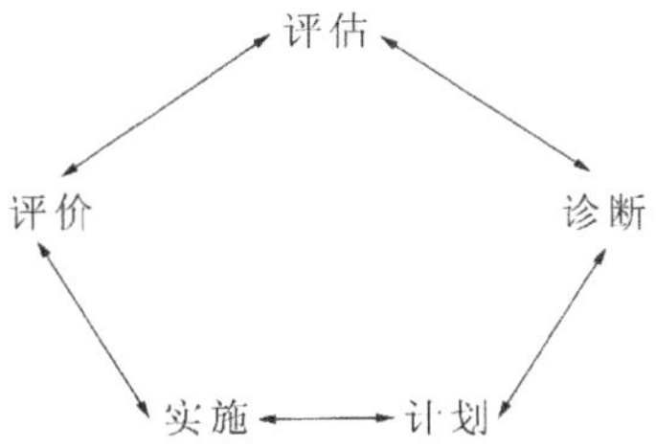

图 2-1 护理程序模式图

(1)护理评估：是护理程序的第一步，收集护理对象生理、心理、社会方面的健康资料并进行整理，以发现和确认服务对象的健康问题。

(2)护理诊断：在评估基础上确定护理诊断，以描述护理对象的健康问题。

(3)护理计划：对如何解决护理诊断涉及的健康问题作出决策，包括排列护理诊断顺序、确定预期目标、制订护理措施和书写护理计划。

(4)护理实施：即按照护理计划执行护理措施的活动。

(5)护理评价：即将护理对象对护理的反应与预期目标进行比较，根据预期目标达到与否，评定护理计划实施后的效果。必要时，应重新评估服务对象的健康状况，引入护理程序的下一个循环(见图 2-1)。

(袁 敏)

第二节 护理评估

护理评估是有目的、有计划、有步骤地收集有关护理对象生理、心理、社会文化和经济等方面的资料，对此进行整理与分析，以判断服务对象的健康问题，为护理活动提供可靠的依据。具体包括收集资料、整理资料和分析资料三部分。

一、收集资料

（一）资料的来源

1.直接来源

护理对象本人是第一资料来源，也是主要来源。

2.间接来源

（1）护理对象的重要关系人，也就是社会支持性群体，包括亲属、关系亲密的朋友、同事等。

（2）医疗活动资料，如既往实验室报告、出院小结等健康记录。

（3）其他医护人员、放射医师、化验师、药剂师、营养师、康复师等。

（4）护理学及其他相关学科的文献等。

（二）资料的内容

在收集资料的过程中，各个医院均有自己设计的收集资料表，无论依据何种框架，基本内容主要包括一般资料、生活状况及自理程度、健康检查及心理社会状况等。

1.一般资料

包括患者姓名、性别、出生日期、出生地、职业、民族、婚姻、文化程度、住址等。

2.现在的健康状况

包括主诉、现病史、入院方式、医疗诊断及目前用药情况。目前的饮食、睡眠、排泄、活动、健康管理等日常生活形态。

3.既往健康状况

包括既往史、创伤史、手术史、家族史、有无过敏史、有无传染病。既往的日常生活形态、烟酒嗜好，女性还包括月经史和婚育史。

4.护理体检

包括体温、脉搏、呼吸、血压、身高、体重、生命体征、各系统的生理功能及有无疼痛、眩晕、麻木、瘙痒等，有无感觉（视觉、听觉、嗅觉、味觉、触觉）异常，有无思维活动、记忆能力等障碍。

5.实验室及其他辅助检查结果

包括最近进行的辅助检查的客观资料，如实验室检查、X 线检查、病理检查等。

6.心理方面的资料

包括对疾病的认知和态度、康复的信心，病后情绪、心理感受、应对能力等变化。

7.社会方面的资料

包括就业状态、角色问题和社交状况；有无重大生活事件，支持系统状况等；有无宗教信仰；享受的医疗保健待遇等。

(三)资料的分类

1.按照资料的来源划分

包括主观资料和客观资料:主观资料指患者对自己健康问题的体验和认识。包括患者的知觉、情感、价值、信念、态度、对个人健康状态和生活状况的感知。主观资料的来源可以是患者本人,也可以是患者家属或对患者健康有重要影响的人。客观资料指检查者通过观察、会谈、体格检查和实验等方法得到或被检测出的有关患者健康状态的资料。客观资料获取是否全面和准确主要取决于检查者是否具有敏锐的观察能力及丰富的临床经验。

当护士收集到主观资料和客观资料后,应将两方面的资料加以比较和分析,可互相证实资料的准确性。

2.按照资料的时间划分

包括既往资料和现时资料:既往资料是指与服务对象过去健康状况有关的资料,包括既往病史、治疗史、过敏史等。现时资料是指与服务对象现在发生疾病有关的状况,如现在的体温、脉搏、呼吸、血压、睡眠状况等。

护士在收集资料时,需要将既往资料和现时资料结合起来分析。

(四)收集资料的方法

1.观察

观察是指护理人员运用视、触、叩、听、嗅等感官获得患者、家属及患者所处环境的信息并进行分析判断,是收集有关服务对象护理资料的重要方法之一。观察贯穿在整个评估过程中,可以与交谈同时进行。护士应及时、敏锐、连续的对服务对象进行观察,如患者出现面容痛苦、呈强迫体位,就提示患者可能有疼痛,由此进一步询问持续时间、部位、性质等。观察作为一种技能,护理人员在实践中需要不断培养和锻炼,以期得到发展和提高。

2.交谈

护患之间的交谈是一种有目的的医疗活动,使护理人员获得有关患者的资料和信息。一般可分为两种。①正式交谈:是指事先通知患者,有目的、有计划的交谈,如入院后的采集病史。②非正式交谈:是指护士在日常护理工作中与患者随意自然的交谈,不明确目的,不规定主题、时间,是一种“开放式交流”,以便及时了解到服务对象的真实想法和心理反应。交谈时护士应注意沟通技巧的运用,对一些敏感性话题应注意保护患者的隐私。

3.护理体检

护理人员运用体检技能,为护理对象进行系统的身体评估,获取与护理有关的生命体征、身高、体重等,以便收集与护理诊断、护理计划有关的患者方面的资料,及时了解病情变化和发现护理对象的健康问题。

4.阅读

包括查阅护理对象的医疗病历(门诊和住院)、各种护理记录及实验室和辅助检查结果,以及有关文献等。也可以用心理测量及评定量表对服务对象进行心理社会评估。

二、整理资料

为了避免遗漏和疏忽相关和有价值的资料,得到完整全面的资料,常依据某个护理理论模式设计评估表格,护理人员依据表格全面评估并整理资料。

(一)按戈登的功能性健康形态整理分类

1.健康感知-健康管理形态

指服务对象对自己健康状态的认识和维持健康的方法。

2.营养代谢形态

包括食物的利用和摄入情况。如营养、液体、组织完整性、体温调节及生长发育等的需求。

3.排泄形态

主要指肠道、膀胱的排泄状况。

4.活动-运动形态

包括运动、活动、休闲与娱乐状况。

5.睡眠-休息形态

指睡眠、休息及精神放松的状况。

6.认知-感受形态

包括与认知有关的记忆、思维、解决问题和决策,以及与感知有关的视、听、触、嗅等功能。

7.角色-关系形态

家庭关系、社会中角色任务及人际关系的互动情况。

8.自我感受-自我概念形态

指服务对象对于自我价值与情绪状态的信念与评价。

9.性-生殖形态

主要指性发育、生殖器官功能及对性的认识。

10.应对-压力耐受形态

指服务对象压力程度、应对与调节压力的状况。

11.价值-信念形态

指服务对象的思考与行为的价值取向和信念。

(二)按马斯洛需要层次进行整理分类

1.生理需要

体温 39 ℃,心率 120 次/分,呼吸 32 次/分,腹痛等。

2.安全的需要

对医院环境不熟悉,夜间睡眠需开灯,手术前精神紧张,走路易摔倒等。

3.爱与归属的需要

患者害怕孤独,希望有亲友来探望等。

4.尊重与被尊重的需要

如患者说:“我现在什么事都不能干了”“你们应该征求我的意见”等。

5.自我实现的需要

担心住院会影响工作、学习,有病不能实现自己的理想等。

(三)按北美护理诊断协会的人类反应形态分类

1.交换

包括营养、排泄、呼吸、循环、体温、组织的完整性等。

2.沟通

主要指与人沟通交往的能力。

3.关系

指社交活动、角色作用和性生活形态。

4.价值

包括个人的价值观、信念、宗教信仰、人生观及精神状况。

5.选择

包括应对能力、判断能力及寻求健康所表现的行为。

6.移动

包括活动能力、休息、睡眠、娱乐及休闲状况，日常生活自理能力等。

7.知识

包括自我概念，感知和意念；包括对健康的认知能力、学习状况及思考过程。

8.感觉

包括个人的舒适、情感和情绪状况。

三、分析资料

(一)检查有无遗漏

将资料进行整理分类之后，应仔细检查有无遗漏，并及时补充，以保证资料的完整性及准确性。

(二)与正常值比较

收集资料的目的在于发现护理对象的健康问题。因此护士应掌握常用的正常值，将所收集到的资料与正常值进行比较，并在此基础上进行综合分析，以发现异常情况。

(三)评估危险因素

有些资料虽然目前还在正常范围，但是由于存在危险因素，若不及时采取预防措施，以后很可能会出现异常，损害服务对象的健康。因此，护士应及时收集资料评估这些危险因素。

护理评估通过收集服务对象的健康资料，对资料进行组织、核实和分析，确认服务对象对现存的或潜在的健康问题或生命过程的反应，为作出护理诊断和进一步制订护理计划奠定了基础。

四、资料的记录

(一)原则

书写全面、整洁、简练、流畅，客观资料运用医学术语，避免使用笼统、模糊的词，主观资料尽量引用护理对象的原话。

(二)记录格式

根据资料的分类方法，根据各医院，甚至各病区的特点自行设计，多采用表格式记录。与患者第一次见面收集到的资料记录称入院评估，要求详细、全面，是制订护理计划的依据，一般要求入院后 24 小时内完成。住院期间根据患者病情天数，每天或每班记录，反映了患者的动态变化，用以指导护理计划的制订、实施、评价和修订。

(梁淑芹)

第三节 护 理 诊 断

护理诊断是护理程序的第二个步骤，是在评估的基础上对所收集的健康资料进行分析，从而确定服务对象的健康问题及引起健康问题的原因。护理诊断是一个人生命过程中的生理、心理、社会文化发展及精神方面健康状况或问题的一个简洁、明确的说明，这些问题都是属于护理职责范围之内，能够用护理的方法解决的问题。

一、护理诊断的概念

北美护理诊断协会(NANDA)提出并通过了护理诊断的定义：护理诊断是关于个人、家庭、社区对现存或潜在的健康问题及生命过程反应的一种临床判断，是护士为达到预期的结果选择护理措施的基础，这些预期结果应能通过护理职能达到。

二、护理诊断的组成部分

护理诊断有四个组成部分：名称、定义、诊断依据和相关因素。

(一)名称

名称是对服务对象健康状况的概括性的描述。应尽量使用NANDA认可的护理诊断名称，以有利于护士之间的交流和护理教学的规范。常用改变、受损、缺陷、无效或低效等特定描述语。例如：排便异常：便秘；有皮肤完整性受损的危险。

(二)定义

定义是对名称的一种清晰的、正确的表达，并以此与其他诊断相鉴别。一个诊断的成立必须符合其定义特征。有些护理诊断的名称虽然十分相似，但仍可从定义中发现彼此的差异。例如："压力性尿失禁"的定义是"个人在腹内压增加时立即无意识地排尿的一种状态"、"反射性尿失禁"的定义是"个体在没有要排泄或膀胱满胀的感觉下可以预见的不自觉地排尿的一种状态"，虽然两者都是尿失禁，但前者的原因是腹内压增高，后者的原因是无法抑制的膀胱收缩。因此，确定诊断时必须认真区别。

(三)诊断依据

诊断依据是做出护理诊断的临床判断标准。诊断依据常常是患者所具有的一组症状和体征，以及有关病史，也可以是危险因素。对于潜在的护理诊断，其诊断依据则是原因本身(危险因素)。

诊断依据依其在特定诊断中的重要程度分为主要依据和次要依据。

1.主要依据

主要依据是指形成某一特定诊断所应具有的一组症状和体征及有关病史，是诊断成立的必要条件。

2.次要依据

次要依据是指在形成诊断时，多数情况下会出现的症状、体征及病史，对诊断的形成起支持作用，是诊断成立的辅助条件。

例如:便秘的主要依据是“粪便干硬,每周排大便不到三次”,次要依据是“肠鸣音减少,自述肛门部有压力和胀满感,排大便时极度费力并感到疼痛,可触到肠内嵌塞粪块,并感觉不能排空”。

(四)相关因素

相关因素是指造成服务对象健康状况改变或引起问题产生的情况。常见的相关因素包括以下几个方面。

1.病理生理方面的因素

指与病理生理改变有关的因素。例如,“体液过多”的相关因素可能是右心衰竭。

2.心理方面的因素

指与服务对象的心理状况有关的因素。例如,“活动无耐力”可能是由疾病后服务对象处于较严重的抑郁状态引起。

3.治疗方面的因素

指与治疗措施有关的因素(用药、手术创伤等)。例如,“语言沟通障碍”的相关因素可能是使用呼吸机时行气管插管。

4.情景方面的因素

指环境、情景等方面的因素(陌生环境、压力刺激等)。例如,“睡眠形态紊乱”可能与住院后环境改变有关。

5.年龄因素

指在生长发育或成熟过程中与年龄有关的因素。如婴儿、青少年、中年、老年各有不同的生理、心理特征。

三、护理诊断与合作性问题及医疗诊断的区别

(一)合作性问题——潜在并发症

在临床护理实践中,护士常遇到一些无法完全包含在NANDA制订的护理诊断中的问题,而这些问题也确实需要护士提供护理措施,因此,有学者提出了合作性问题的概念。她把护士需要解决的问题分为两类:一类经护士直接采取措施可以解决,属于护理诊断;另一类需要护士与其他健康保健人员尤其是医师共同合作解决,属于合作性问题。

合作性问题需要护士承担监测职责,以及时发现服务对象身体并发症的发生和情况的变化,但并非所有并发症都是合作性问题。有些可通过护理措施预防和处理,属于护理诊断;只有护士不能预防和独立处理的并发症才是合作性问题。合作性问题的陈述方式是“潜在并发症:××××”。如“潜在并发症:脑出血”。

(二)护理诊断与合作性问题及医疗诊断的区别

1.护理诊断与合作性问题的区别

护理诊断是护士独立采取措施能够解决的问题;合作性问题需要医师、护士共同干预处理,处理决定来自医护双方。对合作性问题,护理措施的重点是监测。

2.护理诊断与医疗诊断的区别

明确护理诊断和医疗诊断的区别对区分护理和医疗两个专业、确定各自的工作范畴和应负的法律责任非常重要。两者主要区别见表2-2。

表 2-2 护理诊断与医疗诊断的区别

项目	护理诊断	医疗诊断
临床判断的对象	对个体、家庭、社会的健康问题/生命过程反应的一种临床判断	对个体病理生理变化的一种临床判断
描述的内容	描述的是个体对健康问题的反应	描述的是一种疾病
决策者	护士	医疗人员
职责范围	在护理职责范围内进行	在医疗职责范围内进行
适应范围	适用于个体、家庭、社会的健康问题	适用于个体的疾病
数量	往往有多个	一般情况下只有一个
是否变化	随病情变化	一旦确诊不会改变

（李　姣）

第四节 护理计划

制订护理计划是如何解决护理问题的一个决策过程，计划是对患者进行护理活动的指南，是针对护理诊断制订具体护理措施来预防、减轻或解决有关问题。其目的是确认护理对象的护理目标以及护士将要实施的护理措施，使患者得到合适的护理，保持护理工作的连续性，促进医护人员的交流和利于评价。制订计划包括四个步骤。

一、排列护理诊断的优先顺序

一般情况下，患者可以存在多个护理诊断，为了确定解决问题的优先顺序，根据问题的轻重缓急合理安排护理工作，需要对这些护理诊断包括合作性问题进行排序。

（一）排列护理诊断

一个患者可同时有多个护理问题，制订计划时应按其重要性和紧迫性排出主次，一般把威胁最大的问题放在首位，其他的依次排列，这样护士就可根据轻、重、缓、急有计划地进行工作，通常可按如下顺序排列。

1.首优问题

首优问题是指会威胁患者生命，需立即行动去解决的问题。如清理呼吸道无效、气体交换受阻等。

2.中优问题

中优问题是指虽不会威胁患者生命，但能导致身体上的不健康或情绪上变化的问题，如活动无耐力、皮肤完整性受损、便秘等。

3.次优问题

次优问题指人们在应对发展和生活中变化时所产生的问题。这些问题往往不是很紧急，如营养失调、知识缺乏等。

(二)排序时应该遵循的原则

(1)按马斯洛的人类基本需要层次论进行排列,优先解决生理需要。这是最常用的一种方法。生理需要是最低层次的需要,也是人类最重要的需要,一般来说,影响了生理需要满足的护理问题和对生理功能的平衡状态威胁最大的护理问题是需要优先解决的护理诊断。如与空气有关的"气体交换障碍""清理呼吸道无效",与水有关的"体液不足",与排泄有关的"尿失禁""潴留",等等。

具体的实施步骤:首先列出患者的所有护理诊断,将每一诊断归入五个需要层次,然后由低到高排列出护理诊断的先后顺序。

(2)考虑患者的需求。马斯洛的理论为护理诊断的排列提供了一个普遍的原则,但由于护理对象的复杂性、个体性,相同的需求对不同的人,其重要性可能不同。因此,在无原则冲突的情况下,可与患者协商,尊重患者的意愿,考虑患者认为最重要的问题予以优先解决。

(3)现存的问题优先处理,但不要忽视潜在的和有危险的问题。有时它们常常也被列为首优问题而需立即采取措施或严密监测。

二、制订预期目标

预期目标是指通过护理干预,护士期望患者达到的健康状态或在行为上的改变。其目的是指导护理措施的制订。预期目标不是护理行为,但能指导护理行为,并作为对护理效果进行评价的标准。每一个护理诊断都要有相应的目标。

(一)预期目标的制订

1.目标的陈述公式

时间状语+主语+(条件状语)+谓语+行为标准。

(1)主语:是指患者或患者身体的任何一部分,如体温、体重、皮肤等,有时在句子中省略了主语,但句子的逻辑主语一定是患者。

(2)谓语:指患者将要完成的行动,必须用行为动词来说明。

(3)行为标准:主语进行该行动所达到的程度。

(4)条件状语:指患者完成该行为时所处的特定条件。如"拄着拐杖"行走 50 m。

(5)时间状语:是指主语应在何时达到目标中陈述的结果,即何时对目标进行评价,这一部分的重要性在于限定了评价时间,可以督促护士尽心尽力地帮助患者尽快达到目标,评价时间的确定,往往需要根据临床经验和患者的情况来确定。

2.预期目标的种类

根据实现目标所需时间的长短可将护理目标分为短期目标和长期目标两大类。

(1)短期目标:指在相对较短的时间内(一般指一周内)要达到的目标,适合于病情变化快、住院时间短的患者。

(2)长期目标:是指需要相对较长时间(一般指一周以上甚至数月)才能实现的目标。

长期目标是需要较长时间才能实现的,范围广泛;短期目标则是具体达到长期目标的台阶或需要解决的主要矛盾。如下肢骨折患者,其长期目标是"三个月内恢复行走功能",短期目标分别为:"第一个月借助双拐行走""第二个月借助手杖行走""第三个月逐渐独立行走"。短期目标与长期目标互相配合、呼应。

(二)制订预期目标的注意事项

(1)目标的主语一定是患者或患者的一部分,而不能是护士。目标是期望患者接受护理后发生的改变,达到的结果,而不是护理行动本身或护理措施。

(2)一个目标中只能有一个行为动词。否则在评价时,如果患者只完成了一个行为动词的行为标准,就无法判断目标是否实现。另外行为动词应可观察和测量,可运用下列动词:描述、解释、执行、能、会、增加、减少等,不可使用含糊不清、不明确的词,如了解、掌握、好、坏、尚可等。

(3)目标陈述的行为标准应具体,以便于评价。有具体的检测标准;有时间限度;由护患双方共同制订。

(4)目标必须具有现实性和可行性,要在患者的能力范围之内,要考虑其身体心理状况、智力水平、既往经历及经济条件。目标完成期限的可行性,目标结果设定的可行性。患者认可,乐意接受。

(5)目标应在护理工作所能解决范围之内,并要注意医护协作,即与医嘱一致。

(6)目标陈述要针对护理诊断,一个护理诊断可有多个目标,但一个目标不能针对多个护理诊断。

(7)应让患者参与目标的制订,这样可使患者认识到对自己的健康负责不仅是医护人员的责任,也是患者的责任,护患双方应共同努力以保证目标的实现。

(8)关于潜在并发症的目标,潜在并发症是合作性问题,护理措施往往无法阻止其发生,护士的主要任务在于监测并发症的发生或发展。潜在并发症的目标陈述为:护士能及时发现并发症的发生并积极配合处理。如"潜在并发症:心律失常"的目标是"护士能及时发现心律失常的发生并积极配合抢救"。

三、制订护理措施

护理措施是护士为帮助患者达到预定目标而制订的具体方法和内容。规定了解决健康问题的护理活动方式与步骤。是一份书面形式的护理计划,也可称为"护嘱"。

(一)护理措施的类型

护理措施可分为依赖性护理措施、协作性护理措施和独立性护理措施三类。

1.依赖性的护理措施

即来自医嘱的护理措施,它描述了贯彻医疗措施的行为。如医嘱"每晨测血压 1 次""每小时巡视患者 1 次"。

2.协作性护理措施

协作性护理措施是护士与其他健康保健人员相互合作采取的行动。如患者出现"营养失调:高于机体的需要量"的问题时,为帮助患者达到理想体重的目标,需要和营养师一起协商、讨论,制订护理措施。

3.独立性护理措施

独立性护理措施是护士根据所收集的资料,凭借自己的知识、经验、能力,独立思考、判断后做出的决策,是在护理职责范围内。这类护理措施完全由护士设计并实施,不需要医嘱。如长期卧床患者存在的"有皮肤破损的危险",护士每天定时给患者翻身、按摩受压部位皮肤,温水擦拭等措施都是独立性护理措施。

(二)护理措施的构成

完整的护理措施计划应包括护理观察措施、行动措施、教育措施三部分。

例:护理诊断:胸痛:与心肌缺血、缺氧致心肌坏死有关。

护理目标:24 小时内患者主诉胸痛程度减轻。

制订护理措施如下。

1.观察措施

(1)观察疼痛的程度和缓解情况。

(2)观察患者心律、心率、血压的变化。

2.行动措施

(1)给予持续吸氧,2～4 L/min。(依赖性护理措施)

(2)遵医嘱持续静脉点滴硝酸甘油 15 滴/分。(依赖性护理措施)

(3)协助床上进食、洗漱、大小便。(独立性护理措施)

3.教育措施

(1)教育患者绝对卧床休息。

(2)保持情绪稳定。

(三)制订护理措施的注意事项

1.针对性

护理措施针对护理目标制订,一般一个护理目标可通过几项措施来实现,措施应针对目标制订,否则即使护理措施没有错误,也无法促使目标实现。

2.可行性

护理措施要切实可行,措施制订时要考虑:①患者的身心问题:这也是整体护理中所强调的要为患者制订个体化的方案。措施要符合患者的年龄、体力、病情、认知情况以及患者自己对改变目前状况的愿望等。如对老年患者进行知识缺乏的健康教育时,让患者短时间内记忆很多教育内容是困难的。护理措施必须是患者乐于接受的。②护理人员的情况:护理人员的配备及专业技术、理论知识水平和应用能力等是否能胜任所制订的护理措施。③适当的医院设施、设备。

3.科学性

护理措施应建立在科学的基础上,每项护理措施都应有依据,措施依据来自护理科学及相关学科的理论知识。禁止将没有科学依据的措施用于患者。护理措施的前提是一定要保证患者的安全。

4.一致性

护理措施不应与其他医务人员的措施相矛盾,否则容易使患者不知所措,并造成不信任感,甚至可能威胁患者安全。制订护理措施时应参阅其他医务人员的病历记录、医嘱,意见不一致时应共同协商,达成一致。

5.指导性

护理措施应具体,有指导性,不仅使护理同一患者的其他护士很容易地执行措施,也有利于患者。如对于体液过多需进食低盐饮食的患者,正确的护理措施是:①观察患者的饮食是否符合低盐要求。②告诉患者和家属每天摄盐<5 g。含钠多的食物除咸味食品外,还包括发面食品、碳酸饮料、罐头食品等。③教育患者及家属理解低盐饮食的重要性。

不具有指导性护理措施如:①嘱患者每天摄盐量<5 g。②嘱患者不要进食含钠多的食物。

四、护理计划成文

护理计划成文是将护理诊断、目标、护理措施以一定的格式记录下来而形成的护理文件。不仅为护理程序的下一步实施提供了指导，也有利于护士之间以及护士与其他医务人员之间的交流。护理计划的书写格式，因不同的医院有各自具体的条件和要求，所以书写格式也是多种多样的，大致包括日期、护理诊断、目标、措施、效果评价几项内容，见表 2-3。

表 2-3　护理计划

日期	护理诊断	护理目标	护理措施	评价	停止日期	签名
		1、	1、			
2022—02—19	气体交换受阻	2.	2.			
			3.			
		1、	1、			
2022—02—22	焦虑	2.	2.			
			3.			

护理计划应体现个体差异性，一份护理计划只对一个患者的护理活动起作用。护理计划还应具有动态发展性，随着患者病情的变化和护理的效果而调整。

（王亚春）

第五节　护 理 实 施

实施是为达到护理目标而将计划中各项措施付诸行动的过程。实施的质量如何与护士的专业知识、操作技能和人际沟通能力三方面的水平有关。实施过程中的情况应随时用文字记录下来。

实施过程包括实施前准备、实施和实施后记录三个部分，一般来讲，实施应发生于护理计划完成之后，但在某些特殊情况下，如遇到急诊患者或病情突变的住院患者，护士只能先在头脑中迅速形成一个初步的护理计划并立即采取紧急救护措施，事后再补上完整的护理计划。

一、实施前的准备

护士在执行护理计划之前，为了保证护理效果，应思考安排以下几个问题，即“五个 W”。

（一）“谁去做”

对需要执行的护理措施进行分类和分工，确定护理措施是由护士做还是辅助护士做；哪一级别或水平的护士做；是一个护士做，还是多个护士做。

（二）“做什么”

进一步熟悉和理解计划，执行者对计划中每一项措施的目的、要求、方法和时间安排应了如指掌，以确保措施的落实，并使护理行为与计划一致。此外，护士还应理解各项措施的理论基础，保证科学施护。

(三)"怎样做"

(1)分析所需要的护理知识和技术:护士必须分析实施这些措施所需要的护理知识和技术,如操作程序或仪器设备使用的方法,若有不足,则应查阅有关书籍或资料,或向其他有关人员求教。

(2)明确可能会发生的并发症及其预防:某些护理措施的实施有可能对患者产生一定程度的损伤。护士必须充分预想可能发生的并发症,避免或减少对患者的损伤,保证患者的安全。

(3)如患者情绪不佳,合作性差,那么需要考虑如何使措施得以顺利进行。

(四)"何时做"

实施护理措施的时间选择和安排要恰当,护士应该根据患者的具体情况、要求等多方面因素来选择执行护理措施的时机,例如:健康教育的时间,应该选择在患者身体状况良好、情绪稳定的情况下进行以达到预期的效果。

(五)"何地做"

确定实施护理措施的场所,以保证措施的顺利实施。在进行健康教育时应选择相对安静的场所;对涉及患者隐私的操作,更应该注意选择环境。

二、实施

实施是护士运用操作技术、沟通技巧、观察能力、合作能力和应变能力去执行护理措施的过程。在实施阶段,护理的重点是落实已制订的措施,执行医嘱、护嘱,帮助患者达到护理目标,解决问题。在实施中必须注意既要按护理操作常规规范化地实施每一项措施,又要注意根据每个患者的生理、心理特征个性化地实施护理。

实施是评估、诊断和计划阶段的延续,需随时注意评估患者的病情及患者对护理措施的反应及效果,努力使护理措施满足患者的生理、心理需要、促进疾病的康复。

三、实施后的记录

实施后,护士要对其所执行的各种护理措施及患者的反应进行完整、准确的文字记录,即护理病历中的护理病程记录,以反映护理效果,为评价做好准备。

记录可采用文字描述或填表,在相应项目上打"√"的方式。常见的记录格式有 PIO 记录方式,PIO 即问题(problem,P)、措施(intervention,I)、结果(outcome,O)。"P"的序号要与护理诊断的序号一致并写明相关因素,可分别采用 PES、PE、SE 三种记录方式。"I"是指与 P 相对应的已实施的护理措施。即做了什么,但记录并非护理计划中所提出的全部护理措施的罗列。"O"是指实施护理措施后的结果。可出现两种情况:一种结果是当班问题已解决;另一种结果是当班问题部分解决或未解决,若措施适当,由下一班负责护士继续观察并记录;若措施不适宜,则由下一班负责护士重新修订并制订新的护理措施。

记录是一项很重要的工作,其意义在于:①可以记录患者住院期间接受护理照顾的全部经过;②有利于其他医护人员了解情况;③可作为护理质量评价的一个内容;④可为以后的护理工作提供资料;⑤是护士辛勤工作的最好证明。

(刘　群)

第六节　护 理 评 价

评价是有计划地、系统地将患者的健康现状与确定的预期目标进行比较的过程。评价是护理程序的第五步，但实际上它贯穿于整个护理程序的各个步骤，如评估阶段，需评估资料收集是否完全，收集方法是否正确；诊断阶段，需评价诊断是否正确，有无遗漏，是否是以收集到的资料为依据；计划阶段，需评价护理诊断的顺序是否合适，目标是否可行，措施是否得当；实施阶段，需评价措施是否得到准确执行，执行效果如何，等等。评价虽然是程序的最后一步，但并不意味着护理程序的结束，相反，通过评价可发现新问题，重新修订计划，而使护理程序循环往复地进行下去。

评价包括以下几个步骤。

一、收集资料

收集有关患者目前健康状态的资料，资料涉及的内容与方法同第二节评估部分的相应内容。

二、评价目标是否实现

评价的方法是将患者目前健康状态的资料与计划阶段的预期目标相比较，以判断目标是否实现。经分析可得出三种结果：①目标已达到；②部分达到目标；③未能达到目标。

例：预定的目标为“一个月后患者拄着拐杖行走 50 m”，一个月后评价结果如下。

患者能行走 50 m——目标达到。

患者能行走 30 m——目标部分达到。

患者不能行走——目标未达到。

三、重审护理计划

对护理计划的调整包括以下几种方式。

(一)停止

重审护理计划时，对目标已经达到、问题已经解决的，停止采取措施，但应进一步评估患者可能存在的其他问题。

(二)继续

问题依然存在，计划的措施适宜，则继续执行原计划。

(三)修订

对目标部分实现或目标未实现的原因要进行探讨和分析，并重审护理计划，对诊断、目标和措施中不适当的内容加以修改，应考虑下述问题：收集的资料是否准确和全面；护理问题是否确切；所定目标是否现实；护理措施设计是否得当以及执行是否有效，患者是否配合等。

护理程序作为一个开放系统，患者的健康状况是一个输入信息，通过评估、计划和实施，输出患者健康状况的信息，通过护理评价结果来证实计划是否正确。如果患者尚未达到健康目标，则需要重新收集资料、修改计划，直到患者达到预期的目标，护理程序才告停止。因此，护理程序是一个周而复始、无限循环的系统工程（图 2-2）。

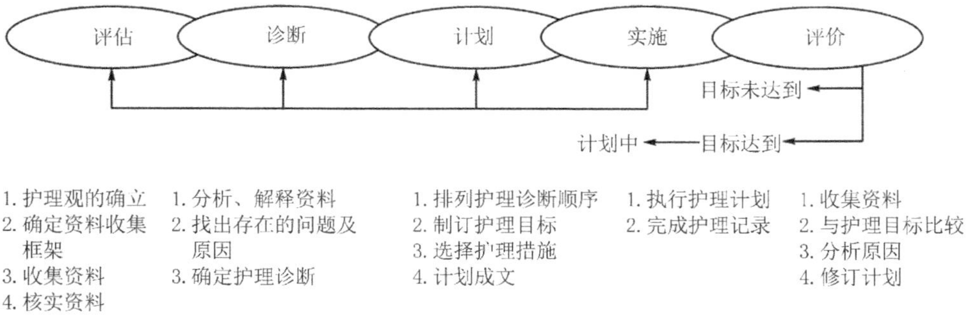

图 2-2　护理程序的循环过程

护理程序是一种系统地解决问题的程序，是护士为患者提供护理照顾的方法，应用护理程序可以保证护士给患者提供有计划、有目的、高质量、以患者为中心的整体护理。因此它不仅适用于医院临床护理、护理管理，同时还适用于其他护理实践，如社区护理、家庭护理、大众健康教育等，是护理专业化的标志之一。

（麻　琳）

第三章 呼吸内科护理

第一节 急性上呼吸道感染

一、概述

(一)疾病概述

急性上呼吸道感染简称上感,为外鼻孔至环状软骨下缘包括鼻腔、咽或喉部急性炎症的概称。主要病原体是病毒,少数是细菌,免疫功能低下者易感。通常病情较轻、病程短、可自愈,预后良好。但由于发病率高,不仅影响工作和生活,有时还可伴有严重并发症,并具有一定的传染性,应积极防治。

多发于冬春季节,多为散发,且可在气候突变时小规模流行。主要通过患者喷嚏和含有病毒的飞沫经空气传播,或经污染的手和用具接触传播。可引起上感的病原体大多为自然界中广泛存在的多种类型病毒,同时健康人群亦可携带,且人体对其感染后产生的免疫力较弱、短暂,病毒间也无交叉免疫,故可反复发病。

(二)相关病理生理

组织学上可无明显病理改变,亦可出现上皮细胞的破坏。可有炎症因子参与发病,使上呼吸道黏膜血管充血和分泌物增多,伴单核细胞浸润,浆液性及黏液性炎性渗出。继发细菌感染者可有中性粒细胞浸润及脓性分泌物。

(三)急性上呼吸道感染的病因与诱因

1.基本病因

急性上感有70%～80%由病毒引起,包括鼻病毒、冠状病毒、腺病毒、流感和副流感病毒,以及呼吸道合胞病毒、埃可病毒和柯萨奇病毒等。另有20%～30%的上感为细菌引起,可单纯发生或继发于病毒感染之后,以口腔定植菌溶血性链球菌为多见,其次为流感嗜血杆菌、肺炎链球菌和葡萄球菌等,偶见革兰阴性杆菌。

2.常见诱因

淋雨、受凉、气候突变、过度劳累等可降低呼吸道局部防御功能,致使原存的病毒或细菌迅速繁殖,或者直接接触含有病原体的患者喷嚏、空气、污染的手和用具诱发本病。老幼体弱,免疫功能低下或有慢性呼吸道疾病如鼻窦炎、扁桃体炎者更易发病。

(四)临床表现

临床表现有以下几种类型。

1.普通感冒

普通感冒俗称“伤风”,又称急性鼻炎或上呼吸道卡他,为病毒感染引起。起病较急,主要表现为鼻部症状,如喷嚏、鼻塞、流清水样鼻涕,也可表现为咳嗽、咽干、咽痒或烧灼感甚至鼻后滴漏感。咽干、咳嗽和鼻后滴漏与病毒诱发的炎症介质导致的上呼吸道传入神经高敏状态有关。2～3天后鼻涕变稠,可伴咽痛、头痛、流泪、味觉迟钝、呼吸不畅、声嘶等,有时由于咽鼓管炎致听力减退。严重者有发热、轻度畏寒和头痛等。体检可见鼻腔黏膜充血、水肿、有分泌物,咽部可为轻度充血。一般经5～7天痊愈,伴并发症者可致病程迁延。

2.急性病毒性咽炎和喉炎

急性病毒性咽炎和喉炎由鼻病毒、腺病毒、流感病毒、副流感病毒以及肠病毒、呼吸道合胞病毒等引起。临床表现为咽痒和灼热感,咽痛不明显,咳嗽少见。急性喉炎多为流感病毒、副流感病毒及腺病毒等引起,临床表现为明显声嘶、讲话困难,可有发热、咽痛或咳嗽,咳嗽时咽喉疼痛加重。体检可见喉部充血、水肿,局部淋巴结轻度肿大和触痛,有时可闻及喉部的喘息声。

3.急性疱疹性咽峡炎

急性疱疹性咽峡炎多由柯萨奇病毒A引起,表现为明显咽痛、发热,病程约为一周。查体可见咽部充血,软腭、腭垂、咽及扁桃体表面有灰白色疱疹及浅表溃疡,周围伴红晕。多发于夏季,多见于儿童,偶见于成人。

4.急性咽结膜炎

急性咽结膜炎主要由腺病毒、柯萨奇病毒等引起。表现为发热、咽痛、畏光、流泪、咽及结膜明显充血。病程4～6天,多发于夏季,由游泳传播,儿童多见。

5.急性咽扁桃体炎

病原体多为溶血性链球菌,其次为流感嗜血杆菌、肺炎链球菌、葡萄球菌等。起病急,咽痛明显,伴发热、畏寒,体温可达39 ℃以上。查体可发现咽部明显充血,扁桃体肿大、充血,表面有黄色脓性分泌物。有时伴有颌下淋巴结肿大、压痛,而肺部查体无异常体征。

(五)辅助检查

1.血液学检查

因多为病毒性感染,白细胞计数常正常或偏低,伴淋巴细胞比例升高。细菌感染者可有白细胞计数与中性粒细胞增多和核左移现象。

2.病原学检查

因病毒类型繁多,且明确类型对治疗无明显帮助,一般无须明确病原学检查。需要时可用免疫荧光法、酶联免疫吸附法、血清学诊断或病毒分离鉴定等方法确定病毒的类型。细菌培养可判断细菌类型并做药物敏感试验以指导临床用药。

(六)主要治疗原则

由于目前尚无特效抗病毒药物,以对症处理为主,同时戒烟、注意休息、多饮水、保持室内空气流通和防治继发细菌感染。对有急性咳嗽、鼻后滴漏和咽干的患者应给予伪麻黄碱治疗以减轻鼻部充血,亦可局部滴鼻应用。必要时适当加用解热镇痛类药物。

(七)药物治疗

1.抗菌药物治疗

目前已明确普通感冒无须使用抗菌药物。除非有白细胞计数升高、咽部脓苔、咯黄痰和流鼻涕等细菌感染证据,可根据当地流行病学史和经验用药,可选口服青霉素、第一代头孢菌素、大环内酯类或喹诺酮类。

2.抗病毒药物治疗

由于目前有滥用造成流感病毒耐药现象,所以如无发热,免疫功能正常,发病超过 2 天一般无须应用。对于免疫缺陷患者,可早期常规使用。利巴韦林和奥司他韦有较广的抗病毒谱,对流感病毒、副流感病毒和呼吸道合胞病毒等有较强的抑制作用,可缩短病程。

二、护理评估

(一)病因评估

主要评估患者健康史和发病史,是否有受凉感冒史。对流行性感冒者,应详细询问患者及家属的流行病史,以有效控制疾病进展。

(二)一般评估

1.生命体征

患者体温可正常或发热;有无呼吸频率加快或节律异常。

2.患者主诉

有无鼻塞、流涕、咽干、咽痒、咽痛、畏寒、发热、咳嗽、咳痰、声嘶、畏光、流泪、眼痛等症状。

3.相关记录

体温,痰液颜色、性状和量等记录结果。

(三)身体评估

1.视诊

咽喉部有无充血;鼻腔黏膜有无充血、水肿及分泌物情况;扁桃体有无充血、肿大(肿大扁桃体的分度),有无黄色脓性分泌物;眼结膜有无充血等情况。

2.触诊

有无颌下、耳后等头颈部部位浅表淋巴结肿大,肿大淋巴结有无触痛。

3.听诊

有无异常呼吸音;双肺有无干、湿啰音。

(四)心理-社会评估

患者在疾病治疗过程中的心理反应与需求,家庭及社会支持情况,引导患者正确配合疾病的治疗与护理。

(五)辅助检查结果评估

1.血常规检查

有无白细胞计数降低或升高、有无淋巴细胞比值升高、有无中性粒细胞增多及核左移等。

2.胸部 X 线检查

有无肺纹理增粗、炎性浸润影等。

3.痰培养

有无细菌生长,药敏试验结果如何。

(六)治疗常用药效果的评估

对于呼吸道病毒感染,尚无特异的治疗药物。一般以对症处理为主,辅以中医治疗,并防治继发细菌感染。

三、主要护理诊断/问题

(一)舒适受损

鼻塞、流涕、咽痛、头痛与病毒、细菌感染有关。

(二)体温过高

体温过高与病毒、细菌感染有关。

四、护理措施

(一)病情观察

观察生命体征及主要症状,尤其是体温、咽痛、咳嗽等的变化。高热者联合使用物理降温与药物降温,并及时更换汗湿衣物。

(二)环境与休息

保持室内温、湿度适宜和空气流通,症状轻者应适当休息,病情重者或年老者卧床休息为主。

(三)饮食

选择清淡、富含维生素、易消化的食物,并保证足够热量。发热者应适当增加饮水量。

(四)口腔护理

进食后漱口或按时给予口腔护理,防止口腔感染。

(五)防止交叉感染

注意隔离患者,减少探视,以避免交叉感染。指导患者咳嗽时应避免对着他人。患者使用过的餐具、痰盂等用品应按规定及时消毒。

(六)用药护理

遵医嘱用药且注意观察药物的不良反应。为减轻马来酸氯苯那敏或苯海拉明等抗过敏药的头晕、嗜睡等不良反应,宜指导患者在临睡前服用,并告知驾驶员和高空作业者应避免使用。

(七)健康教育

1.疾病预防指导

生活规律、劳逸结合、坚持规律且适当的体育运动,以增强体质,提高抗寒能力和机体的抵抗力。保持室内空气流通,避免受凉、过度疲劳等感染的诱发因素。在高发季节少去人群密集的公共场所。

2.疾病知识指导

指导患者采取适当的措施避免疾病传播,防止交叉感染。患病期间注意休息,多饮水并遵医嘱用药。

3.预防感染的措施

注意保暖,防止受凉,尤其是要避免呼吸道感染。

4.就诊的指标

告诉患者如果出现下列情况应及时到医院就诊。

(1)经药物治疗症状不缓解。

(2)出现耳鸣、耳痛、外耳道流脓等中耳炎症状。

(3)恢复期出现胸闷、心悸、眼睑水肿、腰酸或关节疼痛。

五、护理效果评估

(1)患者自觉症状好转(鼻塞、流涕、咽部不适感、发热、咳嗽咳痰等症状减轻)。

(2)患者体温恢复正常。

(3)身体评估。①视诊:患者咽喉部充血减轻;鼻腔黏膜充血、水肿减轻情况;扁桃体无充血、肿大程度减轻,无脓性分泌物;眼结膜无充血等情况。②听诊:患者无异常呼吸音;双肺无干、湿啰音。

(郭文文)

第二节　急性气管-支气管炎

一、概述

(一)疾病概述

急性气管-支气管炎是由生物、物理、化学刺激或过敏等因素引起的急性气管-支气管黏膜炎症。多为散发,无流行倾向,年老体弱者易感。临床症状主要为咳嗽和咳痰。常发生于寒冷季节或气候突变时,也可由急性上呼吸道感染迁延不愈所致。

(二)相关病理生理

由病原体、吸入冷空气、粉尘、刺激性气体或因吸入致敏原引起气管-支气管急性炎症反应。其共同的病理表现为气管、支气管黏膜充血水肿,淋巴细胞和中性粒细胞浸润;同时可伴纤毛上皮细胞损伤,脱落;黏液腺体肥大增生。合并细菌感染时,分泌物呈脓性。

(三)急性气管-支气管炎的病因与诱因

病原体导致的感染是最主要病因,过度劳累、受凉、年老体弱是常见诱因。

1.病原体

病原体与上呼吸道感染类似。常见病毒为腺病毒、流感病毒(甲、乙)、冠状病毒、鼻病毒、单纯疱疹病毒、呼吸道合胞病毒和副流感病毒。常见细菌为流感嗜血杆菌、肺炎链球菌、卡他莫拉菌等,近年来衣原体和支原体感染明显增加,在病毒感染的基础上继发细菌感染亦较多见。

2.物理、化学因素

冷空气、粉尘、刺激性气体或烟雾(如二氧化硫、二氧化氮、氨气、氯气等)的吸入,均可刺激气管-支气管黏膜引起急性损伤和炎症反应。

3.变态反应

常见的吸入致敏原包括花粉、有机粉尘、真菌孢子、动物毛皮排泄物;或对细菌蛋白质的过敏,钩虫、蛔虫的幼虫在肺内的移行均可引起气管-支气管急性炎症反应。

(四)临床表现

临床主要表现为咳嗽咳痰。一般起病较急,通常全身症状较轻,可有发热。初为干咳或少量黏液痰，随后痰量增多，咳嗽加剧，偶伴血痰。咳嗽、咳痰可延续 2～3 周，如迁延不愈，可演变成慢性支气管炎。伴支气管痉挛时，可出现程度不等的胸闷气促。

（五）辅助检查

1.血液检查

病毒感染时，血常规检查白细胞计数多正常；细菌感染较重时，白细胞计数和中性粒细胞计数增高。血沉检查可有血沉快。

2.胸部 X 线检查

多无异常，或仅有肺纹理的增粗。

3.痰培养

细菌或支原体衣原体感染时，可明确病原体；药物敏感试验可指导临床用药。

（六）治疗要点

1.对症治疗

咳嗽无痰或少痰，可用右美沙芬、喷托维林（咳必清）镇咳。咳嗽有痰而不易咳出，可选用盐酸氨溴索、溴己新（必嗽平），桃金娘油提取物化痰，也可雾化帮助祛痰。较为常用的为兼顾止咳和化痰的棕色合剂，也可选用中成药止咳祛痰。发生支气管痉挛时，可用平喘药如茶碱类、β_2受体激动剂等。发热可用解热镇痛药对症处理。

2.抗菌药物治疗

有细菌感染证据时应及时使用。可以首选新大环内酯类、青霉素类，亦可选用头孢菌素类或喹诺酮类等药物。多数患者口服抗菌药物即可，症状较重者可经肌内注射或静脉滴注给药，少数患者需要根据病原体培养结果指导用药。

3.一般治疗

多休息，多饮水，避免劳累。

二、护理评估

（一）病因评估

主要评估患者健康史和发病史，近期是否有受凉、劳累，是否有粉尘过敏史，是否有吸入冷空气或刺激性气体史。

（二）一般评估

1.生命体征

患者体温可正常或发热；有无呼吸频率加快或节律异常。

2.患者主诉

有无发热、咳嗽、咳痰、喘息等症状。

3.相关记录

体温，痰液颜色、性状和量等情况。

（三）身体评估

听诊有无异常呼吸音；有无双肺呼吸音变粗，两肺可否闻及散在的干、湿啰音，湿啰音部位是否固定，咳嗽后湿啰音是否减少或消失。有无闻及哮鸣音。

（四）心理-社会评估

患者在疾病治疗过程中的心理反应与需求，家庭及社会支持情况，引导患者正确配合疾病的治疗与护理。

(五)辅助检查结果评估

1.血液检查

有无白细胞总数和中性粒细胞百分比升高,有无血沉加快。

2.胸部 X 线检查

有无肺纹理增粗。

3.痰培养

有无致病菌生长,药敏试验结果如何。

(六)治疗常用药效果的评估

1.应用抗生素的评估要点

(1)记录每次给药的时间与次数,评估有无按时、按量给药,是否足疗程。

(2)评估用药后患者发热、咳嗽、咳痰等症状有否缓解。

(3)评估用药后患者是否出现皮疹、呼吸困难等变态反应。

(4)评估用药后患者有无较明显的恶心、呕吐、腹泻等不良反应。

2.应用止咳祛痰剂效果的评估

(1)记录每次给药的时间与药量。

(2)评估用祛痰剂后患者痰液是否变稀,是否较易咳出。

(3)评估用止咳药后,患者咳嗽是否减轻,夜间睡眠是否改善。

3.应用平喘药后效果的评估

(1)记录每次给药的时间与量。

(2)评估用药后,患者呼吸困难是否减轻,听诊哮鸣音有否消失。

(3)如应用氨茶碱时间较长,需评估有无茶碱中毒表现。

三、主要护理诊断/问题

(一)清理呼吸道无效

清理呼吸道无效与呼吸道感染、痰液黏稠有关。

(二)气体交换受损

气体交换受损与过敏、炎症引起支气管痉挛有关。

四、护理措施

(一)病情观察

观察生命体征及主要症状,尤其咳嗽,痰液的颜色、性质、量等的变化;有无呼吸困难与喘息等表现;监测体温情况。

(二)休息与保暖

急性期应减少活动,增加休息时间,室内空气新鲜,保持适宜的温度和湿度。

(三)保证充足的水分及营养

鼓励患者多饮水,必要时由静脉补充。给予易消化营养丰富的饮食,发热期间进食流质或半流质食物为宜。

（四）保持口腔清洁

由于患者发热、咳嗽、痰多且黏稠，咳嗽剧烈时可引起呕吐，故要保持口腔卫生，以增加舒适感，增进食欲，促进毒素的排泄。

（五）发热护理

热度不高不需特殊处理，高热时要采取物理降温或药物降温措施。

（六）保持呼吸道通畅

观察呼吸道分泌物的性质及能否有效地咳出痰液，指导并鼓励患者有效咳嗽；若为细菌感染所致，按医嘱使用敏感的抗生素。若痰液黏稠，可采用超声雾化吸入或蒸气吸入稀释分泌物；对于咳嗽无力的患者，宜经常更换体位、叩背，使呼吸道分泌物易于排出，促进炎症消散。

（七）给氧与解痉平喘

有咳喘症状者可给予氧气吸入或按医嘱采用雾化吸入平喘解痉剂，严重者可口服。

（八）健康教育

1.疾病预防指导

预防急性上呼吸道感染的诱发因素。增强体质，可选择合适的体育活动，如做健康操、打太极拳、跑步等，可进行耐寒训练，如冷水洗脸、冬泳等。

2.疾病知识指导

患病期间增加休息时间，避免劳累；饮食宜清淡、富含营养；按医嘱用药。

3.就诊指标

如 2 周后症状仍持续，应及时就诊。

五、护理效果评估

（1）患者自觉症状好转（咳嗽咳痰、喘息、发热等症状减轻）。

（2）患者体温恢复正常。

（3）患者听诊时双肺有无闻及干、湿啰音。

（郭文文）

第三节　慢性支气管炎

慢性支气管炎是由于感染或非感染因素引起气管、支气管黏膜及其周围组织的慢性非特异性炎症。临床以咳嗽、咳痰或伴有喘息反复发作为特征，每年持续 3 个月以上，且连续 2 年以上。

一、病因和发病机制

慢性支气管炎的病因极为复杂，迄今尚有许多因素还不能够明确，往往是多种因素长期相互作用的综合结果。

（一）感染

病毒、支原体和细菌感染是本病急性发作的主要原因。病毒感染以流感病毒、鼻病毒、腺病毒和呼吸道合胞病毒常见；细菌感染以肺炎链球菌、流感嗜血杆菌和卡他莫拉菌及葡萄球菌常见。

(二)大气污染

化学气体如氯气、二氧化氮、二氧化硫等刺激性烟雾,空气中的粉尘等均可刺激支气管黏膜,使呼吸道清除功能受损,为细菌入侵创造条件。

(三)吸烟

吸烟为本病发病的主要因素。吸烟时间的长短与吸烟量决定发病率的高低,吸烟者的患病率较不吸烟者高 2～8 倍。

(四)过敏因素

喘息型支气管患者多有过敏史。患者痰中嗜酸性粒细胞和组胺的含量及血中 IgE 明显高于正常。此类患者实际上应属慢性支气管炎合并哮喘。

(五)其他因素

气候变化,特别是寒冷空气对慢性支气管炎的病情加重有密切关系。自主神经功能失调、副交感神经功能亢进、老年人肾上腺皮质功能减退可致慢性支气管炎的发病率增加。维生素 C 缺乏、维生素 A 缺乏者易患慢性支气管炎。

二、临床表现

(一)症状

患者常在寒冷季节发病,出现咳嗽、咳痰,尤以晨起显著,白天多于夜间。病毒感染痰液为白色黏液泡沫状,继发细菌感染,痰液转为黄色或黄绿色黏液脓性,偶可带血。慢性支气管炎反复发作后,支气管黏膜的迷走神经感受器反应性增高,副交感神经功能亢进,可出现过敏现象而发生喘息。

(二)体征

早期多无体征。急性发作期可在肺底部闻及干、湿啰音。喘息型支气管炎在咳嗽或深吸气后可闻及哮鸣音,发作时有广泛哮鸣音。

(三)并发症

(1)阻塞性肺气肿:为慢性支气管炎最常见的并发症。

(2)支气管肺炎:慢性支气管炎蔓延至支气管周围肺组织中,患者表现为寒战、发热、咳嗽加剧、痰量增多且呈脓性;白细胞总数及中性粒细胞计数增多;胸部 X 线片显示双下肺野有斑点状或小片阴影。

(3)支气管扩张症。

三、诊断

(一)辅助检查

1.血常规

白细胞总数及中性粒细胞数可升高。

2.胸部 X 线

单纯型慢性支气管炎 X 线片检查显示阴性或仅见双下肺纹理增多、增粗、模糊、呈条索状或网状。继发感染时为支气管周围炎症改变,表现为不规则斑点状阴影,重叠于肺纹理之上。

3.肺功能检查

早期病变多在小气道，常规肺功能检查多无异常。

(二)诊断要点

凡咳嗽、咳痰或伴有喘息，每年发作持续3个月，连续2年或2年以上者，并排除其他心、肺疾病（如肺结核、肺尘埃沉着病、支气管哮喘、支气管扩张症、肺癌、肺脓肿、心脏病、心功能不全等）、慢性鼻咽疾病后，即可诊断。如每年发病不足3个月，但有明确的客观检查依据（如胸部X线片、肺功能等）亦可诊断。

(三)鉴别诊断

1.支气管扩张

多于儿童或青年期发病，常继发于麻疹、肺炎或百日咳后，并有咳嗽、咳痰反复发作的病史，合并感染时痰量增多，并呈脓性或伴有发热，病程中常反复咯血。在肺下部周围可闻及不易消散的湿啰音。晚期重症患者可出现杵状指(趾)。胸部X线片上可见双肺下野纹理粗乱或呈卷发状。薄层高分辨CT(HRCT)检查有助于确诊。

2.肺结核

活动性肺结核患者多有午后低热、消瘦、乏力、盗汗等中毒症状。咳嗽痰量不多，常有咯血。老年肺结核的中毒症状多不明显，常被慢性支气管炎的症状所掩盖而误诊。胸部X线片上可发现结核病灶，部分患者痰结核菌检查可获阳性。

3.支气管哮喘

支气管哮喘常为特质性患者或有过敏性疾病家族史，多于幼年发病。一般无慢性咳嗽、咳痰史。哮喘多突然发作，且有季节性，血和痰中嗜酸性粒细胞常增多，治疗后可迅速缓解。发作时双肺布满哮鸣音，呼气延长，缓解后可消失，且无症状，但气道反应性仍增高。慢性支气管炎合并哮喘的患者，病史中咳嗽、咳痰多发生在喘息之前，迁延不愈较长时间后伴有喘息，且咳嗽、咳痰的症状多较喘息更为突出，平喘药物疗效不如哮喘等可资鉴别。

4.肺癌

肺癌多发生于40岁以上男性，并有多年吸烟史的患者，刺激性咳嗽常伴痰中带血和胸痛。胸部X线片检查显示肺部常有块影或反复发作的阻塞性肺炎。痰脱落细胞及支气管镜等检查可明确诊断。

5.慢性肺间质纤维化

慢性咳嗽，咳少量黏液性非脓性痰，进行性呼吸困难，双肺底可闻及爆裂音(Velcro 啰音)，严重者发绀并有杵状指。胸部X线片见中下肺野及肺周边部纹理增多紊乱呈网状结构，其间见弥漫性细小斑点阴影。肺功能检查呈限制性通气功能障碍，弥散功能减低，动脉血氧分压(PaO_2)下降。肺活检是确诊的手段。

四、治疗

(一)急性发作期及慢性迁延期的治疗

以控制感染、祛痰、镇咳为主，同时解痉平喘。

1.抗感染药物

及时、有效、足量，感染控制后及时停用，以免产生细菌耐药或二重感染。一般患者可按常见致病菌用药。可选用青霉素G 80×10^4 U肌内注射；复方磺胺甲噁唑，每次2片，2次/天；阿莫西林 2～4 g/d，分 3～4 次口服；氨苄西林 2～4 g/d，分 4 次口服；头孢氨苄 2～4 g/d 或头孢拉定 1～2 g/d，分 4 次口服；头孢呋辛 2 g/d 或头孢克洛 0.5～1 g/d，分 2～3 次口服。亦可选择新一代大环内酯类抗生素，如罗红霉素，0.3 g/d，分 2 次口服。抗菌治疗疗程一般为 7～10 天，反复感染病例可适当延长。严重感染时，可选用氨苄西林、环丙沙星、氧氟沙星、阿米卡星、奈替米星或头孢菌素类联合静脉滴注给药。

2.祛痰镇咳药

刺激性干咳者不宜单用镇咳药物，否则痰液不易咳出。可给盐酸溴环己胺醇 30 mg 或羧甲基半胱氨酸 500 mg，3 次/天，口服。乙酰半胱氨酸(富露施)及氯化铵甘草合剂均有一定的疗效。α-糜蛋白酶雾化吸入亦有消炎祛痰的作用。

3.解痉平喘

解痉平喘主要为解除支气管痉挛，利于痰液排出。常用药物为氨茶碱 0.1～0.2 g，每小时 8 次口服；丙卡特罗50 mg，2 次/天；特布他林 2.5 mg，2～3 次/天。慢性支气管炎有可逆性气道阻塞者应常规应用支气管扩张药，如异丙托溴铵(异丙阿托品)气雾剂、特布他林等吸入治疗。阵发性咳嗽常伴不同程度的支气管痉挛，应用支气管扩张药后可改善症状，并有利于痰液的排出。

(二)缓解期的治疗

应以增强体质、提高机体抗病能力和预防发作为主。

(三)中药治疗

采取扶正固本原则，按肺、脾、肾的虚实辨证施治。

五、护理措施

(一)常规护理

1.环境

保持室内空气新鲜、流通，安静，舒适，温、湿度适宜。

2.休息

急性发作期应卧床休息，取半卧位。

3.给氧

持续低流量吸氧。

4.饮食

给予高热量、高蛋白、高维生素、易消化饮食。

(二)专科护理

(1)解除气道阻塞，改善肺泡通气。及时清除痰液，神志清醒患者应鼓励咳嗽，痰稠不易咳出时，给予雾化吸入或雾化泵药物喷入，减少局部淤血水肿，以利痰液排出。危重体弱患者定时更换体位，叩击背部，使痰易于咳出，餐前应给予胸部叩击或胸壁震荡。方法：患者取侧卧位，护士两手手指并拢，手背隆起，指关节微屈，自肺底由下向上，由外向内叩拍胸壁，震动气管，边拍边鼓励患者咳嗽，以促进痰液的排出，每侧肺叶叩击 3～5 分钟。对神志不清者可进行机械吸痰，需注意无菌操作，抽吸压力要适当，动作轻柔，每次抽吸时间不超过 15 秒，以免加重缺氧。

(2)合理用氧，减轻呼吸困难。根据缺氧和二氧化碳潴留的程度不同合理用氧，一般给予低流量、低浓度、持续吸氧，如病情需要提高氧浓度，应辅以呼吸兴奋剂刺激通气或使用呼吸机改善通气，吸氧后如呼吸困难缓解、呼吸频率减慢、节律正常、血压上升、心率减慢、心律正常、发绀减轻、皮肤转暖、神志转清、尿量增加等，表示氧疗有效。若呼吸过缓、意识障碍加深，需考虑二氧化碳潴留加重，必要时采取增加通气量的措施。

（郭文文）

第四节　支气管哮喘

支气管哮喘是由多种细胞（如嗜酸性粒细胞、肥大细胞、T淋巴细胞、中性粒细胞等）和细胞组分参与的气道慢性炎症性疾病，这种慢性炎症与气道高反应性相关，通常出现广泛而多变的可逆性气流受限，并引起反复发作的喘息、气急、胸闷或咳嗽等症状，多数患者可自行缓解或经治疗缓解。

典型表现为发作性呼气性呼吸困难或发作性胸闷和咳嗽，伴哮鸣音，症状可在数分钟内发生，并持续数小时至数天，夜间及凌晨发作或加重是哮喘的重要临床特征。目前尚无特效的根治办法，糖皮质激素可以有效控制气道炎症，β_2肾上腺素受体激动剂是控制哮喘急性发作的首选药物。经过长期规范化治疗和管理，80%以上的患者可以达到哮喘的临床控制。

一、一般护理

(1)执行内科一般护理常规。

(2)室内环境舒适、安静、冷暖适宜。保持室内空气流通，避免患者接触变应原，如花草、尘螨、花露水、香水等，扫地和整理床单位时可请患者室外等候，或采取湿式清洁方法，避免尘埃飞扬。病室避免使用皮毛、羽绒或蚕丝织物等。

(3)卧位与休息：急性发作时协助患者取坐位或半卧位，以增加舒适度，利于膈肌的运动，缓解呼气性呼吸困难。端坐呼吸的患者为其提供床旁桌支撑，以减少体力消耗。

二、饮食护理

大约20%的成年患者和50%的患儿是因不适当饮食而诱发或加重哮喘，因此应给予患者营养丰富、清淡、易消化、无刺激的食物。若能找出与哮喘发作有关的食物，如鱼、虾、蟹、蛋类、牛奶等应避免食用。某些食物添加剂如柠檬黄和亚硝酸盐可诱发哮喘发作，应引起注意。

三、用药护理

治疗哮喘的药物分为控制性药物和缓解性药物。控制性药物是指需要长期每天规律使用，主要用于治疗气道慢性炎症，达到哮喘临床控制的目的；缓解性药物指按需使用的药物，能迅速解除支气管痉挛，从而缓解哮喘症状。哮喘发作时禁用吗啡和大量镇静药，以免抑制呼吸。

(一)糖皮质激素

糖皮质激素简称激素，是目前控制哮喘最有效的药物。激素给药途径包括吸入、口服、静脉应用等。吸入性糖皮质激素由于其局部抗感染作用强、起效快、全身不良反应少（黏膜吸收、少量进入血液），是目前哮喘长期治疗的首选药物。常用药物有布地奈德、倍氯米松等。通常需规律吸入1～2周方能控制。吸药后嘱患者清水含漱口咽部，可减少不良反应的发生。长期吸入较大剂量激素者，应注意预防全身性不良反应。布地奈德雾化用混悬液制剂经压缩空气泵雾化吸入，起效快，适用于轻、中度哮喘急性发作的治疗。吸入激素无效或需要短期加强治疗的患者可采用泼尼松和泼尼松龙等口服制剂，症状缓解后逐渐减量，然后停用或改用吸入剂。不主张长期口服激素用于维持哮喘控制的治疗。口服用药宜在饭后服用，以减少对胃肠道黏膜的刺激。重度或严重哮喘发作时应及早静脉给予激素，可选择琥珀酸氢化可的松或甲泼尼龙。无激素依赖倾向者，可在 3～5 天停药；有激素依赖倾向者应适当延长给药时间，症状缓解后逐渐减量，然后改口服或吸入剂维持。

(二)β_2肾上腺素受体激动剂

短效 β_2肾上腺素受体激动剂为治疗哮喘急性发作的首选药物。有吸入、口服和静脉三种制剂，首选吸入给药。常用药物有沙丁胺醇和特布他林。吸入剂包括定量气雾剂、干粉剂和雾化溶液。短效 β_2肾上腺素受体激动剂应按需间歇使用，不宜长期、单一大剂量使用，因为长期应用可引起 β_2受体功能下降和气道反应性增高，出现耐药性。主要不良反应有心悸、骨骼肌震颤、低钾血症等。长效 β_2肾上腺素受体激动剂与吸入性糖皮质激素联合是目前最常用的哮喘控制性药物。常用的有布地奈德粉吸入剂、舒利迭(氟替卡松/沙美特罗干粉吸入剂)。

(三)茶碱类

具有增强呼吸肌的力量及增强气道纤毛清除功能等，从而起到舒张支气管和气道抗感染作用，并具有强心、利尿、扩张冠状动脉、兴奋呼吸中枢等作用，是目前治疗哮喘的有效药物之一。氨茶碱和缓释茶碱是常用的口服制剂，尤其后者适用于夜间哮喘症状的控制。静脉给药主要用于重症和危重症哮喘。注射茶碱类药物应限制注射浓度，速度不超过 0.25 mg/(kg・min)，以防不良反应发生。其主要不良反应包括恶心、呕吐、心律失常、血压下降及尿多，偶可兴奋呼吸中枢，严重者可引起抽搐甚至死亡。由于茶碱的“治疗窗”窄及茶碱代谢存在较大个体差异，有条件的应在用药期间监测其血药浓度。发热、妊娠、小儿或老年患有肝、心、肾功能障碍及甲状腺功能亢进者尤须慎用。合用西咪替丁、喹诺酮类、大环内酯类药物等可影响茶碱代谢而使其排泄减慢，尤应观察其不良反应的发生。

(四)胆碱 M 受体拮抗剂

胆碱 M 受体拮抗剂分为短效(维持 4～6 小时)和长效(维持 24 小时)两种制剂。异丙托溴铵是常用的短效制剂，常与 β_2受体激动剂联合雾化应用，代表药为可比特(异丙托溴铵/沙丁胺醇)。少数患者可有口苦或口干等不良反应。噻托溴铵是长效选择性 M_1、M_2受体拮抗剂，目前主要用于哮喘合并慢性阻塞性肺疾病及慢性阻塞性肺疾病患者的长期治疗。

(五)白三烯拮抗剂

通过调节白三烯的生物活性而发挥抗感染作用，同时舒张支气管平滑肌，是目前除吸入性糖皮质激素外唯一可单独应用的哮喘控制性药物，尤其适用于阿司匹林哮喘、运动性哮喘和伴有过敏性鼻炎哮喘患者的治疗。常用药物为孟鲁司特和扎鲁司特。不良反应通常较轻微，主要是胃肠道症状，少数有皮疹、血管性水肿、转氨酶升高，停药后可恢复正常。

四、病情观察

(1)哮喘发作时，协助取舒适卧位，监测生命体征、呼吸频率、血氧饱和度等指标，观察患者喘息、气急、胸闷或咳嗽等症状，是否出现三凹征、辅助呼吸肌参与呼吸运动、语言沟通困难、大汗淋漓等中重度哮喘的表现。当患者不能讲话，嗜睡或意识模糊，胸腹矛盾运动，哮鸣音减弱甚至消失，脉率变慢或不规则，严重低氧血症和高碳酸血症时，需转入重症加强护理病房（重症监护室，ICU）行机械通气治疗。

（2）注意患者有无鼻咽痒、咳嗽、打喷嚏、流涕、胸闷等哮喘早期发作症状，对于夜间或凌晨反复发作的哮喘患者，应注意是否存在睡眠低氧表现，睡眠低氧可以诱发喘息、胸闷等症状。

五、健康指导

（1）对哮喘患者进行哮喘知识教育，寻找变应原，有效改变环境，避免诱发因素，要贯穿整个哮喘治疗全过程。

（2）指导患者定期复诊、检测肺功能，做好病情自我监测，掌握峰流速仪的使用方法，记哮喘日记。与医师、护士共同制订防止复发、保持长期稳定的方案。

（3）掌握正确吸入技术，如沙丁胺醇气雾剂、信必可都保（布地奈德/福莫特罗粉吸入剂）、舒利迭的使用方法。知晓药物的作用和不良反应的预防。

（4）帮助患者养成规律生活习惯，保持乐观情绪，避免精神紧张、剧烈运动、持续的喊叫等过度换气动作。

（5）熟悉哮喘发作的先兆表现，如打喷嚏、咳嗽、胸闷、喉结发痒等，学会在家中自行监测病情变化并进行评定，以及哮喘急性发作时进行简单的紧急自我处理方法，例如吸入沙丁胺醇气雾剂1～2喷、布地奈德1～2吸，缓解喘憋症状，尽快到医院就诊。

（郭文文）

第五节　肺　结　核

肺结核是由结核分枝杆菌感染引起的肺部慢性传染性疾病。排菌患者为重要传染源，病原菌通过呼吸道传播感染，当机体抵抗力降低时发病。可累及全身多个脏器，以肺部感染最为常见。发病以青壮年居多，男性多于女性。结核病为全球流行的传染病之一，为传染疾病的主要死因，在我国仍属于需要高度重视的公共卫生问题。

一、病因及发病机制

（一）结核菌

肺炎致病菌为结核分枝杆菌，又称抗酸杆菌。可分为人型、牛型、非洲型和鼠型4类，引起人类感染的为人型结核分枝杆菌，少数为牛型菌感染。结核菌抵抗力强，在阴湿处能生存5个月以上，但在烈日暴晒下2小时，5%～12%甲酚（来苏水）接触2～12小时，70%乙醇接触2分钟，或煮沸1分钟，即被杀死。该病原菌有较强的耐药性，最简单的灭菌方法是将痰吐在纸上直接焚烧。

（二）感染途径

肺结核通过呼吸道传染，患者随地吐痰，痰液干燥后随尘埃飞扬；病原菌也可通过飞沫传播，免疫力低下者吸入传染源喷出的带菌飞沫可发病。少数患者可经饮用未消毒的带菌牛奶引起消化道传染。其他感染途径少见。

(三)人体反应性

机体对入侵结核菌的反应有两种。

1.免疫力

机体对结核菌的免疫力分非特异性和特异性免疫力两种。后者通过接种卡介苗或感染结核菌后获得免疫力。机体免疫力强可不发病或病情较轻,免疫力低下者易感染发病,或引发原病灶重新发病。

2.变态反应

结核菌入侵 4～8 周,机体针对致病菌及其代谢产物所发生的变态反应,属Ⅳ型(迟发型)变态反应。

(四)结核感染及肺结核的发生发展

1.原发性结核

初次感染结核,病菌毒力强、机体抵抗力弱,病原菌在体内存活并大量繁殖引起局部炎性病变,称为原发病灶。可经淋巴引起血行播散。

2.继发性结核

原发病灶遗留的结核分枝杆菌重新活动引起结核病,属内源性感染;由结核分枝杆菌再次感染而发病,由于机体具备特异性免疫力,一般不引起局部淋巴结肿大和全身播散,但可导致空洞形成和干酪性坏死。

(五)临床类型

1.Ⅰ型肺结核(原发性肺结核)

Ⅰ型肺结核多发生于儿童或边远山区、农村初次进入城市的成人。初次感染肺结核即发病,以上叶底部、中叶或下叶上部多见,X 线典型征象为哑铃型阴影。通常病灶逐渐自行吸收或钙化。

2.Ⅱ型肺结核(血行播散型肺结核)

Ⅱ型肺结核分急性、慢性或亚急性血行播散型肺结核。成人多见,结核病灶破溃,致病菌短时间内大量进入血液循环可引起肺内广泛播散而导致急性发病,X 线显示肺内病灶细如粟米、均匀散布于两肺。若机体免疫力强,少量致病菌经血分批侵入肺部,形成亚急性或慢性血行播散型肺结核。

3.Ⅲ型肺结核(浸润型肺结核)

Ⅲ型肺结核包括干酪性肺炎和结核球两种特殊类型。以成人多见,抵抗力降低时,原发病灶重新活动,引起渗出和细胞浸润,是最常见的继发性肺结核。病灶多位于上肺野,X 线显示渗出和浸润征象,可有不同程度的干酪样病变和空洞形成。

4.Ⅳ型肺结核(慢性纤维空洞型肺结核)

Ⅳ型肺结核为各种原因使肺结核迁延不愈,症状起伏所致,属于肺结核晚期,痰中常有结核菌,为结核病的重要传染源。X 线显示单侧或双侧肺有厚壁空洞,伴明显胸膜肥厚。由于肺组织纤维收缩,肺门向上牵拉,肺纹理呈垂柳状阴影,纵隔向患侧移位,健侧呈代偿性肺气肿。

5.Ⅴ型肺结核(结核性胸膜炎)

Ⅴ型肺结核多见于青少年,结核菌累及胸膜引起渗出性胸膜炎。X 线显示病变部位均匀致密阴影,可随体位变换而改变。

二、临床表现

(一)症状与体征

1.全身症状

起病缓慢,病程长。常有午后低热、面颊潮红、乏力、食欲缺乏、体重减轻、盗汗等结核毒性症状。当肺部病灶急剧进展播散时,可出现持续高热。妇女可有月经失调、结节性红斑。

2.呼吸系统症状

干咳或有少量黏液痰。继发感染时,痰呈黏液性或脓性。痰中偶有干酪样物,约 1/3 患者痰中带血或有不同程度的咯血。少数患者可出现大量咯血。胸痛、干酪样肺炎或大量胸腔积液者,可有发绀和渐进性呼吸困难。病灶范围大而表浅者可有实变体征,叩诊呈浊音。大量胸腔积液局部叩诊浊音或实音。锁骨上下及肩胛间区可闻及湿啰音。慢性纤维空洞型肺结核及胸膜增厚者可有胸廓内陷、肋间变窄、气管偏移等。

(二)并发症

可并发自发性气胸、脓气胸、支气管扩张、慢性肺源性心脏病等。

三、辅助检查

(一)血常规检查

活动性肺结核有轻度白细胞计数升高,红细胞沉降率增快,急性粟粒型肺结核时白细胞计数可减少,有时出现类白血病反应的血常规。

(二)结核菌检查

痰中查到结核菌是确诊肺结核的主要依据。涂片抗酸染色镜检快捷方便,痰菌量较少可用集菌法。痰培养、聚合酶链反应(PCR)检查更为敏感。痰菌检查阳性,提示病灶为开放性,有传染性。

(三)影像学检查

胸部 X 线检查可早期发现肺结核。常见肺结核 X 线检查表现:有纤维钙化的硬结病灶者呈高密度、边缘清晰的斑点、条索或结节;浸润性病灶则呈现出低密度、边缘模糊的云雾状阴影;X 线征象呈现出较高密度、浓淡不一,有环形边界的透光空洞者,提示干酪样病灶。胸部 CT 检查可发现微小、隐蔽性病变。

(四)结核菌素试验

用于测定人体是否感染过结核菌。常用结核菌素试验,方法为:取 0.1 mL 纯结核菌素(5 单位)稀释液,常规消毒后于左前臂屈侧中、上 1/3 交界处行皮内注射,48～72 小时观察皮肤硬结的直径,<5 mm为阴性,5～9 mm为弱阳性,10～19 mm 为阳性反应,超过 20 mm 或局部发生水疱与坏死者为强阳性反应。

我国城镇居民的结核感染率高,5 单位皮试阳性表示已有结核感染,若 1 单位皮试强阳性提示体内有活动性结核病灶。成人结核菌素试验阳性表示曾感染过结核菌或接种过卡介苗,并不一定患病;反之,则提示未感染过结核菌,或感染初期机体变态反应尚未建立。机体免疫功能低下或受抑制,可显示结核菌素试验阴性。

(五)其他检查

纤维支气管镜检查对诊断有重要价值。

(六)诊治结果的描述和记录

描述内容包括肺结核类型、病变范围、痰菌检查、治疗史等。

1.肺结核类型的记录

血行播散型肺结核应注明“急性”或“慢性”;继发性肺结核应注明“浸润型”或“纤维空洞”。

2.病变范围的描述

按左、右侧,以第 2 肋和第 4 肋下缘内侧端为分界线又分为上、中、下肺野。

3.痰菌检查结果的描记

分别用“(—)”或“(+)”描述;痰涂片、痰集菌和痰培养检查分别用“涂”“集”“培”表示,患者无痰或未查痰,应注明“无痰”或“未查”。

4.治疗史的描记

可分为“初治”“复治”。初治指未开始抗结核治疗;正进行标准化疗疗程未满;不规则化疗未满 1 个月者。复治则指初治失败;规则满疗程用药后痰菌复阳性;不规范化疗超过 1 个月;慢性排菌者。

以上条件符合其中任何 1 条即为初治或复治。

5.并发症或手术情况描述

并发症如“自发性气胸、肺不张”等,合并症如“糖尿病”等,以及手术情况。

描述举例:右侧浸润型肺结核涂(+),初治,支气管扩张、糖尿病。

四、诊断要点

根据患者症状体征和病史,结合体格检查、痰结核菌检查及胸部 X 线检查结果可作出诊断。确诊后应进一步明确肺结核是否处于活动期、有无排菌等,以确定是否属于传染源。

(1)经确定为活动性病变必须给予治疗。活动性病变胸片可显示有中心溶解和空洞或播散病灶。无活动性肺结核胸片显示钙化、硬结或纤维化,痰检查不排菌,无肺结核症状。

(2)肺结核的转归的综合判断。①进展期:新发现的活动性病变;病变较前增多、恶化;新出现空洞或空洞增大;痰菌转阳性。凡有其中任何 1 条,即属进展期。②好转期:病变较前吸收好转;空洞缩小或闭合;痰菌减少或转阴。凡具备其中 1 条,即为好转期。③稳定期:病变无活动性,空洞关闭,痰菌连续 6 个月均为阴性者(每月至少查 1 次),若有空洞存在者,则痰菌连续阴性 1 年以上。

五、治疗要点

治疗原则为监督患者全程化疗,加强支持疗法,根治病灶,达痊愈目的。

(一)抗结核化疗

化疗对疾病控制起关键作用,凡为活动性肺结核患者均需化疗。

(1)化疗原则:治疗强调早期、规律、全程、联合和适量用药,即肺结核一经确诊,立即给予化疗,根据病情及药物特点联合使用两种以上的药物,以增强疗效、减少耐药性的产生。严格遵医嘱按时按量用药,指导患者执行治疗方案,途中无遗漏或间断,坚持完成规定疗程,以达彻底杀菌和减少疾病复发的目的。

(2)常规用药见表 3-1。

表 3-1　常用抗结核药物剂量、不良反应和注意事项

药名	每天剂量(g)	间歇疗法(g/d)	主要不良反应	注意事项
异烟肼 (H,INH)	0.3 空腹顿服	0.6～0.8 2～3 次/周	周围神经炎,偶有肝功能损害、精神异常、皮疹、发热	避免与抗酸药同服,注意消化道反应,肢体远端感觉及精神状态,定期查肝功能
利福平 (R,REP)	0.45～0.6 空腹顿服	0.6～0.9 2～3 次/周	肝、肾功能损害,胃肠不适,腹泻	体液及分泌物呈橘黄色,监测肝脏毒性及变态反应,会加速口服避孕药、茶碱等药物的排泄,降低药效
链霉素 (S,SM)	0.75～1.0 一次肌内注射	0.75～1.0 2 次/周	听神经损害,眩晕、听力减退,口唇麻木、发热、肝功能损害、痛风	进行听力检查,了解有无平衡失调及听力改变,了解尿常规及肾功能变化
吡嗪酰胺 (Z,PZA)	1.5～2.0 顿服	2～3 2～3 次/周	可引起发热、黄疸、肝功能损害、痛风	警惕肝脏毒性,注意关节疼痛、皮疹反应,定期监测谷丙转氨酶及血清尿酸,避免日光过度照射
乙胺丁醇 (E,EMB)	0.75～1.0 顿服	1.5～2.0 3 次/周	视神经炎	检查视觉灵敏度和颜色的鉴别力
对氨基水杨酸钠 (P,PAS)	8～12 分 3 次 饭后服	10～12 3 次/周	胃肠道反应,变态反应,肝功能损害	定期查肝功能,监测不良反应的症状和体征

(3)化疗方法:两阶段化疗法。开始 1～3 个月为强化阶段,联合应用 2 种或 2 种以上的抗生素,迅速控制病情,至痰菌检查阴性或病灶吸收好转后,维持治疗或称巩固期治疗,疗程为 9～15 个月。①间歇疗法:有规律用药,每周 2～3 次,由于用药后结核菌生长受抑制,当致病菌重新生长繁殖时再度高剂量用药,使病菌最终被消灭。此法与每天给药效果相同,其优点在于可减少用药的次数,节约经费,减少药物毒性作用。一般主张在巩固期采用。②顿服:即一次性将全天药物剂量全部服用,使血药浓度维持相对高峰,效果优于分次口服。

(4)化疗方案:应根据病情轻重、痰菌检查和细菌耐药情况,结合药源供应和个人经济条件等,选择化疗方案。分长程和短程化疗。①长程化疗为联合应用异烟肼、链霉素及对氨基水杨酸钠,疗程为 12～18 个月。常用方案为2HSP/10HP、2HSE/16H_3E_3,即前 2 个月为强化阶段,后 10 个月为巩固阶段,H_3E_3 表示间歇用药,每周 3 次。其中英文字母为各种药物外文缩写,数字为用药疗程"月",下标数字代表每周用药的次数。②短程化疗总疗程为 6～9 个月,联合应用 2 个或 2 个以上的杀菌剂。常用方案有 2SHR/4HR、2HRZ/4HR、2HRZ/4H_3R_3 等,短程化疗与标准化疗相比,患者容易接受和执行,因而已在全球推广。

(二)对症治疗

(1)毒性症状:轻度结核毒性症状会在有效治疗 1～3 周消退,重症者可酌情加用糖皮质激素对症治疗。

(2)胸腔积液:胸腔积液过多引起呼吸困难者,可行胸腔穿刺抽液,每次抽液量不超过 1 L,抽液速度不宜过快,操作中患者出现头晕、心悸、四肢发凉等胸膜反应时,应立即停止操作,让患者平卧,密切观察血压变化,必要时皮下注射肾上腺素,防止休克。

(三)手术治疗

肺结核以内科治疗为主,手术适用于合理化疗无效,多重耐药的厚壁空洞、大块干酪灶、支气管胸膜瘘和大咯血非手术治疗无效者。

六、护理评估

(一)健康史

患者既往健康状况,有无结核病史,了解患病及治疗经过,有无接受正规治疗,有无传染源接触史,有无接受卡介苗注射,有无长期使用激素或免疫抑制剂,居住环境如何,日常活动与休息、饮食情况等。

(二)身体状况

测量生命体征,了解全身有无盗汗、乏力、午后低热及消瘦等中毒症状,有无咳嗽、咳痰、呼吸困难及咯血,以及咯血量等。

(三)心理及社会因素

了解患者及家属对疾病的认知及态度,有无心理障碍,经济状况如何,家庭支持程度如何,需要何种干预。

(四)实验室及其他检查

痰培养结果、胸部 X 线片及血常规检查是否异常。

七、护理诊断及合作性问题

(一)知识缺乏

与缺乏疾病预防及化疗方面的知识有关。

(二)营养失调

与长期低热消耗增多及摄入不足有关。

(三)活动无耐力

与长期低热、咳嗽、体重逐渐下降有关。

(四)社交孤立

与呼吸道隔离沟通受限及健康状况改变有关。

八、护理目标

(1)加强相关知识宣教,提高患者及家属对疾病的认知、治疗依从性增加。

(2)患者体重增加,恢复基础水平,清蛋白、血红蛋白值在正常范围内。

(3)进行适当的户外活动,无气促疲乏感。

(4)能描述新的应对行为所带来的积极效果,能尽快恢复健康与人沟通和交流。

九、护理措施

(一)一般护理

室内保持良好的空气流通。肺结核活动期有咯血、高热等重症者应卧床休息,症状轻者适当增加户外活动,保证充足的睡眠,做到劳逸结合。盗汗者及时擦汗和更衣,避免受凉。

(二)饮食护理

供给高热量、高蛋白、高维生素、富含钙质饮食，促进机体康复。成人每天蛋白质摄入量为1.5～2.0 g/kg，以优质蛋白为主。适量补充矿物质和水分，如铁、钾、钠和水分。注意饮食调配，患者不需忌口，食物应多样化，荤素搭配，色、香、味俱全，刺激患者食欲。患者在化疗期间尤其注意营养的补充。每周测量体重1次。

(三)用药护理

本病疗程长，短期化疗不少于6个月。应提供药物治疗知识，强调早期、联合、适量、规律、全程化疗的重要性，告知耐药产生与加重经济负担等不合理用药的后果，使患者理解规范治疗的重要意义，提高用药的依从性。督促患者按时按量用药，告知并密切观察药物疗效及药物不良反应，如有胃肠不适、眩晕、耳鸣、巩膜黄染等症状时，应及时与医师沟通，不可擅自停药。

(四)咯血的护理

患者大咯血出现窒息征象时，立即协助其取头低足高位，头偏一侧，快速清除气道和口咽部血块，及时解除呼吸道阻塞。必要时气管插管、气管切开或气管镜直视下吸出血凝块。

(五)消毒隔离

痰涂片阳性的肺结核患者住院治疗期间须进行呼吸道隔离，要求病室光线充足，通风良好，定时进行空气消毒。患者衣被要经常清洗，被褥、书籍在烈日下暴晒6小时以上。餐具要专用，经煮沸或消毒液浸泡消毒，剩下饭菜应煮沸后弃掉。注意个人卫生，打喷嚏时应用纸巾遮掩口鼻，纸巾焚烧处理；不要随地吐痰，痰液吐在有盖容器中，患者的排泄物、分泌物应消毒后排放。减少探视，避免患者与健康人频繁接触，探视者应戴口罩。患者外出应戴口罩，口罩要每天煮沸清洗。医护人员与患者接触可戴呼吸面罩，接触患者应穿隔离衣、戴手套。处置前、后应洗手。传染性消失应及时解除隔离。

(六)心理护理

结核病是慢性传染病，病程长，恢复慢，在工作、生活等方面对患者甚至整个家庭产生不良影响，患者情绪变化呈多样性，护士及家属应主动了解患者的心理状态，应给予良好的心理支持，督促患者按要求用药，告知不规则用药的后果，使患者树立战胜疾病的信心，安心休息，积极配合治疗。一般情况下，痰涂片阴性和经有效抗结核治疗4周以上，无传染性或仅有极低传染性者，鼓励患者回归家庭和社会，以消除隔离感。

十、护理评价

(1)患者治疗的依从性是否提高，能否自觉按时按量服药。

(2)营养状况如何，饮食摄入量是否充足，体重有无改变。

(3)日常活动耐受水平是否有改变。

(4)是否有孤独感，与周围环境的关系如何。

十一、健康教育

(1)加强疾病传播知识的宣教，普及新生儿接种卡介苗制度，疾病的高危人群应定期到医院体检或进行相应预防性处理。

(2)培养良好的卫生习惯，不随地吐痰和凌空打喷嚏，同桌共餐应使用公筷。

(3)注意营养，忌烟酒，避免疲劳，增强体质，预防呼吸道感染。

(4)处于传染活动期的患者,应进行隔离治疗。

(5)全程督导结核患者坚持化疗,避免复发,定期复查肝功能和胸片。

(郭文文)

第六节　急性呼吸窘迫综合征

急性呼吸窘迫综合征(acute respiratory distress syndrome,ARDS)是指严重感染、创伤、休克等非心源性疾病过程中,肺毛细血管内皮细胞和肺泡上皮细胞损伤造成弥漫性肺间质及肺泡水肿,导致的急性低氧性呼吸功能不全或衰竭,属于急性肺损伤(acute lung injury,ALI)的严重阶段。以肺容积减少、肺顺应性降低、严重的通气/血流比例失调为病理生理特征。临床上表现为进行性低氧血症和呼吸窘迫,肺部影像学表现为非均一性的渗出性病变。本病起病急、进展快、病死率高。

ALI 和 ARDS 是同一疾病过程中的两个不同阶段,ALI 代表早期和病情相对较轻的阶段,而 ARDS 代表后期病情较为严重的阶段。发生 ARDS 时患者必然经历过 ALI,但并非所有的 ALI 都发展为 ARDS。引起 ALI 和 ARDS 的原因和危险因素很多,根据肺部直接和间接损伤对危险因素进行分类,可分为肺内因素和肺外因素。肺内因素是指致病因素对肺的直接损伤,包括:①化学性因素,如吸入毒气、烟尘、胃内容物及氧中毒等。②物理性因素,如肺挫伤、放射性损伤等。③生物性因素,如重症肺炎。肺外因素是指致病因素通过神经体液因素间接引起肺损伤,包括严重休克、感染中毒、严重非胸部创伤、大面积烧伤、大量输血、急性胰腺炎、药物或麻醉品中毒等。ALI 和 ARDS 的发生机制非常复杂,目前尚不完全清楚。多数学者认为,ALI 和 ARDS 是由多种炎性细胞、细胞因子和炎性介质共同参与引起的广泛肺毛细血管急性炎症性损伤过程。

一、临床特点

ARDS 的临床表现可以有很大差别,取决于潜在疾病和受累器官的数目和类型。

(一)症状体征

(1)发病迅速:ARDS 多发病迅速,通常在发病因素攻击(如严重创伤、休克、败血症、误吸)后 12～48 小时发病,偶尔有长达 5 天者。

(2)呼吸窘迫:是 ARDS 最常见的症状,主要表现为气急和呼吸频率增快,呼吸频率大多在 25～50 次/分。其严重程度与基础呼吸频率和肺损伤的严重程度有关。

(3)咳嗽、咳痰、烦躁和神志变化:ARDS 可有不同程度的咳嗽、咳痰,可咳出典型的血水样痰,可出现烦躁、神志恍惚。

(4)发绀:是未经治疗 ARDS 的常见体征。

(5)ARDS 患者也常出现呼吸类型的改变,主要为呼吸浅快或潮气量的变化。病变越严重,这一改变越明显,甚至伴有吸气时鼻翼翕动及三凹征。在早期自主呼吸能力强时,常表现为深快呼吸,当呼吸肌疲劳后,则表现为浅快呼吸。

(6)早期可无异常体征,或仅有少许湿啰音;后期多有水泡音,也可出现管状呼吸音。

(二)影像学表现

1.胸部X线检查

早期病变以间质性为主，胸部X线片常无明显异常或仅见血管纹理增多，边缘模糊，双肺散在分布的小斑片状阴影。随着病情进展，上述的斑片状阴影进一步扩展，融合成大片状，或两肺均匀一致增加的毛玻璃样改变，伴有支气管充气征，心脏边缘不清或消失，称为“白肺”。

2.胸部CT检查

与胸部X线检查相比，胸部CT尤其是高分辨率CT(HRCT)可更为清晰地显示出肺部病变分布、范围和形态，为早期诊断提供帮助。由于肺毛细血管膜通透性一致性增高，引起血管内液体渗出，两肺斑片状阴影呈现重力依赖性现象，还可出现变换体位后的重力依赖性变化。在CT上表现为病变分布不均匀：①非重力依赖区(仰卧时主要在前胸部)正常或接近正常。②前部和中间区域呈毛玻璃样阴影。③重力依赖区呈现实变影。这些提示肺实质的实变出现在受重力影响最明显的区域。无肺泡毛细血管膜损伤时，两肺斑片状阴影均匀分布，既不出现重力依赖现象，也无变换体位后的重力依赖性变化。这一特点有助于与感染性疾病鉴别。

(三)实验室检查

1.动脉血气分析

PaO_2<8.0 kPa(60 mmHg)，有进行性下降趋势，在早期$PaCO_2$多不升高，甚至可因过度通气而低于正常；早期多为单纯呼吸性碱中毒；随病情进展可合并代谢性酸中毒，晚期可出现呼吸性酸中毒。氧合指数较动脉氧分压更能反映吸氧时呼吸功能的障碍，而且与肺内分流量有良好的相关性，计算简便。氧合指数参照范围为53.2～66.5 kPa(400～500 mmHg)，在ALI时≤40.0 kPa(300 mmHg)，ARDS时≤26.7 kPa(200 mmHg)。

2.血流动力学监测

通过漂浮导管，可同时测定并计算肺动脉压、肺毛细血管楔压等，不仅对诊断、鉴别诊断有价值，而且也是机械通气治疗的重要监测指标。肺毛细血管楔压一般<1.6 kPa (12 mmHg)，若>2.4 kPa(18 mmHg)，则支持左心衰竭的诊断。

3.肺功能检查

ARDS发生后呼吸力学发生明显改变，包括肺顺应性降低和气道阻力增高，肺无效腔/潮气量是不断增加的，肺无效腔/潮气量增加是早期ARDS的一种特征。

二、诊断及鉴别诊断

中华医学会呼吸病学分会制定的诊断标准如下。

(1)有ALI和/或ARDS的高危因素。

(2)急性起病、呼吸频数和/或呼吸窘迫。

(3)低氧血症：ALI时氧合指数≤40.0 kPa(300 mmHg)；ARDS时氧合指数≤26.7 kPa(200 mmHg)。

(4)胸部X线检查显示两肺浸润阴影。

(5)肺毛细血管楔压≤2.4 kPa(18 mmHg)或临床上能除外心源性肺水肿。

符合以上5项条件者，可以诊断ALI或ARDS。必须指出，ARDS的诊断标准并不具有特异性，诊断时必须排除大片肺不张、自发性气胸、重症肺炎、急性肺栓塞和心源性肺水肿(表3-2)。

表 3-2 ARDS 与心源性肺水肿的鉴别

类别	ARDS	心源性肺水肿
特点	高渗透性	高静水压
病史	创伤、感染等	心脏疾病
双肺浸润阴影	+	+
重力依赖性分布现象	+	+
发热	+	可能
白细胞计数增多	+	可能
胸腔积液	−	+
吸纯氧后分流	较高	可较高
肺毛细血管楔压	正常	高
肺泡液体蛋白	高	低

三、急诊处理

ARDS 是呼吸系统的一个急症，必须在严密监护下进行合理治疗。治疗目标是改善肺的氧合功能，纠正缺氧，维护脏器功能和防治并发症。治疗措施如下。

（一）氧疗

应采取一切有效措施尽快提高 PaO_2，纠正缺氧。可给予高浓度吸氧，使 $PaO_2 \geqslant 8.0$ kPa(60 mmHg)或 $SaO_2 \geqslant 90\%$。轻症患者可使用面罩给氧，但多数患者需采用机械通气。

（二）去除病因

病因治疗在 ARDS 的防治中占有重要地位，主要是针对涉及的基础疾病。感染是 ALI 和 ARDS 的常见原因，也是首位高危因素，而 ALI 和 ARDS 又易并发感染。如果 ARDS 的基础疾病是脓毒症，除了清除感染灶外，还应选择敏感抗生素，同时收集痰液或血液标本分离培养病原菌和进行药敏试验，指导下一步抗生素的选择。一旦建立人工气道并进行机械通气，即应给予广谱抗生素，以预防呼吸道感染。

（三）机械通气

机械通气是最重要的支持手段。如果没有机械通气，许多 ARDS 患者会因呼吸衰竭在数小时至数天内死亡。机械通气的指征目前尚无统一标准，多数学者认为一旦诊断为 ARDS，就应进行机械通气。在 ALI 阶段可试用无创正压通气，使用无创机械通气治疗时应严密监测患者的生命体征及治疗反应。神志不清、休克、气道自洁能力障碍的 ALI 和 ARDS 患者不宜应用无创机械通气。如无创机械通气治疗无效或病情继续加重，应尽快建立人工气道，行有创机械通气。

为了防止肺泡萎陷，保持肺泡开放，改善氧合功能，避免机械通气所致的肺损伤，目前常采用肺保护性通气策略，主要措施包括以下两方面。

1.呼气末正压

适当加用呼气末正压，可使呼气末肺泡内压增大，肺泡保持开放状态，从而达到防止肺泡萎陷、减轻肺泡水肿、改善氧合功能和提高肺顺应性的目的。应用呼气末正压应首先保证有效循环血容量足够，以免因胸内正压增加而降低心排血量，而减少实际的组织氧运输；呼气末正压先从低水平 0.3～0.5 kPa($3～5\ cmH_2O$)开始，逐渐增加，直到 $PaO_2 > 8.0$ kPa(60 mmHg)、SaO_2

>90%时的呼气末正压水平,一般呼气末正压水平为 0.5～1.8 kPa(5～18 cmH_2O)。

2.小潮气量通气和允许性高碳酸血症

ARDS 患者采用小潮气量(6～8 mL/kg)通气,使吸气平台压控制在 3.4 kPa(35 cmH_2O)以下,可有效防止因肺泡过度充气而引起的肺损伤。为保证小潮气量通气的进行,可允许一定程度的 CO_2 潴留[$PaCO_2$ 一般不宜高于 10.7 kPa(80 mmHg)]和呼吸性酸中毒(pH 为 7.25～7.30)。

(四)控制液体入量

在维持血压稳定的前提下,适当限制液体入量,配合利尿药,使出入量保持轻度负平衡(每天 500 mL 左右),使肺脏处于相对"干燥"状态,有利于肺水肿的消除。液体管理的目标是在最低[0.7～1.1 kPa(5～8 mmHg)]的肺毛细血管楔压下维持足够的心排血量及氧运输量。在早期可给予高渗晶体液,一般不推荐使用胶体液。存在低蛋白血症的 ARDS 患者,可通过补充清蛋白等胶体溶液和应用利尿药实现液体负平衡,并改善氧合。若限液后血压偏低,可使用多巴胺和多巴酚丁胺等血管活性药物。

(五)加强营养支持

营养支持的目的在于不但纠正现有的患者的营养不良,还应预防患者营养不良的恶化。营养支持可经胃肠道或胃肠外途径实施。如有可能,应尽早经胃肠补充部分营养,不但可以减少补液量,而且可获得经胃肠营养的有益效果。

(六)加强护理、防治并发症

有条件时应在 ICU 中动态监测患者的呼吸、心律、血压、尿量及动脉血气分析等,及时纠正酸碱失衡和电解质紊乱。注意预防呼吸机相关性肺炎的发生,尽量缩短病程和机械通气时间,加强物理治疗,包括体位、翻身、拍背、排痰和气道湿化等。积极防治应激性溃疡和多器官功能障碍综合征。

(七)其他治疗

糖皮质激素、肺泡表面活性物质替代治疗、吸入性一氧化氮在 ALI 和 ARDS 的治疗中可能有一定价值,但疗效尚不肯定。不推荐常规应用糖皮质激素预防和治疗 ARDS。糖皮质激素既不能预防 ARDS 的发生,对早期 ARDS 也没有治疗作用。ARDS 发病>14 天应用糖皮质激素会明显增加病死率。感染性休克并发 ARDS 的患者,如合并肾上腺皮质功能不全,可考虑应用替代剂量的糖皮质激素。肺表面活性物质有助于改善氧合,但是还不能将其作为 ARDS 的常规治疗手段。

四、急救护理

在救治 ARDS 过程中,精心护理是抢救成功的重要环节。护士应做到及早发现病情,迅速协助医师采取有力的抢救措施。密切观察患者生命体征,做好各项记录,准确完成各种治疗,备齐抢救器械和药品,防止机械通气和气管切开的并发症。

(一)护理目标

(1)及早发现 ARDS 的迹象,及早有效地协助抢救。维持生命体征稳定,挽救患者生命。

(2)做好人工气道的管理,维持患者最佳气体交换,改善低氧血症,减少机械通气并发症。

(3)采取俯卧位通气护理,缓解肺部压迫,改善心脏的灌注。

(4)积极预防感染等各种并发症,提高救治成功率。

(5)加强基础护理,增加患者舒适感。

(6)减轻患者心理不适,使其合作、平静。

(二)护理措施

1.及早发现病情变化

ARDS通常在疾病或严重损伤的最初24～48小时发生。首先出现呼吸困难,通常呼吸浅快。吸气时可存在肋间隙和胸骨上窝凹陷。皮肤可出现发绀和斑纹,吸氧不能使之改善。

护士发现上述情况要高度警惕,及时报告医师,进行动脉血气和胸部X线等相关检查。一旦诊断考虑ARDS,立即积极治疗。若没有机械通气的相应措施,应尽早转至有条件的医院。患者转运过程中应有专职医师和护士陪同,并准备必要的抢救设备,氧气必不可少。若有指征行机械通气治疗,可以先行气管插管后转运。

2.密切监护

迅速连接监测仪,密切监护心率、心律、血压等生命体征,尤其是呼吸的频率、节律、深度及血氧饱和度等。观察患者意识、发绀情况、末梢温度等。注意有无呕血、黑便等消化道出血的表现。

3.氧疗和机械通气的护理治疗

ARDS最紧迫的问题在于纠正顽固性低氧,改善呼吸困难,为治疗基础疾病赢得时间。需要对患者实施氧疗甚至机械通气。

(1)严密监测患者呼吸情况及缺氧症状。若单纯面罩吸氧不能维持满意的血氧饱和度,应予以辅助通气。首先可尝试采用经面罩持续气道正压吸氧等无创通气,但大多需要机械通气吸入氧气。遵医嘱给予高浓度氧气吸入或使用呼气末正压通气(positive end expiratory pressure,PEEP)并根据动脉血气分析值的变化调节氧浓度。

(2)使用PEEP时应严密观察,防止患者出现气压伤。PEEP是在呼气终末时给予气道以一恒定正压使之不能回到大气压的水平。可以增加肺泡内压和功能残气量改善氧合,防止呼气使肺泡萎陷,增加气体分布和交换,减少肺内分流,从而提高PaO_2。由于PEEP使胸腔内压升高,静脉回流受阻,致心搏减少、血压下降,严重时可引起循环衰竭,另外正压过高,肺泡过度膨胀、破裂有导致气胸的危险。所以在监护过程中注意PEEP,观察有无心率增快、突然胸痛、呼吸困难加重等相关症状,发现异常立即调节PEEP压力并报告医师处理。

(3)帮助患者采取有利于呼吸的体位,如端坐位或高枕卧位。

(4)人工气道的管理有以下几方面:①妥善固定气管插管,观察气道是否通畅,定时对比听诊双肺呼吸音。经口插管者要固定好牙垫,防止阻塞气道。每班检查并记录导管刻度,观察有无脱出或误入一侧主支气管。套管固定松紧适宜,以能放入一指为准。②气囊充气适量。充气过少易导致漏气,充气过多可压迫气管黏膜导致气管食管瘘,可以采用最小漏气技术,用来减少并发症发生。方法:用10 mL注射器将气体缓慢注入,直至在喉及气管部位听不到漏气声,向外抽出气体,每次抽0.25～0.5 mL,至吸气压力到达峰值时出现少量漏气为止,再注入0.25～0.5 mL气体,此时气囊容积为最小封闭容积,气囊压力为最小封闭压力,记录注气量。观察呼吸机上气道峰压是否下降及患者能否发音说话,长期机械通气患者要观察气囊有无破损、漏气现象。③保持气道通畅。严格无菌操作,按需适时吸痰。过多反复抽吸会刺激黏膜,使分泌物增加。先吸气道,再吸口、鼻腔,吸痰前给予充分气道湿化、翻身叩背、吸纯氧3分钟,吸痰管最大外径不超过气管导管内径的1/2,迅速插吸痰管至气管插管,感到阻力后撤回吸痰管1～2 cm,打开负压边后退边旋转吸痰管,吸痰时间不应超过15秒。吸痰后密切观察痰液的颜色、性状、量及患者心率、心律、血压和血氧饱和度的变化,一旦出现心律失常和呼吸窘迫,立即停止吸痰,给予吸氧。④用加温湿化器对吸入气体进行湿化，根据病情需要加入盐酸氨溴索、异丙托溴铵等，每天 3 次雾化吸入。湿化满意标准为痰液稀薄、无泡沫、不附壁能顺利吸出。⑤呼吸机使用过程中注意电源插头要牢固，不要与其他仪器共用一个插座；机器外部要保持清洁，上端不可放置液体；开机使用期间定时倒掉管道及集水瓶内的积水，集水瓶安装要牢固；定时检查管道是否漏气、有无打折、压缩机工作是否正常。

4.维持有效循环，维持出入液量轻度负平衡

循环支持治疗的目的是恢复和提供充分的全身灌注，保证组织的灌流和氧供，促进受损组织的恢复。在能保持酸碱平衡和肾功能前提下达到最低水平的血管内容量。①护士应迅速帮助完成该治疗目标。选择大血管，建立 2 个以上的静脉通道，正确补液，改善循环血容量不足。②严格记录出入量、每小时尿量。出入量管理的目标是在保证血容量、血压稳定前提下，24 小时出量大于入量 500～1 000 mL，利于肺内水肿液的消退。充分补充血容量后，护士遵医嘱给予利尿药，消除肺水肿。观察患者对治疗的反应。

5.俯卧位通气护理

由仰卧位改变为俯卧位，可使 75％ARDS 患者的氧合改善。可能与血流重新分布，改善背侧肺泡的通气，使部分萎陷肺泡再膨胀达到“开放肺”的效果有关。随着通气/血流比例的改善进而改善了氧合。但存在血流动力学不稳定、颅内压增高、脊柱外伤、急性出血、骨科手术、近期腹部手术、妊娠等禁忌实施俯卧位。①患者发病 24 小时后取俯卧位，翻身前给予纯氧吸入 3 分钟。预留足够的管路长度，注意防止气管插管过度牵拉致脱出。②为减少特殊体位给患者带来的不适，用软枕垫高头部 15°～30°，嘱患者双手放在枕上，并在髋、膝、踝部放软枕，每 1～2 小时更换 1 次软枕的位置，每 4 小时更换 1 次体位，同时考虑患者的耐受程度。③注意血压变化，因俯卧位时支撑物放置不当，可使腹压增加，下腔静脉回流受阻而引起低血压，必要时在翻身前提高吸氧浓度。④注意安全、防坠床。

6.预防感染的护理

（1）注意严格无菌操作，每天更换气管插管切口敷料，保持局部清洁干燥，预防或消除继发感染。

（2）加强口腔及皮肤护理，以防护理不当而加重呼吸道感染及发生压疮。

（3）密切观察体温变化，注意呼吸道分泌物的情况。

7.心理护理

减轻恐惧，增加心理舒适度：①评估患者的焦虑程度，指导患者学会自我调整心理状态，调控不良情绪。主动向患者介绍环境，解释治疗原则，解释机械通气、监测及呼吸机的报警系统，尽量消除患者的紧张感。②耐心向患者解释病情，对患者提出的问题要给予明确、有效和积极的信息，消除心理紧张和顾虑。③护理患者时保持冷静和耐心，表现出自信和镇静。④如果患者由于呼吸困难或人工通气不能讲话，可提供纸笔或以手势与患者交流。⑤加强巡视，了解患者的需要，帮助患者解决问题。⑥帮助并指导患者及家属应用松弛疗法、按摩等。

8.营养护理

ARDS 患者处于高代谢状态，应及时补充热量和高蛋白、高脂肪营养物质。能量的摄取既应满足代谢的需要，又应避免糖类的摄取过多，蛋白摄取量一般为每天 1.2～1.5 g/kg。

尽早采用肠内营养，协助患者取半卧位，充盈气囊，证实胃管在胃内后，用加温器和输液泵匀速泵入营养液。若有肠鸣音消失或胃潴留，暂停鼻饲，给予胃肠减压。一般留置 5～7 天拔除，更

换到对侧鼻孔，以减少鼻窦炎的发生。

(三)健康指导

在疾病的不同阶段，根据患者的文化程度做好有关知识的宣传和教育，让患者了解病情的变化过程。

(1)提供舒适安静的环境，以利于患者休息，指导患者正确卧位休息，讲解由仰卧位改变为俯卧位的意义，尽可能减少特殊体位给患者带来的不适。

(2)向患者解释咳嗽、咳痰的重要性，指导患者掌握有效咳痰的方法，鼓励并协助患者咳嗽、排痰。

(3)指导患者自己观察病情变化，如有不适及时通知医护人员。

(4)嘱患者严格按医嘱用药，按时服药，不要随意增减药物剂量及种类。服药过程中，需密切观察患者用药后反应，以指导用药剂量。

(5)出院指导：指导患者出院后仍以休息为主，活动量要循序渐进，注意劳逸结合。此外，患者病后生活方式的改变需要家人的积极配合和支持，应指导患者家属给患者创造一个良好的身心休养环境。出院后 1 个月内来院复查 1～2 次，出现情况随时来院复查。

(郭文文)

第七节　急性肺水肿

急性肺水肿是由不同原因引起肺组织血管外液体异常增多，液体由间质进入肺泡，甚至呼吸道出现泡沫状分泌物。表现为急性呼吸困难、发绀，呼吸做功增加，两肺布满湿啰音，甚至从气道涌出大量泡沫样痰液。人类可发生下列两类性质完全不同的肺水肿：心源性肺水肿(流体静力学或血流动力学肺水肿)和非心源性肺水肿(通透性增高肺水肿、急性肺损伤或急性呼吸窘迫综合征)。

一、发病机制

(一)肺毛细血管静水压

肺毛细血管静水压(Pmv)是使液体从毛细血管流向间质的驱动力，正常情况下，Pmv 约为 1.1 kPa(8 mmHg)，有时易与肺毛细血管楔压(PCWP)相混淆。PCWP 反映肺毛细血管床的压力，可估计左心房压力，正常情况下较 Pmv 高 0.1～0.3 kPa(1～2 mmHg)。肺水肿时 PCWP 和 Pmv 并非直接相关，两者的关系取决于总肺血管阻力(肺静脉阻力)。

(二)肺间质静水压

肺毛细血管周围间质的静水压即肺间质静水压(Ppmv)，与 Pmv 相对抗，两者差别越大，则毛细血管内液体流出越多。肺间质静水压为负值，正常值为－2.3～－1.1 kPa(－17～－8 mmHg)，可能与肺组织的机械活动、弹性回缩及大量淋巴液回流对肺间质的吸引有关。理论上 Ppmv 的下降亦可使静水压梯度升高，当肺不张进行性再扩张时，出现复张性肺水肿可能与 Ppmv 骤降有关。

(三)肺毛细血管胶体渗透压

肺毛细血管胶体渗透压(πmv)由血浆蛋白形成,正常值为3.3～3.9 kPa(25～28 mmHg),但随个体的营养状态和输液量不同而有所差异。πmv是对抗Pmv的主要力量,单纯的πmv下降能使毛细血管内液体外流增加。但在临床上并不意味着血液稀释后的患者会出现肺水肿,经血液稀释后血浆蛋白浓度下降,但过滤至肺组织间隙的蛋白也不断地被淋巴系统所转移,Pmv的下降可与πmv的降低相平行,故πmv与Pmv间梯度即使发挥净渗透压的效应,也可保持相对的稳定。

πmv和PCWP间的梯度与血管外肺水压呈非线性关系。当Pmv＜2.0 kPa(15 mmHg)、毛细血管通透性正常时,πmv-PCWP≤1.2 kPa(9 mmHg)可作为出现肺水肿的界限,也可作为治疗肺水肿疗效观察的动态指标。

(四)肺间质胶体渗透压

肺间质胶体渗透压(πpmv)取决于间质中渗透性、活动的蛋白质浓度,它受反应系数(δf)和毛细血管内液体流出率(Qf)的影响,是调节毛细血管内液体流出的重要因素。πpmv正常值为1.6～1.9 kPa(12～14 mmHg),难以直接测定。临床上可通过测定支气管液的胶体渗透压鉴别肺水肿的类型,如支气管液与血浆蛋白的胶体渗透压比值＜60%,则为血流动力学改变所致的肺水肿,如比值＞75%,则为毛细血管渗透增加所致的肺水肿,称为肺毛细血管渗漏综合征。

(五)毛细血管通透性

资料表明,越过内皮细胞屏障时,通透性肺水肿透过的蛋白多于压力性水肿,仅越过上皮细胞屏障时,两者没有明显差别。毛细血管通透性增加,使δ从正常的0.8降至0.3～0.5,表明血管内蛋白,尤其是清蛋白大量外渗,使πmv与πpmv梯度下降。

二、病理与病理生理

(一)心源性急性肺水肿

正常情况下,两侧心腔的排血量相对恒定,当心肌严重受损和左心负荷过重而引起心排血量降低和肺淤血时,过多的液体从肺泡毛细血管进入肺间质甚至肺泡内,则产生急性肺水肿,实际上是左心衰竭最严重的表现,多见于急性左心衰竭和二尖瓣狭窄患者。

有以下并发症的患者术中易发生左心衰竭:①左心室心肌病变,如冠心病、心肌炎等;②左心室压力负荷过度,如高血压、主动脉瓣狭窄等;③左心室容量负荷过重,如主动脉瓣关闭不全、左向右分流的先天性心脏病等。

当左心室舒张末压＞1.6 kPa(12 mmHg)、毛细血管平均压＞4.7 kPa(35 mmHg)、肺静脉平均压＞4.0 kPa(30 mmHg)时,肺毛细血管静水压超过血管内胶体渗透压及肺间质静水压,可导致急性肺水肿,若同时有肺淋巴管回流受阻,更易发生急性肺水肿。其病理生理表现为肺顺应性减退、气道阻力和呼吸作用增强、缺氧、呼吸性酸中毒,间质静水压增高,压迫肺毛细血管,升高肺动脉压,从而增加右心负荷,导致右心功能不全。

(二)神经源性肺水肿

中枢神经系统损伤后,颅内压急剧升高,脑血流量减少,造成下丘脑功能紊乱,解除了对视前核和下丘脑尾部"水肿中枢"的抑制,引起交感神经系统兴奋,释放大量儿茶酚胺,使周围血管强烈收缩,血流阻力加大,大量血液由阻力较高的体循环转至阻力较低的肺循环,引起肺静脉高压,肺毛细血管压随之升高,跨肺毛细血管Starling力不平衡,液体由血管渗入至肺间质和肺泡内,最终形成急性肺水肿。延髓是发生神经源性肺水肿的关键神经中枢,交感神经的激发是产生肺高压及肺水肿的基本因素,而肺高压是神经源性肺水肿发生的重要机制。通过给予交感神经阻滞剂和肾上腺素 α 受体阻滞剂,均可降低或避免神经源性肺水肿的发生。

(三)液体负荷过重

围术期输血补液过快或输液过量,使右心负荷增加。当输入胶体液达血浆容量的 25%时,心排血量可增多至 300%。若患者伴有急性心力衰竭,虽通过交感神经兴奋维持心排血量,但神经性静脉舒张作用减弱,对肺血管压力和容量的骤增已经起不到有效的调节作用,导致肺组织间隙水肿。

大量输注晶体液,使血管内胶体渗透压下降,增加液体从血管的滤出,聚集到肺组织间隙中,易致心、肾功能不全及静脉压增高或淋巴循环障碍患者发生肺水肿。

(四)复张性肺水肿

复张性肺水肿是各种原因所致肺萎陷后,在肺复张时或复张后 24 小时内发生的急性肺水肿。一般认为与多种因素有关,如负压抽吸迅速排出大量胸膜积液、大量气胸所致的突然肺复张,均可造成单侧性肺水肿。

临床上多见于气胸或胸腔积液 3 个月后出现进行性快速肺复张,1 小时后可表现为肺水肿的临床症状,50%的肺水肿发生于 50 岁以上人群。水肿液的形成遵循 Starling 公式。复张性肺水肿发生时,肺动脉压和 PCWP 正常,水肿液蛋白浓度与血浆蛋白浓度的比值>0.7,说明存在肺毛细血管通透性增加。肺萎陷越久,复张速度越快,胸膜腔负压越大,越易发生肺水肿。

肺复张性肺水肿的病理生理机制可能如下:①肺泡长期萎缩,使Ⅱ型肺细胞代谢障碍,肺泡表面活性物质减少,肺泡表面张力增加,使肺毛细血管内液体向肺泡内滤出。②肺组织长期缺氧,使肺毛细血管内皮和肺泡上皮的完整性受损,通透性增加。③使用负压吸引设备,突然增加胸内负压,使复张肺的毛细血管压力与血流量增加,作用于已受损的毛细血管,使管壁内外的压力差增大;机械性力量使肺毛细血管内皮间隙孔变形,间隙增大,促使血管内液和血浆蛋白流入肺组织间隙。④在声门紧闭的情况下用力吸气,负压峰值可超−5.0 kPa(−50 cmH_2O),如负的胸膜腔内压传至肺间质,增加肺毛细血管和肺间质静水压之差,则增加肺循环液体的渗出。⑤肺的快速复张引起胸膜腔内压急剧改变,肺血流增加而压力升高,并产生高的直线血流速度,加大了血管内和间质的压差。当其超过一定阈值时,液体进入间质和肺泡形成肺水肿。

(五)高原性肺水肿

高原性肺水肿是一种由低地急速进入海拔 3 000 m 以上地区的常见病,主要表现为发绀、心率增快、心排血量增多或减少、体循环阻力增加和心肌受损。其发病因素是多方面的,如缺氧性肺血管收缩、肺动脉高压、高原性脑水肿、全身和肺组织生化改变。肺代偿功能异常和心功能减退是造成重度低氧血症的直接原因。高原性肺水肿为高蛋白渗出性肺水肿,炎性介质是毛细血管增加的主要原因。

(六)通透性肺水肿

通透性肺水肿指肺水和血浆蛋白均通过肺毛细血管内间隙进入肺间质,肺淋巴液回流量增加,且淋巴液内蛋白含量亦明显增加,表明肺毛细血管内皮细胞功能失常。

1.感染性肺水肿

感染性肺水肿指继发于全身感染和/或肺部感染的肺水肿,如革兰阴性杆菌感染所致的败血症和肺炎球菌性肺炎均可引起肺水肿,主要是通过增加肺毛细血管壁通透性所致。肺水肿亦可继发于病毒感染。流感病毒、水痘-带状疱疹病毒所致的病毒性肺炎均可引起肺水肿。

2.毒素吸入性肺水肿

毒素吸入性肺水肿指吸入有害气体或毒物所致的肺水肿。有害气体包括二氧化氮、氯、光气、氨、氟化物、二氧化硫等，毒物以有机磷农药最为常见。其病理生理如下：①有害气体引起变态反应或直接损害，使肺毛细血管通透性增加，减少肺泡表面活性物质，并通过神经体液因素引起肺静脉收缩和淋巴管痉挛，使肺组织水分增加。②有机磷通过皮肤、呼吸道和消化道进入人体，与胆碱酯酶结合，抑制该酶的作用，使乙酰胆碱在体内积聚，导致支气管痉挛、分泌物增加、呼吸肌麻痹和呼吸中枢抑制，导致缺氧和肺毛细血管通透性增加。

3.淹溺性肺水肿

淹溺性肺水肿指淡水和海水淹溺所致的肺水肿。淡水为低渗性，被大量吸入后，很快通过肺泡-毛细血管膜进入血液循环，导致肺组织的组织学损伤和全身血容量增加，肺泡-毛细血管膜损伤较重或左心代偿功能障碍时，诱发急性肺水肿。高渗性海水进入肺泡后，使得血管内大量水分进入肺泡引起肺水肿。肺水肿引起缺氧可加重肺泡上皮、毛细血管内皮细胞损害，增加毛细血管通透性，进一步加重肺水肿。

4.尿毒症性肺水肿

肾衰竭患者常伴肺水肿和纤维蛋白性胸膜炎。主要发病因素如下：①高血压所致左心衰竭；②少尿患者循环血容量增多；③血浆蛋白减少，血管内胶体渗透压降低，肺毛细血管静水压与胶体渗透压差距增大，促进肺水肿形成。

5.氧中毒性肺水肿

氧中毒性肺水肿指长时间吸入高浓度（>60％）氧引起肺组织损害所致的肺水肿。一般在常压下吸入纯氧12～24小时、高压下3～4小时即可发生氧中毒。氧中毒的损害以肺组织为主，表现为上皮细胞损害、肺泡表面活性物质减少、肺泡透明膜形成，引起肺泡和间质水肿，以及肺不张。其毒性作用是由于氧分子还原成水时所产生的中间产物自由基（如超氧阴离子、过氧化氢、羟自由基和单线态氧等）所致。正常时氧自由基被组织内抗氧化系统，如超氧化物歧化酶（SOD）、过氧化氢酶、谷胱甘肽氧化酶所清除。吸入高浓度氧，氧自由基形成加速，当其量超过组织抗氧化系统清除能力时，即可造成肺组织损伤，形成肺损伤。

（七）与麻醉相关的肺水肿

1.麻醉药过量

麻醉药过量引起肺水肿，可见于吗啡、美沙酮、急性巴比妥酸盐和海洛因中毒。发病机制可能与下列因素有关：①抑制呼吸中枢，引起严重缺氧，使肺毛细血管通透性增加，同时伴有肺动脉高压，产生急性肺水肿。②缺氧刺激下丘脑引起周围血管收缩，血液重新分布而致肺血容量增加。③海洛因所致肺水肿可能与神经源性发病机制有关。④个别患者的易感性或变态反应。

2.呼吸道梗阻

围术期喉痉挛常见于麻醉诱导期插管强烈刺激，亦见于术中神经牵拉反应，以及甲状腺手术因神经阻滞不全对气道的刺激。气道通畅时，胸腔内压对肺组织间隙压力的影响不大，但急性上呼吸道梗死时，用力吸气造成胸膜腔负压增加，几乎全部传导至血管周围间隙，促进血管内液进入肺组织间隙。上呼吸道梗阻时，患者处于挣扎状态，缺氧和交感神经活性极度亢进，可导致肺小动脉痉挛性收缩、肺小静脉收缩、肺毛细血管通透性增加。酸中毒又可增加对心脏做功的抑制，除非呼吸道梗阻解除，否则将形成恶性循环，加速肺水肿的发展。

3.误吸

围术期呕吐或胃内容物反流可引起吸入性肺炎和支气管痉挛，肺表面活性物质灭活和肺毛细血管内皮细胞受损，从而使液体渗出至肺组织间隙内，发生肺水肿。患者表现为发绀、心动过速、支气管痉挛和呼吸困难。肺组织损害的程度与胃内容物的 pH 直接相关，pH>2.5 的胃液所致的损害要比 pH<2.5 者轻微得多。

4.肺过度膨胀

一侧肺不张使单肺通气，全部潮气量进入一侧肺内，导致肺过度充气膨胀，随之出现肺水肿，其机制可能与肺容量增加有关。

三、临床表现

发病早期均先有肺间质性水肿，肺泡毛细血管间隔内的胶原纤维肿胀，刺激附近的肺毛细血管旁“J”感受器，反射性引起呼吸频率增快，促进肺淋巴液回流，同时表现为过度通气。

水肿液在肺泡周围积聚后，沿着肺动脉、静脉和小气道鞘延伸，在支气管堆积到一定程度，引起支气管狭窄，可出现呼气性啰音。患者常主诉胸闷、咳嗽，有呼吸困难、颈静脉曲张，听诊可闻及哮鸣音和少量湿啰音。若不及时发现和治疗，则继发为肺泡性肺水肿。

肺泡性肺水肿时，水肿液进入末梢细支气管和肺泡，当水肿液溢满肺泡后，出现典型的粉红色泡沫痰，液体充满肺泡后不能参与气体交换，通气/血流比值下降，引起低氧血症。插管患者可表现为呼吸道阻力增大和发绀，经气管导管喷出或涌出大量的粉红色泡沫痰。

四、诊断

肺水肿发病早期多为间质性肺水肿，若未及时发现和治疗，可继发为肺泡性肺水肿，加重心肺功能紊乱，故应重视早期诊断和治疗。

肺水肿的诊断主要根据症状、体征和 X 线表现，一般并不困难。临床上同时测定 PCWP 和 πmv，πmv-PCWP 正常值为(1.20±0.2)kPa[(9.7±1.7)mmHg]，当 πmv-PCWP≤0.5 kPa(4 mmHg)时，提示肺内肺水增多，有助于早期诊断。复张性肺水肿常伴有复张性低血压。

五、鉴别诊断

心源性肺水肿在肺间质和肺泡腔的渗出以红细胞为主。左心衰竭导致肺淤血。非心源性肺水肿在肺间质和肺泡腔的渗出以血浆内的一些蛋白、体液为主。肺泡-毛细血管膜的通透性增加，为漏出性肺水肿。

（一）心源性肺水肿

1.主要表现

常突然发作、高度气急、呼吸浅速、端坐呼吸、咳嗽、咳白色或粉红色泡沫痰、面色灰白、口唇及肢端发绀、大汗、烦躁不安、心悸、乏力等。

2.体征

体征包括双肺广泛水泡音和/或哮鸣音、心率增快、心尖区奔马律及收缩期杂音、心界向左扩大，可有心律失常和交替脉，不同心脏病尚有相应体征和症状。

急性心源性肺水肿是一种严重的疾病，必须分秒必争进行抢救，以免危及患者生命。具体急救措施包括：①非特异性治疗；②查出肺水肿的诱因并加以治疗；③识别及治疗肺水肿的基础心脏病变。

（二）非心源性肺水肿

1.主要表现

进行性加重的呼吸困难、端坐呼吸、大汗、发绀、咳粉红色泡沫痰。

2.体征

双肺可闻及广泛湿啰音，可先出现在双肺中下部，然后波及全肺。

3.X线

早期可出现Kerley线，提示间质性肺水肿，进一步发展可出现肺泡肺水肿的表现。

肺毛细血管楔压（PCWP）用于鉴别心源性及非心源性肺水肿。前者PCWP＞1.6 kPa（12 mmHg），后者PCWP≤1.6 kPa（12 mmHg）。

六、治疗

治疗原则为病因治疗，是缓解和根本消除肺水肿的基本措施；维持气道通畅，充分供氧和机械通气治疗，纠正低氧血症；降低肺血管静水压，提高血浆胶体渗透压，改善肺毛细血管通透性；保持患者镇静，预防和控制感染。

（一）充分供氧和机械通气治疗

1.维持气道通畅

水肿液进入肺泡和细支气管后汇集至气管，使呼吸道阻塞，增加气道压，从气管喷出大量粉红色泡沫痰，即便用吸引器抽吸，水肿液仍大量涌出。采用去泡沫剂能提高水肿液清除效果。

2.充分供氧

轻度缺氧患者可用鼻导管给氧，每分钟6～8 L；重度低氧血症患者行气管内插管，进行机械通气，同时保证呼吸道通畅。约85%的急性肺水肿患者须行短时间气管内插管。

3.间歇性正压通气

间歇性正压通气（IPPV）通过增加肺泡压和肺组织间隙压力，阻止肺毛细血管内液滤出；降低右心房充盈压，减少肺内血容量，缓解呼吸肌疲劳，降低组织氧耗量。常用的参数是潮气量8～10 mL/kg，呼吸频率12～14次/分，吸气峰值压力应小于4.0 kPa（30 mmHg）。

4.持续正压通气或呼气末正压通气

应用IPPV，FiO_2＞0.6仍不能提高PaO_2，可用持续正压通气或呼气末正压通气（PEEP）。通过开放气道扩张肺泡，增加功能残气量，改善肺顺应性及通气/血流比值。合适的PEEP通常先从0.5 kPa（5 cmH_2O）开始，逐步增加到1.0～1.5 kPa（10～15 cmH_2O），其前提是对患者心排血量无明显影响。

（二）降低肺毛细血管静水压

1.增强心肌收缩力

急性肺水肿合并低血压时，病情更为险恶。应用适当的正性变力药物使左心室能在较低的充盈压下维持或增加心排血量，包括速效强心苷、拟肾上腺素药和能量合剂等。

强心苷药物表现为剂量相关性的心肌收缩力增强，同时可以降低心房颤动时的心率、延长舒张期充盈时间，使肺毛细血管平均压下降。强心药对高血压性心脏病、冠心病引起的左心衰竭所造成的急性肺水肿疗效明显。氨茶碱除增加心肌收缩力、降低后负荷外，还可舒张支气管平滑肌。

2.降低心脏前后负荷

当 CVP 为 1.5 kPa(15 cmH_2O),PCWP 增高达 2.0 kPa(15 mmHg)以上时,应限制输液,同时静脉注射利尿药,如呋塞米、依他尼酸等。若不见效,可加倍剂量重复给药,尤其对心源性或输液过多引起的急性肺水肿,可迅速有效地从肾脏将液体排出体外,使肺毛细血管静水压下降,减少气道水肿液。使用利尿药时应注意补充氯化钾,并避免血容量过低。

吗啡能解除焦虑、松弛呼吸道平滑肌,有利于改善通气,同时具有降低外周静脉张力、扩张小动脉的作用,减少回心血量,降低肺毛细血管静水压。一般静脉注射吗啡 5 mg,起效迅速,对高血压、二尖瓣狭窄等引起的肺水肿效果良好,应早期使用。没有呼吸支持的患者应严密监测呼吸功能,防止吗啡抑制呼吸。休克患者禁用吗啡。

东莨菪碱、山莨菪碱及阿托品对中毒性急性肺水肿疗效满意,该类药物具有较强的解除阻力血管及容量血管痉挛的作用,可降低心脏前后负荷,增加肺组织灌注量及冠状动脉血流,增加动脉血氧分压,同时还具有解除支气管痉挛、抑制支气管分泌过多液体、兴奋呼吸中枢及抑制大脑皮质活动的作用。

患者体位对回心血量有明显影响,取坐位或头高位有助于减少静脉回心血量、减轻肺淤血、降低呼吸做功和增加肺活量,但低血压和休克患者应取平卧位。

α受体阻滞剂可使全身及内脏血管扩张、回心血量减少,改善肺水肿。可用酚妥拉明 10 mg 加入 5%葡萄糖溶液 100~200 mL 静脉滴注。硝普钠通过降低心脏后负荷改善肺水肿,但对二尖瓣狭窄引起者要慎用。

(三)镇静及感染的防治

1.镇静药物

咪达唑仑、丙泊酚具有较强的镇静作用,可减少患者的惊恐和焦虑,减轻呼吸急促,将急促而无效的呼吸调整为均匀有效的呼吸,减少呼吸做功。有利于通气治疗患者的呼吸与呼吸机同步,以改善通气。

2.预防和控制感染

感染性肺水肿继发于全身感染和/或肺部感染所致的肺水肿,革兰阴性杆菌所致的败血症是引起肺水肿的主要原因。各种原因引起的肺水肿均应预防肺部感染,除加强护理外,应常规给予抗生素以预防肺部感染。常用的抗生素有氨基糖苷类抗生素、头孢菌素和氯霉素。

给予抗生素的同时,应用肾上腺皮质激素可以预防毛细血管通透性增加,减轻炎症反应,促使水肿消退,并能刺激细胞代谢,促进肺泡表面活性物质产生,增强心肌收缩,降低外周血管阻力。

临床常用的药物有氢化可的松、地塞米松和泼尼松龙,通常在发病 24~48 小时用大剂量糖皮质激素。氢化可的松首次静脉注射 200~300 mg,24 小时用量可达 1 g 以上;地塞米松首次用量可静脉注射 30~40 mg,随后每 6 小时静脉注射 10~20 mg,甲泼尼龙的剂量为 30 mg/kg 静脉注射,用药不宜超过72 小时。

(四)复张性肺水肿的防治

防止跨肺泡压的急剧增大是预防肺复张性肺水肿的关键。行胸腔穿刺或引流复张时,应逐步减少胸内液气量,复张过程应在数小时以上,负压吸引不应超过 1.0 kPa(10 cmH_2O),每次抽液量不应超过 1 000 mL。

若患者出现持续性咳嗽,应立即停止抽吸或钳闭引流管,术中膨胀肺时,应注意潮气量和压力适中,主张采用双腔插管以免健侧肺过度扩张,肺复张后持续做一段时间的 PEEP,以保证复张过程中跨肺泡压差不致过大，防止复张后肺毛细血管渗漏的增加。

肺复张性肺水肿治疗的目的是维持患者足够的氧合和血流动力学的稳定。无症状者无须特殊处理，低氧血症较轻者予以吸氧，较重者则需气管内插管，应用 PEEP 及强心利尿药和激素。向胸内注入 50～100 mL 气体、做肺动脉栓塞术均是可取的方法。在肺复张期间要避免输液过多、过快。

七、病情观察与评估

(1)监测生命体征，观察患者有无呼吸增快(频率可达 30～40 次/分)、心率增快、脉搏细速、血压升高或持续下降。

(2)观察有无皮肤发绀、湿冷、毛孔收缩、尿量减少等微循环灌注不足表现。

(3)观察患者有无咳粉红色泡沫痰等肺水肿特征性表现。

(4)心肺听诊有无干啰音或湿啰音。

八、护理措施

(一)体位

协助患者取坐位，双腿下垂。

(二)氧疗

遵医嘱予以吸氧 6～8 L/min，可于湿化瓶中加入 50%乙醇湿化，乙醇可使肺泡内泡沫表面张力降低而破裂、消散。若患者不能耐受，可降低乙醇浓度或间歇使用。病情严重者采用无创或有创机械通气。

(三)用药护理

1.镇静药

常用吗啡皮下或静脉注射，注意观察患者有无呼吸抑制、心动过缓、血压下降。呼吸衰竭、昏迷、严重休克者禁用。

2.利尿药

常用呋塞米静脉推注，观察患者有无腹胀、恶心、呕吐、心律失常；有无嗜睡、意识淡漠、肌痛性痉挛；有无烦躁或谵妄、呼吸浅慢、手足抽搐等低钾血症、低钠血症及低氯性碱中毒等电解质紊乱表现。准确记录 24 小时尿量，监测血钾变化和心率。

3.血管扩张剂

常用硝普钠和硝酸甘油静脉滴注或微量泵泵入。硝普钠现配现用，避光输注，控制速度，严密监测血压变化，根据血压调整剂量。

4.洋地黄制剂

常用毛花苷 C 0.2～0.4 mg 稀释后缓慢静脉推注，观察心率和节律变化，心率或脉搏＜60 次/分时停止用药。当出现食欲减退、恶心、心悸、头痛、黄视和绿视、视物模糊，心律从规则变为不规则，或从不规则变为规则时可能是中毒反应，应立即停药并告知医师。

九、健康指导

(1)告知患者避免劳累、情绪激动等诱因。

(2)告知患者限制钠盐及液体摄入。

(3)告知患者疾病相关知识,如出现频繁咳嗽、气喘、咳粉红色泡沫痰时,立即取端坐位并及时就诊。

(郭文文)

第八节　肺　栓　塞

一、概述

肺栓塞(PE)是由内源性或外源性栓子堵塞肺动脉或其分支引起肺循环和右心功能障碍的一组临床和病理生理综合征,包括肺血栓栓塞症(PTE)、脂肪栓塞综合征、羊水栓塞、空气栓塞、肿瘤栓塞等。

来自静脉系统或右心的血栓堵塞肺动脉或其分支引起肺循环和呼吸功能障碍的临床和病理综合征称为PTE,临床上95%以上的PE是由于PTE所致,是最常见的PE类型,因此,临床上所说的PE通常指的是PTE。PE中80%~90%的栓子来源于下肢或骨盆深静脉血栓,临床上又把PE和深静脉血栓形成(DVT)划归于静脉血栓栓塞症,并认为PE和DVT具有相同的易患因素,大多数情况下二者伴随发生,为静脉血栓栓塞症的两种不同临床表现形式。PE可单发或多发,但常发生于右肺和下叶。当栓子堵塞肺动脉,如果其支配区的肺组织因血流受阻或中断而发生坏死,称为肺梗死。由于肺组织同时接受肺动脉、支气管动脉和肺泡内气体三重供氧,因此肺动脉阻塞时临床上较少发生肺梗死。如存在基础心肺疾病或病情严重影响到肺组织的多重氧供,才有可能导致肺梗死。

经济舱综合征是指由于长时间空中飞行,静坐在狭窄而活动受限的空间内,双下肢静脉回流减慢,血液淤滞,从而发生DVT和/或PTE,又称为机舱性血栓形成。长时间坐车(火车、汽车、马车等)旅行也可以引起DVT和/或PTE,故广义的经济舱综合征又称为旅行者血栓形成。

"e栓塞"是指上网时间比较长而导致的下肢静脉血栓形成并栓塞的事件,与现代工作中电脑普及及相应工作习惯有关。

二、病因与发病机制

PE的栓子99%是属血栓性质的,因此,导致血栓形成的危险因素均为PE的病因。这些危险因素包括自身因素(多为永久性因素)和获得性因素(多为暂时性因素)。自身因素一般指的是血液中一些抗凝物质及纤溶物质先天性缺损,如蛋白C缺乏、蛋白S缺乏、抗凝血酶Ⅲ(ATⅢ)缺乏,以及凝血因子V Leiden突变和凝血酶原20210A突变等,为明确的静脉血栓栓塞症的危险因素,常以反复静脉血栓形成和栓塞为主要临床表现,称为遗传性血栓形成倾向或遗传性易栓症。若40岁以下的年轻患者无明显诱因反复发生DVT和PTE,或发病呈家族聚集倾向,应注意检测这些患者的遗传缺陷。获得性因素临床常见包括高龄、长期卧床、长时间旅行、动脉疾病(含颈动脉及冠状动脉病变)、近期手术史、创伤或活动受限(如卒中、肥胖、真性红细胞增多症、管状石膏固定患肢)、静脉血栓栓塞症病史、急性感染、抗磷脂抗体综合征、恶性肿瘤、妊娠、口服避孕药或激素替代治疗等。另外随着医学科学技术的发展,心导管、有创性检查及治疗技术(如

ICD 植入和中心静脉置管等)的广泛开展，也大大增加了 DVT-PE 的发生，因此，充分重视上述危险因素将有助于对 PE 的早期识别。

引起 PTE 的血栓可以来源于下腔静脉径路、上腔静脉径路或右心腔，其中大部分来源于下肢深静脉，尤其是从腘静脉上端到髂静脉段的下肢近端深静脉(占 50%～90%)。盆腔静脉丛亦是血栓的重要来源。

由于 PE 致肺动脉管腔阻塞，栓塞部位肺血流量减少或中断，机械性肺毛细血管前动脉高压，加之肺动脉、冠状动脉反射性痉挛，使肺毛细血管床减少，肺循环阻力增加，肺动脉压力上升，使右心负荷加重，心排血量下降。由于右心负荷加重致右心压力升高，右心室扩张致室间隔左移，导致左心室舒张末期容积减少和充盈减少，使主动脉与右心室压力阶差缩小及左心室功能下降，进而心排血量减少，体循环血压下降，冠状动脉供血减少及心肌缺血，致脑动脉及冠状动脉供血不足，患者可发生脑供血不足、脑梗死、心绞痛、急性冠脉综合征、心功能不全等。肺动脉压力升高程度与血管阻塞程度有关。由于肺血管床具备强大的储备能力，对于原无心肺异常的患者，肺血管床面积减少 25%～30%时，肺动脉平均压轻度升高；肺血管床面积减少 30%～40%时，肺动脉平均压可达 4.0 kPa(30 mmHg)以上，右心室平均压可升高；肺血管床面积减少40%～50%时，肺动脉平均压可达 5.3 kPa(40 mmHg)，右心室充盈压升高，心排血指数下降；肺血管床面积减少50%～70%时，可出现持续性肺动脉高压；肺血管床面积减少达 85%以上时，则可发生猝死。PE 时由于低氧血症及肺血管内皮功能损伤，释放内皮素、血管紧张素Ⅱ，加之血栓中的血小板活化脱颗粒释放 5-羟色胺、缓激肽、血栓素 A、二磷酸腺苷、血小板活化因子等大量血管活性物质，均进一步使肺动脉血管收缩，致肺动脉高压等病理生理改变。PE 后堵塞部位肺仍保持通气，但无血流，肺泡不能充分地进行气体交换，致肺泡无效腔增大，导致肺通气/血流比例失调，低氧血症发生。由于右心房与左心房之间压差倒转，约 1/3 的患者超声可检测到经卵圆孔的右向左分流，加重低氧血症，同时也增加反常栓塞和卒中的风险。较小的和远端的栓子虽不影响血流动力学，但可使肺泡出血致咯血、胸膜炎和轻度的胸膜渗出，临床表现为“肺梗死”。

若急性 PE 后肺动脉内血栓未完全溶解，或反复发生 PTE，则可能形成慢性血栓栓塞性肺动脉高压，继而出现慢性肺心病、右心代偿性肥厚和右心衰竭。

三、临床表现

PE 发生后临床表现多种多样，可涉及呼吸、循环及神经系统等多个系统，但是缺乏特异性。其表现主要取决于栓子的大小、数量，与肺动脉堵塞的部位、程度、范围，也取决于过去有无心肺疾病、血流动力学状态、基础心肺功能状态、患者的年龄及全身健康状况等。较小栓子可能无任何临床症状。小范围的 PE(面积小于肺循环 50%的 PE)一般没有症状或仅有气促，以活动后尤为明显。当肺循环＞50%突然发生栓塞时，就会出现严重的呼吸功能和心功能障碍。

多数患者因呼吸困难、胸痛、先兆晕厥、晕厥和/或咯血而疑诊为急性肺栓塞。常见症状如下：①不明原因的呼吸困难及气促，尤以活动后明显，为 PE 最重要、最常见的症状，发生率为 80%～90%。②胸痛为 PE 常见的症状，发生率为 40%～70%，可分为胸膜炎性胸痛(40%～70%)及心绞痛样胸痛(4%～12%)。胸膜炎性胸痛常为较小栓子栓塞周边的肺小动脉，局部肺组织中的血管活性物质及炎性介质释放累及胸膜所致。胸痛多与呼吸有关，吸气时加重，并随炎症反应消退或胸腔积液量的增加而消失。心绞痛样胸痛常为较大栓子栓塞大的肺动脉所致，其梗死面积较大致血流动力学变化，引起冠状动脉血流减少，患者发生典型心绞痛样发作，发生时间较早，往往在栓塞后迅速出现。③晕厥发生率为11%～20%，为大面积PE所致心排血量降低致脑缺血，值得重视的是，临床上晕厥可见于PE首发或唯一临床症状。出现晕厥往往提示预后不良，有晕厥症状的PTE病死率高达40%，其中部分患者可猝死。④咯血占10%～30%，多于梗死后24小时内发生，常为少量咯血，大咯血少见，多提示肺梗死。⑤烦躁不安、惊恐甚至濒死感，多提示梗死面积较大，与严重呼吸困难或胸痛有关。⑥咳嗽、心悸等。各病例可出现以上症状的不同组合。临床上有时出现所谓的“三联征”，即同时出现呼吸困难、胸痛及咯血，但仅见于20%的患者，常常提示肺梗死患者。急性肺栓塞也可完全无症状，仅在诊断其他疾病或尸检时意外发现。

（一）症状

常见体征如下。①呼吸系统：呼吸频率增加（>20次/分）最常见；发绀；肺部有时可闻及哮鸣音和/或细湿啰音；合并肺不张和胸腔积液时出现相应的体征。②循环系统：心率加快（>90次/分），主要表现为窦性心动过速，也可发生房性心动过速、心房颤动、心房扑动或室性心律失常；多数患者血压可无明显变化，低血压和休克罕见，但一旦发生常提示中央型急性肺栓塞和/或血流动力学受损；颈静脉充盈、曲张或搏动增强；肺动脉瓣区第二心音亢进或分裂，三尖瓣可闻及收缩期杂音。③其他：可伴发热，多为低热，提示肺梗死。

（二）体征

下肢DVT的主要表现为患肢肿胀、周径增大、疼痛或压痛、皮肤色素沉着，行走后患肢易疲劳或肿胀加重。但半数以上的下肢DVT患者无自觉症状和明显体征。应测量双侧下肢的周径来评价其差别。

（三）DVT的症状与体征

周径的测量点分别为髌骨上缘以上15 cm处，髌骨下缘以下10 cm处。双侧相差>1 cm即考虑有临床意义。

四、辅助检查

尽管血气分析的检测指标不具有特异性，但有助于对PE的筛选。为提高血气分析对PE诊断的准确率，应以患者就诊时卧位、未吸氧、首次动脉血气分析的测量值为准。由于动脉血氧分压随年龄的增长而下降，所以血氧分压的正常预计值应按照公式 PaO_2(mmHg)＝106－0.14×年龄(岁)进行计算。70%～86%的患者示低氧血症及呼吸性碱中毒，93%的患者有低碳酸血症，86%～95%的患者肺泡-动脉血氧分压差 $P_{(A-a)}O_2$ 增加[>2.0 kPa(15 mmHg)]。

（一）动脉血气分析

为目前诊断PE及DVT的常规实验室检查方法。急性血栓形成时，凝血和纤溶系统同时激活，引起血浆*D*-二聚体水平升高，如>500 μg/L，对诊断PE有指导意义。*D*-二聚体水平与血栓大小、堵塞范围无明显关系。由于血浆中2%～3%的血浆纤维蛋白原转变为血浆蛋白，故正常人血浆中可检测到微量*D*-二聚体，正常时*D*-二聚体<250 μg/L。*D*-二聚体测定敏感性高而特异性差，阴性预测价值很高，水平正常多可以排除急性PE和DVT。在某些病理情况下也可以出现*D*-二聚体水平升高，如肿瘤、炎症、出血、创伤、外科手术，以及急性心肌梗死和主动脉夹层，所以*D*-二聚体水平升高的阳性预测价值很低。本项检查的主要价值在于急诊室排除急性肺栓塞，尤其是低度可疑的患者，而对确诊无益。中度急性肺栓塞可疑的患者，即使检测*D*-二聚体水平正常，仍需要进一步检查。高度急性肺栓塞可疑的患者，不主张检测*D*-二聚体水平，此类患者

不论检测的结果如何，均不能排除急性肺栓塞，需行超声或CT肺动脉造影进行评价。

(二)血浆D-二聚体测定

心电图改变是非特异性的，常为一过性和多变性，需动态比较观察有助于诊断。窦性心动过速是最常见的心电图改变，其他包括电轴右偏，右心前导联及Ⅱ、Ⅲ、aVF导联T波倒置（此时应注意与非ST段抬高型急性冠脉综合征进行鉴别），完全性或不完全性右束支传导阻滞等；最典型的心电图表现是$S_{I}Q_{III}T_{III}$（Ⅰ导联S波变深，S波>1.5 mm，Ⅲ导联有Q波和T波倒置），但比较少见。房性心律失常，尤其是心房颤动也比较多见。

(三)心电图

心电图在提示诊断、预后评估及除外其他心血管疾病方面有重要价值。超声心动图具有快捷、方便和适合床旁检查等优点，尤其适用于急诊，可提供急性肺栓塞的直接和间接征象，直接征象为发现肺动脉近端或右心腔（包括右心房和右心室）的血栓，如同时患者临床表现符合PTE，可明确诊断。间接征象多是右心负荷过重的表现，如右心室壁局部运动幅度降低；右心室和/或右心房扩大；室间隔左移和运动异常；近端肺动脉扩张；三尖瓣反流速度增快等。既往无心肺疾病的患者发生急性肺栓塞，右心室壁一般无增厚，肺动脉收缩压很少超过5.3 kPa（40 mmHg）。因此在临床表现的基础上，结合超声心动图的特点，有助于鉴别急、慢性肺栓塞。

(四)超声心动图

PE时X线检查可有以下征象。①肺动脉阻塞征：区域性肺血管纹理纤细、稀疏或消失，肺野透亮度增加。②肺动脉高压征及右心扩大征：右下肺动脉干增宽或伴截断征，肺动脉段膨隆及右心室扩大。③肺组织继发改变：肺野局部片段阴影，尖端指向肺门的楔形阴影，肺不张。

(五)胸部X线检查

胸部X线检查或膨胀不全，肺不张侧可见膈肌抬高，有时合并胸腔积液。CT肺动脉造影具有无创、快捷、图像清晰和较高的性价比等特点，同时由于可以直观的判断肺动脉阻塞的程度和形态，以及累及的部位和范围，因此是目前急诊确诊PE最主要确诊手段之一。CT肺动脉造影可显示主肺动脉、左右肺动脉及其分支的血栓或栓子，不仅能够发现段以上肺动脉内的栓子，对亚段或以上的PE的诊断价值较高，其诊断敏感度为83%，特异度为78%～100%，但对亚段以下的肺动脉内血栓的诊断敏感性较差。PE的直接征象为肺动脉内的低密度充盈缺损，部分或完全包围在不透光的血流之间（轨道征），或者呈完全充盈缺损，远端血管不显影。间接征象包括肺野楔形密度增高影，条带状的高密度区或盘状肺不张，中心肺动脉扩张及远端血管分支减少或消失等。同时也可以对右心室的形态和室壁厚度等右心室改变的征象进行分析。

(六)CT肺动脉造影

本项检查是二线诊断手段，在急诊的应用价值有限，通常禁用于肾功能不全者、造影剂过敏者或者妊娠妇女。严重肺动脉高压，中度以上心脏内右向左分流及肺内分流者禁用此诊断方法。典型征象是与通气显像不匹配的肺段分布灌注缺损。其诊断肺栓塞的敏感性为92%，特异性为87%，且不受肺动脉直径的影响，尤其在诊断亚段以下肺动脉血栓栓塞中具有特殊意义。

(七)放射性核素肺通气灌注扫描

放射性核素肺通气灌注扫描是公认诊断PE的金指标，属有创性检查，不作为PTE诊断的常规检查方法。肺动脉造影可显示直径1.5 mm的血管栓塞，其敏感性为98%，特异性为95%～98%。肺动脉造影影像特点：直接征象为血管腔内造影剂充盈缺损，伴或不伴轨道征的血流阻断；间接征象为栓塞区域血流减少、肺动脉分支充盈及排空延迟。多在患者需要介入治疗如导管抽吸栓子、直接肺动脉内溶栓时应用。

(八)肺动脉造影

单次屏气20秒内完成磁共振肺动脉造影扫描，可直接显示肺动脉内栓子及肺栓塞所致的低灌注区。与CT肺动脉造影相比，磁共振肺动脉造影的一个重要优势在于可同时评价患者的右心功能，对于无法进行造影的碘过敏患者也适用，缺点在于不能作为独立排除急性肺栓塞的检查。

(九)磁共振肺动脉造影

对于PE来讲，这项检查十分重要，可寻找PE栓子的来源。血管超声多普勒检查为首选方法，对血管腔大小、管壁厚度及管腔内异常回声均可直接显示。除下肢静脉超声外，对可疑的患者应推荐加压静脉超声成像检查，即通过探头压迫静脉等技术诊断DVT，静脉不能被压陷或静脉腔内无血流信号为DVT的特定征象。加压静脉超声成像诊断近端血栓的敏感度为90%，特异度为95%。

五、病情观察与评估

(1)监测生命体征，观察患者有无呼吸、脉搏增快，血压下降。

(2)观察有无剧烈胸痛、晕厥、咯血“肺梗死三联征”。

(3)观察有无口唇及肢端发绀、鼻翼翕动、三凹征、辅助呼吸肌参与呼吸等呼吸困难的表现。

(4)观察患者有无下肢肿胀、疼痛或压痛，皮肤发红或色素沉着等深静脉血栓的表现。

(5)评估辅助检查结果D-二聚体在肺血栓栓塞症急性期升高；动脉血气分析表现为低氧血症、低碳酸血症、肺泡-动脉血氧分压差增大；深静脉超声检查发现血栓。

(6)评估有无活动性出血、近期自发颅内出血等溶栓禁忌证。

六、护理措施

(一)体位与活动

抬高床头，绝对卧床休息。

(二)氧疗

根据缺氧严重程度选择鼻导管或面罩给氧。如患者有意识改变，氧分压(PaO_2)<8.0 kPa(60 mmHg)，二氧化碳分压($PaCO_2$)>6.7 kPa(50 mmHg)时行机械通气。

(三)用药护理

1.溶栓药

常用尿激酶、链激酶、重组纤溶酶原激活物静脉输注。

2.抗凝药物

常用普通肝素输注、低分子肝素皮下注射、华法林口服。

3.镇静止痛药物

常用吗啡或哌替啶止痛。

4.用药注意事项

溶栓、抗凝治疗期间观察大小便颜色，有无皮下、口腔黏膜、牙龈、鼻腔、穿刺点出血等。观察患者神志，警惕颅内出血征象。使用吗啡者观察有无呼吸抑制。定时测定国际标准化比值(INR)、活化部分凝血活酶时间(APTT)、凝血酶原时间(PT)及血小板。

七、健康指导

(1)告知患者避免挖鼻、剔牙及肌内注射,禁用硬毛牙刷,以免引起出血。

(2)禁食辛辣、坚硬、多渣饮食,服用华法林期间,避免食用萝卜、菠菜、咖啡等食物。

(3)告知患者戒烟,控制体重、血压、血脂、血糖。

(4)告知下肢静脉血栓患者患肢禁止按摩及冷热敷。

(5)定期随访,定时复查 INR、APTT、PT 及血小板。

(姜紫蔷)

第九节 肺 脓 肿

肺脓肿是由多种病原菌引起肺实质坏死的肺部化脓性感染。早期为肺组织的化脓性炎症,继而坏死、液化,由肉芽组织包绕形成脓肿。高热、咳嗽和咳大量脓臭痰为其临床特征。本病可见于任何年龄,青壮年男性及年老体弱有基础疾病者多见。自抗生素广泛应用以来,发病率有明显降低。

一、护理评估

(一)病因及发病机制

急性肺脓肿的主要病原体是细菌,常为上呼吸道、口腔的定植菌,包括需氧、厌氧和兼性厌氧菌。厌氧菌感染占主要地位,较重要的厌氧菌有核粒梭形杆菌、消化球菌等。常见的需氧和兼性厌氧菌为金黄色葡萄球菌、化脓链球菌(A 组溶血性链球菌)、肺炎克雷伯杆菌和铜绿假单胞菌等。免疫力低下者,如接受化疗、白血病或艾滋病患者,其病原菌也可为真菌。根据不同病因和感染途径,肺脓肿可分为以下三种类型。

1.吸入性肺脓肿

吸入性肺脓肿是临床上最多见的类型,病原体经口、鼻、咽吸入致病,误吸为最主要的发病原因。正常情况下,吸入物可由呼吸道迅速清除,但当由于受凉、劳累等诱因导致全身或局部免疫力下降时;在有意识障碍,如全身麻醉或气管插管、醉酒、脑血管意外时,吸入的病原菌即可致病。此外,也可由上呼吸道的慢性化脓性病灶,如扁桃体炎、鼻窦炎、牙槽脓肿等脓性分泌物经气管被吸入肺内致病。吸入性肺脓肿发病部位与解剖结构有关,常为单发性,由于右主支气管较陡直,且管径较粗大,因而右侧多发。病原体多为厌氧菌。

2.继发性肺脓肿

继发性肺脓肿可继发于:①某些肺部疾病,如细菌性肺炎、支气管扩张、空洞型肺结核、支气管肺癌、支气管囊肿等感染。②支气管异物堵塞也是肺脓肿尤其是小儿肺脓肿发生的重要因素。③邻近器官的化脓性病变蔓延至肺,如食管穿孔感染、膈下脓肿、肾周围脓肿及脊柱脓肿等波及肺组织引起肺脓肿。阿米巴肝脓肿可穿破膈肌至右肺下叶,形成阿米巴肺脓肿。

3.血源性肺脓肿

因皮肤外伤感染、痈、疖、骨髓炎、静脉吸毒、感染性心内膜炎等肺外感染病灶的细菌或脓毒性栓子经血行播散至肺部引起小血管栓塞,产生化脓性炎症、组织坏死导致肺脓肿。金黄色葡萄球菌、表皮葡萄球菌及链球菌为常见致病菌。

(二)病理

肺脓肿早期为含致病菌的污染物阻塞细支气管，继而形成小血管炎性栓塞，进而致病菌繁殖引起肺组织化脓性炎症、坏死，形成肺脓肿，继而肺坏死组织液化破溃经支气管部分排出，形成有气液平面的脓腔。另因病变累及部位不同，可并发支气管扩张、局限性纤维蛋白性胸膜炎、脓胸、脓气胸、支气管胸膜瘘等。急性肺脓肿经积极治疗或充分引流，脓腔缩小甚至消失，或仅剩少量纤维瘢痕。如治疗不彻底或支气管引流不畅，炎症持续存在，超过 3 个月称为慢性肺脓肿。

(三)健康史

多数吸入性肺脓肿患者有齿、口咽部的感染灶，故要了解患者是否有口腔、上呼吸道慢性感染病灶如龋齿、化脓性扁桃体炎、鼻窦炎、牙周溢脓等；或手术、劳累、受凉等；是否应用了大量抗生素。

(四)身体状况

1.症状

急性肺脓肿患者，起病急，寒战、高热，体温达 39～40 ℃，伴有咳嗽、咳少量黏液痰或黏液脓性痰，典型痰液呈黄绿色、脓性，有时带血。炎症累及胸膜可引起胸痛。伴精神不振、全身乏力、食欲减退等全身毒性症状。如感染未能及时控制，于发病后 10～14 天可突然咳出大量脓臭痰及坏死组织，痰量可达300～500 mL/d，痰静置后分三层。厌氧菌感染时痰带腥臭味。一般在咳出大量脓痰后，体温明显下降，全身毒性症状随之减轻。约 1/3 患者有不同程度的咯血，偶有中、大量咯血而突然窒息死亡者。部分患者发病缓慢，仅有一般的呼吸道感染症状。血源性肺脓肿多先有原发病灶引起的畏寒、高热等全身脓毒血症的表现。经数天或数周后出现咳嗽、咳痰，痰量不多，极少咯血。慢性肺脓肿患者除咳嗽、咳脓痰、不规则发热、咯血外，还有贫血、消瘦等慢性消耗症状。

2.体征

肺部体征与肺脓肿的大小、部位有关。早期病变较小或位于肺深部，多无阳性体征；病变发展较大时可出现肺实变体征，有时可闻及异常支气管呼吸音；病变累及胸膜时，可闻及胸膜摩擦音或胸腔积液体征。慢性肺脓肿常有杵状指(趾)、消瘦、贫血等。血源性肺脓肿多无阳性体征。

(五)实验室及其他检查

1.实验室检查

急性肺脓肿患者血常规白细胞计数明显增高，中性粒细胞在 90%以上，多有核左移和中毒颗粒。慢性肺脓肿血白细胞可稍升高或正常，红细胞和血红蛋白减少。血源性肺脓肿患者的血培养可发现致病菌。并发脓胸时，可做胸腔脓液培养及药物敏感试验。

2.痰细菌学检查

气道深部痰标本细菌培养可有厌氧菌和/或需氧菌存在。血培养有助于确定病原体和选择有效的抗菌药物。

3.影像学检查

胸部 X 线片早期可见肺部炎性阴影，肺脓肿形成后，脓液排出，脓腔出现圆形透亮区和气液平面，四周有浓密炎症浸润。炎症吸收后遗留有纤维条索状阴影。慢性肺脓肿呈厚壁空洞，周围有纤维组织增生及邻近胸膜增厚。CT 能更准确定位及发现体积较小的脓肿。

4.纤维支气管镜检查

纤维支气管镜检查有助于明确病因、病原学诊断及治疗。

(六)心理、社会评估

部分肺脓肿患者起病多急骤,畏寒、高热伴全身中毒症状明显,厌氧菌感染时痰有腥臭味等,使患者及家属常深感不安。患者会表现出忧虑、悲观、抑郁和恐惧。

二、主要护理诊断及医护合作性问题

(一)体温过高

体温过高与肺组织炎症性坏死有关。

(二)清理呼吸道无效

清理呼吸道无效与脓痰聚积有关。

(三)营养失调,低于机体需要量

营养失调,低于机体需要量与肺部感染导致机体消耗增加有关。

(四)气体交换受损

气体交换受损与气道内痰液积聚、肺部感染有关。

(五)潜在并发症

咯血、窒息、脓气胸、支气管胸膜瘘。

三、护理目标

体温降至正常,营养改善,呼吸系统症状减轻或消失,未发生并发症。

四、护理措施

(一)一般护理

保持室内空气流通、适宜温湿度、阳光充足。晨起、饭后、体位引流后及睡前协助患者漱口,做好口腔护理。鼓励患者多饮水,进食高热量、高蛋白、高维生素等营养丰富的食物。

(二)病情观察

观察痰的颜色、性状、气味和静置后是否分层。准确记录 24 小时排痰量。当大量痰液排出时,要注意观察患者咳痰是否顺畅,咳嗽是否有力,避免脓痰引起窒息;当痰液减少时,要观察患者中毒症状是否好转,若中毒症状严重,提示痰液引流不畅,做好脓液引流的护理,以保持呼吸道通畅。若发现血痰,应及时报告医师,咯血量较多时,应严密观察体温、脉搏、呼吸、血压及神志的变化,准备好抢救药品和用品,嘱患者患侧卧位,头偏向一侧,警惕大咯血或窒息的突然发生。

(三)用药及体位引流护理

肺脓肿治疗原则是抗生素治疗和痰液引流。

1.抗生素治疗

吸入性肺脓肿一般选用青霉素,对青霉素过敏或不敏感者可用林可霉素、克林霉素或甲硝唑等药物。开始给药采用静脉滴注,体温通常在治疗后 3～10 天降至正常,然后改为肌内注射或口服。如抗生素有效,宜持续 8～12 周,直至胸片上空洞和炎症完全消失,或仅有少量稳定的残留纤维化。若疗效不佳,要注意根据细菌培养和药物敏感试验结果选用有效抗菌药物。遵医嘱使用抗生素、祛痰药、支气管扩张药等,注意观察疗效及不良反应。

2.痰液引流

痰液引流可缩短病程,提高疗效。无大咯血、中毒症状轻者可进行体位引流排痰,每天

2～3 次，每次 10～15 分钟。痰黏稠者可用祛痰药、支气管扩张药或生理盐水雾化吸入以利脓液引流。有条件应尽早应用纤维支气管镜冲洗及吸引治疗，脓腔内还可注入抗生素，加强局部治疗。

3.手术治疗

内科积极治疗 3 个月以上效果不好，或有并发症可考虑手术治疗。

(四)心理护理

向患者及家属及时介绍病情，解释各种症状和不适的原因，说明各项诊疗、护理操作目的、操作程序和配合要点。由于疾病带来口腔脓臭气味使患者害怕与人接近，在帮助患者口腔护理的同时，消除患者的紧张心理。主动关心并询问患者的需要，使患者增加治疗的依从性和信心，指导患者正确对待本病，使其勇于说出内心感受，并积极进行疏导。教育患者家属配合医护人员做好患者的心理指导，使患者树立治愈疾病的信心，以促进疾病早日康复。

(五)健康指导

1.疾病知识指导

指导患者及家属了解肺脓肿发生、发展、治疗和有效预防方面的知识。积极治疗肺炎和皮肤疖、痈或肺外化脓性等原发病灶。教会患者练习深呼吸，鼓励患者咳嗽并采取有效的咳嗽方式进行排痰，保持呼吸道的通畅，促进病变的愈合。对重症患者做好监护，教育家属及时发现病情变化，并及时向医师报告。

2.生活指导

指导患者生活要有规律，注意休息，劳逸结合，应增加营养物质的摄入。提倡健康的生活方式，重视口腔护理，在晨起、饭后、体位引流后、睡前要漱口、刷牙，防止污染分泌物误吸入下呼吸道。鼓励患者平日多饮水，戒烟、酒。保持环境整洁、舒适，维持适宜的室温与湿度，注意保暖，避免受凉。

3.用药指导

抗生素治疗非常重要，但需要时间较长，为防止病情反复，应遵从治疗计划。指导患者及家属根据医嘱服药，向患者讲解抗生素等药物的用药疗程、方法、不良反应，发现异常及时向医师报告。

4.加强易感人群护理

对意识障碍、慢性病、长期卧床者，应注意指导家属协助患者经常变换体位、翻身、拍背促进痰液排出，疑有异物吸入时要及时清除。有感染征象时应及时就诊。

五、护理评价

患者体温平稳，呼吸系统症状消失，营养改善，无并发症发生或发生后及时得到处理。

(姜紫蔷)

第十节 重症肺炎

重症肺炎至今仍无普遍认同的定义，需入住 ICU 者可认为是重症肺炎。目前一般认为，如果肺炎患者的病情严重到需要通气支持(急性呼吸衰竭、严重气体交换障碍伴高碳酸血症或持续低氧血症)、循环支持(血流动力学障碍、外周低灌注)及加强监护治疗(肺炎引起的脓毒症或基础疾病所致的其他器官功能障碍)时可称为重症肺炎。

一、病因和发病机制

正常的呼吸道免疫防御机制(支气管内黏液-纤毛运载系统、肺泡巨噬细胞等细胞防御的完整性等)使气管隆凸以下的呼吸道保持无菌。是否发生肺炎取决于两个因素:病原体和宿主因素。如果病原体数量多,毒力强和/或宿主呼吸道局部和全身免疫防御系统损害,即可发生肺炎。病原体可通过下列途径引起社区获得性肺炎:①空气吸入。②血行播散。③邻近感染部位蔓延。④上呼吸道定植菌的误吸。医院获得性肺炎还可通过误吸胃肠道的定植菌(胃食管反流)和通过人工气道吸入环境中的致病菌引起。病原体直接抵达下呼吸道后,滋生繁殖,引起肺泡毛细血管充血、水肿,肺泡内纤维蛋白渗出及细胞浸润。

二、诊断

(一)临床表现特点

1.社区获得性肺炎(CAP)

(1)新近出现的咳嗽、咳痰或原有呼吸道疾病症状加重,并出现脓性痰,伴或不伴胸痛。

(2)发热。

(3)肺实变体征和/或闻及湿啰音。

(4)白细胞计数$>10\times10^9/L$或$<4\times10^9/L$,伴或不伴细胞核左移。

(5)胸部X线检查显示片状、斑片状浸润性阴影或间质性改变,伴或不伴胸腔积液。

以上(1)~(4)项中任何1项加第(5)项,除外非感染性疾病可作出诊断。CAP常见病原体为肺炎链球菌、支原体、衣原体、流感嗜血杆菌和呼吸病毒(甲型和乙型流感病毒、腺病毒、呼吸合胞病毒和副流感病毒)等。

2.医院获得性肺炎(HAP)

住院患者X线检查出现新的或进展的肺部浸润影加上下列3个临床症候中的2个或以上可以诊断为肺炎。

(1)发热超过38 ℃。

(2)血白细胞计数增多或减少。

(3)脓性气道分泌物。

HAP的临床表现、实验室和影像学检查特异性低,应注意与肺不张、心力衰竭和肺水肿、基础疾病肺侵犯、药物性肺损伤、肺栓塞和急性呼吸窘迫综合征等相鉴别。无感染高危因素患者的常见病原体依次为肺炎链球菌、流感嗜血杆菌、金黄色葡萄球菌、大肠埃希菌、肺炎克雷伯杆菌等;有感染高危因素患者为金黄色葡萄球菌、铜绿假单胞菌、肠杆菌属、肺炎克雷伯杆菌等。

(二)重症肺炎的诊断标准

不同国家制定的重症肺炎的诊断标准有所不同,各有优缺点,但一般均注重对客观生命体征、肺部病变范围、器官灌注和氧合状态的评估,临床医师可根据具体情况选用。以下列出目前常用的几项诊断标准。

1.中华医学会呼吸病学分会颁布的重症肺炎诊断标准

(1)意识障碍。

(2)呼吸频率≥30 次/分。

(3)PaO_2<8.0 kPa(60 mmHg)、氧合指数(PaO_2/FiO_2)<40.0 kPa(300 mmHg),需行机械通气治疗。

(4)动脉收缩压<12.0 kPa(90 mmHg)。

(5)并发脓毒性休克。

(6)胸部 X 线片显示双侧或多肺叶受累,或入院 48 小时内病变扩大≥50%。

(7)少尿:尿量<20 mL/h,或<80 mL/4 h,或急性肾衰竭需要透析治疗。

符合 1 项或以上者可诊断为重症肺炎。

2.美国感染病学会和美国胸科学会新修订的诊断标准

具有 1 项主要标准或 3 项或以上次要标准可认为是重症肺炎,需要入住 ICU。

(1)主要标准:①需要有创通气治疗。②脓毒性休克需要血管收缩剂。

(2)次要标准:①呼吸频率≥30 次/分。②PaO_2/FiO_2≤33.3 kPa(250 mmHg)。③多叶肺浸润。④意识障碍/定向障碍。⑤尿毒症(BUN≥7.14 mmol/L)。⑥白细胞减少(白细胞数小于 4×10^9/L)。⑦血小板减少(血小板<100×10^9/L)。⑧低体温(<36 ℃)。⑨低血压需要紧急的液体复苏。

说明:其他指标也可认为是次要标准,包括低血糖(非糖尿病患者)、急性酒精中毒/酒精戒断、低钠血症、不能解释的代谢性酸中毒或乳酸升高、肝硬化或无脾;需要无创通气也可等同于次要标准的①和②;白细胞减少仅为感染引起。

3.英国胸科学会制定的 CURB 标准

(1)标准一:具体内容如下。

存在以下 4 项核心标准的 2 项或以上即可诊断为重症肺炎:①新出现的意识障碍。②尿素氮(BUN)>7 mmol/L。③呼吸频率≥30 次/分。④收缩压<12.0 kPa(90 mmHg)或舒张压≤8.0 kPa(60 mmHg)。

CURB 标准比较简单、实用,应用起来较为方便。

(2)标准二:具体内容如下。

存在以上 4 项核心标准中的 1 项且存在以下 2 项附加标准时须考虑有重症倾向。附加标准包括:①PaO_2<8.0 kPa(60 mmHg)/SaO_2<92%(任何 FiO_2)。②胸片提示双侧或多叶肺炎。

不存在核心标准,但存在 2 项附加标准并同时存在以下 2 项基础情况时也须考虑有重症倾向。基础情况包括:①年龄≥50 岁。②存在慢性基础疾病。

如存在标准二中以上两种有重症倾向的情况时需结合临床进行进一步评判。在第一种情况下需至少 12 小时后进行一次再评估。

CURB-65 即改良的 CURB 标准,标准在符合下列 5 项诊断标准中的 3 项或以上时即考虑为重症肺炎,需考虑收入 ICU 治疗:①新出现的意识障碍。②BUN>7 mmol/L。③呼吸频率≥30 次/分。④收缩压<12.0 kPa(90 mmHg)或舒张压≤8.0 kPa(60 mmHg)。⑤年龄≥65 岁。

(三)严重度评价

评价肺炎病情的严重程度对于决定在门诊或入院治疗甚或ICU治疗至关重要。肺炎临床的严重性决定于三个主要因素:局部炎症程度、肺部炎症的播散和全身炎症反应。除此之外,患者如有下列其他危险因素会增加肺炎的严重度和死亡危险。

1.病史

年龄>65岁;存在基础疾病或相关因素,如慢性阻塞性肺疾病、糖尿病、充血性心力衰竭、慢性肾功能不全、慢性肝病、一年内住过院、疑有误吸、神志异常、脾切除术后状态、长期嗜酒或营养不良。

2.体征

呼吸频率>30次/分;脉搏≥120次/分;血压<12.0/8.0 kPa(90/60 mmHg);体温≥40 ℃或≤35 ℃;意识障碍;存在肺外感染病灶如败血症、脑膜炎。

3.实验室和影像学异常

白细胞计数$>20\times10^9/L$或$<4\times10^9/L$,或中性粒细胞计数$<1\times10^9/L$;呼吸空气时PaO_2<8.0 kPa(60 mmHg)、PaO_2/FiO_2<39.9 kPa(300 mmHg),或$PaCO_2$>6.7 kPa(50 mmHg);血肌酐>106 μmol/L或BUN>7.1 mmol/L;血红蛋白<90 g/L或血细胞比容<30%;血浆清蛋白<25 g/L;败血症或弥漫性血管内凝血的证据,如血培养阳性、代谢性酸中毒、凝血酶原时间和部分凝血活酶时间延长、血小板减少;胸部X线片病变累及一个肺叶以上、出现空洞、病灶迅速扩散或出现胸腔积液。

为使临床医师更精确地作出入院或门诊治疗的决策,近几年用评分方法作为定量的方法在临床上得到了广泛的应用。肺炎患者预后研究小组(pneumonia outcomes research team,PORT)评分系统(表3-3)是目前常用的评价社区获得性肺炎(community acquired pneumonia,CAP)严重度及判断是否必须住院的评价方法,其也可用于预测CAP患者的病死率。其预测死亡风险分级如下。1~2级:≤70分,病死率0.1%~0.6%;3级:71~90分,病死率0.9%;4级:91~130分,病死率9.3%;5级:>130分,病死率27.0%。PORT评分系统因可以避免过度评价肺炎的严重度而被推荐使用,即其可保证一些没必要住院的患者在院外治疗。

表3-3　PORT评分系统

患者特征	分值	患者特征	分值	患者特征	分值
年龄		脑血管疾病	10	实验室和放射学检查	
男性	岁数	肾脏疾病	10	pH<7.35	30
女性	岁数−10	体格检查		BUN>11 mmol/L	20
住护理院	+10	神志改变	20	Na^+<130 mmol/L	20
并存疾病		呼吸频率>30次/分	20	葡萄糖>14 mmol/L	10
肿瘤性疾病	30	收缩血压<12.0 kPa	20	血细胞比容<30%	10
肝脏疾病	20	体温<35 ℃或>40 ℃	15	PaO_2<8.0 kPa	10
充血性心力衰竭	10	脉率>125次/分	10	胸腔积液	10

为避免评价CAP肺炎患者的严重度不足,可使用改良的英国胸科学会重症肺炎标准:呼吸频率≥30次/分,舒张压≤8.0 kPa(60 mmHg),BUN>6.8 mmol/L,意识障碍。四个因素中存在两个可确定患者的死亡风险更高。此标准因简单易用,且能较准确地确定CAP的预后而被广泛应用。

临床肺部感染积分(表 3-4)则主要用于医院获得性肺炎,包括呼吸机相关性肺炎的诊断和严重度判断,也可用于监测治疗效果。此积分从 0～12 分,积分 6 分时一般认为有肺炎。

表 3-4 临床肺部感染积分评分表

参数	标准	分值
体温	≥36.5 ℃,≤38.4 ℃	0
	38.5～38.9 ℃	1
	≥39 ℃,或≤36 ℃	2
白细胞计数($\times 10^9$/L)	≥4.0,≤11.0	0
	<4.0,>11.0	1
	杆状核白细胞	2
气管分泌物	<14+吸引	0
	≥14+吸引	1
	脓性分泌物	2
氧合指数(PaO_2/FiO_2)	>240 或急性呼吸窘迫综合征	0
	≤240	2
胸部 X 线	无渗出	0
	弥漫性渗出	1
	局部渗出	2
半定量气管吸出物培养(0,1+,2+,3+)	病原菌≤1+或无生长	0
	病原菌≥1+	1
	革兰染色发现与培养相同的病原菌	2

三、治疗

(一)临床监测

1.体征监测

监测重症肺炎的体征是一项简单、易行和有效的方法,患者往往有呼吸频率和心率加快、发绀、肺部病变部位湿啰音等。目前多数指南把呼吸频率加快(≥30 次/分)作为重症肺炎诊断的主要或次要标准。意识状态也是监测的重点,神志模糊、意识不清或昏迷提示重症肺炎可能性。

2.氧合状态和代谢监测

PaO_2、PaO_2/FiO_2、pH、混合静脉血氧分压、胃张力测定、血乳酸测定等都可对患者的氧合状态进行评估。单次的动脉血气分析一般仅反映患者瞬间的氧合情况;重症患者或有病情明显变化者应进行系列血气分析或持续动脉血气监测。

3.胸部影像学监测

重症肺炎患者应进行系列胸部 X 线片监测,主要目的是及时了解患者的肺部病变是进展还是好转,是否合并有胸腔积液、气胸,是否发展为肺脓肿、急性呼吸窘迫综合征等。检查的频度应根据患者的病情而定,如要了解病变短期内是否增大,一般每 48 小时进行 1 次检查评价;如患者临床情况突然恶化(呼吸窘迫、严重低氧血症等),在不能除外合并气胸或进展至 ARDS 时,应短期内复查;而当患者病情明显好转及稳定时,一般可 10～14 天后复查。

4.血流动力学监测

重症肺炎患者常伴有脓毒症，可引起血流动力学的改变，故应密切监测患者的血压和尿量。这两项指标比较简单、易行，且非常可靠，应作为常规监测的指标。中心静脉压的监测可用于指导临床补液量和补液速度。部分重症肺炎患者可并发中毒性心肌炎或 ARDS，如临床上难于区分时，应考虑行漂浮导管检查。

5.器官功能监测

器官功能监测包括脑功能、心功能、肾功能、胃肠功能、血液系统功能等，进行相应的血液生化和功能检查。一旦发现异常，要积极处理，注意防止多器官功能障碍综合征的发生。

6.血液监测

血液监测包括外周血白细胞计数、C 反应蛋白、降钙素原、血培养等。

(二)抗生素治疗

经验性联合应用抗生素治疗重症肺炎的理论依据是联合应用能够覆盖可能的微生物并预防耐药的发生。对于铜绿假单胞菌肺炎，联合应用 β 内酰胺类和氨基糖苷类具有潜在的协同作用，优于单药治疗；然而氨基糖苷类抗生素的抗菌谱窄，毒性大，特别是对于老年患者，其肾损害的发生率比较高。临床应用氨基糖苷类时要注意其为浓度依赖性抗生素，一般要用足够剂量、提高峰药浓度以提高疗效，同时也应避免与毒性相关的谷浓度的升高。在监测药物的峰浓度时，庆大霉素和妥布霉素＞7 μg/mL，或阿米卡星＞28 μg/mL的效果较好。氨基糖苷类的另一个不足是对支气管分泌物的渗透性较差，仅能达到血药浓度的 40%。此外，肺炎患者的支气管分泌物 pH 较低，在这种环境下许多抗生素活性都降低。因此，有时联合应用氨基糖苷类抗生素并不能增加疗效，反而增加了肾毒性。

目前对于重症肺炎，抗生素的单药治疗也已得到临床医师的重视。新的头孢菌素、碳青霉烯类、其他 β 内酰胺类和氟喹诺酮类抗生素由于抗菌效力强、广谱，并且耐细菌 β 内酰胺酶，故可用于单药治疗。即使对于重症 HAP，只要不是耐多药的病原体，如铜绿假单胞菌、不动杆菌和耐甲氧西林金黄色葡萄球菌等，仍可考虑抗生素的单药治疗。对重症 VAP 有效的抗生素一般包括亚胺培南、美罗培南、头孢吡肟和哌拉西林/他唑巴坦。对于重症肺炎患者来说，临床上的初始治疗常联合应用多种抗生素，在获得细菌培养结果后，如果没有高度耐药的病原体，就可以考虑转为针对性的单药治疗。

临床上一般认为不适合单药治疗的情况包括：①可能感染革兰阳性、革兰阴性菌和非典型病原体的重症 CAP。②怀疑铜绿假单胞菌或肺炎克雷伯杆菌的菌血症。③可能是金黄色葡萄球菌和铜绿假单胞菌感染的 HAP。三代头孢菌素不应用于单药治疗，因其在治疗中易诱导肠杆菌属细菌产生 β 内酰胺酶而导致耐药发生。

对于重症 VAP 患者，如果为高度耐药病原体所致的感染，则联合治疗是必要的。目前有三种联合用药方案：①β 内酰胺类联合氨基糖苷类，在抗铜绿假单胞菌上有协同作用，但也应注意前面提到的氨基糖苷类的毒性作用。②两个 β 内酰胺类联合使用，因这种用法会诱导出对两种药同时耐药的细菌，故虽然有过成功治疗的报道，仍不推荐使用。③β 内酰胺类联合氟喹诺酮类，虽然没有抗菌协同作用，但也没有潜在的拮抗作用；氟喹诺酮类对呼吸道分泌物穿透性很好，对其疗效有潜在的正面影响。

对于铜绿假单胞菌所致的重症肺炎，联合治疗往往是必要的。抗假单胞菌的 β 内酰胺类抗生素包括青霉素类的哌拉西林、阿洛西林、氨苄西林、替卡西林、阿莫西林；第三代头孢菌素类的头孢他啶、头孢哌酮;第四代头孢菌素类的头孢吡肟;碳青霉烯类的亚胺培南、美罗培南;单酰胺类的氨曲南(可用于青霉素类过敏的患者);β 内酰胺类/β 内酰胺酶抑制剂复合剂的替卡西林/克拉维酸钾、哌拉西林/他唑巴坦。其他的抗假单胞菌抗生素还有氟喹诺酮类和氨基糖苷类。

1.重症 CAP 的抗生素治疗

重症 CAP 患者的初始治疗应针对肺炎链球菌(包括耐药肺炎链球菌)、流感嗜血杆菌、军团菌和其他非典型病原体,某些有危险因素的患者还有可能为肠道革兰阴性菌属包括铜绿假单胞菌的感染。无铜绿假单胞菌感染危险因素的 CAP 患者可使用 β 内酰胺类联合大环内酯类或氟喹诺酮类(如左氧氟沙星、加替沙星、莫西沙星等)。因目前为止还没有确立单药治疗重症 CAP 的方法,所以很难确定其安全性、有效性(特别是并发脑膜炎的肺炎)或用药剂量。可用于重症 CAP 并经验性覆盖耐药肺炎链球菌的 β 内酰胺类抗生素有头孢曲松、头孢噻肟、亚胺培南、美罗培南、头孢吡肟、氨苄西林/舒巴坦或哌拉西林/他唑巴坦。目前高达 40% 的肺炎链球菌对青霉素或其他抗生素耐药,其机制不是 β 内酰胺酶介导,而是青霉素结合蛋白的改变。虽然不少 β 内酰胺类和氟喹诺酮类抗生素对这些病原体有效,但对耐药肺炎链球菌肺炎并发脑膜炎的患者应使用万古霉素治疗。如果患者有假单胞菌感染的危险因素(如支气管扩张、长期使用抗生素、长期使用糖皮质激素),应联合使用抗假单胞菌抗生素并应覆盖非典型病原体,如环丙沙星加抗假单胞菌 β 内酰胺类,或抗假单胞菌 β 内酰胺类加氨基糖苷类加大环内酯类或氟喹诺酮类。

临床上选取任何治疗方案都应根据当地抗生素耐药的情况、流行病学和细菌培养及实验室结果进行调整。关于抗生素的治疗疗程目前也很少有资料可供参考,应考虑感染的严重程度、菌血症、多器官功能衰竭、持续性全身炎症反应和损伤等。一般来说,根据疾病的严重程度和宿主免疫抑制的状态,肺炎链球菌肺炎疗程为 7～10 天,军团菌肺炎的疗程为 14～21 天。ICU 的大多数治疗都是通过静脉途径的,但近期的研究表明只要病情稳定、没有发热,即使为危重患者,3 天静脉给药后亦可转为口服治疗,即序贯或转换治疗。转换为口服治疗的药物可选择氟喹诺酮类,因其生物利用度高,口服治疗也可达到同静脉给药一样的血药浓度。

由于嗜肺军团菌在重症 CAP 的相对重要性,应特别注意其治疗方案。虽然目前有很多体外有抗军团菌活性的药物,但在治疗效果上仍缺少前瞻性、随机对照研究的资料。回顾性的资料和长期临床经验支持使用红霉素 4 g/d 治疗住院的军团菌肺炎患者。多肺叶病变、器官功能衰竭或严重免疫抑制的患者,在治疗的前 3～5 天应加用利福平。其他大环内酯类(克拉霉素和阿奇霉素)也有效。除上述之外,可供选择的药物有氟喹诺酮类(环丙沙星、左氧氟沙星、加替沙星、莫西沙星)或多西环素。氟喹诺酮类在治疗军团菌肺炎的动物模型中特别有效。

2.重症 HAP 的抗生素治疗

HAP 应根据患者的情况和最可能的病原体而采取个体化治疗。对于早发的(住院 4 天内起病者)重症肺炎患者而没有特殊病原体感染危险因素者,应针对"常见病原体"治疗。这些病原体包括肺炎链球菌、流感嗜血杆菌、甲氧西林敏感的金黄色葡萄球菌和非耐药的革兰阴性细菌。抗生素可选择第二代、第三代、第四代头孢菌素,β 内酰胺类/β 内酰胺酶抑制剂复合剂,氟喹诺酮类或联合应用克林霉素和氨曲南。

对于任意时间起病、有特殊病原体感染危险因素的轻中症肺炎患者,有感染"常见病原体"和其他病原体危险者,应评估危险因素来指导治疗。如果有近期腹部手术或明确的误吸史,应注意厌氧菌,可在主要抗生素基础上加用克林霉素或单用 β 内酰胺类/β 内酰胺酶抑制剂复合剂;如果患者有昏迷或有头部创伤、肾衰竭或糖尿病史,应注意金黄色葡萄球菌感染,需针对性选择有效的抗生素；如果患者起病前使用过大剂量的糖皮质激素，或近期有抗生素使用史，或长期 ICU 住院史，即使患者的 HAP 并不严重，也应经验性治疗耐药病原体。治疗方法是联用两种抗假单胞菌抗生素，如果气管抽吸物革兰染色见阳性球菌，还需加用万古霉素（或可使用利奈唑胺或奎奴普丁/达福普汀）。所有的患者，特别是气管插管的 ICU 患者，经验性用药必须持续到痰培养结果出来之后。如果无铜绿假单胞菌或其他耐药革兰阴性细菌感染，则可根据药敏情况使用单一药物治疗。非耐药病原体的重症 HAP 患者可用任何以下单一药物治疗：亚胺培南、美罗培南、哌拉西林/他唑巴坦或头孢吡肟。

ICU 中 HAP 的治疗也应根据当地抗生素敏感情况，以及当地经验和对某些抗生素的偏爱而调整。每个 ICU 都有它自己的微生物药敏情况，而且这种情况随时间而变化，因而有必要经常更新经验用药的策略。经验用药中另一个需要考虑的是“抗生素轮换”策略，它是指标准经验治疗过程中有意更改抗生素使细菌暴露于不同的抗生素从而减少抗生素耐药的选择性压力，达到减少耐药病原体感染发生率的目的。“抗生素轮换”策略目前仍在研究之中，还有不少问题未能明确，包括每个用药循环应该持续多久，应用什么药物进行循环，这种方法在内科和外科患者的有效性分别有多高，循环药物是否应该针对革兰阳性细菌同时也针对革兰阴性细菌等。

在某些患者中，雾化吸入这种局部治疗可用以弥补全身用药的不足。氨基糖苷类雾化吸入可能有一定的益处，但只用于革兰阴性细菌肺炎全身治疗无效者。多黏菌素雾化吸入也可用于耐药铜绿假单胞菌的感染。

对于初始经验治疗失败的患者，应该考虑其他感染性或非感染性的诊断，包括肺曲霉感染。对持续发热并有持续性或进展性肺部浸润的患者，可经验性使用两性霉素 B。虽然传统上应使用开放肺活检来确定其最终诊断，但临床上是否活检仍应个体化。临床上还应注意其他的非感染性肺部浸润的可能性。

（三）支持治疗

支持治疗主要包括液体补充、血流动力学、通气和营养支持，起到稳定患者状态的作用，而更直接的治疗仍需要针对患者的基础病因。流行病学证据显示，营养不良影响肺炎的发病和危重患者的预后。同样，临床资料也支持肠内营养可以预防肺炎的发生，特别是对于创伤的患者。对于严重脓毒症和多器官功能衰竭的分解代谢旺盛的重症肺炎患者，在起病 48 小时后应开始经肠内途径进行营养支持，一般把导管插入空肠进行喂养以避免误吸；如果使用胃内喂养，最好是维持患者半卧体位以减少误吸的风险。

（四）胸部理疗

拍背、体位引流和振动可以促进黏痰排出的效果尚未被证实。胸部理疗广泛应用的局限在于：①其有效性未被证实，特别是不能减少患者的住院时间。②费用高，需要专人使用。③有时引起 PaO_2 的下降。目前的经验是胸部理疗对于脓痰过多（>30 mL/d）或严重呼吸肌疲劳不能有效咳嗽的患者是最为有用的，如对囊性纤维化、慢性阻塞性肺疾病和支气管扩张的患者。

使用自动化病床的侧翻疗法，有时加以振动叩击，是一种有效地预防外科创伤及内科患者肺炎的方法，但其地位仍不确切。

（五）促进痰液排出

雾化和湿化可降低痰的黏度，因而可改善不能有效咳嗽患者的排痰，然而雾化产生的大多数水蒸气都沉积在上呼吸道并引起咳嗽，一般并不影响痰的流体特性。目前很少有数据支持湿化能特异性地促进细菌清除或肺炎吸收的观点。乙酰半胱氨酸能破坏痰液的二硫键，有时也用于肺炎患者的治疗，但由于其刺激性，因而在临床应用上受到一定限制。痰中的DNA增加了痰液黏度，重组的DNA酶能裂解DNA，已证实在囊性纤维化患者中有助于改善症状和肺功能，但对肺炎患者其价值尚未被证实。支气管扩张药也能促进黏液排出和纤毛运动频率，对慢性阻塞性肺疾病合并肺炎的患者有效。

四、急救护理

(一)护理目标

(1)维持生命体征稳定，降低病死率。

(2)维持呼吸道通畅，促进有效咳嗽、排痰。

(3)维持正常体温，减轻高热伴随症状，增加患者舒适感。

(4)供给足够营养和液体。

(5)预防传染和继发感染。

(二)护理措施

1.病情监护

重症肺炎患者病情危重、变化快，特别是高龄及合并严重基础疾病的患者，需要严密监护病情变化，包括持续监护心电、血压、呼吸、血氧饱和度，监测意识、尿量、血气分析结果、肾功能、电解质、血糖变化。任何异常变化均应及时报告医师，早期处理。同时床边备好吸引装置、吸氧装置、气管插管和气管切开等抢救用品及抢救药物等。

2.维持呼吸功能的护理

(1)密切观察患者的呼吸情况，监护呼吸频率、节律、呼吸音、血氧饱和度。出现呼吸急促、呼吸困难，口唇、指(趾)末梢发绀，低氧血症(血氧饱和度<80%)，双肺呼吸音减弱，必须及时给予鼻导管或面罩有效吸氧，根据病情变化调节氧浓度和流量。面罩呼吸机加压吸氧时，注意保持密闭，对于面颊部极度消瘦的患者，在颊部与面罩之间用脱脂棉垫衬托，避免漏气影响氧疗效果和皮肤压迫。意识清楚的患者嘱其用鼻呼吸，脱面罩间歇时间不宜过长。鼓励患者多饮水，减少张口呼吸和说话。

(2)常规及无创呼吸机加压吸氧不能改善缺氧时，采取气管插管呼吸机辅助通气。机械通气需要患者较好的配合，事先向患者简明讲解呼吸机原理、保持自主呼吸与呼吸机同步的配合方法、注意事项等。指导患者使用简单的身体语言表达需要，如用动腿、眨眼、动手指表示口渴、翻身、不适等或写字表达。机械通气期间严格做好护理，每天更换呼吸管道，浸泡消毒后再用环氧乙烷灭菌；严格按无菌技术操作规程吸痰。护理操作特别是给患者翻身时，注意呼吸机管道水平面保持一定倾斜度，使其低于患者呼吸道，集水瓶应在呼吸环路的最低位，并及时检查倾倒管道内、集水瓶内冷凝水，避免其反流入气道。根据症状、血气分析、血氧饱和度调整吸入氧浓度，力求在最低氧浓度下达到最佳的氧疗效果，争取尽快撤除呼吸机。

(3)保持呼吸道通畅，及时清除呼吸道分泌物。遵医嘱给予雾化吸入每天2次，有效湿化呼吸道。正确使用雾化吸入，雾化液用生理盐水配制，温度在35 ℃左右。使喷雾器保持竖直向上，并根据患者的姿势调整角度和位置，吸入过程护士必须在场严密观察病情，如出现呼吸困难、口周发绀，应停止吸入，立即吸痰、吸氧，不能缓解时通知医师。症状缓解后继续吸入。每次雾化后，协助患者翻身、拍背。拍背时五指并拢成空心掌，由下而上、由外向内，有节律地轻拍背部。通过振动，使小气道分泌物松动易于进入较大气道，有利于排痰及改善肺通气、换气功能。每次治疗结束后，雾化器内余液应全部倾倒，重新更换灭菌蒸馏水；雾化器连接管及面罩用0.5%三氯异氰尿酸(健之素)消毒液浸泡30分钟，用清水冲净后晾干备用。

指导患者定时有效咳嗽，病情允许时使患者取坐位，先深呼吸，轻咳数次将痰液集中后，用力咳出，也可促使肺膨胀。协助患者勤翻身，改变体位，每2小时拍背体疗1次。对呼吸无力、衰竭的患者，用手指压在胸骨切迹上方刺激气管，促使患者咳嗽排痰。

老年人、衰弱的患者，以及咳嗽反射受抑制者，呼吸防御机制受损，不能有效地将呼吸道分泌物排出时，应按需要吸痰。用一次性吸痰管，检查导管通畅后，在无负压情况下将吸痰管轻轻插入10～15 cm，退出1～2 cm，以便游离导管尖端，然后打开负压，边旋转边退出。有黏液或分泌物处稍停。每次吸痰时间应少于15秒。吸痰时，同一根吸痰管应先吸气道内分泌物，再吸鼻腔内分泌物，不能重复进入气道。

(4)研究表明，患者俯卧位发生吸入性肺炎的概率比左侧卧位和仰卧位患者低，定时帮助患者取该体位。进食时抬高床头30°～45°，减少胃液反流误吸机会。

3.合并感染性休克的护理

发生休克时，患者取去枕平卧位，下肢抬高20°～30°，增加回心血量和脑部血流量。保持静脉通道畅通，积极补充血容量，根据心功能、皮肤弹性、血压、脉搏、尿量及中心静脉压情况调节输液速度，防止肺水肿。加强抗感染，使用血管活性药物时，用药浓度、单位时间用量严格遵医嘱，动态观察病情，及时反馈，为治疗方案的调整提供依据。体温不升者给予棉被保暖，避免使用热水袋、电热毯等加温措施。

4.合并急性肾衰竭的护理

少尿期准确记录出入量，留置导尿管，记录每小时尿量，严密观察肾功能及电解质变化，根据医嘱严格控制补液量及补液速度。高血钾是急性肾衰竭患者常见死亡原因之一，此期避免摄入含钾高的食物；多尿期应注意补充水分，保持水、电解质平衡。尿量小于20 mL/h或小于80 mL/24 h的急性肾衰竭者需要行血液透析治疗。

5.发热的护理

高热时帮助降低体温，减轻高热伴随症状，增加患者舒适感。每2小时监测体温1次。密切观察发热规律、特点及伴随症状，及时报告医师对症处理；寒战时注意保暖，高热给予物理降温，冷毛巾敷前额，冰袋置于腋下、腹股沟等处，或温水、乙醇擦浴。物理降温效果差时，遵医嘱给予退热药。降温期间要注意随时更换汗湿的衣被，防止受凉，鼓励患者多饮水，保证机体需要，防止肾血流量灌注不足，诱发急性肾功能不全。加强口腔护理。

6.预防感染及继发感染

(1)采取呼吸道隔离措施，切断传播途径。单人单室，避免交叉感染。严格遵守各种消毒、隔离制度及无菌技术操作规程，医护人员操作前后应洗手，特别是接触呼吸道分泌物和护理气管切开、插管患者前后要彻底流水洗手，并采取戴口罩、手套等隔离手段。开窗通风保持病房空气流通，每天定时紫外线空气消毒30～60分钟，加强病房内物品的消毒，所有医疗器械和物品特别是呼吸治疗器械定时严格消毒、灭菌。控制陪护及探视人员流动，实行无陪人管理。对特殊感染、耐药菌株感染及易感人群应严格隔离，及时通报。

(2)加强呼吸道管理。气管切开患者更换内套管前，必须充分吸引气囊周围分泌物，以免含菌的渗出液漏入呼吸道诱发肺炎。患者取半坐位，以减少误吸危险。尽可能缩短人工气道留置和机械通气时间。

(3)患者分泌物、痰液存放于黄色医疗垃圾袋中焚烧处理，定期将呼吸机集水瓶内液体倒入装有0.5%三氯异氰尿酸消毒液的容器中集中消毒处理。

7.营养支持治疗的护理

营养支持是重要的辅助治疗。重症肺炎患者防御功能减退，体温升高使代谢率增加，机体需要增加免疫球蛋白、补体、内脏蛋白的合成，支持巨噬细胞、淋巴细胞活力及酶活性。提供重症肺炎患者高蛋白、高热量、富含维生素、易消化的流质或半流质饮食，尽量符合患者口味，少食多餐。有时需要鼻饲营养液，必要时胃肠外应用免疫调节剂，如免疫球蛋白、血浆、清蛋白和氨基酸等营养物质以提高抵抗力，增强抗感染效果。

8.舒适的护理

为保证患者舒适，应做好基础护理。重症肺炎急性期患者要卧床休息，安排好治疗、护理时间，尽量减少打扰，保证休息。帮助患者维持舒服的治疗体位。保持病室清洁、安静，空气新鲜。室温保持在 22～24 ℃，使用空气湿化器保持空气相对湿度为 60%～70%。保持床铺干燥、平整。保持口腔清洁。

9.采集痰标本的护理干预

痰标本是最常用的下呼吸道病原学标本，其检验结果是选择抗生素治疗的确切依据，正确采集痰标本非常重要。准确的采样是经气管采集法，但患者有一定痛苦，不易接受。临床一般采用自然咳痰法。采集痰标本应注意必须在抗生素治疗前采集新鲜、深咳后的痰，迅速送检，避免标本受到口咽处正常细菌群的污染，以保证细菌培养结果准确性。具体方法是嘱患者先将唾液吐出、漱口，并指导或辅助患者深吸气后咳嗽，咳出肺部深处痰液，留取标本。收集痰液后应在 30 分钟内送检。经气管插管收集痰标本时，可使用一次性痰液收集器。用无菌镊夹持吸痰管插入气管深部，注意勿污染吸痰管。留痰过程注意无菌操作。

10.心理护理

评估患者的心理状态，采取有针对性的护理。患者病情重，呼吸困难、发热、咳嗽等明显不适导致患者烦躁和恐惧，加压通气、气管插管、机械通气患者尤其明显，上述情绪加重呼吸困难。护士要鼓励患者倾诉，多与其交流，语言交流困难时，用文字或体态语言主动沟通，尽量消除其紧张恐惧心理。了解患者的经济状况及家庭成员情况，帮助患者寻求更多支持和帮助。及时向患者及家属解释，介绍病情和治疗方案，使其信任和理解治疗、护理的作用，增加安全感，保持情绪稳定。

11.健康教育

出院前指导患者坚持呼吸功能锻炼，做深呼吸运动，增强体质。减少去公共场所的次数，预防感冒。上呼吸道感染急性期外出戴口罩。居室保持良好的通风，保持空气清新。均衡膳食，增加机体抵抗力，戒烟，避免劳累。

(姜紫蔷)

第十一节　重症哮喘

如果哮喘急性发作，虽经积极吸入糖皮质激素(≤1 000 $\mu g/d$)和应用长效 β_2 受体激动剂或茶碱类药物治疗数小时，病情不缓解或继续恶化；或哮喘呈暴发性发作，哮喘发作后短时间内即进入危重状态，则称为重症哮喘。如病情不能得到有效控制，可迅速发展为呼吸衰竭而危及生命，故需住院治疗。

一、病因和发病机制

（一）病因

重症哮喘的病因还不十分清楚，目前认为同时受遗传因素和环境因素的双重影响。

（二）发病机制

重症哮喘的发病机制不完全清楚，可能是免疫-炎症反应、神经机制和气道高反应性及其之间的相互作用。重症哮喘目前已经基本明确的发病因素主要有以下几种。

1.诱发因素的持续存在

诱发因素的持续存在使机体持续地产生抗原-抗体反应，发生气道炎症、气道高反应性和支气管痉挛，在此基础上，支气管黏膜充血水肿、大量黏液分泌并形成黏液栓，阻塞气道。

2.呼吸道感染

细菌、病毒及支原体等的感染可引起支气管黏膜充血肿胀及分泌物增加，加重气道阻塞；某些微生物及其代谢产物还可以作为抗原引起免疫-炎症反应，使气道高反应性加重。

3.糖皮质激素使用不当

长期使用糖皮质激素常常伴有下丘脑-垂体-肾上腺皮质轴功能抑制，突然减量或停用可造成体内糖皮质激素水平的突然降低，造成哮喘的恶化。

4.脱水、痰液黏稠、电解质紊乱

哮喘急性发作时，呼吸道丢失水分增加、多汗造成机体脱水，痰液黏稠不易咳出而阻塞大、小气道，加重呼吸困难，同时由于低氧血症可使无氧酵解增加，酸性代谢产物增加，合并代谢性酸中毒，使病情进一步加重。

5.精神心理因素

许多学者提出心理社会因素通过对中枢神经、内分泌和免疫系统的作用而导致哮喘发作，是使支气管哮喘发病率和死亡率升高的一个重要因素。

二、病理生理

重症哮喘的支气管黏膜充血水肿、分泌物增多甚至形成黏液栓，以及气道平滑肌的痉挛导致呼吸道阻力在吸气和呼气时均明显升高，小气道阻塞，肺泡过度充气，肺内残气量增加，加重吸气肌肉的负荷，降低肺的顺应性，内源性呼气末正压（PEEPi）增大，导致吸气功耗增大。小气道阻塞，肺泡过度充气，相应区域毛细血管的灌注减低，引起肺泡通气/血流（V/Q）比例的失调，患者常出现低氧血症，多数患者表现为过度通气，通常 $PaCO_2$ 降低，若 $PaCO_2$ 正常或升高，应警惕呼吸衰竭的可能性或是否已经发生了呼吸衰竭。重症哮喘患者，若气道阻塞不迅速解除，潮气量将进行性下降，最终将会发生呼吸衰竭。哮喘发作持续不缓解，也可能出现血液循环的紊乱。

三、临床表现

（一）症状

重症哮喘患者常出现严重的呼气性呼吸困难，被迫采取坐位或端坐呼吸，干咳或咳大量白色泡沫痰，不能讲话、紧张、焦虑、恐惧、大汗淋漓。

(二)体征

患者常出现呼吸浅快，呼吸频率增快(>30/分)，可有三凹征，呼气期两肺满布哮鸣音，也可哮鸣音不出现，即所谓的“寂静胸”，心率增快(>120/分)，可有血压下降，部分患者出现奇脉、胸腹反常运动、意识障碍，甚至昏迷。

四、实验室检查和其他检查

(一)痰液检查

哮喘患者痰涂片显微镜下可见到较多嗜酸性粒细胞、脱落的上皮细胞。

(二)呼吸功能检查

哮喘发作时，呼气流速指标均显著下降，第1秒钟用力呼气容积(FEV_1)、第1秒钟用力呼气容积占用力肺活量比值($FEV_1/FVC\%$，即1秒率)及呼气峰值流速(PEF)均减少。肺容量指标可见用力肺活量减少、残气量增加、功能残气量和肺总量增加，残气占肺总量百分比增高。大多数成人哮喘患者呼气峰值流速<50%预计值则提示重症发作，呼气峰值流速<33%预计值提示危重或致命性发作，需做血气分析检查以监测病情。

(三)血气分析

由于气道阻塞且通气分布不均，通气/血流比例失衡，大多数重症哮喘患者有低氧血症，PaO_2<8.0 kPa(60 mmHg)，少数患者PaO_2<6.0 kPa(45 mmHg)，过度通气可使$PaCO_2$降低，pH上升，表现为呼吸性碱中毒；若病情进一步发展，气道阻塞严重，可有缺氧及CO_2潴留，$PaCO_2$上升，pH下降，出现呼吸性酸中毒；若缺氧明显，可合并代谢性酸中毒。$PaCO_2$正常往往是哮喘恶化的指标，高碳酸血症是哮喘危重的表现，需给予足够的重视。

(四)胸部X线检查

早期哮喘发作时可见两肺透亮度增强，呈过度充气状态，并发呼吸道感染时可见肺纹理增加及炎性浸润阴影。重症哮喘要注意气胸、纵隔气肿及肺不张等并发症的存在。

(五)心电图检查

重症哮喘患者心电图常表现为窦性心动过速、电轴右偏，偶见肺性P波。

五、诊断

(一)哮喘的诊断标准

(1)反复发作喘息、气急、胸闷或咳嗽，多与接触变应原、冷空气、物理性刺激、化学性刺激及病毒性上呼吸道感染、运动等有关。

(2)发作时双肺可闻及散在或弥漫性，以呼气相为主的哮鸣音，呼气相延长。

(3)上述症状和体征可经治疗缓解或自行缓解。

(4)除去其他疾病所引起的喘息、气急、胸闷和咳嗽。

(5)临床表现不典型者(如无明显喘息或体征)，应至少具备以下1项试验阳性：①支气管激发试验或运动激发试验阳性。②支气管舒张试验阳性，第1秒用力呼气容积增加≥12%，且第1秒用力呼气容积增加绝对值≥200 mL。③呼气峰值流速日内(或2周)变异率≥20%。

符合(1)～(4)条或(4)～(5)条者，可以诊断为哮喘。

(二)哮喘的分期及分级

根据临床表现,哮喘可分为急性发作期、慢性持续期和临床缓解期。急性发作是指喘息、气促、咳嗽、胸闷等症状突然发生,或原有症状急剧加重,常有呼吸困难,以呼气流量降低为其特征,常因接触变应原、刺激物或呼吸道感染诱发。哮喘急性发作时病情严重程度可分为轻度、中度、重度、危重 4 级(表 3-5)。

表 3-5　哮喘急性发作时病情严重程度的分级

临床特点	轻度	中度	重度	危重
气短	步行、上楼时	稍事活动	休息时	
体位	可平卧	喜坐位	端坐呼吸	
谈话方式	连续成句	常有中断	仅能说出字和词	不能说话
精神状态	可有焦虑或尚安静	时有焦虑或烦躁	常有焦虑、烦躁	嗜睡、意识模糊
出汗	无	有	大汗淋漓	
呼吸频率(次/分)	轻度增加	增加	>30	
辅助呼吸肌活动及三凹征	常无	可有	常有	胸腹矛盾运动
哮鸣音	散在,呼气末期	响亮、弥漫	响亮、弥漫	减弱、甚至消失
脉率(次/分)	<100	100～120	>120	脉率变慢或不规则
奇脉(深吸气时收缩压下降)	无,<1.3 kPa (10 mmHg)	可有,1.3～3.3 kPa (10～25 mmHg)	常有,>3.3 kPa (25 mmHg)	无
使用 β_2 受体激动剂后呼气峰值流速占预计值或个人最佳值%	>80%	60%～80%	<60%或<100 L/min 或作用时间<2 小时	
PaO_2(吸空气)	正常	≥8.0 kPa(60 mmHg)	<8.0 kPa(60 mmHg)	<8.0 kPa (60 mmHg)
$PaCO_2$	<6.0 kPa(45 mmHg)	≤6.0 kPa(45 mmHg)	>6.0 kPa(45 mmHg)	>6.0 kPa (45 mmHg)
SaO_2(吸空气,%)	>95	91～95	≤90	≤90
pH				降低

注:1 mmHg=0.133 kPa。

六、鉴别诊断

(一)左侧心力衰竭引起的喘息样呼吸困难

(1)患者多有高血压、冠状动脉粥样硬化性心脏病、风湿性心脏病和二尖瓣狭窄等病史和体征。

(2)阵发性咳嗽,咳大量粉红色泡沫痰,两肺可闻及广泛的湿啰音和哮鸣音,左心界扩大,心率增快,心尖部可闻及奔马律。

(3)胸部 X 线及心电图检查符合左心病变。

(4)鉴别困难时,可雾化吸入 β_2 受体激动剂或静脉注射氨茶碱缓解症状后进一步检查,忌用肾上腺素或吗啡，以免造成危险。

（二）慢性阻塞性肺疾病

（1）中老年人多见，起病缓慢、病程较长，多有长期吸烟或接触有害气体的病史。

（2）慢性咳嗽、咳痰，晨间咳嗽明显，气短或呼吸困难逐渐加重。有肺气肿体征，两肺可闻及湿啰音。

（3）慢性阻塞性肺疾病急性加重期和哮喘区分有时十分困难，用支气管扩张药和口服或吸入激素做治疗性试验可能有所帮助。慢性阻塞性肺疾病也可与哮喘合并同时存在。

（三）上气道阻塞

（1）呼吸道异物者有异物吸入史。

（2）中央型支气管肺癌、气管支气管结核、复发性多软骨炎等气道疾病，多有相应的临床病史。

（3）上气道阻塞一般出现吸气性呼吸困难。

（4）胸部 X 线摄片、CT、痰液细胞学或支气管镜检查有助于诊断。

（5）平喘药物治疗效果不佳。

此外，应和变态反应性肺浸润、自发性气胸等相鉴别。

七、急诊处理

哮喘急性发作的治疗取决于发作的严重程度及对治疗的反应。对于具有哮喘相关死亡高危因素的患者，应给予高度重视。高危患者包括：①曾经有过气管插管和机械通气的濒于致死性哮喘的病史。②在过去 1 年中因为哮喘而住院或看急诊。③正在使用或最近刚停用口服糖皮质激素。④目前未使用吸入糖皮质激素。⑤过分依赖速效 β_2 受体激动剂，特别是每月使用沙丁胺醇（或等效药物）超过 1 支的患者。⑥有心理疾病或社会心理问题，包括使用镇静药。⑦有对哮喘治疗不依从的历史。

（一）轻度和部分中度急性发作哮喘患者可在家庭中或社区中治疗

治疗措施主要为重复吸入速效 β_2 受体激动剂，在第 1 小时每次吸入沙丁胺醇 100～200 μg 或特布他林 250～500 μg，必要时每 20 分钟重复 1 次，随后根据治疗反应，轻度调整为 3～4 小时再用 2～4 喷，中度1～2 小时用 6～10 喷。如果对吸入性 β_2 受体激动剂反应良好（呼吸困难显著缓解，呼气峰值流速占预计值＞80％或个人最佳值，且疗效维持 3～4 小时），通常不需要使用其他药物。如果治疗反应不完全，尤其是在控制性治疗的基础上发生的急性发作，应尽早口服糖皮质激素（泼尼松龙 0.5～1 mg/kg 或等效剂量的其他激素），必要时到医院就诊。

（二）部分中度和所有重度急性发作均应到急诊室或医院治疗

1.联合雾化吸入 β_2 受体激动剂和抗胆碱能药物

β_2 受体激动剂通过对气道平滑肌和肥大细胞等细胞膜表面的 β_2 受体的作用，舒张气道平滑肌、减少肥大细胞脱颗粒和介质的释放等，缓解哮喘症状。重症哮喘时应重复使用速效 β_2 受体激动剂，推荐初始治疗时连续雾化给药，随后根据需要间断给药（6 次/天）。雾化吸入抗胆碱药物，如溴化异丙托品（常用剂量为 50～125 μg，3～4 次/天）、溴化氧托品等可阻断节后迷走神经传出支，通过降低迷走神经张力而舒张支气管，与 β_2 受体激动剂联合使用具有协同、互补作用，能够取得更好的支气管舒张作用。

2.静脉使用糖皮质激素

糖皮质激素是最有效的控制气道炎症的药物，重度哮喘发作时应尽早静脉使用糖皮质激素，特别是对吸入速效 β_2 受体激动剂初始治疗反应不完全或疗效不能维持者。如静脉及时给予琥珀酸氢化可的松（400～1 000 mg/d）或甲泼尼龙（80～160 mg/d），分次给药，待病情得到控制和缓解后，改为口服给药（如静脉使用激素 2～3 天，继之以口服激素 3～5 天），静脉给药和口服给药的序贯疗法有可能减少激素用量和不良反应。

3.静脉使用茶碱类药物

茶碱具有舒张支气管平滑肌作用，并具有强心、利尿、扩张冠状动脉、兴奋呼吸中枢和呼吸肌等作用。临床上在治疗重症哮喘时静脉使用茶碱作为症状缓解药，静脉注射氨茶碱［首次剂量为 4～6 mg/kg，注射速度不宜超过 0.25 mg/(kg・min)，静脉滴注维持剂量为 0.6～0.8 mg/(kg・h)］，茶碱可引起心律失常、血压下降，甚至死亡，其有效、安全的血药浓度为 6～15 μg/mL，在有条件的情况下应监测其血药浓度，及时调整浓度和滴速。发热、妊娠、抗结核治疗可以降低茶碱的血药浓度；而肝疾病、充血性心力衰竭，以及合用西咪替丁（甲氰咪胍）、喹诺酮类、大环内酯类药物等可影响茶碱代谢而使其排泄减慢，增加茶碱的毒性作用，应引起重视，并酌情调整剂量。

4.静脉使用 β_2 受体激动剂

平喘作用较为迅速，但因全身不良反应的发生率较高，国内较少使用。

5.氧疗

使 $SaO_2 \geqslant 90\%$，吸氧浓度一般 30%左右，必要时增加至 50%，如有严重的呼吸性酸中毒和肺性脑病，吸氧浓度应控制在 30%以下。

6.气管插管机械通气

重度和危重哮喘急性发作经过氧疗、全身应用糖皮质激素、β_2 受体激动剂等治疗，临床症状和肺功能无改善，甚至继续恶化，应及时给予机械通气治疗，其指征主要包括意识改变、呼吸肌疲劳、$PaCO_2 \geqslant 6.0$ kPa(45 mmHg)等。可先采用经鼻(面)罩无创机械通气，若无效，应及早行气管插管机械通气。哮喘急性发作机械通气需要较高的吸气压，可使用适当水平的呼气末正压治疗。如果需要过高的气道峰压和平台压才能维持正常通气容积，可试用允许性高碳酸血症通气策略以减少呼吸机相关肺损伤。

八、急救护理

(一)护理目标

(1)及早发现哮喘先兆，保障最佳治疗时机，终止发作。

(2)尽快解除呼吸道阻塞，纠正缺氧，挽救患者生命。

(3)减轻患者身体、心理的不适及痛苦。

(4)提高患者的活动能力，提高生活质量。

(5)健康指导，提高自护能力，减少复发，维护肺功能。

(二)护理措施

(1)院前急救时的护理：①首先做好出诊前的评估。接到出诊联系电话时询问患者的基本情况，做出预测评估及相应的准备。除备常规急救药外，需备短效的糖皮质激素及 β_2 受体激动剂(气雾剂)、氨茶碱等。做好机械通气的准备，救护车上的呼吸机调好参数，准备吸氧面罩。②到达现场后，迅速评估病情及周围环境，判断是否有诱发因素。简单询问相关病史，评估病情。立即监测生命体征、意识状态的情况，发生呼吸、心搏骤停时立即配合医师进行心肺复苏，建立人工气道进行机械辅助通气。尽快解除呼吸道阻塞，及时纠正缺氧是抢救患者的关键。给予氧气吸入，面罩给氧或者用高频呼吸机通气吸氧。遵医嘱立即帮助患者吸入糖皮质激素和 β_2 受体激动剂定量气雾剂，氨茶碱缓慢静脉滴注，肾上腺素 0.25～0.5 mg 皮下注射，30 分钟后可重复 1 次。迅速建立静脉通道。固定好吸氧、输液管，保持通畅。重症哮喘病情危急，严重缺氧导致极其恐惧、烦躁，护士要鼓励患者，端坐体位做好固定，扣紧安全带，锁定担架平车与救护车定位把手，并在旁扶持。运送途中，密切监护患者的呼吸频率及节律、血氧饱和度、血压、心率、意识的变化，观察用药反应。

(2)到达医院后，帮助患者取坐位或半卧位，放移动托板，使其身体伏于其上，利于通气和减少疲劳。立即连接吸氧装置，调好氧流量。检查静脉通道是否通畅。备吸痰器、气管插管、呼吸机、抢救药物、除颤器。连接监护仪，监测呼吸、心电、血压等生命体征。观察患者的意识、呼吸频率、哮鸣音高低变化。一般哮喘发作时，两肺布满高调哮鸣音，但重危哮喘患者，因呼吸肌疲劳和小气道广泛痉挛，使肺内气体流速减慢，哮鸣音微弱，出现“沉默胸”，提示病情危重。护士对病情变化要有预见性，发现异常及时报告医师处理。

(3)迅速收集病史、以往药物服用情况，评估哮喘程度。如果哮喘发作经数小时积极治疗后病情仍不能控制，或急剧进展，即为重症哮喘，此时病情不稳定，可危及生命，需要加强监护、治疗。

(4)确保气道通畅：维护有效排痰、保持呼吸道通畅是急重症哮喘的护理重点。①哮喘发作时，支气管黏膜充血水肿，腺体分泌亢进，合并感染更重，产生大量痰液。而此时患者因呼吸急促、喘息，呼吸道水分丢失，致使痰液黏稠不易咳出，大量黏痰形成痰栓阻塞气管、支气管，导致严重气道阻塞，加上气道痉挛，气道内压力明显增加，加重喘息及感染。因此必须注意补充水分、湿化气道，积极排痰，保持呼吸道通畅。②按时协助患者翻身、叩背，加强体位引流；雾化吸入，湿化气道，稀释痰液，防止痰栓形成。采用小雾量、短时间、间歇雾化方式，湿化时密切观察患者呼吸状态，发现喘息加重、血氧饱和度下降等异常立即停止雾化。床边备吸痰器，防止痰液松解后大量涌出导致窒息。吸痰时动作轻柔、准确，吸力和深度适当，尽量减少刺激并达到有效吸引。每次吸痰时间不超过 15 秒，该过程中注意观察患者的面色、呼吸、血氧饱和度、血压及心率的变化。严格无菌操作，避免交叉感染。

(5)吸氧治疗的护理：①给氧方式、浓度和流量根据病情及血气分析结果予以调节。一般给予鼻导管吸氧，氧流量 4～6 L/min；有二氧化碳潴留时，氧流量 2～4 L/min；出现低氧血症时改用面罩吸氧，氧流量6～10 L/min。经过吸氧和药物治疗病情不缓解，低氧血症和二氧化碳潴留加剧时进行气管插管呼吸机辅助通气。此时应做好呼吸机和气道管理，防止医源性感染，及时有效地吸痰和湿化气道。气管插管患者吸痰前后均应吸入纯氧 3～5 分钟。②吸氧治疗时，观察呼吸窘迫有无缓解，意识状况，末梢皮肤黏膜颜色、湿度等，定时监测血气分析。高浓度吸氧(＞60％)持续 6 小时以上时应注意有无烦躁、情绪激动、呼吸困难加重等中毒症状。

(6)药物治疗的护理：终止哮喘持续发作的药物根据其作用机制可分为具有抗炎作用和缓解症状作用两大类。给药途径包括吸入、静脉和口服。①吸入给药的护理：吸入的药物局部抗炎作用强，直接作用于呼吸道，所需剂量较小，全身性不良反应较少。剂型有气雾剂、干粉和溶液。护士指导患者正确吸入药物。先嘱患者将气呼尽，然后开始深吸气，同时喷出药液，吸气后屏气数秒，再慢慢呼出。吸入给药有口咽部局部的不良反应，包括声音嘶哑、咽部不适和念珠菌感染，吸药后让患者及时用清水含漱口咽部。密切观察用药效果和不良反应，严格掌握吸入剂量。②静脉给药的护理：经静脉用药有糖皮质激素、茶碱类及β受体激动剂。护士要熟练掌握常用静脉注射平喘药物的药理学、药代动力学、不良反应、使用方法及注意事项，严格执行医嘱的用药剂量、浓度和给药速度，合理安排输液顺序。保持静脉通路畅通，药液无外渗，确保药液在规定时间内输入。观察治疗反应，监测呼吸频率、节律、血氧饱和度、心率、心律和哮喘症状的变化等。应用拟肾上腺素和茶碱类药物时应注意观察有无心律失常、心动过速、血压升高、肌肉震颤、抽搐、恶心、呕吐等不良反应，严格控制输入速度，及时反馈病情变化，供医师及时调整医嘱，保持药物剂量适当；应用大剂量糖皮质激素类药物应观察是否有消化道出血或水钠潴留、低钾性碱中毒等表现，发现后及时通知医师处理。③口服给药：重度哮喘吸入大剂量激素治疗无效的患者应早期口服糖皮质激素，一般使用半衰期较短的糖皮质激素，如泼尼松、泼尼松龙或甲基泼尼松龙等。每次服药护士应协助，看患者服下，防止漏服或服用时间不恰当。正确的服用方法是每天或隔天清晨顿服，以减少外源性激素对脑垂体-肾上腺轴的抑制作用。

（7）并发症的观察和护理：重危哮喘患者主要并发症是气胸、皮下气肿、纵隔气肿、心律失常、心功能不全等，发生时间主要在发病 48 小时内，尤其是前 24 小时。在入院早期要特别注意观察，尤应注意应用呼吸机治疗者及入院前有肺气肿和/或肺心病的重症哮喘患者。①气胸是发生率最高的并发症。气胸发生的征象是清醒患者突感呼吸困难加重、胸痛、烦躁不安，血氧饱和度降低。由于胸膜腔内压增加，使用呼吸机时机器报警。护士此时要注意观察有无气管移位，血流动力学是否稳定等，并立即报告医师处理。②皮下气肿一般发生在颈胸部，重者可累及腹部。表现为颈胸部肿胀，触诊有握雪感或捻发感。单纯皮下气肿一般对患者影响较轻，但是皮下气肿多来自气胸或纵隔气肿，如处理不及时可危及生命。③纵隔气肿是最严重的并发症，可直接影响到循环系统，导致血压下降、心律失常，甚至心搏骤停，短时间内导致患者死亡。发现皮下气肿，同时有血压、心律的明显改变，应考虑到纵隔气肿的可能，立即报告医师急救处理。④心律失常患者存在的低氧及高碳酸血症、氨茶碱过量、电解质紊乱、胸部并发症等，均可导致各种期前收缩、快速心房纤颤、室上速等心律失常。发现新出现的心律失常或原有心律失常加重，要针对性地观察是否存在上述原因，做出相应的护理并报告医师处理。

（8）出入量管理：急重症哮喘发作时因张口呼吸、大量出汗等原因容易导致脱水、痰液黏稠不易咳出，必须严格出入量管理，为治疗提供准确依据。监测尿量，必要时留置导尿管，准确记录 24 小时出入量及每小时尿量，观察出汗情况、皮肤弹性，若尿量少于 30 mL/h，应通知医师处理。神志清醒者，鼓励饮水。对口服不足及神志不清者，经静脉补充水分，一般每天补液 2 500～3 000 mL，根据患者的心功能状态调整滴速，避免诱发心力衰竭、急性肺水肿。在补充水分的同时应严密监测血清电解质，及时补充纠正，保持酸碱平衡。

（9）基础护理：哮喘发作时，患者生活不能自理，护士要做好各项基础护理，尽量维护患者的舒适感。①保持病室空气新鲜流通，温度（18～22 ℃）、湿度（50%～60%）适宜，避免寒冷、潮湿、异味。注意保暖，避免受凉感冒。室内不摆放花草，整理床铺时防止尘埃飞扬。护理操作尽量集中进行，保障患者休息。②帮助患者取舒适的半卧位和坐位，适当用靠垫等维持，减轻患者体力。每天 3 次进行常规口腔、鼻腔清洁护理，有利于呼吸道通畅，预防感染并发症。口唇干燥时涂液状石蜡。③保持床铺清洁、干燥、平整。对意识障碍加强皮肤护理，保持皮肤清洁、干燥，及时擦干汗液，更换衣服，每 2 小时翻身 1 次，避免局部皮肤长期受压。协助床上排泄，提供安全空间，尊重患者，及时清理污物并清洗会阴。

(10)安全护理:为意识不清、烦躁的患者提供保护性措施,使用床挡,防止坠床摔伤。哮喘发作时,患者常采取强迫坐位,给予舒适的支撑物,如移动餐桌、升降架等。哮喘缓解后,协助患者侧卧位休息。

(11)饮食护理:给予高热量、高维生素、易消化的流质食物,病情好转后改半流质、普通饮食。避免产气、辛辣、刺激性食物及容易引起过敏的食物,如鱼、虾等。

(12)心理护理:严重缺氧时患者异常痛苦,有窒息和濒死感,患者均存在不同程度的焦虑、烦躁或恐惧,后者诱发或加重哮喘,形成恶性循环。护士应主动与患者沟通,提供细致护理,给患者精神安慰及心理支持,说明良好的情绪能促进缓解哮喘,帮助患者控制情绪。

(13)健康教育:为了有效控制哮喘发作、防止病情恶化,必须提高患者的自我护理能力,并且鼓励亲属参与教育计划,使其准确了解患者的需求,能提供更合适的帮助。患者经历自我处理成功的体验后会增加控制哮喘的信心,改善生活质量,提高治疗依从性。具体内容如下:了解哮喘相关知识,包括支气管哮喘的诱因、前驱症状、发作时的简单处理、用药等;自我护理技能的培养,包括气雾剂的使用、正确使用峰流速仪监测、合理安排日常生活和定期复查等。

指导环境控制:识别致敏源和刺激物,如宠物、花粉、油漆、皮毛、灰尘、吸烟、刺激性气体等,尽量减少与之接触。居室或工作学习的场所要保持清洁,常通风。

呼吸训练:指导患者正确的腹式呼吸法、轻咳排痰法及缩唇式呼吸等,保证哮喘发作时能有效地呼吸。

病情监护指导:指导患者自我检测病情,每天用袖珍式峰流速仪监测最大呼出气流速,并进行评定和记录。急性发作前的征兆有使用短效β受体激动剂次数增加、早晨呼气峰流速下降、夜间苏醒次数增加或不能入睡、夜间症状严重等。一旦有上述征象,及时复诊。嘱患者随身携带止喘气雾剂,一出现哮喘先兆时立即吸入,同时保持平静。通过指导患者及照护者掌握哮喘急性发作的先兆和处理常识,把握好急性加重前的治疗时间窗,一旦发生时能采取正确的方式进行自救和就医,避免病情恶化或争取抢救时间。

指导患者严格遵医嘱服药:指导患者应在医师指导下坚持长期、规则、按时服药,向患者及照护者讲明各种药物的不良反应及服用时的注意事项,指导其加强病情观察。如疗效不佳或出现严重不良反应时,立即与医师联系,不能随意更改药物种类、增减剂量或擅自停药。

指导患者适当锻炼,保持情绪稳定:在缓解期可做医疗体操、呼吸训练、太极拳等,戒烟,减少对气道的刺激。避免情绪激动、精神紧张和过度疲劳,保持愉快情绪。

指导个人卫生和营养:细菌和病毒感染是哮喘发作的常见诱因。哮喘患者应注意与流感者隔离,定期注射流感疫苗,预防呼吸道感染。保持良好的营养状态,增强抗感染的能力。胃肠道反流可诱发哮喘发作,睡前3小时禁饮食、抬高枕头可预防。

(姜紫蔷)

第四章　心内科护理

第一节　原发性高血压

原发性高血压是以血压升高为主要临床表现但原因不明的综合征，通常简称为高血压。高血压是导致充血性心力衰竭、脑卒中、冠心病、肾衰竭、夹层动脉瘤的发病率和病死率升高的主要危险性因素之一，严重影响人们的健康和生活质量，是最常见的疾病，防治高血压至关重要。

一、血压诊断标准和分类

《中国高血压防治指南》是我国高血压临床实践的主要依据。2022 年 3 月，在中国高血压年会暨第 24 届国际高血压及相关疾病学术研讨会上，中国专家学者参与了《中国高血压防治指南》的修订工作，具体如下（表 4-1）。

表 4-1　基于诊室血压的血压分类和高血压分级（2022 年）

类别	收缩压（mmHg）		舒张压（mmHg）
正常血压	＜120	和	＜80
正常高值	120～139	和/或	80～89
高血压	≥140	和/或	≥90
1 级高血压（轻度）	140～159	和/或	90～99
2 级高血压（中度）	160～179	和/或	100～109
3 级高血压（重度）	≥180	和/或	≥110
单纯收缩期高血压	≥140	和/或	＜90

注：1 mmHg＝0.13 kPa。

二、病因

（一）遗传

高血压具有明显的家族性，父母均为高血压者，其子女患高血压的概率明显高于父母均无高血压者的概率。约 60％高血压患者可询问到有高血压家族史。

(二)饮食

膳食中钠盐摄入量与人群血压水平和高血压病患病率呈正相关。摄盐越多,血压水平和患病率越高,钾摄入量与血压呈负相关,限制钠、补充钾可使高血压患者血压降低。钾的降压作用可能是通过促进排钠而减少细胞外液容量。有研究表明,膳食中钙不足可使血压升高。大量研究显示,高蛋白质摄入、饮食中饱和脂肪酸或饱和脂肪酸/不饱和脂肪酸比值较高、饮酒量过多都属于升压因素。

(三)精神

城市脑力劳动者高血压患病率超过体力劳动者,从事精神紧张度高的职业者发生高血压的可能性较大,长期生活在噪声环境中听力敏感性减退者患高血压也较多。高血压患者经休息后往往症状和血压可获得一定改善。

(四)肥胖

超重或肥胖是血压升高的重要危险因素。一般采用体重指数(BMI),即体重(kg)/身高$(m)^2$(以 20～24 为正常范围)。血压与 BMI 呈显著正相关。肥胖的类型与高血压发生关系密切,向心性肥胖者容易发生高血压,往往表现为腰围大于臀围。

(五)其他

服避孕药妇女容易出现血压升高。一般在终止服用避孕药后 3～6 个月血压恢复正常。阻塞型睡眠呼吸暂停低通气综合征(OSAS)是指睡眠期间反复发作性呼吸暂停。OSAS 常伴有重度打鼾,患此病的患者常有高血压。

三、发病机制

原发性高血压的发病机制至今还没有一个完整统一的认识。目前认为高血压的发病机制集中在以下几个方面。

(一)交感神经系统活性亢进

已知反复的精神刺激与过度紧张可以引起高血压。长期处于应激状态(如从事驾驶员、飞行员等职业者)高血压患病率明显增高。当大脑皮质兴奋与抑制过程失调时,交感神经和副交感神经之间的平衡失调,交感神经兴奋性增加,其末梢释放去甲肾上腺素、肾上腺素、多巴胺、血管升压素等儿茶酚胺类物质增多,从而引起阻力小动脉收缩增强使血压升高。

(二)肾素-血管紧张素-醛固酮系统(RAAS)激活经典的 RAAS

肾小球旁细胞分泌的肾素激活从肝脏产生的血管紧张素原转化为血管紧张素Ⅰ,然后再经肺循环中的血管紧张素转换酶(ACE)的作用转化为血管紧张素Ⅱ。血管紧张素Ⅱ作用于血管紧张素Ⅱ受体,有如下作用:①直接使小动脉平滑肌收缩,外周阻力增加;②刺激肾上腺皮质球状带,使醛固酮分泌增加,致使肾小管远端集合管的钠重吸收加强,导致水、钠潴留;③交感神经冲动发放增加使去甲肾上腺素分泌增加。以上作用均可使血压升高。近年来发现血管壁、心脏、脑、肾脏及肾上腺中也有 RAAS 的各种组成成分。局部 RAAS 各成分对心脏、血管平滑肌的作用可能在高血压发生和发展中有更大影响,占有十分重要的地位。

(三)其他

细胞膜离子转运异常可使血管收缩反应性增强和平滑肌细胞增生与肥大,血管阻力增高;肾脏潴留过量摄入的钠盐,使体液容量增大,机体为避免心排血量增高使组织过度灌注,全身阻力小动脉收缩增强,导致外周血管阻力增高;胰岛素抵抗所致的高胰岛素血症可使电解质代谢发生障碍，还使血管对体内升压物质反应性增强，血液中儿茶酚胺水平增加，血管张力增高，从而使血压升高。

四、病理生理和病理解剖

高血压病的早期表现为全身细小动脉的间歇性痉挛，仅有主动脉壁轻度增厚，全身细小动脉和脏器无明显的器质性改变，患者多无明显症状。如病变持续，可导致许多脏器受累，最重要的是心、脑、肾组织的病变。

（一）心脏

心脏主要表现为左心室肥厚和扩大，病变晚期可导致心力衰竭。这种由高血压引起的心脏病称为高血压性心脏病。长期高血压还可引起冠状动脉粥样硬化。

（二）脑

由于脑细小动脉的长期硬化和痉挛，动脉壁缺血、缺氧而使其通透性增高，容易形成微小动脉瘤，当血压突然升高时，微小动脉瘤破裂，从而发生脑出血。高血压可促使脑动脉发生粥样硬化，导致脑血栓形成。

（三）肾脏

细小动脉硬化引起的缺血使肾小球缺血、变性、坏死，继而纤维化及玻璃样变，并累及相应的肾小管，使之萎缩、消失，间质出现纤维化。因残存的肾单位越来越少，最终导致肾衰竭。

五、临床表现

（一）症状

大多数患者早期症状不明显，常见症状有头痛、头晕、耳鸣、眼花、乏力、心悸，还有的表现为失眠、健忘、注意力不集中、情绪易波动或发怒等。经常在体检或其他疾病就医检查时发现血压升高。血压升高常与情绪激动、精神紧张、体力活动有关，休息或去除诱因血压可下降。

（二）体征

血压受昼夜、气候、情绪、环境等因素影响波动较大。一般清晨起床活动后血压迅速升高，夜间血压较低；冬季血压较高，夏季血压较低；情绪不稳定时血压高；在医院或诊所血压明显增高，在家或医院外的环境中血压低。体检时可听到主动脉瓣区第二心音亢进、收缩期杂音，长期高血压时有心尖冲动明显增强、搏动范围扩大及心尖冲动左移体征，提示左心室增大。

（三）恶性或急进性高血压

表现为患者发病急骤，舒张压多持续在 17.3～18.7 kPa（130～140 mmHg）或更高。常有头痛、视力模糊或失明，视网膜可发生出血、渗出及视盘水肿，肾脏损害突出，持续蛋白尿、血尿及管型尿，病情进展迅速，如不及时治疗，易出现严重的脑、心、肾损害，发生脑血管意外、心力衰竭和尿毒症，最后多因尿毒症而死亡，但也可死于脑血管意外或心力衰竭。

六、并发症

（一）高血压危象

在情绪激动、精神紧张、过度劳累、寒冷等诱因作用下，小动脉发生强烈痉挛，血压突然急剧升高，收缩压可达 34.7 kPa（260 mmHg）、舒张压可达 16.0 kPa（120 mmHg）以上，影响重要脏器血液供应而出现危急症状。在高血压的早、中、晚期均可发生。患者出现头痛、恶心、呕吐、烦躁、心悸、出汗、视力模糊等征象，伴有椎-基底动脉、视网膜动脉、冠状动脉等累及的缺血表现。

(二)高血压脑病

高血压脑病发生在重症高血压患者，是指血压突然或短期内明显升高，由于过高的血压干扰了脑血管的自身调节机制，脑组织血流灌注过多造成脑水肿，出现中枢神经功能障碍征象。临床表现为弥漫性严重头痛、呕吐、烦躁、意识模糊、精神错乱、局灶性或全身抽搐，甚至昏迷。

(三)主动脉夹层

主动脉夹层指主动脉腔内的血液通过内膜的破口进入主动脉壁中层而形成的血肿，夹层分离突然发生时多数患者突感胸部疼痛，向前胸及后背放射，随夹层涉及范围而可以延至腹部、下肢及颈部。疼痛剧烈难以忍受，起病后即达高峰，呈刀割或撕裂样。突发剧烈的胸痛常误诊为急性心肌梗死。高血压是导致本病的重要因素。患者因剧痛而有休克外貌，焦虑不安、大汗淋漓、面色苍白、心率加速，从而使血压增高。

(四)其他

其他并发症有急性左心衰竭、急性冠脉综合征、脑出血、脑血栓形成、腔隙性脑梗死、慢性肾衰竭等。

七、辅助检查

(一)测量血压

定期测量血压是早期诊断高血压和评估严重程度的主要方法，采用经验证合格的水银柱或电子血压计，测量安静休息坐位时上臂肱动脉处血压，必要时还应测量平卧位和站立位血压。但须在未服用降压药物情况下的不同时间测量 3 次血压才能确诊。对偶有血压超出正常值者，需定期重复测量后确诊。通常在医疗单位或家中随机测血压的方式不能可靠地反映血压的波动和在休息、日常活动状态下的情况。近年来，24 小时动态血压监测已逐渐应用于临床及高血压的防治工作上。一般监测的时间为 24 小时，测压时间间隔为 15～30 分钟，可较为客观和敏感地反映患者的实际血压水平，可了解血压的昼夜变化节律性和变异性，估计靶器官损害与预后，比随机测血压更为准确。动态血压监测的参考标准正常值：24 小时低于 17.3/10.7 kPa(130/80 mmHg)，白天低于 18.0/11.3 kPa(135/85 mmHg)，夜间低于 16.7/10.0 kPa(125/75 mmHg)。正常血压波动夜间 2～3 时处于血压最低，清晨迅速上升，上午 6～10 时和下午 4～8 时出现两个高峰，之后缓慢下降。高血压患者的动态血压曲线也类似，但波动幅度较正常血压时大。

(二)体格检查

除常规检查外，还有身高，体重，双上肢血压，颈动脉及上、下肢动脉搏动情况，颈、腹部血管有无杂音，腹主动脉搏动，肾增大，眼底等的情况。

(三)尿液检查

通过肉眼观察尿的颜色、透明度、有无血尿；测比重、pH、糖和蛋白含量，并做镜下检验。尿比重降低(<1.010)提示肾小管浓缩功能障碍。正常尿液 pH 为 5～7，原发性醛固酮增多症尿呈酸性。

(四)血生化检查

空腹血糖、血钾、肌酐、尿素氮、尿酸、胆固醇、甘油三酯、低密度脂蛋白、高密度脂蛋白等。

(五)超声心动图

超声心动图能更为可靠地诊断左心室肥厚，测定计算所得的左心室重量指数(LVMI)，是一项反映左心室肥厚及其程度的较为准确的指标，与病理解剖的相关性和符合率好。超声心动图还可评价高血压患者的心功能，包括左心室射血分数、收缩功能、舒张功能。

(六)眼底检查

眼底检查可见血管迂曲，颜色苍白，反光增强，动脉变细，视网膜渗出、出血，视盘水肿等。眼底改变可反映高血压的严重程度，分为4级：Ⅰ级，动脉出现轻度硬化、狭窄、痉挛、变细；Ⅱ级，视网膜动脉中度硬化、狭窄，出现动脉交叉压迫，静脉阻塞；Ⅲ级，动脉中度以上狭窄伴局部收缩，视网膜有棉絮状渗出、出血和水肿；Ⅳ级，出血或渗出物伴视盘水肿。高血压眼底改变与病情的严重程度和预后密切相关。

(七)胸透或胸部X线片、心电图

胸透或胸部X线片、心电图对诊断高血压及评估预后都有帮助。

八、治疗

(一)目的

治疗目的是通过降压治疗使高血压患者的血压达标，以期最大限度地降低心脑血管发病和死亡的总危险。

(二)降压目标值

一般高血压人群降压目标值＜18.7/12.0 kPa(140/90 mmHg)；高血压高危患者(糖尿病及肾病)降压目标值＜17.3/10.7 kPa(130/80 mmHg)；老年收缩期性高血压的降压目标值：收缩压18.7～20.0 kPa(140～150 mmHg)，舒张压＜12.0 kPa(90 mmHg)但不低于8.7～9.3 kPa(65～70 mmHg)，舒张压降得过低可能抵消收缩压下降得到的好处。

(三)非药物治疗

非药物治疗主要是改善生活方式，改善生活方式对降低血压和心脑血管危险的作用已得到广泛认可，所有患者都应采用，这些措施包括以下几点。

1.戒烟

吸烟所致的危害是使高血压并发症(如心肌梗死、脑卒中和猝死)的危险性显著增加，加重脂质代谢紊乱，降低胰岛素敏感性，降低内皮细胞依赖性血管扩张效应，并降低或抵消降压治疗的疗效。戒烟对心脑血管的益处任何年龄组均可显示。

2.减轻体重

超重10%以上的高血压患者体重减少5 kg，血压便有明显降低，体重减轻亦可增加降压药物疗效，对改善糖尿病、胰岛素抵抗、高脂血症和左心室肥厚等均有益。

3.减少过多的乙醇摄入

戒酒和减少饮酒可使血压显著降低，适量饮酒仍有明显加压反应者应戒酒。

4.适当运动

适当运动有利于改善胰岛素抵抗和减轻体重，提高心血管调节能力，稳定血压水平。较好的运动方式是低或中等强度的运动，可根据年龄及身体状况选择，中老年高血压患者可选择步行、慢跑、上楼梯、骑车等，一般每周3～5次，每次30～60分钟。运动强度可采用心率监测法，运动时心率不应超过最大心率(180或170次/分)的60%。

5.减少钠盐的摄入量、补充钙和钾盐

膳食中大部分钠盐来自烹调用盐和各种腌制品，所以应减少烹调用盐及腌制品的食用，每人每天食盐量摄入应少于 2.4 g(相当于氯化钠 6 g)。通过食用含钾丰富的水果(如香蕉、橘子)和蔬菜(如油菜、香菇、大枣等),增加钾的摄入。喝牛奶增加钙的摄入。

6.多食含维生素丰富的食物

多吃水果和蔬菜,减少食物中饱和脂肪酸的含量和脂肪总量。

7.减轻精神压力,保持心理平衡

长期精神压力和情绪忧郁是降压治疗效果欠佳的重要原因,亦可导致高血压。应对患者做耐心的劝导和心理疏导,鼓励其参加社交活动、户外活动等。

(四)降压药物治疗对象

高血压 2 级或以上患者[≥21.3/13.3 kPa(160/100 mmHg)];高血压合并糖尿病或心、脑、肾靶器官损害患者;血压持续升高 6 个月以上,改善生活方式后血压仍未获得有效控制者。从心血管危险分层的角度,高危和极高危患者应立即开始使用降压药物强化治疗。中危和低危患者则先继续监测血压和其他危险因素,之后再根据血压状况决定是否开始药物治疗。

(五)降压药物治疗

1.降压药物分类

现有的降压药种类很多,目前常用降压药物可归纳为以下几大类(表 4-2):利尿药、β 受体阻滞剂、钙通道阻滞剂、血管紧张素转化酶抑制剂和血管紧张素Ⅱ受体阻滞剂、α 受体阻滞剂。

表 4-2 常用降压药物名称、剂量及用法

药物种类	药名	剂量	用法(每天)
利尿药	氢氯噻嗪	12.5～25.0 mg	1～3 次
	呋塞米	20 mg	1～2 次
	螺内酯	20 mg	1～3 次
β 受体阻滞剂	美托洛尔	12.5～50.0 mg	2 次
	阿替洛尔	12.5～25.0 mg	1～2 次
钙通道阻滞剂	硝苯地平控释片	30 mg	1 次
	地尔硫䓬缓释片	90～180 mg	1 次
血管紧张素转化酶抑制剂	卡托普利	25～50 mg	2～3 次
	依那普利	5～10 mg	1～2 次
血管紧张素Ⅱ受体阻滞剂	缬沙坦	80～160 mg	1 次
	伊贝沙坦	150 mg	1 次
α 受体阻滞剂	哌唑嗪	0.5～3.0 mg	2～3 次
	特拉唑嗪	1～8 mg	1 次

2.联合用药

临床实际使用降压药时,由于患者心血管危险因素状况、并发症、靶器官损害、降压疗效、药物费用及不良反应等,都可能影响降压药的具体选择。任何药物在长期治疗中均难以完全避免其不良反应,联合用药可使不同的药物互相取长补短,有可能减轻或抵消某些不良反应。联合用药可减少单一药物剂量,提高患者的耐受性和依从性。现在认为,2 级高血压[≥21.3/13.3 kPa(160/100 mmHg)]患者在开始时就可以采用两种降压药物联合治疗,有利于血压在相对较短的时间内达到目标值。比较合理的两种降压药联合治疗方案是利尿药与 β 受体阻滞剂;利尿药与

ACEI或血管紧张素Ⅱ受体阻滞剂(ARB);二氢吡啶类钙通道阻滞剂与β受体阻滞剂;钙通道阻滞剂与ACEI或ARB,α受体阻滞剂和β受体阻滞剂。必要时也可用其他组合,包括中枢作用药(如α_2受体激动剂、咪哒唑啉受体调节剂),以及ACEI与ARB;国内研制了多种复方制剂,如复方降压片、降压0号等,以当时常用的利舍平、双肼屈嗪、氢氯噻嗪为主要成分,因其有一定降压效果,服药方便且价格低廉而广泛使用。

(六)高血压急症的治疗

高血压急症是指短时期内血压重度升高,收缩压>26.7 kPa(200 mmHg)和/或舒张压>17.3 kPa(130 mmHg),伴有重要器官组织(如大动脉、心脏、脑、肾脏、眼底)的严重功能障碍或不可逆性损害。需要做紧急处理。

1.迅速降压

(1)硝普钠:同时直接扩张动脉和静脉,降低前、后负荷。开始时以50 mg/500 mL浓度每分钟10～25 μg速率静脉滴注,即刻发挥降压作用。使用硝普钠必须密切观察血压,避光静脉滴注,根据血压水平仔细调节滴注速度,硝普钠可用于各种高血压急症。一般使用不超过7天,长期或大剂量使用应注意可能发生氰化物中毒。

(2)硝酸甘油:选择性扩张冠状动脉与大动脉和扩张静脉。开始时以每分钟5～10 μg速度静脉点滴,然后根据血压情况增加滴注速度至每分钟20～50 μg。降压起效快,停药后作用消失亦快。硝酸甘油主要用于急性冠脉综合征或急性心力衰竭时的高血压急症。不良反应有头痛、心动过速、面部潮红等。

(3)地尔硫䓬:非二氢吡啶类钙通道阻滞剂,降压同时具有控制快速性室上性心律失常和改善冠状动脉血流量作用。配制成50～60 mg/500 mL浓度,以每小时5～15 mg速度静脉点滴,根据血压变化调整静脉输液速度。地尔硫䓬主要用于急性冠脉综合征、高血压危象。不良作用有面部潮红、头痛等。

(4)酚妥拉明:配制成10～30 mg/500 mL浓度缓慢静脉滴注,主要用于嗜铬细胞瘤高血压危象。

(5)其他药物:对血压显著增高但症状不严重者,可舌下含用硝苯地平10 mg,或口服卡托普利12.5～25.0 mg,哌唑嗪1～2 mg等。降压不宜过快过低。血压控制后,需口服降压药物或继续注射降压药物以维持疗效。

2.制止抽搐

可用地西泮10～20 mg静脉注射,苯巴比妥0.1～0.2 g肌内注射。亦可给予25%硫酸镁溶液10 mL深部肌内注射,或以5%葡萄糖溶液20 mL稀释后缓慢静脉注射。

3.脱水、排钠、降低颅内压

(1)呋塞米20～40 mg或依他尼酸25～50 mg加入50%葡萄糖溶液20～40 mL中,静脉注射。

(2)20%甘露醇或25%山梨醇静脉快速滴注,半小时内滴完。

4.其他并发症的治疗

对主动脉夹层分离,应采取积极的降压治疗,诊断确定后,宜施行外科手术治疗。

九、护理

(一)一般护理

1.休息

早期高血压患者可参加工作,但不要过度疲劳,坚持适当的锻炼,如骑自行车、跑步、做体操及打太极拳等。要有充足的睡眠,保持心情舒畅,避免精神紧张和情绪激动,消除恐惧、焦虑、悲观等不良情绪。晚期血压持续增高,伴有心、肾、脑病时应卧床休息。关心体贴患者,使其精神愉快,鼓励患者树立战胜疾病的信心。

2.饮食

应给低盐、低脂肪、低热量饮食,以减轻体重。因为摄入总热量太大超过消耗量,多余的热量转化为脂肪,身体就会发胖,体重增加,提高血液循环的要求,必定升高血压。鼓励患者多食水果、蔬菜,戒烟,控制饮酒、咖啡、浓茶等刺激性饮料。少吃胆固醇含量高的食物,对服用排钾利尿药的患者应注意补充含钾高的食物,如蘑菇、香蕉、橘子等。肥胖者应限制热能摄入,控制体重在理想范围之内。

3.病房环境

病房环境应整洁、安静、舒适、安全。

(二)对症护理及病情观察护理

1.剧烈头痛

当出现剧烈头痛伴恶心、呕吐,常为血压突然升高、高血压脑病,应立即让患者卧床休息,并测量血压及脉搏、心率、心律,积极协助医师采取降压措施。

2.呼吸困难、发绀

呼吸困难、发绀是高血压引起的左心衰竭所致,应立即给予舒适的半卧位,及时给予氧气吸入。按医嘱应用洋地黄治疗。

3.心悸

严密观察脉搏、心率、心律变化并做记录。安静休息,严禁下床,并安慰患者,消除紧张情绪。

4.水肿

晚期高血压伴心、肾衰竭时可出现水肿。护理中注意严格记录出入量,限制钠盐和水分摄入。严格卧床休息,注意皮肤护理,严防压疮发生。

5.昏迷、瘫痪

昏迷、瘫痪是晚期高血压致脑血管意外所引起。应注意安全护理,防止患者坠床、窒息、肢体烫伤等。

6.病情观察护理

对血压持续增高的患者,应每天测量血压 2～3 次,并做好记录,必要时测立、坐、卧位血压,掌握血压变化规律。如血压波动过大,要警惕脑出血的发生。如在血压急剧增高的同时,出现头痛、视物模糊、恶心、呕吐、抽搐等症状,应考虑高血压脑病的发生。如出现端坐呼吸、喘憋、发绀、咳粉红色泡沫痰等,应考虑急性左心衰竭的发生。出现上述各种表现时均应立即送医院进行紧急救治。另外,在变换体位时也应动作缓慢,以免发生意外。有些降压药可引起水、钠潴留。因此,需每天测体重,准确记录出入量,观察水肿情况,注意保持出入量的平衡。

(三)用药观察与护理

1.用药原则

终身用药,缓慢降压,从小剂量开始逐步增加剂量,即使血压降至理想水平后,也应服用维持量。老年患者服药期间改变体位要缓慢,以免发生意外。合理联合用药。

2.药物不良反应观察

使用噻嗪类和袢利尿药时应注意血钾、血钠的变化;用β受体阻滞剂应注意其抑制心肌收缩力、心动过缓、房室传导时间延长、支气管痉挛、低血糖、血脂升高的不良反应;钙通道阻滞剂硝苯地平的不良反应有头痛、面红、下肢水肿、心动过速;血管紧张素转化酶抑制剂可有头晕、乏力、咳嗽、肾功能损害等不良反应。

(四)心理护理

患者多表现有易激动、焦虑及抑郁等心理特点,而精神紧张、情绪激动、不良刺激等因素均与高血压密切相关。因此,对待患者应耐心、亲切、和蔼、周到。根据患者特点,有针对性地进行心理疏导。同时,让患者了解控制血压的重要性,帮助患者训练自我控制的能力,参与自身治疗护理方案的制订和实施,指导患者坚持长期的饮食、药物、运动治疗,将血压控制在接近正常的水平,以减少对靶器官的进一步损害,定期复查。

十、出院指导

(一)饮食调节指导

强调高血压患者要以低盐、低脂肪、低热量、低胆固醇饮食为宜;少吃或不吃含饱和脂肪酸的动物脂肪,多食含维生素的食物,多摄入富含钾、钙的食物,食盐量应控制在 3～5 g/d,严重高血压病患者的食盐量控制在 1～2 g/d。饮食要定量、均衡、不暴饮暴食;同时适当地减轻体重,有利于降压。戒烟和控制酒量。

(二)休息和锻炼指导

高血压患者的休息和活动应根据患者的体质、病情适当调节,病重体弱者应以休息为主。随着病情好转,血压稳定,每天适当从事一些工作、学习、劳动将有益身心健康;还可以增加一些适宜的体能锻炼,如散步、慢跑、打太极拳、做体操等有氧活动。患者应在运动前了解自己的身体状况,以此来决定自己的运动种类、强度、频度和持续时间。注意规律生活,保证充足的休息和睡眠,对于睡眠差、易醒、早醒者,可在睡前饮热牛奶 200 mL,或用 40～50 ℃温水泡足 30 分钟,或选择自己喜爱的放松精神情绪的音乐协助入睡。总之,要注意劳逸结合,养成良好的生活习惯。

(三)心理健康指导

高血压病的发病机制是除躯体因素外,心理因素占主导地位,强烈的焦虑、紧张、愤怒及压抑常为高血压病的诱发因素,因此教会患者自我调节和自我控制是关键。护士要鼓励患者保持豁达、开朗愉快的心境和稳定的情绪,培养广泛的爱好和兴趣。同时指导家属为患者创造良好的生活氛围,避免引起患者情绪紧张、激动和悲哀等不良刺激。

(四)血压监测指导

建议患者自行购买血压计,随时监测血压。指导患者和家属正确测量血压的方法,监测血压、做好记录,复诊时对医师加减药物剂量会有很好的参考性。

(五)用药指导

由于高血压是一种慢性病,需要终身服药治疗,而这种治疗要患者自己或家属配合进行,所以患者及家属要了解服用的药物种类及用药剂量、用药方法、药物的不良反应、服用药物的最佳时间,以便发挥药物的最佳效果和减少不良反应。出现不良反应,要及时报告主诊医师,以便调整药物及采取必要的处理措施。切不可血压降下来就停药,血压上升又服药,血压反复波动,对健康极为不利。由于这类患者大多年纪较大,容易遗忘服药,可建议患者在家中醒目之处做标记,以起到提示作用。血压显著增高多年的患者,血压不宜下降过快,因为患者往往不能适应,并可导致心、脑、肾血液的供应不足而引起脑血管意外,如使用可引起明显直立性低血压药物时,应向患者说明平卧起立或坐位起立时,动作要缓慢,以免血压突然下降,出现晕厥而发生意外。

(六)按时就医

服完药出现血压升高或过低,血压波动大,出现眼花、头晕、恶心呕吐、视物不清、偏瘫、失语、意识障碍、呼吸困难、肢体乏力等情况时,立即到医院就医。如病情危重,可求助120急救中心。

(袁海红)

第二节 心律失常

一、疾病概述

(一)概念和特点

心律失常是指心脏冲动频率、节律、起源部位、传导速度或激动次序的异常。按其发生原理可分为冲动形成异常和冲动传导异常两大类。按照心律失常发生时心率的快慢,可分为快速性与缓慢性心律失常两大类。

心律失常可发生在没有明确心脏病或其他原因的患者。心律失常的后果取决于其对血流动力学的影响,可从心律失常对心、脑、肾灌注的影响来判断。轻者患者可无症状,一般表现为心悸,但也可出现心绞痛、气短、晕厥等症状。心律失常持续时间不一,有时仅持续数秒、数分,有时可持续数天以上,如慢性心房颤动。

(二)相关病理生理

正常生理状态下,促成心搏的冲动起源于窦房结,并以一定的顺序传导于心房与心室,使心脏在一定频率范围内发生有规律的搏动。如果心脏内冲动的形成异常和/或传导异常,使整个心脏或其一部分的活动变为过快、过慢或不规则,或者各部分活动的程序发生紊乱,即形成心律失常。心律失常有多种不同的发生机制,如折返、自律性改变、触发活动和平行收缩等。然而,由于条件限制,目前能直接对人在体内心脏研究的仅限于折返机制,临床检查尚不能判断大多数心律失常的电生理机制。产生心律失常的电生理机制主要包括冲动发生异常、冲动传导异常及触发活动。

(三)主要病因与诱因

1.器质性心脏病

心律失常可见于各种器质性心脏病,其中以冠心病、心肌病、心肌炎和风湿性心脏病为多见,尤其在发生心力衰竭或急性心肌梗死时。

2.非心源性疾病

几乎其他系统疾病均可引发心律失常,常见的有内分泌失调、麻醉、低温、胸腔或心脏手术、中枢神经系统疾病及自主神经功能失调等。

3.酸碱失衡和电解质紊乱

各种酸碱代谢紊乱、钾代谢紊乱可使传导系统或心肌细胞的兴奋性、传导性异常而引起心律失常。

4.理化因素和中毒

电击可直接引起心律失常甚至死亡,中暑、低温也可导致心律失常。某些药物可引起心律失常,其机制各不相同,洋地黄、奎尼丁、氨茶碱等直接作用于心肌,洋地黄、夹竹桃、蟾蜍等通过兴奋迷走神经,拟肾上腺素药、三环类抗抑郁药等通过兴奋交感神经,可溶性钡盐、棉酚、排钾性利尿药等引起低钾血症,窒息性毒物则引起缺氧诱发心律失常。

5.其他

发生在健康者的心律失常也不少见,部分病因不明。

(四)临床表现

心律失常的诊断大多数要靠心电图,但相当一部分患者可根据病史和体征作出初步诊断。详细询问发作时的心率快慢,节律是否规整,发作起止与持续时间,发作时是否伴有低血压、昏厥、心绞痛或心力衰竭等表现及既往发作的诱因、频率和治疗经过,有助于心律失常的诊断,同时要对患者全身情况、既往治疗情况等进行全面的了解。

(五)辅助检查

1.心电图检查

心电图检查是诊断心律失常最重要的一项无创性检查技术。应记录12导联心电图,并记录清楚显示P波导联的心电图长条以备分析,通常选择 V_1 导联或Ⅱ导联。必要时采用动态心电图,连续记录患者24小时的心电图。

2.运动试验

患者在运动时出现心悸,可做运动试验协助诊断。运动试验诊断心律失常的敏感性不如动态心电图。

3.食管心电图

解剖上左心房后壁毗邻食管,因此,插入食管电极导管并置于心房水平时,能记录到清晰的心房电位,并能进行心房快速起搏或程序电刺激。

4.心腔内电生理检查

心腔内电生理检查是将几根多电极导管经静脉和/或动脉插入,放置在心腔内的不同部位辅以8～12通道以上多导生理仪,同步记录各部位电活动,包括右心房、右心室、希氏束、冠状静脉窦(反映左心房、左心室电活动)。其适应证包括:①窦房结功能测定;②房室与室内传导阻滞;③心动过速;④不明原因晕厥。

5.三维心脏电生理标测及导航系统

三维心脏电生理标测及导航系统(三维标测系统)是近年来出现的新的标测技术,能够减少X线曝光时间,提高消融成功率,加深对心律失常机制的理解。

(六)窦性心律失常治疗原则

(1)若患者无心动过缓有关的症状,不必治疗,仅定期随诊观察。对于有症状的病窦综合征患者,应接受起搏器治疗。

(2)心动过缓-心动过速综合征患者发作心动过速,单独应用抗心律失常药物治疗可能加重心动过缓。应用起搏治疗后,患者仍有心动过速发作,可同时应用抗心律失常药物。

(七)房性心律失常治疗原则

1.房性期前收缩

无须治疗。当有明显症状或因房性期前收缩触发室上性心动过速时,应给予治疗。治疗药物包括普罗帕酮、莫雷西嗪或β受体阻滞剂。

2.房性心动过速

(1)积极寻找病因,针对病因治疗。

(2)抗凝治疗。

(3)控制心室率。

(4)转复窦性心律。

3.心房扑动

(1)药物治疗:减慢心室率的药物包括β受体阻滞剂、钙通道阻滞剂(维拉帕米、地尔硫䓬)或洋地黄制剂(地高辛、毛花苷C)。转复心房扑动的药物包括ⅠA(如奎尼丁)或ⅠC(如普罗帕酮)类抗心律失常药,如心房扑动患者合并冠心病、充血性心力衰竭等时,不用ⅠA或ⅠC类药物,应选用胺碘酮。

(2)非药物治疗:直流电复律是终止心房扑动最有效的方法。其次食管调搏也是转复心房扑动的有效方法。射频消融可根治心房扑动。

(3)抗凝治疗:持续性心房扑动的患者,发生血栓栓塞的风险明显增高,应给予抗凝治疗。

4.心房颤动

应积极寻找心房颤动的原发疾病和诱发因素,进行相应处理。

治疗包括:①抗凝治疗;②转复并维持窦性心律;③控制心室率。

(八)房室交界区性心律失常治疗原则

1.房室交界区性期前收缩

通常无须治疗。

2.房室交界区性逸搏与心律

一般无须治疗,必要时可起搏治疗。

3.非阵发性房室交界区性心动过速

主要针对病因治疗。洋地黄中毒引起者可停用洋地黄,可给予钾盐、利多卡因或β受体阻滞剂治疗。

4.与房室交界区相关的折返性心动过速

急性发作期应根据患者的基础心脏状况,既往发作的情况及对心动过速的耐受程度做出适当处理。

主要药物治疗如下述。

(1)腺苷与钙通道阻滞剂:为首选。起效迅速,不良反应为胸部压迫感、呼吸困难、面部潮红、窦性心动过缓、房室传导阻滞等。

(2)洋地黄与β受体阻滞剂:静脉注射洋地黄可终止发作。对伴有心功能不全患者仍作为首选。β受体阻滞剂也能有效终止心动过速,选用短效β受体阻滞剂较合适如艾司洛尔。

(3)普罗帕酮 1～2 mg/kg 静脉注射。

(4)其他:食管心房调搏术、直流电复率等。

预防复发:是否需要给予患者长期药物预防,取决于发作的频繁程度及发作的严重性。药物的选择可依据临床经验或心内电生理试验结果。

5.预激综合征

对于无心动过速发作或偶有发作但症状轻微的预激综合征患者的治疗,目前仍存有争议。如心动过速发作频繁伴有明显症状,应给予治疗。治疗方法包括药物和导管消融。

(九)室性心律失常治疗原则

1.室性期前收缩

首先应对患者室性期前收缩的类型、症状及其原有心脏病变做全面的了解;然后根据不同的临床状况决定是否给予治疗、采取何种方法治疗及确定治疗的终点。

2.室性心动过速

一般遵循的原则:有器质性心脏病或有明确诱因应首先给予针对性治疗;无器质性心脏病患者发生非持续性短暂室速,如无症状或无血流动力学影响,处理的原则与室性期前收缩相同;持续性室性发作,无论有无器质性心脏病,应给予治疗。

3.心室扑动与颤动

快速识别心搏骤停、高声呼救、进行心肺复苏,包括胸外按压、开放气道、人工呼吸、除颤、气管插管、吸氧、药物治疗等。

(十)心脏传导阻滞治疗原则

1.房室传导阻滞

应针对不同病因进行治疗。一度与二度Ⅰ型房室传导阻滞心室率不太慢者,无须特殊治疗。二度Ⅱ型与三度房室传导阻滞如心室率显著缓慢,伴有明显症状或血流动力学障碍,甚至Adams-Strokes 综合征发作者,应给予起搏治疗。

2.室内传导阻滞

慢性单侧束支阻滞的患者如无症状,无须接受治疗。双分支与不完全性三分支阻滞有可能进展为完全性房室传导阻滞,但是否一定发生及何时发生均难以预料,不必常规预防性起搏器治疗。急性前壁心肌梗死发生双分支、三分支阻滞或慢性双分支、三分支阻滞,伴有晕厥或阿斯综合征发作者,则应及早考虑心脏起搏器治疗。

二、护理评估

(一)一般评估

心律失常患者的生命体征,发作间歇期无异常表现。发作期则出现心悸、气短、不敢活动,心电图显示心率过快、过慢、不规则或暂时消失而形成窦性停搏。

(二)身体评估

发作时体格检查应着重于判断心律失常的性质及心律失常对血流动力学状态的影响。听诊心音了解心室搏动率的快、慢和规则与否,结合颈静脉搏动所反映的心房活动情况,有助于作出心律失常的初步鉴别诊断。缓慢(＜60次/分)而规则的心率为窦性心动过缓,快速(＞100次/分)而规则的心率常为窦性心动过速。窦性心动过速较少超过160次/分,心房扑动伴2∶1房室传导时心室率常固定在150次/分左右。不规则的心律中以期前收缩为最常见,快而不规则者以心房颤动或心房扑动、房速伴不规则房室传导阻滞为多。心律规则而第一心音强弱不等(大炮音),尤其是伴颈静脉搏动间断不规则增强(大炮波),提示房室分离,多见于完全性或室速。

(三)心理-社会评估

心律失常患者常有焦虑、恐惧等负性情绪,护理人员应做好以下几点:①帮助患者认识到自己的情绪反应,承认自己的感觉,指导患者使用放松术。②安慰患者,告诉患者较轻的心律失常通常不会威胁生命。有条件时安排单人房间,避免与其他焦虑患者接触。③经常巡视病房,了解患者的需要,帮助其解决问题,如主动给患者介绍环境,耐心解答有关疾病的问题等。

(四)辅助检查结果的评估

1.心电图检查

心律失常发作时的心电图记录是确诊心律失常的重要依据。应记录12导联心电图,包括较长的Ⅱ或V_1导联记录。注意P和QRS波形态、P-QRS关系、P-P、P-R与R-R间期,判断基本心律是窦性还是异位。通过逐个分析提早或延迟心搏的性质和来源,最后判断心律失常的性质。

2.动态心电图

对心律失常的检出率明显高于常规心电图,尤其是对易引起猝死的恶性心律失常的检出尤为有意义。对心律失常的诊断优于普通心电图。

3.运动试验

运动试验可增加心律失常的诊断率和敏感性,是对心电图检查很好的补充,但运动试验有一定的危险性,需严格掌握禁忌证。

4.食管心电图

食管心电图是食管心房调搏最佳起搏点判定的可靠依据,更能在心律失常的诊断与鉴别诊断方面起到特殊而独到的作用。食管心电图与心内电生理检查具有高度的一致性,为导管射频消融术根治阵发性室上性心动过速提供可靠的分型及定位诊断。亦有助于不典型的预激综合征患者确立诊断。

5.心腔内电生理检查

心腔内电生理检查为有创性电生理检查,除能确诊缓慢性和快速性心律失常的性质外,还能在心律失常发作间隙应用程序电刺激方法判断窦房结和房室传导系统功能,诱发室上性和室性快速性心律失常,确定心律失常起源部位,评价药物与非药物治疗效果,以及为手术、起搏或消融治疗提供必要的信息。

(五)常用药物治疗效果的评估

(1)治疗缓慢性心律失常:一般选用增强心肌自律性和/或加速传导的药物,如拟交感神经药、迷走神经抑制药或碱化剂(摩尔乳酸钠或碳酸氢钠)。护理评估:①服药后心悸、乏力、头晕、胸闷等临床症状有无改善;②有无不良反应发生。

(2)治疗快速性心律失常：选用减慢传导和延长不应期的药物，如迷走神经兴奋剂，拟交感神经药间接兴奋迷走神经或抗心律失常药物。护理评估：①用药后的疗效，有无严重不良反应发生；②药物疗效不佳时，考虑电转复或射频消融术治疗，并做好术前准备。

(3)临床上抗心律失常药物繁多，药物的分类主要基于其对心肌的电生理学作用。治疗缓慢性心律失常的药物，主要提高心脏起搏和传导功能，如肾上腺素类药物(肾上腺素、异丙肾上腺素)，拟交感神经药如阿托品、山莨菪碱，β受体兴奋剂如多巴胺类、沙丁胺醇等。

(4)及时就诊的指标：①心动过速发作频繁伴有明显症状如低血压、休克、心绞痛、心力衰竭或晕厥等；②出现洋地黄中毒症状。

三、主要护理诊断/问题

(一)活动无耐力

与心律失常导致心悸或心排血量减少有关。

(二)焦虑

与心律失常反复发作，对治疗缺乏信心有关。

(三)有受伤的危险

与心律失常引起的头晕、晕厥有关。

(四)潜在并发症

心力衰竭、脑栓塞、猝死。

四、护理措施

(一)体位与休息

当心律失常发作导致胸闷、心悸、头晕等不适时采取高枕卧位、半卧位或其他舒适体位，尽量避免左侧卧位，以防左侧卧位时感觉到心脏搏动而加重不适。有头晕、晕厥发作或曾有跌倒病史者应卧床休息。保证患者充分的休息与睡眠，必要时遵医嘱给予镇静药。

(二)给氧

伴呼吸困难、发绀等缺氧表现时，给予氧气吸入，2～4 L/min。

(三)饮食

控制膳食总热量，以维持正常体重为度，40 岁以上者尤应预防发胖。一般以体重指数(BMI)20～24 为正常体重。或以腰围为标准，一般以女性≥80 cm，男性≥85 cm 为超标。超重或肥胖者应减少每天进食的总热量，以低脂(30%/d)、低胆固醇(200 mg/d)膳食，并限制酒及糖类食物的摄入。严禁暴饮暴食。以免诱发心绞痛或心肌梗死。合并高血压或心力衰竭者，应同时限制钠盐。避免摄入刺激性食物如咖啡、浓茶等，保持大便通畅。

(四)病情观察

严密进行心电监测，出现异常心律变化，如 3～5 次/分的室性期前收缩或阵发性室性心动过速，窦性停搏、二度Ⅱ型或三度房室传导阻滞等，立即通知医师。应将急救药物备好，需争分夺秒地迅速给药。有无心悸、胸闷、胸痛、头晕、晕厥等。检测电解质变化，尤其是血钾。

(五)用药指导

接受各种抗心律失常药物治疗的患者，应在心电监测下用药，以便掌握心律的变化情况和观察药物疗效。密切观察用药反应，严密观察穿刺局部情况，谨防药物外渗。皮下注射给予抗凝溶栓及抗血小板药时，注意更换注射部位，避免按摩，应持续按压2～3分钟。严格按医嘱给药，避免食用影响药物疗效的食物。用药前、中、后注意心率、心律、P-R间期、Q-T间期等的变化，以判断疗效和有无不良反应。

（六）除颤的护理

持续性室性心动过速患者应用药物效果不明显时，护士应密切配合医师将除颤器电源接好，检查仪器性能是否完好，备好电极板，以便及时顺利除颤。对于缓慢型心律失常患者，应用药物治疗后仍不能增加心率，且病情有所发展或反复发作阿斯综合征时，应随时做好安装人工心脏起搏器的准备。

（七）心理护理

向患者说明心律失常的治疗原则，介绍介入治疗（如心导管射频消融术或心脏起搏器安置术）的目的及方法，以消除患者的紧张心理，使患者主动配合治疗。

（八）健康教育

1.疾病知识指导

向患者及家属讲解心律失常的病因、诱因及防治知识。

2.生活指导

指导患者劳逸结合，生活规律，保证充足的休息与睡眠。无器质性心脏病者应积极参加体育锻炼。保持情绪稳定，避免精神紧张、激动。改变不良饮食习惯，戒烟、酒、避免浓茶、咖啡、可乐等刺激性食物。保持大便通畅，避免排便用力而加重心律失常。

3.用药指导

嘱患者严格按医嘱按时按量服药，说明所用药物的名称、剂量、用法、作用及不良反应，不可随意增减药物的剂量或种类。

4.制订活动计划

评估患者心律失常的类型及临床表现，与患者及家属共同制订活动计划。对无器质性心脏病的良性心律失常患者，鼓励其正常工作和生活，保持心情舒畅，避免过度劳累。窦性停搏、二度Ⅱ型或三度房室传导阻滞、持续性室速等严重心律失常患者或快速心室率引起血压下降者，应卧床休息，以减少心肌耗氧量。卧床期间加强生活护理。

5.自我监测指导

教会患者及家属测量脉搏的方法，心律失常发作时的应对措施及心肺复苏术，以便于自我检测病情和自救。对安置心脏起搏器的患者，讲解自我监测与家庭护理方法。

6.及时就诊的指标

（1）当出现头晕、气促、胸闷、胸痛等不适症状。

（2）复查心电图发现异常时。

五、护理效果评估

（1）患者及家属掌握自我监测脉搏的方法，能复述疾病发作时的应对措施及心肺复苏术。

（2）患者掌握发生疾病的诱因，能采取相应措施尽可能避免诱因的发生。

（3）患者心理状态稳定，养成正确的生活方式。

（4）患者未发生猝死或发生致命性心律失常时能得到及时发现和处理。　**（袁海红）**

第三节　心　绞　痛

一、稳定型心绞痛

(一)概念和特点

稳定型心绞痛也称劳力性心绞痛，是在冠状动脉固定性严重狭窄基础上，由于心肌负荷的增加引起心肌急剧的、暂时的缺血缺氧的临床综合征。其特点为阵发性的前胸压榨性疼痛或憋闷感觉，主要位于胸骨后部，可放射至心前区和左上肢尺侧，常发生于劳力负荷增加时，持续数分钟，休息或用硝酸酯制剂后疼痛消失。疼痛发作的程度、频度、性质及诱发因素在数周至数月内无明显变化。

(二)相关病理生理

患者在心绞痛发作之前，常有血压增高、心律增快、肺动脉压和肺毛细血管压增高的变化，反映心脏和肺的顺应性减低。发作时可有左心室收缩力和收缩速度降低、射血速度减慢、左心室收缩压下降、心搏量和心排血量降低、左心室舒张末期压和血容量增加等左心室收缩和舒张功能障碍的病理生理变化。左心室壁可呈收缩不协调或部分心室壁有收缩减弱的现象。

(三)主要病因及诱因

本病的基本病因是冠脉粥样硬化。正常情况下，冠脉循环血流量具有很大的储备力量，其血流量可随身体的生理情况有显著的变化，休息时无症状。当劳累、激动、心力衰竭等使心脏负荷增加、心肌耗氧量增加时，对血液的需求增加，而冠脉的供血已不能相应增加，即可引起心绞痛。

(四)临床表现

1.症状

心绞痛以发作性胸痛为主要临床表现，典型疼痛的特点如下。

(1)部位：主要在胸骨体中、上段之后，可波及心前区，界限不很清楚。常放射至左肩、左臂尺侧达无名指和小指，偶有至颈、咽或下颌部。

(2)性质：胸痛常有压迫、憋闷或紧缩感，也可有烧灼感，偶尔伴有濒死感。

(3)持续时间：疼痛出现后常逐步加重，持续 3～5 分钟，休息或含服硝酸甘油可迅速缓解，很少超过半小时。可数天或数周发作 1 次，亦可 1 天内发作数次。

2.体征

心绞痛发作时，患者面色苍白、出冷汗、心率增快、血压升高、表情焦虑。心尖部听诊有时出现“奔马律”，可有暂时性心尖部收缩期杂音，是乳头肌缺血以致功能失调引起二尖瓣关闭不全所致。

3.诱因

发作常由体力劳动、情绪激动、饱餐、寒冷、吸烟、心动过速、休克等所致。

(五)辅助检查

1.心电图

(1)静息时心电图：约有半数患者在正常范围，也可有陈旧性心肌梗死的改变或非特异性 ST

段和T波异常。有时出现心律失常。

(2)心绞痛发作时心电图:绝大多数患者可出现暂时性心肌缺血引起的ST段压低($\geq$0.1 mV),有时出现T波倒置,在平时有T波持续倒置的患者,发作时可变为直立(假性正常化)。

(3)心电图负荷试验:运动负荷试验及24小时动态心电图,可显著提高缺血性心电图的检出率。

2.X线检查

心脏检查可无异常,若已伴发缺血性心肌病可见心影增大、肺充血等。

3.放射性核素

利用放射性铊心肌显像所示灌注缺损,提示心肌供血不足或血供消失,对心肌缺血诊断较有价值。

4.超声心动图

多数稳定型心绞痛患者静息时超声心动图检查无异常,有陈旧性心肌梗死者或严重心肌缺血者二维超声心动图可探测到坏死区或缺血区心室壁的运动异常,运动或药物负荷超声心动图检查可以评价心肌灌注和存活性。

5.冠状动脉造影

选择性冠状动脉造影可使左、右冠状动脉及主要分支得到清楚的显影,具有确诊价值。

(六)治疗原则

治疗原则是改善冠脉血供和降低心肌耗氧量以改善患者症状,提高生活质量,同时治疗冠脉粥样硬化,预防心肌梗死和死亡,以延长生存期。

1.发作时的治疗

(1)休息:发作时立即休息,一般患者停止活动后症状即可消失。

(2)药物治疗:宜选用作用快的硝酸酯制剂,这类药物除可扩张冠脉增加冠脉血流量外,还可扩张外周血管,减轻心脏负荷,从而缓解心绞痛。如硝酸甘油0.3～0.6 mg或硝酸异山梨酯3～10 mg舌下含化。

2.缓解期的治疗

缓解期一般不需卧床休息,应避免各种已知的诱因。

(1)药物治疗:以改善预后的药物和减轻症状、改善缺血的药物为主,如阿司匹林、氯吡格雷、β受体阻滞剂、他汀类药物、血管紧张素转化酶抑制剂、硝酸酯制剂,其他如代谢性药物、中医中药。

(2)非药物治疗:包括运动锻炼疗法、血管重建治疗、增强型体外反搏等。

二、不稳定型心绞痛

(一)概念和特点

目前已趋向将典型的稳定型劳力性心绞痛以外的缺血性胸痛统称为不稳定型心绞痛。不稳定型心绞痛根据临床表现可分为静息型心绞痛、初发型心绞痛、恶化型心绞痛3种类型。

(二)相关病理生理

与稳定型心绞痛的差别主要在于冠脉内不稳定的粥样斑块继发的病理改变,使局部的心肌血流量明显下降,如斑块内出血、斑块纤维帽出现裂隙、表面有血小板聚集和/或刺激冠脉痉挛,导致缺血性心绞痛，虽然也可因劳力负荷诱发，但劳力负荷终止后胸痛并不能缓解。

（三）主要病因及诱因

少部分不稳定型心绞痛患者心绞痛发作有明显的诱因。

1.增加心肌氧耗

感染、甲状腺功能亢进症或心律失常。

2.冠脉血流减少

低血压。

3.血液携氧能力下降

贫血和低氧血症。

（四）临床表现

1.症状

不稳定型心绞痛患者胸部不适的性质与典型的稳定型心绞痛相似，通常程度更重，持续时间更长，可达数十分钟，胸痛在休息时也可发生。

2.体征

体检可发现一过性第三心音或第四心音，以及由于二尖瓣反流引起的一过性收缩期杂音，这些非特异性体征也可出现在稳定型心绞痛和心肌梗死患者，但详细的体格检查可发现潜在的加重心肌缺血的因素，并成为判断预后非常重要的依据。

（五）辅助检查

1.心电图

（1）大多数患者胸痛发作时有一过性 ST 段（抬高或压低）和 T 波（低平或倒置）改变，其中 ST 段的动态改变（$\geqslant$0.1 mV 的抬高或压低）是严重冠脉疾病的表现，可能会发生急性心肌梗死或猝死。

（2）连续心电监护：连续 24 小时心电监测发现，85%～90%的心肌缺血可不伴有心绞痛症状。

2.冠脉造影及其他侵入性检查

在长期稳定型心绞痛基础上出现的不稳定型心绞痛患者，常有多支冠脉病变，而新发作静息心绞痛患者，可能只有单支冠脉病变。在所有的不稳定型心绞痛患者中，3 支血管病变占 40%，2 支血管病变占 20%，左冠脉主干病变约占 20%，单支血管病变约占 10%，没有明显血管狭窄者占 10%。

3.心脏标志物检查

心脏肌钙蛋白（cTn）T 及心肌蛋白 I 较传统的肌酸激酶（CK）和肌酸激酶同工酶（CK-MB）更为敏感、更可靠。

4.其他

胸部 X 线、心脏超声和放射性核素检查的结果与稳定型心绞痛患者的结果相似，但阳性发现率会更高。

（六）治疗原则

不稳定型心绞痛是严重、具有潜在危险的疾病，病情发展难以预料，应使患者处于监控之下，疼痛发作频繁或持续不缓解及高危组的患者应立即住院。其治疗包括抗缺血治疗、抗血栓治疗和根据危险度分层进行优创治疗。

1.一般治疗

发作时立即卧床休息，床边24小时心电监护，严密观察血压、脉搏、呼吸、心率、心律变化，有呼吸困难、发绀者应给氧吸入，维持血氧饱和度达到95%以上。如有必要，重测心肌坏死标志物。

2.止痛

烦躁不安、疼痛剧烈者，可考虑应用镇静药如吗啡5～10 mg皮下注射；硝酸甘油或硝酸异山梨酯持续静脉点滴或微量泵输注，以10 μg/min开始，每3～5分钟增加10 μg/min，直至症状缓解或出现血压下降。

3.抗凝(栓)

抗血小板和抗凝治疗是不稳定型心绞痛治疗至关重要的措施，应尽早应用阿司匹林、氯吡格雷和肝素或低分子肝素，以有效防止血栓形成，阻止病情进展为心肌梗死。

4.其他

对于个别病情极严重患者，保守治疗效果不佳，心绞痛发作时ST段≥0.1 mV，持续时间>20分钟，或血肌钙蛋白升高者，在有条件的医院可行急诊冠脉造影，考虑经皮冠脉成形术。

三、护理评估

(一)一般评估

(1)患者有无面色苍白、出冷汗、心率加快、血压升高。

(2)患者主诉有无心绞痛发作症状。

(二)身体评估

(1)有无表情焦虑、皮肤湿冷、出冷汗。

(2)有无心律增快、血压升高。

(3)心尖区听诊是否闻及收缩期杂音，或听到第三心音或第四心音。

(三)心理-社会评估

患者能否控制情绪，避免激动或愤怒，以减少心悸耗氧量；家属能否做到给予患者安慰及细心的照顾，并督促定期复查。

(四)辅助检查结果的评估

(1)心电图有无ST段及T波异常改变。

(2)24小时连续心电监测有无心肌缺血的改变。

(3)冠脉造影检查结果有无显示单支或多支病变。

(4)心脏标志物肌钙蛋白(cTn)T的峰值是否超过正常对照值的百分位数。

(五)常用药物治疗效果的评估

1.硝酸酯类药物

心绞痛发作时，能及时舌下含化，迅速缓解疼痛。

2.他汀类药物

长期服用可以维持低密度脂蛋白胆固醇的目标值<1.8 mmol/L(70 mg/dL)，且不出现肝酶和肌酶升高等不良反应。

四、主要护理诊断/问题

(一)胸痛

与心肌缺血、缺氧有关。

(二)活动无耐力

与心肌氧的供需失调有关。

(三)知识缺乏

缺乏控制诱发因素及预防心绞痛发作的知识。

(四)潜在并发症

心肌梗死。

五、护理措施

(一)休息与活动

1.适量运动

应以有氧运动为主,运动的强度和时间因病情和个体差异而不同,必要时在监测下进行。

2.心绞痛发作时

立即停止活动,就地休息。不稳定型心绞痛患者应卧床休息,并密切观察。

(二)用药的指导

1.心绞痛发作时

立即舌下含化硝酸甘油,用药后注意观察患者胸痛变化情况,如 3～5 分钟仍不缓解,隔 5 分钟后可重复使用。对于心绞痛发作频繁者,静脉滴注硝酸甘油时,患者及家属不要擅自调整滴速,以防低血压发生。部分患者用药后出现面部潮红、头部胀痛、头晕、心动过速、心悸等不适,应告知患者是药物的扩血管作用所致,不必有顾虑。

2.应用他汀类药物时

应严密监测转氨酶及肌酸激酶等生化指标,及时发现药物可能引起的肝脏损害和肌病。采用强化降脂治疗时,应注意监测药物的安全性。

(三)心理护理

安慰患者,消除紧张、不安情绪,改变急躁易怒性格,保持心理平衡。告知患者及家属过劳、情绪激动、饱餐、用力排便、寒冷刺激等都是心绞痛发作的诱因,应注意避免。

(四)健康教育

1.疾病知识指导

(1)合理膳食:宜摄入低热量、低脂、低胆固醇、低盐饮食,多食蔬菜、水果和粗纤维食物如芹菜、糙米等,避免暴饮暴食,应少食多餐。

(2)戒烟、限酒。

(3)适量运动:应以有氧运动为主,运动的强度和时间因病情和个体差异而不同,必要时在监测下进行。

(4)心理调适:保持心理平衡,可采取放松技术或与他人交流的方式缓解压力,避免心绞痛发作的诱因。

2.用药指导

指导患者出院后遵医嘱用药,不擅自增减药量,自我检测药物的不良反应。外出时随身携带硝酸甘油以备急用。硝酸甘油遇光易分解,应放在棕色瓶内存放于干燥处,以免潮解失效。药瓶开封后每 6 个月更换 1 次,以确保疗效。

3.病情检测指导

教会患者及家属心绞痛发作时的缓解方法,胸痛发作时应立即停止活动或舌下含服硝酸甘油。如连续含服 3 次仍不缓解,或心绞痛发作比以往频繁、程度加重、疼痛时间延长,应及时就医,警惕心肌梗死的发生。不典型心绞痛发作时,可能表现为牙痛、肩周炎、上腹痛等,为防误诊,应尽快到医院做相关检查。

4.及时就诊的指标

(1)心绞痛发作时,舌下含化硝酸酯类药物无效或重复用药仍未缓解。

(2)心绞痛发作比以往频繁、程度加重、疼痛时间延长。

六、护理效果评估

(1)患者能坚持长期遵医嘱用药物治疗。

(2)心绞痛发作时,能立即停止活动,并舌下含服硝酸甘油。

(3)能预防和控制缺血症状,减低心肌梗死的发生率。

(4)能戒烟、控制饮食和进行糖尿病治疗。

(5)能坚持定期门诊复查。

(袁海红)

第四节　心脏瓣膜病

心脏瓣膜病是由于炎症、缺血性坏死、退行性改变、黏液样变性、先天性畸形、创伤等原因引起单个或多个瓣膜的功能和/或结构异常,导致瓣膜口狭窄和/或关闭不全。瓣膜关闭不全和瓣膜口狭窄可单独发生,也可合并存在。风湿性心脏病患者中二尖瓣最常受累,其次是主动脉瓣。而老年退行性瓣膜病以主动脉瓣膜病变最为常见。患者多表现为呼吸困难、咳嗽、口唇发绀、气促、反复发作的肺部感染及心房纤颤等症状。目前,心脏瓣膜病多以内科方式初步治疗,当内科保守治疗无法纠正血流动力学时,应进一步采取介入或外科手术干预治疗。

一、一般护理

(1)执行一般内科护理常规。

(2)卧位与休息:①在心功能代偿期,可进行日常工作,避免劳累、剧烈活动。作息规律,保证充足的睡眠,保持良好的心态。②在心功能失代偿期、有风湿活动及并发症者以卧床休息为主,出现呼吸困难时,给予半坐位或坐位;长期卧床的患者,协助生活护理,加强皮肤护理,减少机体消耗,保持病室舒适、安静、空气清新。

二、饮食护理

给予患者营养丰富的高蛋白、高维生素、清淡易消化的食物，少食多餐，避免过饱，禁食辣椒、浓茶或咖啡等。伴有心功能不全者适量限制钠盐、水的摄入，发热时鼓励患者适量喝水，预防发热所致脱水。

三、用药护理

(1)使用抗生素及抗风湿药物治疗患者，应遵医嘱正确用药，严格执行给药时间，严密观察药物疗效及有无过敏等不良反应。

(2)长期服用抗凝药物者，需监测凝血指标。注意有无出血倾向，评估栓塞风险。华法林是目前使用最普遍、研究证据最充分的口服抗凝药物。华法林通过抑制维生素 K 依赖的凝血因子的活化而发挥凝血作用，因个体基因多态性的影响、与药物和食物的相互作用等原因，剂量的个体差异极大。严密监测凝血酶原时间国际标准化比值(INR)，INR 值维持在 2～3 能安全而有效地预防脑卒中的发生。

(3)服用抗心律失常药物时，注意观察心率、心律、脉搏的变化。

四、并发症的护理

(一)心力衰竭

检测生命体征的变化，评估患者有无呼吸困难、乏力、食欲减退、少尿、水肿等。

(二)栓塞

了解超声心动图报告，有左房内附壁血栓者应绝对卧床休息，防止血栓脱落。病情允许时协助患者翻身、床上活动，防止下肢深静脉血栓形成。

五、病情观察

(1)监测生命体征，观察有无心功能不全症状，如呼吸困难、咳嗽、发绀、水肿、腹水，观察皮肤颜色及外周动脉搏动情况等。

(2)评估患者有无栓塞的危险因素，如长期卧床、心房纤颤、意识改变、运动功能障碍、突发严重的呼吸困难和胸痛等，做到及早发现，及时处理。

(3)听诊心脏各瓣膜区杂音及变化。

(4)准确监测出入量，尤其是合并心力衰竭患者，为利尿治疗提供参考。

(5)服用洋地黄类药物，注意观察洋地黄中毒症状。

六、健康指导

(1)向患者及家属介绍该病发病的基本原因、诱发因素、病程特点、治疗要点等，使患者以乐观的态度投入到疾病的治疗当中，取得患者的积极配合。

(2)教会患者自测脉搏，每次测 1 分钟。

(3)患者居住环境要避免潮湿、阴暗等不良条件，保持室内空气流通，温度适宜，注意保暖。

(4)嘱患者进食高蛋白、高维生素、富含纤维素的清淡饮食，心力衰竭时应给予低盐饮食，保持大便通畅。

(5)心功能代偿期指导患者适当锻炼,提高机体抵抗力,避免诱发因素。

(6)坚持按医嘱服用药物,不可擅自停药或增减剂量。

(袁海红)

第五节　感染性心内膜炎

感染性心内膜炎为心脏内膜表面的微生物感染,伴赘生物形成。赘生物为大小不等、形状不一的血小板和纤维素团块,内含大量微生物和少量炎性细胞。瓣膜为最常受累部位,但感染也可发生在间隔缺损部位、腱索或心壁内膜。根据病程分为急性和亚急性:①急性感染性心内膜炎的特征为中毒症状明显;病程进展迅速,数天至数周引起瓣膜破坏;感染迁移多见;病原体主要为金黄色葡萄球菌;②亚急性感染性心内膜炎的特征为中毒症状轻;病程数周至数月;感染迁移少见;病原体以草绿色链球菌多见,其次为肠球菌。

感染性心内膜炎又可分为自体瓣膜、人工瓣膜和静脉药瘾者的心内膜炎。

一、自体瓣膜心内膜炎

(一)病因及发病机制

1.病因

链球菌和葡萄球菌分别占自体心内膜炎病原微生物的65%和25%。急性自体瓣膜心内膜炎主要由金黄色葡萄球菌引起,少数由肺炎球菌、淋球菌、A族链球菌和流感杆菌等所致。亚急性自体瓣膜心内膜炎最常见的致病菌是草绿色链球菌,其次为D族链球菌、表皮葡萄球菌,其他细菌较少见。

2.发病机制

(1)亚急性病例至少占2/3,发病与下列因素有关。①血流动力学因素:亚急性者主要发生于器质性心脏病,首先为心脏瓣膜病,尤其是二尖瓣和主动脉瓣;其次为先天性心血管病,如室间隔缺损、动脉导管未闭、法洛四联症和主动脉瓣缩窄。赘生物常位于血流从高压腔经病变瓣口或先天缺损至低压腔产生高速射流和湍流的下游,可能与这些部位的压力下降和内膜灌注减少,有利于微生物沉积和生长有关。高速射流冲击心脏或大血管内膜处致局部损伤,易于感染。②非细菌性血栓性心内膜炎病变:当心内膜的内皮受损暴露其下结缔组织的胶原纤维时,血小板在该处聚集,形成血小板微血栓和纤维蛋白沉着,成为结节样无菌性赘生物,称非细菌性血栓性心内膜病变,是细菌定居瓣膜表面的重要因素。③短暂性菌血症:各种感染或细菌寄居的皮肤黏膜的创伤常导致暂时性菌血症,循环中的细菌若定居在无菌性赘生物上,即可发生感染性心内膜炎。④细菌感染无菌赘生物:取决于发生菌血症之频度和循环中细菌的数量、细菌黏附于无菌性赘生物的能力。草绿色链球菌从口腔进入血流的机会频繁,黏附力强,因而成为亚急性感染性心内膜炎的最常见致病菌。

细菌定居后迅速繁殖,促使血小板进一步聚集和纤维蛋白沉积,感染赘生物增大。当赘生物破裂时,细菌又被释放进入血流。

(2)急性自体瓣膜心内膜炎发病机制尚不清楚,主要累及正常心瓣膜,主动脉瓣常受累。病原菌来自皮肤、肌肉、骨骼或肺等部位的活动感染灶。循环中细菌量大,细菌毒力强,具有高度侵袭性和黏附于内膜的能力。

(二)临床表现

1.症状

从暂时的菌血症至出现症状的时间长短不一,多在2周以内。

(1)亚急性感染性心内膜炎起病隐匿,可有全身不适、乏力、食欲缺乏、面色苍白、体重减轻等非特异性症状,头痛、背痛和肌肉关节痛常见。发热是最常见的症状,多呈弛张热型,午后和夜间较高,伴寒战和盗汗。

(2)急性感染性心内膜炎以败血症为主要临床表现。起病急骤,进展迅速,患者出现高热、寒战、呼吸急促,伴有头痛、背痛、胸痛和四肢肌肉关节疼痛,突发心力衰竭者较为常见。

2.体征

(1)心脏杂音:80%～85%的患者可闻及心脏杂音,杂音性质的改变为本病特征性表现,急性者要比亚急性者更易出现杂音强度和性质的变化,可由基础心脏病和/或心内膜炎导致瓣膜损害所致,如赘生物的生长与破裂、脱落有关。腱索断裂或瓣叶穿孔是迅速出现新杂音的重要因素。

(2)周围体征:多为非特异性,近年已不多见。①瘀点,可出现于任何部位,以锁骨以上皮肤、口腔黏膜和睑结膜常见;②指和趾甲下线状出血;③Osler结节,为指和趾垫出现的豌豆大的红或紫色痛性结节,略高出皮肤,亚急性者较常见;④Roth斑,为视网膜的卵圆性出血斑块,其中心呈白色,亚急性者多见;⑤Janeway损害,是位于手掌或足底直径1～4 mm无压痛出血红斑,急性者常见。

(3)动脉栓塞:多见于病程后期,但约1/3的患者是首发症状。赘生物引起动脉栓塞占20%～40%,栓塞可发生在机体的任何部位。脑、心脏、脾、肾、肠系膜、四肢和肺为临床常见的动脉栓塞部位。脑栓塞可出现神志和精神改变、视野缺损、失语、吞咽困难、瞳孔大小不对称、偏瘫、抽搐或昏迷等表现。肾栓塞常出现腰痛、血尿等,严重者可有肾功能不全。脾栓塞时患者出现左上腹剧痛,呼吸或体位改变时加重。肺栓塞常发生突然胸痛、气急、发绀、咯血。

(4)其他:贫血,较常见,主要由于感染导致骨髓抑制而引起,多为轻、中度,晚期患者可重度贫血。15%～50%病程超过6周的患者可有脾大;部分患者可见杵状指(趾)。

(三)并发症

(1)心脏并发症:心力衰竭为最常见并发症,其次为心肌炎。

(2)动脉栓塞和血管损害多见于病程后期,急性较亚急性者多见,部分患者中也可为首发症状。①脑:约1/3患者有神经系统受累,表现为脑栓塞、脑细菌性动脉瘤、脑出血(细菌性动脉瘤破裂引起)和弥漫性脑膜炎。患者出现神志和精神改变、失语、视野缺损、轻偏瘫、抽搐或昏迷等表现。②肾:大多数患者有肾脏损害,包括肾动脉栓塞和肾梗死、肾小球肾炎和肾脓肿。迁移性脓肿多见于急性患者。肾栓塞常出现血尿、腰痛等,严重者可有肾功能不全。③脾:发生脾栓塞,患者出现左上腹剧痛,呼吸或体位改变时加重。④肺:肺栓塞常出现突然胸闷、气急、胸痛、发绀、咯血等。⑤动脉:肠系膜动脉损害可出现急腹症症状;肢体动脉损害出现受累肢体变白或发绀、发冷、疼痛、跛行,甚至动脉搏动消失。⑥其他:可有细菌性动脉瘤,引起细菌性动脉瘤占3%～5%。迁移性脓肿多见于急性期患者。

二、人工瓣膜心内膜炎

发生于人工瓣膜置换术后60天以内者为早期人工瓣膜心内膜炎，60天以后发生者为晚期人工瓣膜心内膜炎。早期者常为急性暴发性起病，约1/2的致病菌为葡萄球菌，表皮葡萄球菌多于金黄色葡萄球菌；其次为革兰阴性杆菌和真菌。晚期者以亚急性表现常见，致病菌以链球菌最常见，其次为葡萄球菌。除赘生物形成外，常致人工瓣膜部分破裂、瓣周漏、瓣环周围组织和心肌脓肿，最常累及主动脉瓣。术后发热、出现心杂音、脾大或周围栓塞征，血培养同一种细菌阳性结果至少2次，可诊断本病。预后不良，难以治愈。

三、静脉药瘾者心内膜炎

静脉药瘾者心内膜炎多见于年轻男性。致病菌最常来源于皮肤，药物污染所致者较少见，金黄色葡萄球菌为主要致病菌，其次为链球菌、革兰阴性杆菌和真菌。大多累及正常心瓣膜，三尖瓣受累占50%以上，其次为主动脉瓣和二尖瓣。急性发病者多见，常伴有迁移性感染灶。亚急性表现多见于有感染性心内膜炎史者。年轻伴右心金黄色葡萄球菌感染者病死率在5%以下，而左心革兰阴性杆菌和真菌感染者预后不良。

四、护理

(一)护理目标

患者体温恢复正常，心功能改善，活动耐力增加；营养改善，抵抗力增强；焦虑减轻，未发生并发症或发生后被及时控制。

(二)护理措施

1.一般护理

(1)休息与活动：急性感染性心内膜炎患者应卧床休息，限制活动，保持环境安静，空气新鲜，减少探视。亚急性者，可适当活动，但应避免剧烈运动及情绪激动。

(2)饮食：给予清淡、高热量、高蛋白、高维生素、低胆固醇、易消化的半流质或软食，补充营养和水分。有心力衰竭者，适当限制钠盐的摄入。注意变换饮食口味，鼓励患者多饮水，做好口腔护理，以增进食欲。

2.病情观察

(1)观察体温及皮肤黏膜变化：每4～6小时测量体温1次，准确绘制体温曲线，以反映体温动态变化，判断病情进展及治疗效果。评估患者有无皮肤瘀点、指(趾)甲下线状出血、Osler结节等皮肤黏膜病损。

(2)栓塞的观察：注意观察脑、肾、肺、脾和肢体动脉等栓塞的表现，脑栓塞出现神志和精神改变、失语、偏瘫或抽搐等；肾栓塞出现腰痛、血尿等；肺栓塞发生突然胸痛、呼吸困难、发绀和咯血等；脾栓塞出现左上腹剧痛；肢体动脉栓塞表现为肢体变白或发绀、皮肤温度降低、动脉搏动减弱或消失等。有变化及时报告医师并协助处理。

3.发热护理

高热患者应卧床休息，注意病室的温度和湿度适宜。给予冰袋物理降温或温水擦浴等，准确记录体温变化。出汗较多时可在衣服和皮肤之间垫上柔软毛巾，便于潮湿后及时更换，增强舒适感，并防止因频繁更衣而导致患者受凉。保证被服干燥清洁，以增加舒适感。

4.用药护理

抗微生物药物治疗是最重要的治疗措施。遵医嘱给予抗生素治疗，观察用药效果。坚持大剂量、全疗程、长时间的抗生素治疗，严格按照时间点用药，以确保维持有效的血药浓度。注意保护静脉，可使用静脉留置针，避免多次穿刺而增加患者的痛苦。注意观察药物的不良反应。

5.正确采集血培养标本

告诉患者暂时停用抗生素和反复多次采血培养的必要性，以取得患者的理解与配合。本病的菌血症为持续性，无须在体温升高时采血。每次采血量 10～20 mL 做需氧和厌氧菌培养，至少应培养 3 周。

(1)未经治疗的亚急性患者，应在第一天每间隔 1 小时采血 1 次，共 3 次。如次日未见细菌生长，重复采血 3 次后，开始抗生素治疗。

(2)用过抗生素者，停药 2～7 天后采血。

(3)急性患者应在入院后立即安排采血，在 3 小时内每隔 1 小时采血 1 次，共取 3 次血标本后，按医嘱开始治疗。

6.心理护理

由于发热、感染不易控制，疗程长，甚至出现并发症，患者常出现情绪低落、恐惧心理，应加强与患者的沟通，耐心解释治疗目的与意义，安慰、鼓励患者，给予心理支持，使其积极配合治疗。

7.健康指导

告诉患者及家属有关本病的知识，坚持足够疗程的抗生素治疗的重要意义。患者在施行口腔手术、泌尿、生殖和消化道的侵入性检查或外科手术治疗前应预防性使用抗生素。嘱患者注意防寒保暖，保持口腔和皮肤清洁，少去公共场所，减少病原体入侵的机会。教会患者自我监测体温变化、有无栓塞表现，定期门诊随访。教育家属应给予患者以生活照顾，精神支持，鼓励患者积极治疗。

(三)护理评价

通过治疗和护理患者体温基本恢复正常，心功能得到改善，提高了活动耐力；营养状况改善，抵抗力增强；焦虑减轻，未发生并发症或发生后得到及时控制。

(袁海红)

第六节 病毒性心肌炎

病毒性心肌炎是指由嗜心肌性病毒感染所致，以非特异性间质性心肌炎为主要病变的疾病，可呈局限性或弥漫性改变。

一、病因和发病机制

确切的发病机制尚不清楚，可能与病毒感染和自身免疫反应有关。最常见的病毒是柯萨奇 B 组 2～5 型和 A 组 9 型病毒，其次是埃可病毒、腺病毒、流感病毒等。

二、临床表现

约半数以上患者在发病前1～3周有病毒感染的临床表现，如发热、头痛、全身倦怠感等上呼吸道感染症状，或有恶心、呕吐、腹痛、腹泻等消化道症状。然后出现心血管系统症状，如心悸、气短、胸闷、胸痛等。重症患者可出现心力衰竭、休克、晕厥、阿-斯综合征、猝死等。

三、辅助检查

(一)实验室检查

(1)血常规：白细胞计数轻度升高，血沉加快。

(2)血清心肌损伤标志物：急性期肌酸激酶(CK)、肌酸激酶同工酶(CK-MB)、心肌肌钙蛋白T(cTnT)、心肌肌钙蛋白I(cTnI)、天门冬酸氨基转移酶(AST)等增高。其中cTnT、cTnI的敏感性及特异性最强，并且检测时间窗也最宽(可达2周)。

(3)血清病毒中和抗体及血凝抑制抗体升高，>4倍或1次>1：640即为阳性标准。

(4)从患者咽部、粪便、血液标本中可做病毒分离。

(二)心电图检查

各种类型的心律失常、非特异性的ST-T改变。

(三)X线检查

正常或不同程度心脏扩大、心搏动减弱，心力衰竭时有肺淤血、肺水肿征。

(四)超声心动图检查

心脏扩大，室壁运动减弱，若伴有心包炎，可见心包积液征、心收缩功能降低。

四、治疗要点

病毒性心肌炎无特效治疗，治疗目的在于减轻心脏负荷，控制心律失常和防治心力衰竭。

(一)休息

休息是治疗急性病毒性心肌炎最重要的措施，急性期应卧床休息，尤其是心脏扩大或心力衰竭者，至少应休息3个月，待心界恢复正常或不再缩小、体温正常方可活动。

(二)改善心肌代谢，促进心肌恢复治疗

(1)静脉滴注维生素C 5～10 g+5%葡萄糖500～1 000 mL，每天1次，2周为1个疗程。

(2)极化液(ATP、辅酶A、维生素C)静脉滴注，加强心肌营养。

(3)辅酶Q_{10}每次10 mg，每天3次，口服；曲美他嗪每次20 mg，每天3次，口服。

(三)抗病毒治疗

干扰素(10～30)×10^5 U，每天1次肌内注射，2周为1个疗程；黄芪注射液可能有抗病毒、调节免疫功能，可口服或静脉滴注。

(四)抗生素应用

治疗初期应常规应用青霉素(40～80)×10^5 U/d或克林霉素1.2 g/d，静脉滴注1周。

(五)并发症治疗

并发心力衰竭、心律失常者按相应常规治疗。但在急性心肌炎时洋地黄制剂用量宜偏小，因此时易引起洋地黄中毒。

(六)激素应用

病程早期不主张应用糖皮质激素，但在重症病例，如伴难治性心力衰竭或三度房室传导阻滞者可少量、短期内试用。

病毒性心肌炎大多数预后良好，重症者死于心力衰竭、严重心律失常；少数患者转为慢性，或发展为扩张型心肌病。

五、护理措施

(一)病情观察

监测患者脉搏、心律的变化情况，及时发现患者是否发生心力衰竭、严重心律失常等危重情况。

(二)充分休息

对病毒性心肌炎患者来说，休息是减轻心脏负荷的最好方法。症状明显、血清心肌酶增高或出现严重心律失常的患者应卧床 3 个月以上，心脏增大者最好卧床半年至 1 年，待症状、体征、心脏大小、心电图恢复正常后，逐渐增加活动量。

(三)饮食

给予高热量、高蛋白、高维生素、丰富矿物质饮食，增加营养，满足机体消耗并促进心肌细胞恢复。

(四)心理支持

病毒性心肌炎患者中青壮年占一定比例，且在疾病急性期心悸等症状明显，影响患者的日常生活和工作，使患者产生焦急、烦躁等情绪。故应向患者讲明本病的演变过程及预后，使患者安心休养。

(袁海红)

第七节　慢性肺源性心脏病

一、疾病概述

(一)概念

慢性肺源性心脏病简称慢性肺心病，是由肺组织、肺血管或胸廓的慢性病变引起肺组织结构和/或功能异常，产生肺血管阻力增加，肺动脉压力增高，使右心室扩张或肥厚，伴或不伴右心衰竭的心脏病，并排除先天性心脏病和左心病变引起者。

(二)相关病理生理

由于肺功能和结构的不可逆性改变，发生反复的气道感染和低氧血症，导致一系列体液因子和肺血管的变化，使肺血管阻力增加，肺动脉血管的结构重塑，产生肺动脉高压。肺血管阻力增加的功能性因素包括缺氧、高碳酸血症和呼吸性酸中毒使肺血管收缩、痉挛，其中缺氧是肺动脉高压形成最重要的因素。

肺循环阻力增加时，右心发挥其代偿功能，以克服肺动脉压升高的阻力而发生右心室肥厚。

肺动脉高压早期，右心室尚能代偿，舒张末期压仍正常。随着病情的进展，特别是急性加重期，肺动脉压持续升高，超过右心室的代偿能力，右心失代偿，右心排血量下降，右心室收缩末期残留血量增加，舒张末压增高，促使右心室扩大和右心室功能衰竭。

慢性肺心病除发现右心室改变外，也有少数可见左心室肥厚。由于缺氧、高碳酸血症、酸中毒、相对血流量增多等因素，使左心负荷加重。如病情进展，则可发生左心室肥厚，甚至导致左心衰竭。

（三）慢性肺心病的病因与诱因

1.病因

（1）支气管、肺疾病：以慢性阻塞性肺疾病（COPD）最为多见，占80%～90%，其次为支气管哮喘、支气管扩张、重症肺结核、肺尘埃沉着症、结节病、间质性肺炎、过敏性肺泡炎、嗜酸性肉芽肿、药物相关性肺疾病等。

（2）胸廓运动障碍性疾病：较少见，严重的脊椎后凸、侧凸、脊椎结核、类风湿关节炎、胸膜广泛粘连及胸廓成形术后造成的严重胸廓或脊椎畸形，以及神经肌肉疾病（如脊髓灰质炎），均可引起胸廓活动受限、肺受压、支气管扭曲或变形，导致肺功能受损。气道引流不畅，肺部反复感染，并发肺气肿或纤维化。

（3）肺血管疾病：慢性血栓栓塞性肺动脉高压、肺小动脉炎、累及肺动脉的过敏性肉芽肿病，以及原因不明的原发性肺动脉高压，均可引起肺血管阻力增加、肺动脉高压和右心室负荷加重，发展成慢性肺心病。

（4）其他：原发性肺泡通气不足及先天性口咽畸形、睡眠呼吸暂停低通气综合征等均可产生低氧血症，引起肺血管收缩，导致肺动脉高压，发展成慢性肺心病。

2.诱因

呼吸道感染，各种变应原、有害气体、粉尘吸入等。

（四）临床表现

本病发展缓慢，临床上除原有肺、胸疾病的各种症状和体征外，主要是逐步出现肺、心力衰竭及其他器官损害的征象。按其功能的代偿期与失代偿期进行分述。

1.肺、心功能代偿期

（1）症状：咳嗽、咳痰、气促，活动后可有心悸、呼吸困难、乏力和劳动耐力下降。急性感染可使上述症状加重。此外，少有胸痛或咯血症状。

（2）体征：可有不同程度的发绀和肺气肿体征。偶有干、湿啰音，心音遥远，P2＞A2，三尖瓣区可出现收缩期杂音或剑突下心脏搏动增强，提示有右心室肥厚。部分患者因肺气肿使胸膜腔内压升高，阻碍腔静脉回流，可有颈静脉充盈。此期肝界下移是膈下降所致。

2.肺、心功能失代偿期

（1）呼吸衰竭：①症状有呼吸困难加重，夜间为甚，常有头痛、失眠、食欲下降，但白天嗜睡，甚至出现表情淡漠、神志恍惚、谵妄等肺性脑病的表现；②体征有明显发绀，球结膜充血、水肿，严重时可有视网膜血管扩张、视盘水肿等颅内压升高的表现。腱反射减弱或消失，出现病理反射。因高碳酸血症可出现周围血管扩张的表现，如皮肤潮红、多汗。

（2）右心衰竭：①症状有气促、心悸、食欲缺乏、腹胀、恶心等；②体征有发绀，颈静脉曲张，心率增快，可出现心律失常，剑突下可闻及收缩期杂音，甚至出现舒张期杂音。肝大且有压痛，肝颈静脉回流征阳性，下肢水肿，重者可有腹水。少数患者可出现肺水肿及全心衰竭的体征。

3.并发症

(1)肺性脑病。

(2)酸碱失衡及电解质紊乱:可发生各种不同类型的酸碱失衡及电解质紊乱。

(3)心律失常:多表现为房性期前收缩及阵发性室上性心动过速,其中以紊乱性房性心动过速最具特征性。

(4)休克:慢性肺心病休克并不多见,一旦发生,预后不良。发生原因有严重感染、失血(多由上消化道出血所致)和严重心力衰竭或心律失常。

(5)弥散性血管内凝血(DIC)。

(五)辅助检查

1.X线检查

除肺、胸基础疾病及急性肺部感染的特征外,尚有肺动脉高压症、右心室增大征皆为诊断慢性肺心病的主要依据。个别患者心力衰竭控制后可见心影有所缩小。

2.心电图检查

主要表现有右心室肥大改变。

3.超声心动图检查

通过测定右心室流出道、右心室内径、右心室前壁的厚度、右心室内径比值、右肺动脉内径或肺动脉干及右心房增大等指标,可诊断慢性肺心病。

4.血气分析

慢性肺心病肺功能失代偿期可出现低氧血症或合并高碳酸症,当 $PaO_2 < 8.0$ kPa(60 mmHg)、$PaCO_2 > 6.7$ kPa(50 mmHg)时,表示有呼吸衰竭。

5.血液检查

红细胞及血红蛋白可升高。全血黏度及血浆黏度可增加,红细胞电泳时间常延长;合并感染时白细胞总数增高,中性粒细胞计数增加。部分患者血清学检查可有肾功能或肝功能改变;血清钾、钠、氯、钙、镁均可有变化。

6.其他

肺功能检查对早期或缓解期慢性肺心病患者有意义。痰细菌学检查对急性加重期慢性肺心病可以指导抗生素的选用。

(六)主要治疗原则

积极控制感染;通畅呼吸道,改善呼吸功能;纠正缺氧和二氧化碳潴留;控制呼吸和心力衰竭;以治肺为主,治心为辅;积极处理并发症。

(七)急性加重期的药物治疗

1.控制感染

参考痰菌培养及药敏试验选择抗生素。在还没有培养结果前,根据感染的环境及痰涂片革兰染色选用抗生素。社区获得性感染以革兰阳性菌占多数,医院感染则以革兰阴性菌为主,或选用二者兼顾的抗生素。常用的有青霉素类、氨基糖苷类、喹诺酮类及头孢菌素类抗感染药物,必须注意可能继发真菌感染。

2.控制心力衰竭

慢性肺心病心力衰竭的治疗与其他心脏病心力衰竭的治疗有不同之处,因为慢性肺心病患者一般在积极控制感染、改善呼吸功能后心力衰竭便能得到改善,患者尿量增多,水肿消退,不需加用利尿药。但对治疗无效的重症患者，可适当选用利尿药、正性肌力药或扩血管药物。

(1)利尿药：原则上宜选用作用轻的利尿药，小剂量使用。利尿药应用后可出现低钾、低氯性碱中毒，痰液黏稠不易排痰和血液浓缩，应注意预防。

(2)正性肌力药：慢性肺心病患者由于慢性缺氧及感染，对洋地黄类药物的耐受性很低，疗效较差，且易发生心律失常。正性肌力药的剂量宜小，一般约为常规剂量的1/2或2/3，同时选用作用快、排泄快的洋地黄类药物，用药前应注意纠正缺氧，防治低钾血症，以免发生药物毒性反应。

(3)血管扩张药：钙通道阻滞剂、一氧化氮(NO)、川芎嗪等有一定的降低肺动脉压效果。

3.控制心律失常

一般经过治疗慢性肺心病的感染、缺氧后，心律失常可自行消失。如果持续存在，可根据心律失常的类型选用药物。

4.抗凝治疗

应用普通肝素或低分子肝素防止肺微小动脉原位血栓形成。

二、护理评估

(一)一般评估

(1)生命体征(T、P、R、BP)：急性加重期合并肺部感染患者体温可升高；心率加快或有心律不齐；呼吸频率常达每分钟30～40次；脉压增大，或持续低血压提示患者可能并发休克、消化道出血或DIC。

(2)评估患者神志，有无白天嗜睡，甚至出现表情淡漠、神志恍惚、谵妄等肺性脑病的表现。

(3)评估咳嗽、咳痰、呼吸困难、发绀等，观察痰的量及性状。

(4)评估患者的营养状况，皮肤和黏膜，查看水肿部位及程度。

(二)身体评估

1.视诊

面部颜色、口唇有无发绀、有无球结膜充血、水肿、皮肤潮红、多汗(二氧化碳潴留、高碳酸血症的体征)；颈静脉充盈情况：有无颈静脉曲张(右心衰竭的主要体征)。

2.触诊

(1)测量腹围：观察有无腹水征象；观察平卧时背部有无水肿出现(心源性水肿的特点先是出现在身体下垂部位)。

(2)肝脏肿大并有压痛，肝颈静脉回流征阳性。

(3)下肢有无凹陷性水肿情况(从踝内侧开始检查，逐渐向上)，根据每天下肢水肿的部位记录情况与尿量情况做动态的综合分析，判断水肿是否减轻，心力衰竭治疗是否有效。

3.叩诊

心界有无扩大。

4.听诊

肺部常可闻及湿啰音和哮鸣音；心尖部第一心音减弱，肺动脉瓣第二心音亢进；剑突下可闻及收缩期杂音，甚至出现舒张期杂音(结合病例综合考虑)。

(三)心理-社会评估

患者在疾病治疗过程中的心理反应与需求，家庭及社会支持情况，引导患者正确配合疾病的治疗与护理。

(四)辅助检查结果评估

1.血气分析

PaO_2<8.0 kPa(60 mmHg)、$PaCO_2$>6.7 kPa(50 mmHg)时，提示有呼吸衰竭。根据血 pH 情况分析有无酸碱失衡，判断是哪一类型的酸碱失衡。

2.血常规检查

红细胞及血红蛋白可升高，提示全血黏度及血浆黏度可增加；白细胞总数增高、中性粒细胞计数增加提示合并感染。

3.电解质

肺心病急性加重期由于呼吸衰竭、心力衰竭可引起各种电解质紊乱。应用利尿药后，其中低血钾和失盐性低钠综合征最为多见，所以需要结合出入量与生化检查结果综合做动态的分析。

4.痰细菌学检查

痰细菌学检查可指导抗生素的选用。

(五)肺心病治疗常用药效果的评估

1.应用强心剂评估要点

用药前后要评估患者血氧分压情况、电解质情况。注意纠正缺氧，防治低钾血症，以免发生药物毒性反应。

2.应用利尿药评估要点

(1)准确记录患者出入量(尤其是尿量/24 小时)，过度脱水引起血液浓缩、痰液黏稠不易排出等不良反应。

(2)血生化检查的结果：长期使用噻嗪类利尿药有可能导致水、电解质紊乱，产生低钠、低氯和低钾血症。

三、主要护理诊断/问题

(一)气体交换受损

与肺血管阻力增高引起肺淤血、肺血管收缩导致肺血流量减少有关。

(二)清理呼吸道无效

与呼吸道感染、痰多黏稠有关。

(三)活动无耐力

与心肺功能减退有关。

(四)体液过多

与心排血量减少、肾血流灌注量减少有关。

(五)潜在并发症

肺性脑病。

四、护理措施

(一)急性期卧床休息

心肺衰竭时应绝对卧床休息，呼吸困难时取半坐卧位或高枕卧位；下肢水肿者应抬高下肢，恢复期适度活动，以能耐受为度。

(二)饮食

进食高热量、高蛋白、丰富维生素、易消化、无刺激的饮食,重者给予半流质或鼻饲饮食,水肿者宜限制水和钠盐的摄入。

(三)给氧

持续低流量摄氧,使用呼吸机的患者按机械通气护理常规护理。

(四)保持呼吸道通畅

医护人员需指导和鼓励患者进行有效的咳嗽和排痰。

(五)严密观察生命体征、神志等病情变化

患者烦躁不安时,警惕呼吸衰竭、电解质紊乱,未建立人工气道者慎用镇静药,以免诱发和加重肺性脑病。给予床栏,防坠床。

(六)水肿患者的护理

做好皮肤护理,预防皮肤完整性受损。

(七)心血管并发症护理

心力衰竭、呼吸衰竭、消化道出血者分别按其相应护理常规护理。

(八)给予心理疏导和支持

帮助患者克服多疑、敏感、依赖等心理。

(九)健康教育

1.疾病预防指导

由于慢性肺心病是各种原发肺胸疾病晚期的并发症,应对高危人群宣传教育,劝导戒烟,积极防治慢性阻塞性肺疾病等慢性支气管肺疾病,以降低发病率。指导腹式和缩唇式呼吸训练,改善通气。

2.疾病知识指导

使患者和家属了解疾病发生、发展过程,减少反复发作的次数。积极防治原发病,避免和防治可能导致病情急性加重的诱因,坚持家庭氧疗等。加强饮食营养,以保证机体康复的需要。病情缓解期应根据肺、心功能及体力情况进行适当的体育锻炼,如散步、练气功、打太极拳、做腹式呼吸、做缩唇呼吸等,改善呼吸功能,提高机体免疫功能。

3.就诊指标

(1)体温升高。

(2)呼吸困难加重。

(3)咳嗽剧烈、咳痰不畅。

(4)尿量减少、水肿明显。

(5)患者神志淡漠、嗜睡、躁动、口唇发绀加重等。

五、护理效果评估

(1)患者神志清楚、情绪稳定。

(2)患者自觉症状好转(咳嗽、咳痰、呼吸困难减轻,发绀好转)。

(3)患者体温正常、心率由快变慢、血压平稳。

(4)患者尿量增加、体重减轻、水肿减轻。

(5)患者血气分析、血常规检查、电解质检查均恢复至缓解期水平。

(袁海红)

第五章 妇科护理

第一节 痛　　经

痛经是指在行经前、后或月经期出现下腹疼痛、坠胀伴腰酸及其他不适，严重影响生活和工作质量者。痛经分为原发性痛经与继发性痛经两类。前者指生殖器官无器质性病变的痛经，称功能性痛经；后者指盆腔器质性病变引起的痛经，如子宫内膜异位症等。本节仅叙述原发性痛经。

一、护理评估

（一）健康史

原发性痛经常见于青少年，多发生在有排卵的月经周期，精神紧张、恐惧、寒冷刺激及经期剧烈运动可加重疼痛。评估时需了解患者的年龄和月经史、疼痛特点及与月经的关系、伴随症状和缓解疼痛的方法等。

（二）身体状况

1.痛经

痛经是主要症状，多自月经来潮后开始，最早出现在月经来潮前12小时，月经第1天疼痛最剧烈，持续2～3天后逐渐缓解。疼痛呈痉挛性，多位于下腹正中，常放射至腰骶部、外阴与肛门，少数人的疼痛可放射至大脚内侧。可伴面色苍白、出冷汗、恶心、呕吐、腹泻、头晕、乏力等。痛经多于月经初潮后1～2年发病。

2.妇科检查

生殖器官无器质性病变。

（三）心理-社会状况

患者缺乏痛经的相关知识，担心痛经可能影响健康及婚后的生育能力，表现为情绪低落、烦躁、焦虑；伴随着月经的疼痛，常常使患者抱怨自己是女性。

（四）辅助检查

B超检查生殖器官有无器质性病变。

（五）处理要点

以解痉、镇痛等对症治疗为主，并注意对患者的心理治疗。

二、护理问题

(一)急性疼痛

与经期宫缩有关

(二)焦虑

与反复疼痛及缺乏相关知识有关。

三、护理措施

(一)一般护理

(1)下腹部局部可用热水袋热敷。

(2)鼓励患者多饮热茶、热汤。

(3)注意休息,避免紧张。

(二)病情观察

(1)观察疼痛的发生时间、性质、程度。

(2)观察疼痛时的伴随症状,如恶心、呕吐、腹泻。

(3)了解引起疼痛的精神因素。

(三)用药护理

遵医嘱给予解痉、镇痛药,常用药物有前列腺素合成酶抑制剂如吲哚美辛(消炎痛)、布洛芬等,亦可选用避孕药或中药治疗。

(四)心理护理

讲解有关痛经的知识及缓解疼痛的方法,使患者了解经期下腹坠胀、腰酸、头痛等轻度不适是生理反应。原发性痛经不影响生育,生育后痛经可缓解或消失,从而消除患者紧张、焦虑的情绪。

(五)健康指导

进行经期保健的教育,包括注意经期清洁卫生,保持精神愉快,加强经期保护,避免剧烈运动及过度劳累,防寒保暖等。疼痛难忍时一般选择非麻醉性镇痛药治疗。

(杨　洁)

第二节　闭　　经

闭经是妇科常见症状,分为原发性闭经和继发性闭经两类。原发性闭经指年龄超过16岁,第二性征已发育,或年龄超过14岁,第二性征尚未发育,且无月经来潮者;继发性闭经指正常月经建立后,因病理性原因月经停止6个月,或按自身原来月经周期计算停经3个周期以上者。青春期以前、妊娠期、哺乳期以及绝经后的无月经均属生理现象。

一、护理评估

(一)健康史

原发性闭经较少见,常由于遗传性因素或先天性发育缺陷所致,评估时应注意患者生殖器官和第二性征发育情况及家族史。继发性闭经发病率高,病因复杂,评估时应详细询问患者月经史,已婚者应注意有无产后大出血、不孕及流产史。根据控制正常月经周期的4个环节,按病变部位将闭经分为下丘脑性闭经、垂体性闭经、卵巢性闭经及子宫性闭经等。

1.下丘脑性闭经

最常见,以功能性原因为主。

(1)精神因素:精神创伤、紧张忧虑、环境改变、过度劳累、盼子心切或畏惧妊娠等可使内分泌调节功能紊乱而发生闭经。闭经多为一时性,可自行恢复。

(2)剧烈运动、体重下降和神经性厌食:均可诱发闭经。因初潮发生和月经维持有赖于一定比例(17%~20%)的机体脂肪,中枢神经对体重下降极为敏感。

(3)药物:一般在停药后3~6个月月经恢复。

2.垂体性闭经

垂体器质性病变或功能失调可影响卵巢功能而引起闭经。

(1)垂体梗死:常见于产后出血使垂体缺血坏死,出现闭经、性欲减退、毛发脱落、第二性征衰退等希恩综合征。

(2)垂体肿瘤:可引起闭经溢乳综合征。

3.卵巢性闭经

因性激素水平低落,子宫内膜不发生周期性变化而导致闭经。

(1)卵巢功能早衰:40岁前绝经者称卵巢功能早衰,常伴有围绝经期综合征的表现。

(2)卵巢功能性肿瘤、卵巢切除或组织破坏。

(3)多囊卵巢综合征:表现为闭经、不孕、多毛、肥胖、双侧卵巢增大。

4.子宫性闭经

月经调节功能及第二性征发育正常,但子宫内膜受到破坏或对卵巢激素不能产生正常的反应而引起闭经。

(1)先天性子宫发育不良或子宫切除术后者。

(2)子宫内膜损伤:子宫腔放射治疗(简称放疗)后、结核性子宫内膜炎、子宫腔粘连综合征,后者因人工流产刮宫过度,使子宫内膜损伤粘连而无月经产生。

5.其他内分泌功能异常

甲状腺功能减退或亢进、肾上腺皮质功能亢进、糖尿病等可引起闭经。

(二)身体状况

了解患者的闭经类型、时间及伴随症状。注意观察患者精神状态、智力发育、营养与健康状况;检查全身发育状况,测量身高、体重、四肢与躯干比例;第二性征如音调、毛发分布、乳房发育状况,挤压乳腺有无乳汁分泌;妇科检查生殖器官有无发育异常和肿瘤等。

(三)心理-社会状况

患者担心闭经对自己的健康、性生活及生育能力有影响,病程过长及治疗效果不佳会加重患者及其家属的心理压力,产生情绪低落、焦虑,反过来又加重闭经。

(四)辅助检查

1.子宫功能检查

(1)诊断性刮宫:适用于已婚妇女,必要时可在宫腔镜直视下检查。

(2)子宫输卵管碘油造影:了解子宫腔及输卵管情况。

(3)药物撤退试验:①孕激素试验可评估内源性雌激素水平;②雌、孕激素序贯疗法。

2.卵巢功能检查

通过B超检查、基础体温测定、宫颈黏液结晶检查、阴道脱落细胞检查、血清激素测定、诊断性刮宫,了解排卵情况及体内性激素水平。

3.垂体功能检查

如垂体兴奋试验等。

4.其他检查

B超检查、染色体检查及内分泌检查等。

(五)处理要点

(1)全身治疗积极治疗全身性疾病,增强体质,加强营养,保持正常体重。

(2)心理治疗精神因素所致闭经,应行心理疏导。

(3)病因治疗子宫腔粘连、先天畸形、卵巢及垂体肿瘤等采取相应手术治疗。

(4)性激素替代疗法　根据病变部位及病因,给予相应激素治疗,常用雌激素替代疗法,雌、孕激素序贯疗法和雌、孕激素合并疗法。

(5)诱发排卵常用氯米芬、人绒毛膜促性腺激素(HCG)。

二、护理问题

(一)焦虑

与担心闭经对健康、性生活及生育的影响有关。

(二)功能障碍性悲哀

与长期闭经及治疗效果不佳,担心丧失女性形象有关。

三、护理措施

(一)一般护理

1.鼓励患者增加营养

营养不良引起的闭经者,应供给足够的营养。

2.保证睡眠

工作紧张引起的闭经者,鼓励患者加强锻炼,增强体质,注意劳逸结合。如为肥胖引起的闭经,指导患者进低热量饮食,但需要富有维生素和矿物质,嘱咐患者适当增加运动量。

(二)病情观察

(1)观察患者情绪变化,有无引起闭经的精神因素,如工作、家庭、生活等情况。

(2)对有人工流产、剖宫产史的闭经患者,应监测阴道流血情况及月经变化。

(3)注意患者体重增加或减少的数据和时间,与闭经前、后的关系。

(4)观察患者甲状腺有无肿大、有无糖尿病症状。

(三)用药护理

指导患者合理使用性激素,说明性激素的作用、不良反应、用药方法及注意事项。

(四)心理护理

讲解月经的生理知识,使患者了解闭经与女性特征、生育及健康的关系,减轻心理压力,避免闭经加重。对原发性闭经者,特别是生殖器官畸形者进行心理疏导,保持心情舒畅,正确对待疾病,提高对自我形象的认识。

(五)健康指导

(1)告知患者要耐心坚持规范治疗,在医师的指导下接受全身系统检查。

(2)短期治疗效果可能不明显,要有心理准备,不要放弃治疗,树立战胜疾病的信心。

(杨　洁)

第三节　围绝经期综合征

绝经是每一个妇女生命过程中必然发生的生理过程。绝经提示卵巢功能衰退、生殖功能终止,绝经过渡期是指围绕绝经前、后的一段时期,包括从绝经前出现与绝经有关的内分泌、生理学和临床特征起,至最后一次月经后一年。

围绝经期综合征以往称为更年期综合征,是指妇女在绝经前、后由于卵巢功能衰退、雌激素水平波动或下降所致的以自主神经功能紊乱为主,伴有神经心理症状的一组综合征。多发生于45～55岁,约2/3的妇女出现不同程度的低雌激素血症引发的一系列症状。绝经分为自然绝经和人工绝经。自然绝经是指卵巢内卵泡生理性耗竭所致的绝经;人工绝经是指双侧卵巢经手术切除或受放射线损坏导致的绝经,后者更易发生围绝经期综合征。

一、护理评估

(一)健康史

了解患者的发病年龄、职业、文化水平及性格特征,询问月经情况及生育史,有无卵巢切除或盆腔肿瘤放疗,有无心血管疾病及其他疾病病史。

(二)身体状况

1.月经紊乱

半数以上妇女出现2～8年无排卵性月经,表现为月经频发、不规则子宫出血、月经稀发(月经周期超过35天)甚至绝经,少数妇女可突然绝经。

2.雌激素下降相关征象

(1)血管舒缩症状:主要表现为潮热、出汗,是血管舒缩功能不稳定的表现,是围绝经期综合征最突出的特征性症状。潮热起自前胸,涌向头颈部,然后波及全身。在潮红的区域患者感到灼热,皮肤发红,紧接着大量出汗。持续数秒至数分钟不等。此种血管功能不稳定可历时1年,有时长达5年或更长。

(2)精神神经症状:常有焦虑、抑郁、激动、喜怒无常、脾气暴躁、记忆力下降、注意力不集中、失眠多梦等。

(3)泌尿生殖系统症状:出现阴道干燥、性交困难及老年性阴道炎,排尿困难、尿频、尿急、尿失禁及反复发作的尿路感染。

(4)心血管疾病:绝经后妇女冠状动脉粥样硬化性心脏病(简称冠心病)、高血压和脑出血的发病率及死亡率逐渐增加。

(5)骨质疏松症:绝经后妇女约有 25% 患骨质疏松症、腰酸背痛、腿抽搐、肌肉关节疼痛等。

3.体格检查

全身检查注意血压、精神状态、皮肤、毛发、乳房改变及心脏功能,妇科检查注意生殖器官有无萎缩、炎症及张力性尿失禁。

(三)心理-社会状况

因家庭和社会环境的变化或绝经前曾有精神状态不稳定等,更易引起患者心情不畅、忧虑、多疑、孤独等。

(四)辅助检查

根据患者的具体情况不同,可选择血常规、尿常规、心电图及血脂检查、B 超、宫颈刮片及诊断性刮宫等。

(五)处理要点

1.一般治疗

加强心理治疗及体育锻炼,补充钙剂,必要时选用镇静药、谷维素。

2.激素替代疗法

补充雌激素是关键,可改善症状、提高生活质量。

二、护理问题

(一)自我形象紊乱

与对疾病不正确认识及精神神经症状有关。

(二)知识缺乏

缺乏性激素治疗相关知识。

三、护理措施

(一)一般护理

改善饮食,摄入高蛋白质、高维生素、高钙饮食,必要时可补充钙剂,能延缓骨质疏松症的发生,达到抗衰老效果。

(二)病情观察

(1)观察月经改变情况,注意经量、周期、经期有无异常。

(2)观察面部潮红时间和程度。

(3)观察血压波动、心悸、胸闷及情绪变化。

(4)观察骨质疏松症的影响,如关节酸痛、行动不便等。

(5)观察情绪变化,如情绪不稳定、易怒、易激动、多言多语、记忆力降低。

(三)用药护理

指导应用性激素。

1.适应证

主要用于治疗雌激素缺乏所致的潮热多汗、精神症状、老年性阴道炎、尿路感染，预防存在高危因素的心血管疾病、骨质疏松症等。

2.药物选择及用法

在医师指导下使用，尽量选用天然性激素，剂量个体化，以最小有效量为佳。

3.禁忌证

原因不明的子宫出血、肝胆疾病、血栓性静脉炎及乳腺癌等。

4.注意事项

(1)雌激素剂量过大可引起乳房胀痛、白带多、头痛、水肿、色素沉着、体重增加等，可酌情减量或改用雌三醇。

(2)用药期间可能发生异常子宫出血，多为突破性出血，但应排除子宫内膜癌。

(3)较长时间的口服用药可能影响肝功能，应定期复查肝功能。

(4)单一雌激素长期应用，可使子宫内膜癌危险性增加，雌、孕激素联合用药能够降低风险。坚持体育锻炼，多参加社会活动；定期健康体检，积极防治围绝经期妇女常见病。

(四)心理护理

使患者及其家属了解围绝经期是必然的生理过程，介绍减轻压力的方法，改变患者的认知、情绪和行为，使其正确评价自己。

(五)健康指导

(1)向围绝经期妇女及其家属介绍绝经是一个生理过程，绝经发生的原因及绝经前、后身体将发生的变化，帮助患者消除因绝经变化产生的恐惧心理，并对将发生的变化做好心理准备。

(2)介绍绝经前、后减轻症状的方法，适当的摄取钙质和维生素 D；坚持锻炼如散步、骑自行车等。合理安排工作，注意劳逸结合。

(3)定期普查，围绝经期妇女最好半年至一年进行 1 次体格检查，包括妇科检查和防癌检查，有选择地做内分泌检查。

(4)绝经前行双侧卵巢切除术者，宜适时补充雌激素。

(杨 洁)

第四节 外阴炎及阴道炎

一、外阴炎

外阴炎是妇科常见病，是外阴部的皮肤与黏膜的炎症，可发生于任何年龄，以生育期及绝经后妇女多见。

(一)护理评估

1.健康史

(1)病因评估：外阴炎主要指外阴部的皮肤与黏膜的炎症，以大、小阴唇为多见。由于外阴与尿道、肛门、阴道邻近且暴露，同时，阴道分泌物、月经血、产后的恶露、尿液、粪便的刺激、糖尿病患者的糖尿的长期浸渍，均可引起外阴不同程度的炎症，此外，穿化纤内裤、紧身内裤、使用卫生巾使局部透气性差等，均可诱发外阴部的炎症。

(2)病史评估：评估有无外阴炎的因素存在，有无糖尿病、阴道炎病史。

2.身心状况

(1)症状：外阴瘙痒、疼痛、红、肿、灼热，性交及排尿时加重。

(2)体征：局部充血、肿胀、糜烂，常有抓痕，严重者形成溃疡或湿疹。慢性炎症者，外阴局部皮肤或黏膜增厚、粗糙、皲裂等。

(3)心理-社会状况：了解病程，了解患者对症状的反应，有无烦躁、不安等心理。

(二)护理诊断及合作性问题

(1)皮肤或黏膜完整性受损：与皮肤黏膜炎症有关。

(2)舒适改变：与外阴瘙痒、疼痛、分泌物增多有关。

(3)焦虑：与性交障碍、行动不便有关。

(三)护理目标

(1)患者皮肤与黏膜完整。

(2)患者病情缓解或好转，舒适感增加。

(3)患者情绪稳定，积极配合治疗与护理。

(四)护理措施

1.一般护理

炎症期间宜进食清淡且富含营养的食物，禁食辛辣、刺激性食物。

2.心理护理

患者常出现烦躁不安、焦虑紧张，应帮助患者树立信心，减轻心理负担，坚持治疗，讲究患者常出现烦躁不安、焦虑紧张，应帮助患者树立信心，减轻心理负担，坚持治疗，讲究卫生。

3.病情监护

积极寻找病因，消除刺激原。

4.治疗护理

(1)治疗原则：去除病因，积极治疗原发病，如阴道炎、尿瘘、粪瘘、糖尿病等。

(2)治疗配合：保持外阴清洁干燥，局部使用约40℃的1∶5 000高锰酸钾溶液坐浴，每天2次，每次15～30分钟，5～10次为1个疗程。如有破溃，可涂抗生素软膏或紫草油，急性期可用物理治疗。

(五)健康指导

(1)卫生宣教，指导妇女穿棉质内裤，减少分泌物刺激，对公共场所，如游泳池、公共浴室等谨慎出入，注意经期、孕期、产期及流产后的生殖道清洁，防止感染。

(2)定期妇科检查，积极参与普查与普治。

(3)指导用药方法及注意事项。

(4)加强性道德教育，纠正不良性行为。

(六)护理评价

(1)患者诉说外阴瘙痒症状减轻，舒适感增加。

(2)患者焦虑缓解或消失，掌握了卫生保健常识，能养成良好卫生习惯。

二、前庭大腺炎

细菌侵入前庭大腺腺管内致腺管充血、水肿称为前庭大腺炎。

(一)护理评估

1.健康史

(1)病因评估:前庭大腺腺管开口位于小阴唇与处女膜之间,在性交、流产、分娩或其他情况污染外阴部时,病原体易侵入引起炎症,因此,以育龄妇女多见,主要病原体为葡萄球菌、链球菌、大肠埃希菌、淋病奈瑟菌及沙眼衣原体等。急性炎症发作时细菌先侵犯腺管,腺管口因炎症肿胀阻塞,渗出物不能排出,积存而形成脓肿,称为前庭大腺脓肿(又称巴氏腺脓肿),多发于一侧。如急性炎症消退,腺管口粘连阻塞,分泌物不能外流,脓液转清,则形成前庭大腺囊肿,多为单侧,大小不等,可持续数年不增大。患者往往无自觉症状。

(2)病史评估:了解患者有无反复的外阴感染史及卫生习惯。

2.身心状况

(1)症状:初起时局部肿胀、疼痛、烧灼感,行走不便,可伴有大小便困难等。有时可出现发热等全身症状(表 5-1)。

表 5-1　前庭大腺炎临床类型及身体状况

临床类型	身体状况
急性期	(1)大阴唇下 1/3 处疼痛、肿胀,严重时行走受限。检查局部可见皮肤红、肿、热、压痛 (2)脓肿形成时,可触及波动感,脓肿直径可达 5～6 cm,可自行破溃。如破口大,引流通畅,脓液流出后炎症消退;如破口小,引流欠佳,炎症持续不退或反复发作 (3)可出现全身不适、发热等全身症状
慢性期	慢性期囊肿形成,患者感到外阴部有坠胀感或性交不适。检查时局部可触及囊性肿物,大小不一,有时可反复急性发作

(2)体征:外阴部皮肤红肿、压痛明显。当脓肿形成时,疼痛加剧,并可触及波动感,脓肿直径可达5～6 cm。

(3)心理-社会状况:了解病程,了解患者对症状的反应,有无烦躁、不安等心理,患者常有因害羞或怕痛而未及时诊治的心理障碍。

(二)辅助检查

取前庭大腺开口处分泌物做细菌培养,确定病原体。

(三)护理诊断及合作性问题

1.皮肤完整性受损

与脓肿自行破溃或手术切开引流有关。

2.疼痛

与局部炎症刺激有关。

(四)护理目标

(1)患者皮肤保持完整。

(2)疼痛缓解或好转。

(五)护理措施

1.一般护理

急性期患者应卧床休息,饮食易消化,富含营养。

2.心理护理

患者常常烦躁不安、焦虑紧张,应尊重患者,为患者保密,以解除其忧虑,使其积极治疗,帮助其建立治愈疾病的信心和生活的勇气。

3.治病护理

(1)治疗原则:急性期局部热敷或坐浴,抗生素消炎治疗;脓肿形成或囊肿较大时,切开引流或行囊肿造口术,保持腺体功能,防止复发。

(2)治疗配合:急性炎症发作时,取前庭大腺开口处分泌物做细菌培养,确定病原体。根据细菌培养结果和药物敏感试验选用抗生素口服或肌内注射。脓肿形成或囊肿较大时,切开引流或行囊肿造口术,并放置引流条。术后保持局部清洁,引流条每天更换 1 次,外阴用 1∶5 000 氯己定棉球擦拭,每天擦洗外阴2 次,也可用清热解毒中药热敷或坐浴,每天 2 次。

(六)健康指导

(1)向患者及家属讲解此病的病因及预防措施,指导患者注意外阴清洁卫生。

(2)告知患者及家属月经期、产褥期禁止性交;月经期应使用消毒卫生巾预防感染;术后注意事项及正确用药。告知患者相关卫生保健常识,养成良好卫生习惯。

(七)护理评价

(1)患者诉说外阴不适症状减轻,舒适感增加。

(2)患者接受医护人员指导,焦虑缓解或消失。

阴道炎是阴道黏膜及黏膜下结缔组织的炎症,是妇科常见病。正常健康妇女由于解剖结构、组织特点,阴道对病原体的侵入有自然防御功能。当各种因素导致自然防御功能降低,阴道内生态平衡遭到破坏时,病原体侵入导致阴道炎症。幼女及绝经后妇女由于雌激素缺乏,阴道上皮薄,阴道抵抗力低,比青春期及育龄期妇女更易受感染。

三、滴虫性阴道炎

滴虫性阴道炎是由阴道毛滴虫引起的最常见的阴道炎。阴道毛滴虫主要寄生于女性阴道,也可存在于尿道、尿道旁腺及膀胱。男性可存在于包皮皱襞、尿道及前列腺内。滴虫适宜生长在温度为 25～40 ℃,pH 为 5.2～6.6 的潮湿环境。月经前后,阴道内酸性减弱,接近中性,隐藏在腺体及阴道皱襞中的滴虫常得以繁殖,而发生滴虫性阴道炎。此病的传播途径有经性交的直接传播及经游泳池、浴盆、厕所、衣物、器械等途径的间接传播。

(一)护理评估

1.健康史

(1)病因评估:阴道毛滴虫呈梨形,体积为多核白细胞的 2～3 倍。滴虫顶端有 4 根鞭毛,体部有波动膜,后端尖并有轴柱凸出。活的滴虫透明无色,如水滴,鞭毛随波动膜的波动而活动(图 5-1)。阴道毛滴虫极易传播,pH 在 4.5 以下时便受到抑制甚至致死。pH 上升至 7.5 时,其繁殖可完全被抑制。在妊娠期和月经来潮前后,阴道 pH 升高,可使阴道毛滴虫的感染率和发病率升高。

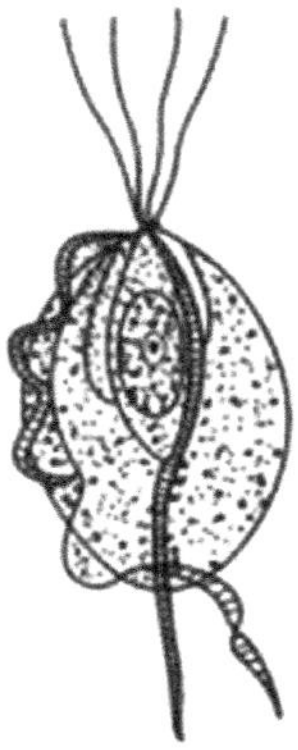

图 5-1　滴虫模式图

(2)病史评估:评估发作与月经周期的关系,既往阴道炎病史,个人卫生情况;分析感染经过;了解治疗经过。

2.身心状况

(1)症状:主要症状为白带呈稀薄泡沫状,量多及伴有外阴、阴道口瘙痒。如有其他细菌混合感染,白带可呈黄绿色、血性、脓性且有臭味。局部可有灼热、疼痛、性交痛。合并尿路感染,可有尿频、尿痛、血尿。阴道毛滴虫能吞噬精子,阻碍乳酸生成,影响精子在阴道内存活,可致不孕。

(2)体征:妇科检查时可见阴道黏膜充血,严重时有散在的出血点。有时可见阴道后穹隆处有液性或脓性泡沫状分泌物。

(3)心理-社会状况:患者常因炎症反复发作而烦恼,出现无助感。

(二)辅助检查

1.悬滴法

在玻片上加 1 滴温生理盐水,自阴道后窟隆处取少许分泌物混于生理盐水中,用低倍镜检查,如有滴虫,可见其活动。阳性率可达 80%~90%。取分泌物检查前 24~48 小时,避免性交、阴道灌洗及阴道上药。

2.培养法

适用于症状典型而悬滴法未见滴虫者,可用培养基培养,其准确率可达 98%。

(三)护理诊断及合作性问题

1.知识缺乏

缺乏对疾病传染途径的认识及缺乏阴道炎治疗的知识。

2.舒适改变

与外阴瘙痒、分泌物增多有关。

3.组织完整性受损

与分泌物增多、外阴瘙痒、搔抓有关。

(四)护理目标

(1)患者能说出疾病传染的途径、阴道炎的治疗与日常防护知识。

(2)患者分泌物减少.舒适度提高。保持组织完整性,无破损。

(五)护理措施

1.一般护理

注意个人卫生,保持外阴部清洁、干燥,避免搔抓外阴导致皮肤破损。

2.心理护理

解除患者因疾病带来的烦恼,减轻其对确诊后的心理压力,增强治疗疾病的信心。告知患者夫妇滴虫性阴道炎的传播途径、临床表现、治疗方法和注意事项,减轻他们的焦虑心理,同时鼓励他们积极配合治疗。

3.病情观察

观察患者的外阴瘙痒症状、阴道分泌物的量及颜色等。

4.治疗护理

(1)治疗原则:杀灭阴道毛滴虫,保持阴道的自净作用,防止复发,夫妻双方要同时治疗,切断直接传染途径。

(2)治疗配合:①局部治疗,增强阴道酸性环境,用1%乳酸溶液、0.5%醋酸溶液或1∶5 000高锰酸钾溶液冲洗阴道后,每晚睡前用甲硝唑200 mg,置于阴道后窟隆,每天1次,10天为1个疗程。②全身治疗,甲硝唑(灭滴灵)每次200～400 mg,每天3次口服,10天为1个疗程。③指导患者正确用药,按疗程坚持用药,注意冲洗液的浓度、温度。④观察用药后反应,甲硝唑口服后偶见胃肠道反应,如食欲缺乏、恶心、呕吐及白细胞减少、皮疹等,一旦发现,应报告医师并停药。妊娠期、哺乳期妇女应慎用,因为药能通过胎盘进入胎儿体内,并可由乳汁排泄。

(六)健康指导

(1)做好卫生宣教,积极开展普查普治,消灭传染源,严格禁止滴虫阴道炎或带虫者进入游泳池。医疗单位做好消毒隔离,防止交叉感染。治疗期间勤换内裤,内裤、坐浴及洗涤用物应煮沸消毒5～10分钟以消灭病原体,禁止性生活,避免交叉或重复感染的机会。哺乳期妇女在用药期间或用药后24小时内不宜哺乳。经期暂停坐浴、阴道冲洗及阴道用药。

(2)夫妻应双双检查,男方若查出毛滴虫,夫妻应同治,有助于提高疗效,治疗期间应禁止性生活。

(3)治愈标准:治疗后应在每次月经干净后复查1次,连续3次均为阴性,方为治愈。

(七)护理评价

(1)患者自诉外阴不适症状减轻,舒适感增加,悬滴法试验连续3个周期复查为阴性。

(2)患者正确复述预防及治疗此疾病的相关知识。

四、外阴阴道假丝酵母菌病

外阴阴道假丝酵母菌病也称外阴阴道念珠菌病,是一种常见的外阴、阴道炎,80%～90%的病原体为白假丝酵母菌,其发病率仅次于滴虫阴道炎。白假丝酵母菌是真菌,不耐热,加热至60 ℃,持续1小时,即可死亡;但对干燥、日光、紫外线及化学制剂的抵抗力较强。

(一)护理评估

1.健康史

(1)病因评估:念珠菌为条件致病菌,可存在口腔、肠道和阴道而不引起症状。当阴道内糖原增多、酸度增加、局部细胞免疫力下降时,念珠菌可繁殖并引起炎症,故外阴阴道假丝酵母菌病多见于孕妇、糖尿病患者及接受大量雌激素治疗者。此外,长期应用抗生素、服用类固醇皮质激素等,可以改变阴道内微生物之间的相互制约关系,易发此症;紧身化纤内裤、肥胖可使会阴局部的温度及湿度增加，也易使念珠菌得以繁殖而引起感染。

(2)传播途径评估：①内源性感染为主要感染，假丝酵母菌除寄生阴道外，还可寄生于人的口腔、肠道，这些部位的假丝酵母菌可互相传染。②通过性交直接传染。③通过接触感染的衣物等间接传染。

(3)病史评估：了解有无糖尿病及长期使用抗生素、雌激素、类固醇皮质激素病史，了解个人卫生习惯及有无不洁性生活史。

2.身心状况

(1)症状：外阴、阴道奇痒，坐卧不安，痛苦异常，可伴有尿痛、尿频、性交痛。阴道分泌物为干酪样或豆渣样。

(2)体征：妇科检查见小阴唇内侧、阴道黏膜红肿并附着白色块状薄膜，容易剥离，下面为糜烂及溃疡。

(3)心理-社会状况：患者常因外阴瘙痒痛苦不堪，由于影响休息与睡眠，产生忧虑与烦躁，评估患者心理障碍及影响疾病治疗的原因。

3.辅助检查

(1)悬滴法：在玻片上加 1 滴温生理盐水，自阴道后穹隆处取少许分泌物混于生理盐水中，用低倍镜检查，若找到白假丝酵母菌的芽孢和假菌丝即可确诊。

(2)培养法：适用于症状典型而悬滴法未见白假丝酵母菌者，可用培养基培养。

(二)护理诊断及合作性问题

1.焦虑

与易复发，影响休息与睡眠有关。

2.组织完整性受损

与分泌物增多、外阴瘙痒、搔抓有关。

(三)护理目标

(1)患者情绪稳定，积极配合治疗与护理。

(2)患者病情改善，舒适度提高。

(3)保持组织完整性，组织无破损。

(四)护理措施

1.一般护理

注意个人卫生，保持外阴部清洁、干燥，避免搔抓外阴以免皮肤破损。

2.心理护理

向患者讲解外阴阴道假丝酵母菌病的病因、治疗方法和注意事项等，消除患者的顾虑和焦虑心理，使其积极配合治疗。

3.病情观察

观察患者的外阴瘙痒症状、阴道分泌物的量及颜色等。

4.治疗护理

(1)治疗原则：消除诱因，改变阴道酸碱度，根据患者情况选择局部或全身应用抗真菌药杀灭致病菌。

(2)用药护理：①局部治疗，用 2%～4%碳酸氢钠溶液冲洗阴道或坐浴，再选用制霉菌素栓剂、克霉唑栓剂、咪康唑栓剂等置于阴道内，一般 7～10 天为 1 个疗程。②全身用药，若局部用药效果较差或病情顽固者，可选用伊曲康唑、氟康唑、酮康唑等口服。③用药注意，孕妇要积极治疗，否则阴道分娩时新生儿易感染发生鹅口疮。妊娠期坚持局部治疗，禁用口服唑类药物。勤换内裤，内裤、坐浴及洗涤用物应煮沸消毒5～10分钟以消灭病原体，避免交叉和重复感染的机会。④用药护理，嘱阴道灌洗或坐浴应注意药液浓度和治疗时间，灌洗药物要充分溶化，温度一般为40 ℃，切忌过烫，以免烫伤皮肤。

（五）健康指导

（1）做好卫生宣教，养成良好的卫生习惯，每天洗外阴、换内裤。切忌搔抓。

（2）约15%男性与女性患者接触后患有龟头炎，对有症状男性也应进行检查与治疗。

（3）鼓励患者坚持用药，不随意中断疗程。

（4）嘱积极治疗糖尿病等疾病，正确使用抗生素、雌激素，以免诱发外阴阴道假丝酵母菌病。

（六）护理评价

（1）患者分泌物减少，性状转为正常，舒适感增加。

（2）患者正确复述预防及治疗此疾病的相关知识，做到积极配合并坚持治疗。

五、萎缩性阴道炎

萎缩性阴道炎属非特异性阴道炎，常见于绝经后及卵巢切除后或盆腔放疗者。绝经后的萎缩性阴道炎又称老年性阴道炎。

（一）护理评估

1.健康史

（1）病因评估：①妇女绝经后；②手术切除卵巢；③产后闭经；④药物假绝经治疗；⑤盆腔放疗后等。由于雌激素水平降低，阴道上皮萎缩变薄，上皮细胞内糖原减少，阴道内pH增高，阴道自净作用减弱，局部抵抗力降低，致病菌入侵后易繁殖引起炎症。

（2）病史评估：了解有无糖尿病及长期使用抗生素、雌激素、类固醇皮质激素病史；了解个人卫生习惯及有无不洁性生活史；了解有无进行盆腔放疗等。

2.身心状况

（1）症状：白带增多，多为黄水状，严重感染时可呈脓性，有臭味。黏膜有浅表溃疡时，分泌物可为血性，有的患者可有点滴出血，可伴有外阴瘙痒、灼热、尿频、尿痛、尿失禁等症状。

（2）体征：妇科检查可见阴道皱襞消失，上皮菲薄，黏膜出血，表面可有小出血点或片状出血点；严重时可形成浅表溃疡，阴道弹性消失、狭窄，慢性炎症、溃疡还可引起阴道粘连，导致阴道闭锁。

（3）心理-社会状况：老年人常因思想比较保守，不愿就医而出现无助感。其他患者常因知识缺乏而病急乱投医，因此，应注意评估影响患者不愿就医的因素及家庭支持系统。

3.辅助检查

取分泌物检查，悬滴法排除滴虫性阴道炎和外阴阴道假丝酵母菌病；有血性分泌物时，常需做宫颈刮片或分段诊刮排除宫颈癌和子宫内膜癌。

（二）护理诊断及合作性问题

1.舒适改变

与外阴瘙痒、疼痛、分泌物增多有关。

2.知识缺乏

与缺乏绝经后妇女预防保健知识有关。

3.有感染的危险

与局部分泌物增多、破溃有关。

(三)护理目标

(1)患者分泌物减少,性状转为正常,舒适感增加。

(2)患者正确复述预防及治疗此疾病的相关知识,做到积极配合并坚持治疗。

(3)患者无感染发生或感染被及时发现和控制,体温、血象正常。

(4)患者无感染发生或感染被及时发现和控制,体温、血象正常。

(四)护理措施

1.一般护理

嘱患者保持外阴清洁,勤换内裤。穿棉织内裤,减少刺激等。

2.心理护理

使患者了解老年性阴道炎的病因和治疗方法,减轻其焦虑;对卵巢切除、放疗者给予心理安慰与相关医学知识解释,增强其治疗疾病的信心;解释雌激素替代疗法可缓解症状,帮助其建立治愈疾病的信心。

3.病情观察

观察白带性状、量、气味,有无外阴瘙痒、灼热及膀胱刺激症状等。

4.治疗护理

(1)治疗原则:增强阴道黏膜的抵抗力,抑制细菌生长繁殖。

(2)治疗配合:①增加阴道酸度,用0.5%醋酸或1%乳酸溶液冲洗阴道,每天1次。阴道冲洗后,将甲硝唑200 mg或氧氟沙星200 mg,放入阴道深部,每天1次,7～10天为1个疗程。②增加阴道抵抗力,针对病因给予雌激素制剂,可局部用药,也可全身用药。将己烯雌酚0.125～0.25 mg,每晚放入阴道深部,7天为1个疗程。③全身用药,可口服尼尔雌醇,首次4 mg,以后每2～4周1次,每晚2 mg,维持2～3个月。

(五)健康指导

(1)指导患者及其家属阴道灌洗、上药的方法和注意事项。用药前洗净双手及会阴,减少感染的机会。自己用药有困难者,指导其家属协助用药或由医务人员帮助使用。

(2)告知使用雌激素治疗可出现的症状,嘱乳腺癌或子宫内膜癌患者慎用雌激素制剂。

(六)护理评价

(1)患者分泌物减少,性状转为正常,舒适感增加。

(2)患者正确复述预防及治疗此疾病的相关知识,做到积极配合并坚持治疗。

(杨　洁)

第五节　子宫肌瘤

子宫平滑肌瘤简称子宫肌瘤,是女性生殖器官中最常见的一种良性肿瘤。主要由子宫平滑肌组织增生而成,其间还有少量的纤维结缔组织。多见于30～50岁女性。由于肌瘤生长速度慢,对机体影响不大。所以,子宫肌瘤的临床报道发病率远比真实的要低。

一、病因

确切病因仍不清楚。好发于生育年龄女性，而且绝经后肌瘤停止生长，甚至萎缩、消失，发生子宫肌瘤的女性常伴发子宫内膜的增生。所以，绝大多数的人认为子宫肌瘤的发生与女性激素有关，特别是雌激素。雌激素可以使子宫内膜增生，使子宫肌纤维增生肥大，肌层变厚，子宫增大，而且肌瘤组织经过检验，其中雌激素受体和雌二醇的含量比正常子宫肌组织高。所以，目前认为子宫肌瘤与长期和大量的雌激素刺激有关。

二、病理

(一)巨检

肌瘤为实质性球形结节，表面光滑，与周围肌组织有明显界限。外无包膜，但是肌瘤周围的肌层受压可形成假包膜。肌瘤切开后，切面呈漩涡状结构，颜色和质地与肌瘤成分有关，若含平滑肌较多，则肌瘤质地较软，颜色略红；若纤维结缔组织多，则质地较硬、颜色发白。

(二)镜检

肌瘤由皱纹状排列的平滑肌纤维相互交叉组成，切面呈漩涡状，其间掺有不等量的纤维结缔组织。细胞大小均匀，呈卵圆形或杆状，核染色质较深。

三、分类

(一)按肌瘤生长部位分类

子宫体肌瘤(90%)与子宫颈肌瘤(10%)。

(二)按肌瘤生长方向与子宫肌壁的关系分类

1.肌壁间肌瘤

最多见，占总数的60%～70%。肌瘤全部位于肌层内，四周均被肌层包围。

2.浆膜下肌瘤

占总数的20%。肌瘤向子宫浆膜面生长，突起于子宫表面，外面仅有一层浆膜包裹。这种肌瘤还可以继续向浆膜面生长，仅留一细蒂与子宫相连，成为带蒂的浆膜下肌瘤，活动度大。蒂内有供应肌瘤生长的血管，若因供血不足，肌瘤易变性、坏死；若发生蒂扭转，可出现急腹痛。若因扭转而造成断裂，肌瘤脱落至腹腔或盆腔，可形成游离性肌瘤。有些浆膜下肌瘤生长在宫体侧壁，突入阔韧带，形成阔韧带肌瘤。

3.黏膜下肌瘤

占总数的10%～15%。肌瘤向宫腔内生长，并突出于宫腔，仅由黏膜层覆盖，称黏膜下肌瘤。黏膜下肌瘤使宫腔变形、增大，易形成蒂。在宫腔内就好像长了异物一样，可刺激子宫收缩，在宫缩的作用下，黏膜下肌瘤可被挤压出宫颈口外，或堵于宫颈口处，或脱垂于阴道。

各种类型的肌瘤可发生在同一子宫，称为多发性子宫肌瘤(图5-2)。

四、临床表现

(一)症状

多数患者无明显症状，只是偶尔在进行盆腔检查时发现。肌瘤临床表现的出现与肌瘤的部位、生长速度及是否发生变性有关。而与其数量及大小关系不大。

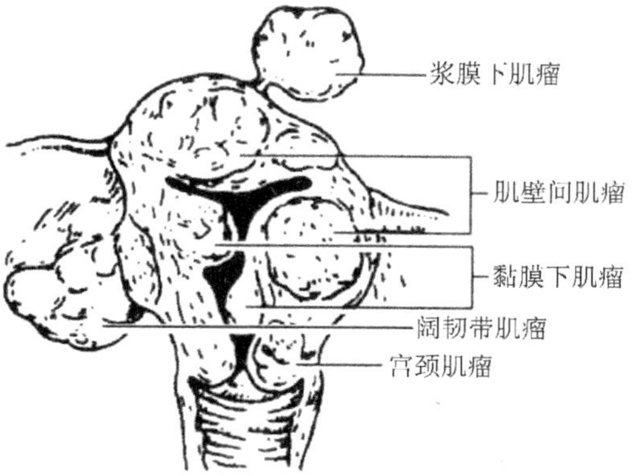

图 5-2　各型子宫肌瘤示意图

1.月经改变

最常见的症状。主要表现为月经周期缩短，经期延长，经量过多，不规则阴道出血。其中以黏膜下肌瘤最常见。其次是肌壁间肌瘤。浆膜下肌瘤及小的肌壁间肌瘤对月经影响不明显。若肌瘤发生坏死、溃疡、感染，则可出现持续或不规则阴道流血或脓血性白带。

2.腹部包块

常为患者就诊的主诉。当肌瘤增大超过妊娠 3 个月子宫大小时，可在下腹部扪及肿块，质硬，无压痛，清晨膀胱充盈将子宫推向上方时更加清楚。

3.白带增多

子宫肌瘤使宫腔面积增大，内膜腺体分泌增多，加之盆腔充血，所以患者白带增多。若为黏膜下肌瘤脱垂于阴道，则表面易感染、坏死，产生大量脓血性排液及腐肉样组织排出，伴臭味。

4.腰酸、腹痛、下腹坠胀

常为腰酸或下腹坠胀，经期加重。通常无腹痛，只是在发生一些意外情况时才会出现：如浆膜下肌瘤蒂扭转时，可出现急性腹痛；妊娠期肌瘤发生红色变性时，可出现腹痛剧烈伴发热、恶心，黏膜下肌瘤被挤出宫腔时，可因宫缩引起痉挛性疼痛。

5.压迫症状

大的子宫肌瘤使子宫体积增大，可对周围的组织器官产生一定的压迫症状。如前壁肌瘤压迫膀胱可出现尿频、尿急；宫颈肌瘤可引起排尿困难、尿潴留，后壁肌瘤可压迫直肠引起便秘、里急后重；较大的阔韧带肌瘤压迫输尿管可致肾盂积水。

6.不孕或流产

肌瘤压迫输卵管使其扭曲管腔不通，或使宫腔变形，影响受精或受精卵着床，导致不孕、流产。

7.继发性贫血

长期月经过多、不规则出血，部分患者可出现继发性贫血，严重时全身乏力，面色苍白、气短、心悸。

(二)体征

肌瘤较大时，可在腹部触及质硬。表面不规则，结节状物质。妇科检查时，肌壁间肌瘤子宫增大，表面不规则，有单个或多个结节状突起。浆膜下肌瘤外面仅包裹一层浆膜，所以质地坚硬，呈球形块状物，与子宫有细蒂相连，可活动；黏膜下肌瘤突出于宫腔，像孕卵一样，所以整个子宫均匀增大，有时宫口扩张，肌瘤位于宫口内或脱出于阴道，呈红色、实质、表面光滑，若感染则表面有渗出液覆盖或溃疡形成，排液有臭味。

五、治疗原则

根据患者的年龄、症状、有无生育要求及肌瘤的大小等情况综合考虑。

(一)随访观察

若肌瘤小(子宫＜孕 2 月)：且无症状，通常不需治疗，尤其近绝经年龄患者，雌激素水平低落，肌瘤可自然萎缩或消失，每 3～6 个月随访 1 次；随访期间若发现肌瘤增大或症状明显时，再考虑进一步治疗。

(二)药物治疗(保守治疗)

肌瘤在 2 个月妊娠子宫大小以内，症状不明显或较轻，近绝经年龄及全身情况不能手术者，均可给予药物对症治疗。

1.雄性激素

常用药物有丙酸睾酮。可对抗雌激素，使子宫内膜萎缩，直接作用于平滑肌，使其收缩而减少出血，并使近绝经期的患者提早绝经。

2.促性腺激素释放激素类似物(GnRH-a)

常用药物有亮丙瑞林或戈舍瑞林。可抑制垂体及卵巢的功能，降低雌激素水平，使肌瘤缩小或消失。适用于肌瘤较小、经量增多或周期缩短、围绝经期患者。不宜长期使用，以免因雌激素缺乏导致骨质疏松。

3.其他药物

常用药物有米非司酮。作为术前用药或提前绝经使用。但不宜长期使，以防其拮抗糖皮质激素的不良反应。

(三)手术治疗

为子宫肌瘤的主要治疗方法。若肌瘤≥2.5 个月妊娠子宫大小或症状明显出现贫血者，应手术治疗。

1.肌瘤切除术

适用于年轻要求保留生育功能的患者，可经腹或腹腔镜切除肌瘤，突出宫内或脱出于阴道内的带蒂的黏膜下肌瘤也可经阴道或经宫腔镜下摘除。

2.子宫切除术

肌瘤较大，多发，症状明显，年龄较大，无生育要求或已有恶变者可行子宫全切。50 岁以下，卵巢外观正常者，可保留卵巢。

六、护理评估

(一)健康史

了解患者一般情况，评估月经史、婚育史，是否有不孕、流产史；询问有无长期使用雌激素类药物。如果接受过治疗，还应了解治疗的方法及所用药物的名称、剂量、用法及用药后的反应等。

(二)身体状况

1.症状

了解有无月经异常、腹部肿块、白带增多或贫血、腹痛等临床表现,了解出现症状的时间及具体表现。

2.体征

了解妇科检查结果,子宫是否均匀或不规则增大、变硬,阴道有无子宫肌瘤脱出等情况。了解B超检查所示结果中肌瘤的大小、个数及部位等。

(三)心理-社会状况

患者及家属对子宫肌瘤缺乏认识,担心肿瘤为恶性,对治疗方案的选择犹豫不决,对需要手术治疗而焦虑不安,担心手术切除子宫可能会影响其女性特征,影响夫妻生活。

七、护理诊断

(一)营养失调

低于机体需要量:与月经改变、长期出血导致贫血有关。

(二)知识缺乏

缺乏子宫肌瘤疾病发生、发展、治疗及护理知识。

(三)焦虑

与月经异常,影响正常生活有关。

(四)自我形象紊乱

与手术切除子宫有关。

八、护理目标

(1)患者获得子宫肌瘤及其健康保健知识。

(2)患者贫血得到纠正,营养状况改善。

(3)患者出院时,不适症状缓解。

九、护理措施

(一)心理护理

评估患者对疾病的认知程度,尊重患者,耐心解答患者提出的问题,告知患者和家属子宫肌瘤是妇科最常见的良性肿瘤,手术或药物治疗都不会影响今后日常生活和工作,让患者消除顾虑,纠正错误认识,配合治疗。

(二)缓解症状

对出血多需住院的患者,护士应严密观察并记录其生命体征变化情况,协助医师完成血常规及凝血功能检查、备血、核对血型、交叉配血等。注意收集会阴垫,评估出血量。按医嘱给予止血药和子宫收缩剂,必要时输血、补液、抗感染或刮宫止血。巨大子宫肌瘤者常出现局部压迫症状,如排尿不畅者应予以导尿;便秘者可用缓泻剂缓解不适症状。带蒂的浆膜下肌瘤发生扭转或肌瘤红色变性时应评估腹痛的程度、部位、性质,有无恶心、呕吐、体温升高征象。需剖腹探查时,护士应迅速做好急诊手术前准备和术中术后护理。保持患者的外阴清洁干燥,如黏膜下肌瘤脱出宫颈口者,应保持其局部清洁,预防感染,为经阴道摘取肌瘤者做好术前准备。

(三)手术护理

经腹或腹腔镜下行肌瘤切除或子宫切除术的患者按腹部手术患者的一般护理,并要特别注意观察术后阴道流血情况。经阴道黏膜下肌瘤摘除术常在蒂部留置止血钳24～48小时,取出止血钳后需继续观察阴道流血情况,按阴道手术患者进行护理。

(四)健康教育

1.保守治疗的患者

需定期随访,护士要告知患者随访的目的、意义和随访时间。应3～6个月定期复查,期间监测肌瘤生长状况、了解患者症状的变化,如有异常及时和医师联系,修正治疗方案。对应用激素治疗的患者,护士要向患者讲解用药的相关知识,使患者了解药物的治疗作用、使用剂量、服用时间、方法、不良反应及应对措施,避免擅自停药和服药过量引起撤退性出血和男性化。

2.手术后的患者

出院后1个月门诊复查,了解患者术后康复情况,并给予术后性生活、自我保健、日常工作恢复等健康指导。任何时候出现不适或异常症状,需及时随诊。

十、结果评价

(1)患者能叙述子宫肌瘤保守治疗的注意事项或术后自我护理措施。

(2)患者面色红润,无疲倦感。

(3)患者出院时,能列举康复期随访时间及注意问题。

(杨　洁)

第六节　子宫颈癌

子宫颈癌又称宫颈浸润癌,是除乳腺癌以外最常见的妇科恶性肿瘤。虽然它的发病率很高,但是宫颈癌有较长的癌前病变阶段,加上近年来国内外已经普遍开展宫颈细胞防癌普查,使宫颈癌和癌前病变得以早期诊断和早期治疗,宫颈癌的发病率和死亡率也随之不断下降。

一、分类及病理

宫颈癌的好发部位是位于宫颈外口处的鳞-柱状上皮交界区。根据发生癌变的组织不同,宫颈癌可分为:鳞状细胞浸润癌,占宫颈癌的80%～85%;腺癌,占宫颈癌的15%～20%;鳞腺癌,由鳞癌和腺癌混合构成,占宫颈癌的3%～5%,少见,但恶性度最高,预后最差。

本节原位癌、浸润癌指的都是鳞癌。

鳞癌与腺癌在外观上并无特殊差别,因为鳞状细胞与柱状细胞都可侵入对方领域,所以,两者均可发生在宫颈阴道部或宫颈管内。

(一)巨检

在发展为浸润癌以前,鳞癌肉眼观察无特殊异常,类似一般的宫颈糜烂(主要是环绕宫颈外口有较粗糙的颗粒状糜烂区,或有不规则的溃破面,触之易出血),随着浸润癌的出现,子宫颈可以表现为以下4种不同类型(图5-3)。

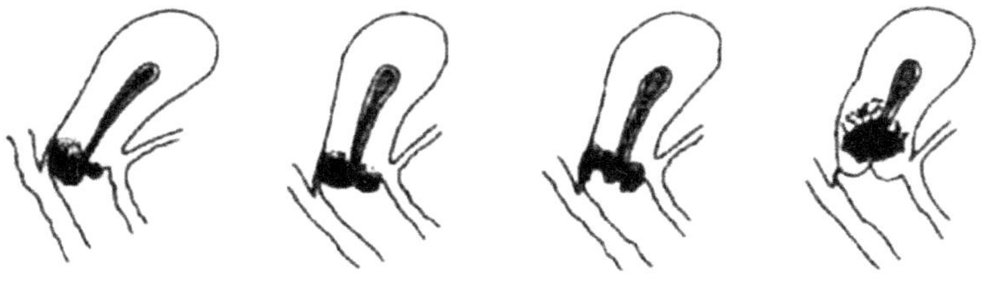

图 5-3　子宫颈癌类型(巨检)

1.外生型

外生型又称增生型或菜花型,癌组织开始向外生长,最初呈息肉样或乳头状隆起,继而又发展为向阴道内突出的大小不等的菜花状赘生物,质地脆,易出血。

2.内生型

内生型又称浸润型,癌组织向宫颈深部组织浸润,宫颈变得肥大而硬,甚至整个宫颈段膨大像直筒一样。但宫颈表面还比较光滑或是仅有浅表溃疡。

3.溃疡型

不论外生型还是内生型,当癌进一步发展时,肿瘤组织发生坏死脱落,可形成凹陷性溃疡,有时整个子宫颈都为空洞所代替,形如火山口样。

4.颈管型

癌灶发生在宫颈外口内,隐蔽在宫颈管,侵入宫颈及子宫峡部供血层以及转移到盆壁的淋巴结。不同于内生型,后者是由特殊的浸润性生长扩散到宫颈管。

(二)显微镜检

1.宫颈上皮内瘤样病变(CIN)

在移行带区形成过程中,未分化的化生鳞状上皮代谢活跃,在一些物质(精子、精液组蛋白、人乳头瘤病毒等)的刺激下,可发生细胞分化不良、排列紊乱,细胞核异常、有丝分裂增加,形成宫颈上皮内瘤样病变,包括宫颈不典型增生和宫颈原位癌。这两种病变是宫颈浸润癌的癌前病变。

通过显微镜下的观察,宫颈癌的进展可分为以下几个阶段(图 5-4)。

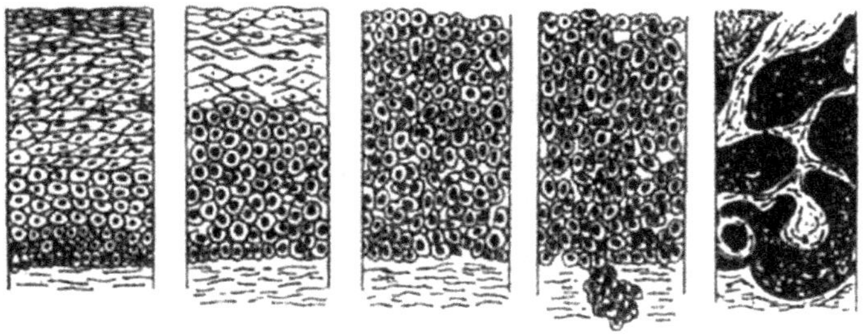

图 5-4　宫颈正常上皮-上皮内瘤变-浸润癌

(1)宫颈不典型增生:指上皮底层细胞增生活跃、分化不良,从正常的 1～2 层增生至多层,甚至占据了大部分上皮组织,而且细胞排列紊乱,细胞核增大、染色加深、染色质分布不均,出现很多核异质改变,称为不典型增生。又可分为轻、中、重 3 种不同程度。重度时与原位癌不易区别。

(2)宫颈原位癌：鳞状上皮全层发生癌变，但是基底膜仍然保持完整，称原位癌。不典型增生和原位癌均局限于上皮内，所以合称子宫颈上皮内瘤样病变(CIN)。

2.宫颈早期浸润癌

原位癌继续发展，已有癌细胞穿过鳞状上皮基底层进入间质，但浸润不深<5 mm，并未侵犯血管及淋巴管，癌灶之间孤立存在未出现融合。

3.宫颈浸润癌

癌继续发展，浸润深度>5 mm，且侵犯血管及淋巴管，癌灶之间呈网状或团块状融合。

二、转移途径

以直接蔓延和淋巴转移为主，血行转移极少见。

(一)直接蔓延

最常见。癌组织直接侵犯邻近组织和器官，向下蔓延至阴道壁。向上累及到子宫腔；向两侧扩散至主韧带、阴道旁组织直至骨盆壁；向前、后可侵犯膀胱、直肠、盆壁等。

(二)淋巴转移

癌组织局部浸润后侵入淋巴管形成瘤栓，随淋巴液引流进入局部淋巴结，在淋巴管内扩散。淋巴转移一级组包括宫旁、宫颈旁、闭孔、髂内、髂外、髂总、骶前淋巴结；二级组包括腹股沟深浅淋巴结、腹主动脉旁淋巴结。

(三)血行转移

极少见，晚期可转移至肺、肝或骨骼等。

三、临床分期

采用国际妇产科联盟(FIGO)修订的宫颈癌临床分期，大体分为5期(表5-2，图5-5)。

表5-2 子宫颈癌的临床分期(FIGO)

期别	肿瘤累及范围
0期	原位癌(浸润前癌)
Ⅰ期	癌灶局限于宫颈(包括累及宫体)
Ⅰa期	肉眼未见癌灶，仅在显微镜下可见浸润癌。
Ⅰa1期	间质浸润深度≤3 mm，宽度≤7 mm
Ⅰa2期	间质浸润深度>3至≤5 mm，宽度≤7 mm
Ⅰb期	肉眼可见癌灶局限于宫颈，或显微镜下可见病变>Ⅰa2期
Ⅰb1期	肉眼可见癌灶最大直径≤4 cm
Ⅰb2期	肉眼可见癌灶最大直径>4 cm
Ⅱ期	癌灶已超出宫颈，但未达盆壁。癌累及阴道，但未达阴道下1/3
Ⅱa期	无宫旁浸润
Ⅱb期	有宫旁浸润
Ⅲ期	癌肿扩散至盆壁和/或累及阴道下1/3，导致肾盂积水或无功能肾
Ⅲa期	癌累及阴道下1/3，但未达盆壁
Ⅲb期	癌已达盆壁，或有肾盂积水或无功能肾

续表

期别	肿瘤累及范围
Ⅳ期	癌播散超出真骨盆，或癌浸润膀胱黏膜及直肠黏膜
Ⅳa期	癌播散超出真骨盆或癌浸润膀胱黏膜或直肠黏膜
Ⅳb期	远处转移

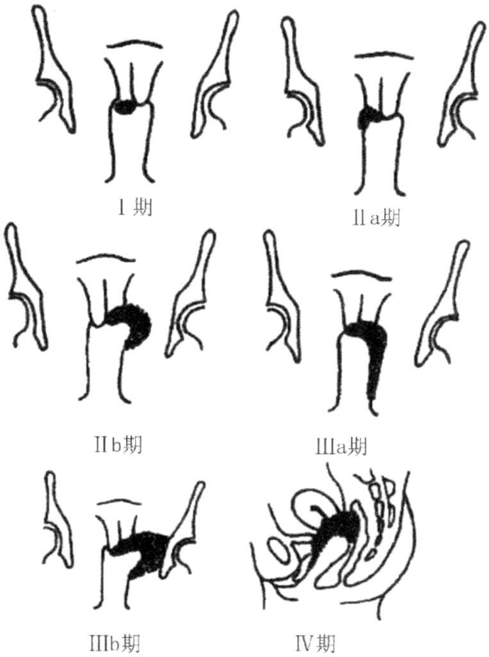

图 5-5 子宫颈癌临床分期示意图

四、临床表现

(一)症状

早期，可无症状；随着癌细胞的进展，可出现以下表现。

1.阴道流血

由癌灶浸润间质内血管所致，出血量根据病灶大小、受累间质内血管的情况而定。年轻患者常表现为接触性出血，即性生活后或妇科检查后少量出血。也有表现为经期延长、周期缩短、经量增多等。年老患者常表现为绝经后不规则阴道流血。

一般外生型癌出血较早，量多；内生型癌出血较晚，量少。一旦侵犯较大血管可引起致命大出血。

2.阴道排液

一般发生在阴道出血之后，白色或血性，稀薄如水样或米泔样。初期量不多、有腥臭；晚期，癌组织坏死、破溃，继发感染则出现大量脓性或米汤样恶臭白带。

3.疼痛

为癌晚期症状。当宫旁组织明显浸润，并已累及盆壁、神经，可引起严重的腰骶部或坐骨神经痛。盆腔病变严重时，可以导致下肢静脉回流受阻，引起下肢肿胀和疼痛。

4.其他

(1)邻近器官受累症状：①压迫或侵犯膀胱、尿道及输尿管：排尿困难、尿痛、尿频、血尿、尿闭、膀胱阴道瘘、肾盂积水、尿毒症等。②累及直肠：里急后重、便血、排便困难、便秘或肠梗阻、直肠阴道瘘。③宫旁组织受侵：组织增厚、变硬、弹性消失，可直达盆壁，子宫固定不动，可形成“冰冻盆腔”。

(2)恶病质：晚期癌症，长期消耗，出现身心交瘁、贫血、低热、消瘦、虚弱等全身衰竭表现。

(二)体征

早期宫颈癌局部无明显病灶，宫颈光滑或轻度糜烂与一般宫颈炎肉眼难以区别。随着病变的发展，类型不同，体征也不同。外生型宫颈上有赘生物呈菜花状、乳头状，质脆易出血。内生型宫颈肥大、质硬、如桶状，表面可光滑。晚期癌组织坏死脱落可形成溃疡或空洞。阴道受累时，阴道壁变硬弹性减退，有赘生物生长。若侵犯宫旁组织，三合诊检查可扪及宫颈旁组织增厚、变硬、呈结节状，甚至形成冰冻骨盆。

五、治疗原则

以手术治疗为主，配合放疗和化疗。

(一)手术治疗

适用于Ⅰa期～Ⅱa期无手术禁忌证的患者。根据临床分期不同，可选择全子宫切除术、子宫根治术和盆腔淋巴结清扫术。年轻患者可保留卵巢及阴道。

(二)放疗

适用于各期患者，主要是年老、严重并发症或Ⅲ期以上不能手术的患者。分为腔内和体外照射两种方法。早期以腔内放射为主、体外照射为辅；晚期则以体外照射为主、腔内放射为辅。

(三)手术加放疗

适用于癌灶较大，先行放疗局限病灶后再行手术治疗；或手术后疑有淋巴或宫旁组织转移者，放疗作为手术的补充治疗。

(四)化疗

用于晚期或有复发转移的患者，也可用于手术或放疗的辅助治疗，目前多主张联合化疗方案。

六、护理评估

(一)健康史

详细了解年轻患者有无接触性出血、年老患者绝经后阴道不规则流血情况。评估患者有无患病的高危因素存在，如慢性宫颈炎的病史及是否有人乳头瘤病毒、巨细胞病毒等的感染；婚育史、性生活史、高危男子性接触史等。

(二)身体状况

1.症状

详细了解患者阴道流血的时间、量、质、色等，有无妇科检查或性生活后的接触性出血；阴道排液的性状、气味；有无邻近器官受累的症状；有无疼痛，疼痛的部位、性质、持续时间等。全身有无贫血、消瘦、乏力等恶病质的表现。

2.体征

评估妇科检查的结果，如宫颈有无异常、有无糜烂和赘生物，宫颈是否出血、肥大、质硬、宫颈管外形呈桶状等。

(三)心理-社会状况

子宫颈癌确诊早期，患者常因无症状或症状轻微，往往对诊断表示怀疑和震惊而四处求医，希望否定癌症诊断；当诊断明确，患者会感到恐惧和绝望，害怕疼痛和死亡，迫切要求治疗，以减轻痛苦、延长寿命。另外，恶性肿瘤对患者身体的折磨会给患者带来巨大的心理应激，而且手术范围大，留置导尿管的时间长，疾病和手术对身体的损伤大，恢复时间长，患者很长时间不能正常地生活、工作。

(四)辅助检查

宫颈癌发展过程长尤其是癌前病变阶段，所以应该积极开展防癌普查，提倡“早发现、早诊断，早治疗”。早期宫颈癌因无明显症状和体征，需采用以下辅助检查。

1.宫颈刮片细胞学检查

普查宫颈癌的主要方法，也是早期发现宫颈癌的主要方法之一。注意在宫颈外口鳞-柱上皮交界处取材，防癌涂片用巴氏染色。结果分 5 级：Ⅰ级正常、Ⅱ级炎症、Ⅲ级可疑癌、Ⅳ级高度可疑癌、Ⅴ级癌。巴氏Ⅲ级及以上细胞，需行活组织检查。

2.碘试验

将碘溶液涂于宫颈和阴道壁，观察其着色情况。正常宫颈阴道部和阴道鳞状上皮含糖原丰富，被碘溶液染成棕色或深赤褐色。若不染色为阳性，说明鳞状上皮不含糖原。瘢痕、囊肿、宫颈炎或宫颈癌等鳞状上皮不含糖原或缺乏糖原，均不染色，所以本试验对癌无特异性。碘试验主要识别宫颈病变危险区，以便确定活检取材部位，提高诊断率。

3.阴道镜检查

宫颈刮片细胞学检查Ⅲ级或以上者，应行阴道镜检查，观察宫颈表面上皮及血管变化，发现病变部位，指导活检取材，提高诊断率。

4.宫颈和宫颈管活组织检查

确诊宫颈癌和癌前病变的金标准。

可在宫颈外口鳞-柱上皮交界处 3、6、9、12 点 4 处取材或碘试验不着色区、阴道镜病变可疑区取材做病理检查。宫颈活检阴性时，可用小刮匙刮取宫颈管组织送病理检查。

七、护理诊断

(一)排尿异常

与宫颈癌根治术后对膀胱功能影响有关。

(二)营养失调

与长期的阴道流血造成的贫血及癌症的消耗有关。

(三)焦虑

与子宫颈癌确诊带来的心理应激有关。

(四)恐惧

与宫颈癌的不良预后有关。

(五)自我形象紊乱

与阴道流恶臭液体及较长时间留置导尿管有关。

八、护理目标

(1)患者能接受诊断,配合各种检查、治疗。

(2)出院时,患者排尿功能恢复良好。

(3)患者能接受现实,适应术后生活方式。

九、护理措施

(一)心理护理

多陪伴患者,经常与患者沟通,了解其心理特点,与患者、家属一起寻找引起不良心理反应的原因,教会患者缓解心里应激的措施,学会用积极的应对方法,如寻求别人的支持和帮助、向别人倾诉内心的感受等,使患者能以最佳的心态接受并积极配合治疗。

(二)饮食与营养

根据患者的营养状况、饮食习惯协助制订营养食谱,鼓励患者进食高能量、高维生素及营养素全面的饮食,以满足机体的需要。

(三)阴道、肠道准备

术前 3 天需每天行阴道冲洗 2 次,冲洗时动作应轻柔,以免损伤子宫颈脆性癌组织引起阴道大出血。肠道按清洁灌肠来准备。另外,术前教会患者进行肛门、阴道肌肉的缩紧与舒张练习,掌握锻炼盆底肌肉的方法。

(四)术后帮助膀胱功能恢复

由于手术范围大,可能损伤支配膀胱的神经,膀胱功能恢复缓慢,所以,一般留置导尿管 7～14 天,甚至 21 天。

1.盆底肌肉的锻炼

术前教会患者进行盆底肌肉的缩紧与舒张练习,术后第 2 天开始锻炼,术后第 4 天开始锻炼腹部肌肉,如抬腿、仰卧起坐等。有资料还报道改变体位的肌肉锻炼有利排尿功能的恢复,锻炼的强度应逐渐增加。

2.膀胱肌肉的锻炼

在拔除尿管前 3 天开始定时开放尿管,每 2～3 小时放尿 1 次,锻炼膀胱功能,促进排尿功能的恢复。

3.导残余尿

在膀胱充盈的情况下拔除尿管,让患者立即排尿,排尿后,导残余尿,每天 1 次。如残余尿连续 3 次在 100 mL 以下,证明膀胱功能恢复尚可,不需再留置尿管;如残余尿超过 100 mL,应及时给患者再留置尿管,保留 3～5 天后,再行拔管,导残余尿,直至低于 100 mL 以下。

(五)保持负压引流管的通畅

手术创面大,渗出多,同时淋巴回流受阻,术后常在盆腔放置引流管,应密切注意引流管是否通畅,引流液的量、色、质,一般引流管于 48～72 小时后拔除。

(六)出院指导

(1)定期随访:护士应向出院患者和家属说明随访的重要性及随访要求。第 1 年内,出院后

1个月首次随访,以后每2～3个月随访1次;第2年每3～6个月随访1次;第3～5年,每半年随访1次;第6年开始每年随访1次。如有不适随时就诊。

(2)少数患者出院时尿管未拔,应教会患者留置导尿管的护理,强调多饮水、外阴清洁的重要性,勿将尿袋高于膀胱口,避免尿液倒流,继续锻炼盆底肌肉、膀胱功能,及时到医院拔尿管、导残余尿。

(3)康复后应逐步增加活动强度,适当参加社交活动及正常的工作等,以便恢复原来的角色功能。

十、结果评价

(1)患者住院期间能以积极态度配合诊治全过程。

(2)出院时,患者无尿路感染症状,拔管后已经恢复正常排尿功能。

(3)患者能正常与人交往,正确树立自我形象。

(杨 洁)

第七节 子宫内膜癌

子宫内膜癌发生于子宫体的内膜层,又称子宫体癌。绝大多数为腺癌,故亦称子宫内膜腺癌。多见于老年妇女,是女性生殖器三大恶性肿瘤之一,仅次于子宫颈癌,居第2位,近年来我国该病的发病率有上升趋势。腺癌是一种生长缓慢,发生转移也较晚的恶性肿瘤。但是,一旦蔓延至子宫颈,侵犯子宫肌层或子宫外,其预后极差。

一、病因

确切病因尚不清楚,可能与下列因素相关。

(一)体质因素

易发生于肥胖、高血压、糖尿病、绝经延迟、未孕或不育的妇女。这些因素是子宫内膜癌的高危因素。

(二)长期持续的雌激素刺激

在长期持续雌激素刺激而又无孕激素拮抗的情况下,可发生子宫内膜增生症(单纯型或复杂型,伴有或不伴不典型增生),子宫内膜癌发病的危险性增高。临床常见于无排卵性疾病、卵巢女性化肿瘤等。

(三)遗传因素

约20%的癌患者有家族史。

二、病理

(一)巨检

病变多发生于子宫底部内膜,尤其是两侧宫角。根据病变形态及范围分为两种类型。

1.局限型

肿瘤局限于部分子宫内膜，常发生在宫底部或宫角部，呈息肉状或菜花状，表面有溃疡，容易出血，易侵犯肌层。

2.弥漫型

癌肿累及大部分或全部子宫内膜，呈菜花状，可充满宫腔或脱出子宫颈口外。癌组织表面灰白色或淡黄色。质脆，易出血、坏死或有溃疡形成，侵入肌层少。晚期癌灶可侵入深肌层或宫颈，若阻塞宫颈管引起宫腔积脓。

（二）镜检

1.内膜样腺癌

最常见，占子宫内膜癌的80%～90%，腺体异常增生，癌细胞大而不规则，核大深染。分裂活跃。

2.腺癌伴鳞状上皮分化

腺癌中含成团的分化良好的良性鳞状上皮称为腺角化癌，恶性为鳞腺癌，介于两者之间为腺癌伴鳞状上皮不典型增生。

3.浆液性腺癌

占有10%。复杂乳头样结构、裂隙样腺体、明显的细胞复层、芽状结构形成和核异型。恶性程度很高，常见于年老的晚期患者。

4.透明细胞癌

肿瘤呈管状结构，镜下见多量大小不等、背靠背排列的小管，内衬透明的鞋钉状细胞。

三、转移途径

多数生长缓慢：局限于内膜或宫腔内时间较长，也有极少数发展较快，短期内出现转移。

（一）直接蔓延

癌灶沿子宫内膜向上蔓延生长，经子宫角达输卵管，向下蔓延累及宫颈、阴道；向肌层浸润，可穿透浆膜而延及输卵管、卵巢，并广泛种植于盆腔腹膜、子宫直肠陷凹及大网膜。

（二）淋巴转移

为内膜癌的主要转移途径。其转移途径与肿瘤生长的部位有关。宫底部的癌灶可沿阔韧带上部的淋巴管网转移到卵巢，再向上到腹主动脉旁淋巴结。子宫角及前壁的病灶可经圆韧带转移到腹股沟淋巴结。子宫后壁的病灶可沿骶韧带至直肠淋巴结。子宫下段及宫颈管的病灶与宫颈癌的淋巴转移途径相同。

（三）血行转移

少见，出现较晚，主要转移到肺、肝、骨等处。

四、临床分期

现广泛采用国际妇产科联盟（FIGO）规定的手术病理分期（表5-3）。

五、临床表现

（一）症状

极早期的患者无明显症状，随着病程进展后出现下列症状。

表 5-3　子宫内膜癌临床分期(FIGO)

期别	肿瘤累及范围
0 期	原位癌(浸润前癌)
Ⅰ期	癌局限于宫体
Ⅰa	癌局限于子宫内膜
Ⅰb	癌侵犯肌层≤1/2
Ⅰc	癌侵犯肌层>1/2
Ⅱ期	癌累及宫颈,无子宫外病变
Ⅱa	仅宫颈黏膜腺体受累
Ⅱb	宫颈间质受累
Ⅲ期	癌扩散于子宫外的盆腔内,但未累及膀胱、直肠
Ⅲa	癌累及浆膜和/或附件和/或腹腔细胞学检查阳性
Ⅲb	阴道转移
Ⅲc	盆腔淋巴结和/或腹主动脉淋巴结转移
Ⅳ期	癌累及膀胱及直肠(黏膜明显受累),或有盆腔外远处转移
Ⅳa	癌累及膀胱和/或直肠黏膜
Ⅳb	远处转移,包括腹腔内转移和/或腹股沟淋巴结转移

1.阴道流血

不规则阴道流血为最常见的症状,量一般不多。绝经后患者主要表现为间歇性或持续性出血,量不多;未绝经者则表现为月经紊乱:经量增多,经期延长,或经间期出血。

2.阴道排液

少数患者述阴道排液增多,为癌肿渗出液或感染坏死所致。早期多为浆液性或浆液血性白带,晚期合并感染则为脓性或脓血性,有恶臭。

3.疼痛

通常不引起疼痛。晚期癌肿侵犯盆腔或压迫神经,可引起下腹部及腰骶部疼痛,并向下肢放射。若癌肿累及宫颈,堵塞宫颈管致使宫腔积脓时,可出现下腹胀痛或痉挛样疼痛。

4.全身症状

晚期可出现贫血、消瘦、乏力、发热、恶病质、全身衰竭等症状。

(二)体征

早期妇科检查无明显异常。随着病情发展,可有子宫增大、质地变软。有时可见癌组织自宫颈口脱出,质脆,易出血。若并发宫腔积脓,子宫明显增大、有压痛。若周围有浸润,子宫常固定,宫旁、盆腔内可触及不规则结节状物。

六、治疗原则

主要治疗方法为手术、放疗及药物治疗。早期以手术为主,晚期则采用放射、药物等综合治疗。

七、护理评估

(一)健康史

了解患者一般情况,评估高危因素,如老年、肥胖、高血压、糖尿病、不孕不育、绝经期推迟及用雌激素替代治疗等,了解有无家族肿瘤史;了解患者疾病诊疗过程及用药情况。

(二)身体状况

1.症状

评估阴道流血、排液、疼痛及有无肿瘤转移的临床表现。

2.体征

了解妇科检查的结果,如有子宫增大、变软,是否可以触及转移性结节或肿块,有无明显触痛等情况。

(三)心理-社会状况

子宫内膜癌多发生于绝经后妇女,因子女工作忙,疏于对患者的关心,使患者在精神上有较强的失落感;或因未婚、婚后不孕等易产生孤独感;加上恶性肿瘤的发生,更增加了患者的恐惧心理。

(四)辅助检查

根据病史、临床表现及辅助检查作出诊断。

1.分段诊刮

确诊子宫内膜癌最可靠的方法。先刮宫颈管,再刮宫腔,刮出物分瓶标记送病理检查。刮宫时操作要轻柔,特别是刮出豆渣样组织时,应立即停止操作,以免子宫穿孔或癌肿扩散。

2.B超

子宫增大,宫腔内可见实质不均的回声区,形态不规则,宫腔线消失。若肌层中有不规则回声紊乱区,则提示肌层有浸润。

3.宫腔镜检查

可直接观察病变大小、形态,并取活组织病理检查。

4.细胞学检查

用宫腔吸管或宫腔刷取宫腔分泌物找癌细胞,阳性率可达90%。

5.其他

CT、MRI、淋巴造影检查及血清CA125检查等。

八、护理诊断

(一)焦虑

与住院及手术有关。

(二)知识缺乏

缺乏了宫内膜癌相关的治疗、护理知识。

九、护理目标

(1)患者获得有关子宫内膜癌的治疗、护理知识。

(2)患者焦虑减轻,主动参与诊治过程。

十、护理措施

（一）心理护理

帮助患者熟悉医院环境，为患者提供安静、舒适的休息环境。告知患者子宫内膜癌的病程发展慢，是女性生殖系统恶性肿瘤预后较好的一种，以缓解或消除心理压力，增强治病的信心。

（二）生活护理

（1）卧床休息，注意保暖。鼓励患者进食高蛋白、高热量、高维生素、易消化饮食。进食不足或营养状况极差者，遵医嘱静脉补充营养。

（2）严密观察生命体征、腹痛、手术切口、血象变化；保持会阴清洁，每天用0.1%苯扎溴铵溶液会阴冲洗，正确使用消毒会阴垫，发现感染征象及时报告医师，并遵医嘱及时使用抗生素和其他药物。

（三）治疗配合

对于采用不同治疗方法的患者，实施相应的护理措施。手术患者注意术后病情观察，记录阴道残端出血的情况，指导患者适度活动。孕激素治疗过程中注意药物的不良反应，指导患者坚持用药。化疗患者要注意骨髓抑制现象，做好支持护理。

（四）健康教育

1.普及防癌知识

大力宣传定期防癌普查的重要性，定期进行防癌检查；正确掌握使用雌激素的指征；绝经过渡期妇女月经紊乱或不规则流血者，应先除外子宫内膜癌；绝经后妇女出现阴道流血者警惕子宫内膜癌的可能；注意高危因素，重视高危患者。

2.定期随访

手术、放疗、化疗患者应定期随访。随访时间：术后2年内，每3～6个月1次；术后3～5年内，每6～12个月1次。随访中注意有无复发病灶，并根据患者康复情况调整随访时间。随访内容：盆腔检查、阴道脱落细胞学检查、胸片（6个月至1年）。

十一、结果评价

（1）患者能叙述子宫内膜癌治疗和护理的有关知识。
（2）患者睡眠良好，焦虑缓解。

（杨　洁）

第八节　卵巢肿瘤

卵巢肿瘤是女性生殖系统常见肿瘤之一，可发生于任何年龄。由于卵巢位于盆腔深部，卵巢肿瘤早期无症状，又缺乏早期诊断的有效方法，患者就医时，恶性肿瘤多为晚期，预后差。其死亡率已居妇科恶性肿瘤的首位，严重地威胁着妇女生命和健康。

一、分类

卵巢肿瘤的分类方法较多，世界卫生组织（WHO）制定的卵巢肿瘤组织学分类方法，将卵巢肿瘤分为卵巢上皮性肿瘤、性索间质肿瘤、生殖细胞肿瘤和转移性肿瘤。

二、常见肿瘤及病理特点

(一)卵巢上皮性肿瘤

卵巢上皮性肿瘤是最常见的卵巢肿瘤，占卵巢肿瘤的2/3，来源于卵巢表面的生发上皮。可分良性、交界性、恶性3种。交界性肿瘤是一种低度潜在恶性肿瘤，无间质浸润，生长缓慢，转移率低，复发迟。

1.浆液性囊腺瘤

约占卵巢良性肿瘤的25%。多为单侧，分单纯性和乳头状两种。前者中等大小，囊壁光滑。单房，囊内为淡黄色清亮液体，后者多房，囊壁上有乳头状物生长，穿透囊壁可发生腹腔种植。镜下可见囊壁内为单层立方上皮或柱状上皮，间质内见砂粒体。

2.浆液性囊腺癌

最常见的卵巢恶性肿瘤，占40%～50%。多为双侧，实性或囊实性，表面光滑，或有乳头状生长，有出血坏死。镜下见瘤细胞大小不一，复层，排列紊乱，并向间质浸润。恶性度高，预后差。

3.黏液性囊腺瘤

约占卵巢良性肿瘤的20%。常为单侧多房，表面光滑，灰白色，囊壁较厚，内为胶冻状黏液，可长成巨大卵巢肿瘤。镜下见囊壁内衬单层柱状上皮，产生黏液，可见杯状细胞和嗜银细胞。如囊壁破裂，瘤细胞可广泛种植于腹膜上，继续生长并分泌黏液，形成结节状，称腹膜黏液瘤。

4.黏液性囊腺癌

约占卵巢恶性肿瘤的10%，由黏液性囊腺瘤恶变而来，多为单侧，表面光滑，实性或囊实性。镜下见腺体密集，间质较少，瘤细胞复层排列，有间质浸润。预后较好。

(二)卵巢生殖细胞肿瘤

为来源于生殖细胞的一组肿瘤，其发生率仅次于上皮性肿瘤，多见于儿童及青少年。

1.畸胎瘤

通常由2～3个胚层组织组成，这些组织可以是成熟的，或不成熟，肿瘤可以是囊性，也可以是实性。其恶性程度与组织分化程度有关。

(1)成熟畸胎瘤：又称皮样囊肿，是最常见的卵巢良性肿瘤。可发生于任何年龄。单侧为主，中等大小，圆形或椭圆形，表面光滑呈灰白色，囊腔内充满油脂及毛发，有时可见牙齿或骨组织。

(2)未成熟畸胎瘤：由分化程度不同的未成熟的胚胎组织组成，多为原始神经组织。多为实性，转移及复发率均较高，预后差。

2.无性细胞瘤

属中度恶性肿瘤。单侧居多，中等大小，实性，表面光滑，切面呈淡棕色。间质中常有淋巴浸润。对放疗极敏感。

3.内胚窦瘤

又称卵黄囊瘤，较罕见。瘤体较大，单侧，圆形或卵圆形。切面实性为主，灰黄色，常有出血坏死。瘤细胞可产生甲胎蛋白(AFP)。生长迅速，早期即出现转移，故恶性度极高，预后差。

(三)卵巢性索间质肿瘤

来源于原始性腺中的性索及间质，占卵巢恶性肿瘤的5%～8%。本组肿瘤多具有内分泌功能，可分泌性激素。

1.颗粒细胞瘤

占性索间质肿瘤的80%左右，为低度恶性肿瘤，任何年龄均可发生，45～55岁常见。多为单侧，圆形或卵圆形，大小不一，表面光滑。切面组织脆而软，伴有出血坏死灶。一般预后良好，5年生存率达80%以上。

2.卵泡膜细胞瘤

为实质性的良性肿瘤，单侧，大小不一，呈圆形或卵圆形，切面灰白色，瘤细胞呈短梭形，胞质中含有脂质，排列呈漩涡状。可分泌雌激素，故有女性化作用。

3.纤维瘤

为良性肿瘤，多发生于中年妇女，常为单侧，中等大小，实性，表面光滑。切面灰白色，质地坚硬，纤维组织呈编织状排列。可伴有胸腔积液或腹水，称为梅格斯综合征，肿瘤切除后，胸腔积液、腹水可自然消退。

4.支持细胞-间质细胞瘤

支持细胞-间质细胞瘤又称睾丸母细胞瘤，是一种能分泌男性激素的肿瘤，为低度恶性，罕见，多发生于40岁以下的妇女。单侧，实性、较小，表面光滑，有时呈分叶状，切面灰白色。镜下可见不同程度的支持细胞及间质细胞。患者常有男性化症状。5年存活率为70%～90%。

(四)卵巢转移性肿瘤

占卵巢肿瘤的5%～10%。身体各部位的肿瘤均可能转移到卵巢，以乳腺、胃肠道、子宫的肿瘤最多见。库肯勃瘤是来自胃肠道的卵巢转移癌，呈双侧性、实性、中等大小、表面光滑。镜下可见印戒细胞。恶性度高，预后极差。

三、恶性肿瘤的分期

采用国际妇产科联盟(FIGO)的手术病理分期(表5-4)。

表5-4 原发性卵巢恶性肿瘤的手术病理分期(FIGO)

期别	肿瘤累及范围
Ⅰ期	肿瘤局限于卵巢
Ⅰa	肿瘤局限于一侧卵巢，包膜完整，表面无肿瘤，腹水或腹腔冲洗液中未查见恶性细胞
Ⅰb	肿瘤局限于两侧卵巢，包膜完整。表面无肿瘤。腹水或腹腔冲洗液中未查见恶性细胞
Ⅰc	肿瘤局限于单侧或两侧卵巢，伴有以下任何一项者：包膜破裂、卵巢表面有肿瘤、腹水或腹腔冲洗液中查见恶性细胞
Ⅱ期	肿瘤累及一侧或双侧卵巢，伴盆腔内扩散
Ⅱa	蔓延和/或转移到子宫和/或输卵管，腹水或冲洗液中无恶性细胞
Ⅱb	蔓延到其他盆腔组织，腹水或冲洗液中无恶性细胞
Ⅱc	Ⅱa或Ⅱb病变，但腹水或冲洗液中查见恶性细胞
Ⅲ期	一侧或双侧卵巢肿瘤，镜检证实有盆腔外的腹膜转移和/或区域淋巴结转移，肝表面转移为Ⅲ期
Ⅲa	淋巴结阴性，组织学证实盆腔外腹膜表面有镜下转移
Ⅲb	淋巴结阴性，腹腔转移灶直径≤2 cm
Ⅲc	腹膜转移灶直径>2 cm和/或腹膜后区域淋巴结阳性
Ⅳ期	远处转移(胸腔积液有癌细胞，肝实质转移)

四、临床表现

(一)症状

卵巢肿瘤早期多无自觉症状,常在妇科检查或做B超时发现。随着肿瘤的增大,出现腹胀不适、尿频、便秘、心悸、气急等压迫症状,腹部触及肿块。如为恶性肿瘤,腹部肿块短期内迅速增大,出现腹胀、腹水;若肿瘤压迫神经、血管或向周围组织浸润,可引起腹痛、腰痛、下肢疼痛及水肿。晚期可出现恶病质。

(二)体征

妇科检查在子宫一侧或双侧扪及囊性或实质性肿物,良性肿瘤包块多囊性、表面光滑、活动与子宫不相连;恶性肿瘤包块多为双侧、实性、表面高低不平、固定不动,子宫直肠陷凹可触及大小不等的结节。

(三)卵巢良、恶性肿瘤的鉴别

如表5-5。

表5-5 卵巢良性肿瘤与恶性肿瘤的鉴别

项目	卵巢良性肿瘤	卵巢恶性肿瘤
病史	生长缓慢,病程长,多无症状,生育期多见	生长迅速,病程短,幼女、青春期或绝经后妇女多见
体征	多为单侧,囊性,表面光滑,活动,一般无腹水	多为双侧,实性或囊性表面不规则,固定,直肠陷凹可触及结节,常伴腹水,且为血性,可查见癌细胞
一般情况	良好,多无不适	逐渐出现恶病质
B超	边界清楚,液性暗区,有间隔光带	肿块边界不清,液性暗区,光点杂乱

五、常见并发症

(一)蒂扭转

蒂扭转是卵巢肿瘤最常见的并发症,也是妇科常见的急腹症之一。多见于瘤蒂长,活动度好,中等大小,重心不均的肿瘤,以成熟畸胎瘤最多见。常发生于体位改变或妊娠期、产褥期子宫位置发生变化时。卵巢肿瘤的蒂由骨盆漏斗韧带、卵巢固有韧带及输卵管组成。发生扭转后,因血液循环障碍,瘤体增大、缺血坏死呈紫黑色,可发生破裂或继发感染(图5-6)。

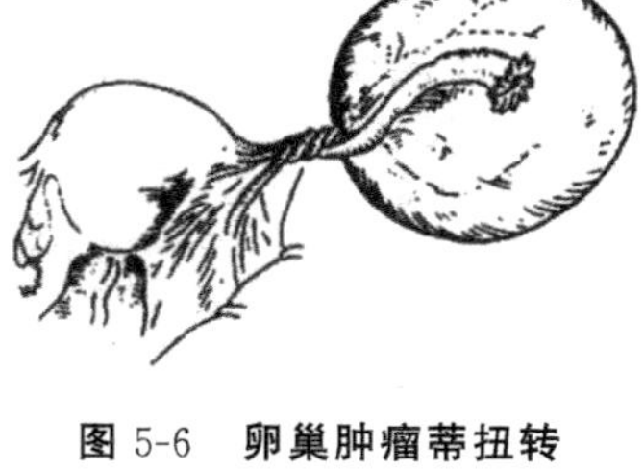

图5-6 卵巢肿瘤蒂扭转

其主要症状是突然发生的下腹部一侧剧烈疼痛,伴有恶心、呕吐甚至休克,系腹膜牵引绞窄所致。妇科检查子宫一侧扪及肿块,张力较高,压痛以瘤蒂部最明显,并有局限性肌紧张。扭转有时可自然复位,腹痛随之缓解。

蒂扭转一旦确诊，应立即手术切除肿瘤。手术时应先钳夹蒂根部，再切除肿瘤及瘤蒂，钳夹前切不可将扭转复位，以免栓子脱落引起栓塞。

（二）破裂

有外伤性破裂和自发性破裂两种。外伤性破裂可因腹部受到重击、分娩、性交、妇科检查及穿刺引起，自发性破裂则可由肿瘤生长过快所致或恶性肿瘤浸润穿透囊壁。其症状轻重与破口大小、流入腹腔囊液的性质、数量有关。轻者仅有轻度腹痛，重者致剧烈腹痛伴恶心、呕吐，有时导致内出血、腹膜炎。

（三）感染

多继发于蒂扭转或破裂后，也可由邻近器官感染蔓延所致。主要表现为发热、腹痛，肿块压痛、腹肌紧张，白细胞升高。

（四）恶变

恶变早期多无症状，若肿瘤短时间内迅速增大，应疑有恶变。若出现腹水，已属晚期。因此，确诊为卵巢肿瘤者应尽早手术。

六、治疗原则

（一）良性肿瘤

一经确诊，即应手术治疗。可根据患者的年龄、有无生育要求及对侧卵巢情况决定手术范围。年轻、单侧良性肿瘤可行卵巢肿瘤剥出术、卵巢切除术或患侧附件切除术。围绝经期妇女可行全子宫及双附件切除术。

（二）恶性肿瘤

以手术为主，辅以化疗、放疗。

1.手术

手术是恶性卵巢肿瘤的首选方法。首次手术尤为重要。疑为恶性肿瘤者，应尽早剖腹探查。早期患者一般做全子宫、双附件加大网膜切除及盆腔、腹主动脉旁淋巴结清扫术。晚期可行肿瘤细胞减灭术。

2.化疗

为主要的辅助治疗方法。卵巢恶性肿瘤对化疗比较敏感，可用于预防肿瘤复发、消除残留病灶，或已无法施行手术的晚期患者。常用的化疗药物有顺铂、环磷酰胺、多柔比星、氟尿嘧啶、放线菌素 D 等。多采用联合化疗。

3.放疗

常作为手术后的辅助治疗，无性细胞瘤对放疗最敏感；颗粒细胞瘤中度敏感，上皮性癌也有一定的敏感性。

七、护理评估

（一）健康史

卵巢肿瘤病因不清楚，一般认为与遗传和家族史有关，20%～25%卵巢恶性肿瘤患者有家族史；此外，还与饮食习惯（如长期食用高胆固醇食物）及内分泌因素有关。所以需评估患者年龄、生育史、有无其他肿瘤疾病史及卵巢肿瘤的家族史。了解有无相关的内分泌、饮食等高危因素。

(二)身体状况

1.症状

卵巢肿瘤体积较小或发病初期常无症状。产生激素的卵巢肿瘤在发病初期可以引起月经紊乱。随着卵巢肿瘤体积增大,患者会有肿胀感,继续长大可出现尿频、便秘等压迫症状。晚期卵巢肿瘤患者出现消瘦、贫血、恶病质表现。

2.体征

评估患者妇科检查的结果,注意有无腹围增大、有无腹水、卵巢肿瘤的性质、肿瘤的部位及其大小等情况。

(三)心理-社会状况

卵巢肿瘤性质确定之前,患者及家属多表现为紧张不安和焦虑,既想得到确切的结果,又怕诊断为恶性肿瘤。而一旦确诊为恶性,因手术和反复化疗影响其正常生活、疾病可能导致死亡等原因,患者表现为悲观、抑郁甚至绝望的情绪。

(四)辅助检查

1.B 超检查

可了解肿块的位置、大小、形态和性质,与子宫的关系,并可鉴别卵巢肿瘤、腹水或结核性包裹性积液。

2.细胞学检查

腹水或腹腔冲洗液找癌细胞,可协助诊断及临床分期。

3.腹腔镜检查

可直接观察肿块的部位、形态、大小、性质,并可行活检或抽取腹腔液进行细胞学检查。

4.肿瘤标志物检查

卵巢上皮性癌患者血清中癌抗原(CA125)水平升高,黏液性卵巢癌时癌胚抗原(CEA)升高,卵巢绒癌时人绒毛膜促性腺激素(HCG)升高;甲胎蛋白(AFP)则对内胚窦瘤、未成熟畸胎瘤有诊断意义;颗粒细胞瘤、卵泡膜细胞瘤患者体内雌激素水平升高。睾丸母细胞瘤患者尿中17-酮、17-羟类固醇升高。

八、护理诊断

(一)疼痛

与卵巢肿瘤蒂扭转或肿瘤压迫有关。

(二)营养失调:低于机体需要量

与恶性肿瘤、治疗不良反应及产生腹水有关。

(三)预感性悲哀

与卵巢癌预后不佳有关。

九、护理目标

(1)患者疼痛减轻或消失。

(2)患者营养摄入充足。

(3)患者能正确面对疾病,焦虑程度减轻。

十、护理措施

（一）心理护理

护理人员应有同情心，关心体贴患者，建立良好的护患关系，详细了解患者的疑虑和需求，认真听取患者的诉说，并对患者所提出的各种疑问给予明确答复；鼓励患者尽可能参与护理计划，鼓励家属参与照顾患者，让患者能感受到来自多方面的关爱，尤其是确定肿瘤是良性者，要及时将诊断结果告诉患者，消除其紧张焦虑心理，从而增强战胜疾病的信心。

（二）饮食护理

疾病及化疗通常会使患者营养失调。应鼓励患者进食高蛋白、高维生素、营养素全面且易消化的饮食。进食不足和全身营养状况极差者，遵医嘱静脉补充高营养液及成分输血等，保证治疗效果。

（三）病情观察

术后注意观察切口及阴道残端有无渗血、渗液并及时更换敷料与会阴血垫。对切口疼痛者遵医嘱应用镇痛剂。对行肿瘤细胞减灭术者，术后一般放置腹膜外引流管与腹腔化疗管各 1 根。对留置的化疗管末端用无菌纱布包扎，固定于腹壁，防止脱落，以备术后腹腔化疗所用。引流管接负压引流袋，固定好，保持引流通畅，记录引流量与引流液性质。

（四）接受各种检查和治疗的护理

1.手术后一般护理

见腹部手术后护理。一般术后第 2 天血压稳定后取半卧位，利于腹腔及阴道分泌物的引流，减少炎症与腹胀发生。对行肠切除患者应暂禁食，根据医嘱行持续胃肠减压，保持通畅，记录引流量及性质。对未侵及肠管者，于第 2 天可给流质饮食，同时服用胃肠动力药，促进肠蠕动恢复，3 天后根据肠蠕动恢复情况改半流质饮食或普通饮食，保持大便通畅。卧床期间，做好皮肤护理，避免压疮。鼓励床上活动，叩背，及时清除痰液，防止肺部并发症，待病情许可后，协助患者离床活动。

2.腹腔插管化疗的护理

卵巢癌患者术中往往发现盆腹腔各脏器浆膜表面广泛播散粟粒样或较大的植入病灶，经肿瘤减灭术后仍存散在病灶，术后腹腔插管化疗可使化疗药物与病灶直接接触，使局部药物浓度升高，而体循环的药物浓度较低。腹腔化疗能提高疗效并减少因化疗引起的全身反应。化疗方案根据组织学分类而定，多在腹部切口拆除缝线后行第 1 个疗程，或术中腹腔即放置化疗药，待 1 个月后再行第 2 个疗程。腹腔灌注化疗药物时应严格无菌操作，防止感染，注药前先注入少量生理盐水，观察注药管是否通畅，有无外渗。灌注药液量多时，应先将液体适当加温，避免药液过凉，导致患者寒战。灌注完毕，注药管末端包扎，嘱患者翻身活动，使药物在腹腔内均匀分布。

3.并发症观察与护理

同腹部手术后并发症观察与护理。

（五）健康教育

1.预防

30 岁以上妇女，应每年进行 1 次妇科检查。高危人群不论年龄大小，最好每半年接受 1 次检查，以排除卵巢肿瘤。

2.出院指导

对手术后患者出院前应进行康复指导，对单纯一侧附件切除的患者也可因性激素水平波动而出现停经、潮热等症状。让患者了解这些症状，有一定心理准备，必要时可在医师指导下接受雌激素补充治疗，以缓解症状。对行卵巢癌根治术后患者应根据病理报告的组织学类型、临床分期和组织学分级，告知家属，并讲清后期化疗的必要性，化疗既可用于预防复发，也可用于手术未能全部切除者。化疗多需 8～10 个疗程，一般为每月 1 次，化疗应在医院进行，以便随时进行各系统化疗不良反应的监测，护士应督促、协助患者克服实际困难，正确指导患者减轻化疗反应，顺利完成治疗计划。

3.做好随访

未手术的患者 3～6 个月随访 1 次，观察肿瘤的大小变化情况。良性肿瘤术后按一般腹部手术后 1 个月常规进行复查。恶性肿瘤术后易于复发，应长期随访。术后 1 年每月 1 次；术后第 2 年每 3 个月 1 次；术后 3～5 年每 3～6 个月 1 次；以后可每年 1 次。

十一、结果评价

(1)患者能说出应对疼痛的方法，自述疼痛减轻。

(2)患者合理膳食，能维持体重。

(3)患者能正常与人交往，树立正确自我形象。

（杨　洁）

第九节　外　阴　癌

外阴癌是女性常见外阴肿瘤，占女性生殖系统恶性肿瘤总数的 3%～5%，多见于绝经后妇女，以外阴鳞状细胞癌最常见。

外阴癌转移早、发展快、恶性程度高，以直接浸润、淋巴转移常见，血行转移很少。淋巴转移是最主要转移途径，直接浸润时癌灶沿皮肤、黏膜可侵及阴道、尿道，晚期累及膀胱直肠。

一、护理评估

（一）健康史

1.病因与发病机制

外阴癌的病因尚不明确，可能与病毒感染、性传播疾病有关，还可能与免疫功能低下及外阴营养不良等有关。外阴的慢性长期刺激如外阴瘙痒、慢性前庭大腺炎、慢性溃疡等也可能发展成外阴癌。外阴慢性皮肤病中，外阴白色病变有 5%～10%伴不典型增生者可能发展为外阴癌。

2.病理评估

外阴癌镜检多为高分化鳞癌，大部分发生于大阴唇，其次是小阴唇、阴蒂、会阴、阴道等部位，前庭和阴蒂病灶倾向于低分化或未分化。

(二)身心状况

1.症状

外阴癌早期主要表现为不易治愈的外阴瘙痒,表皮不同形态的肿物,伴外阴皮肤变白。晚期癌灶破溃、继发感染,可出现恶臭分泌物,癌肿深部浸润,可出现明显的疼痛及出血。侵犯直肠或尿道时,产生相应症状。

2.体征

癌灶可生长在外阴任何部位,以大阴唇最多见。早期局部呈结节状、菜花状或溃疡状,晚期见不规则肿块,组织脆而易脱落、溃烂,感染后流出脓性或血性分泌物。若腹股沟淋巴受累,可扪及增大、质硬、固定的肿块。

3.心理-社会状况

外阴部的手术使身体结构发生变化,患者出现自尊低下、自我形象紊乱、预感性悲伤等心理方面的问题。

二、辅助检查

对外阴可疑病变,行活体组织病理检查以明确诊断。

三、护理诊断及合作性问题

(一)恐惧

与癌症的治疗及预后有关。

(二)组织完整性受损

与外阴瘙痒、破损、溃疡和放疗损伤有关。

(三)疼痛

与晚期癌肿侵犯神经、术后创伤有关。

四、护理目标

(1)患者焦虑情绪得到缓解,积极配合治疗与护理。

(2)患者组织无受损。

(3)患者疼痛缓解,舒适感增加。

五、护理措施

(一)一般护理

给患者提供安静、舒适的睡眠环境,保持室内空气流通,保持外阴清洁。指导患者于病变部位涂凡士林软膏,保护局部组织,避免搔抓。指导患者术后缓解疼痛的方法。

(二)心理护理

术前与患者沟通,耐心解释,向患者讲解术前术后注意事项、手术的方式和手术效果及手术将重建切除的外阴等,使患者能积极应对,并取得家属的配合。

(三)治疗护理

1.治疗要点

以手术为主,辅以放疗与化疗。手术治疗是外阴癌的主要方法,一般行外阴根治术及双侧腹股沟深浅淋巴清扫术。放疗或化疗多用于晚期不能手术者或复发癌患者。

2.治疗配合

(1)术前准备:按外阴手术一般准备外,注意如需植皮者,应将供皮区剃毛、消毒并用治疗巾包裹。术前3～5天给予1∶5 000高锰酸钾溶液坐浴,用于清除局部脓性分泌物。

(2)术后护理:①按外阴、阴道术后常规护理。②保持患者会阴清洁干燥,每天擦洗外阴2次,大小便后常规擦洗。③术后协助患者取平卧外展屈膝位,并在腘窝垫一软垫。④保持引流管通畅。⑤观察患者切口有无渗血、感染征象,移植皮瓣的愈合情况等;术后第2天即用支架支起盖被,以利通风;术后第2天,会阴部、腹股沟部可遵医嘱用红外线照射,每次20分钟,每天2次;外阴切口术后5日无异常可间断拆线,腹股沟切口术后7天拆线。⑥术后第5天可遵医嘱给液状石蜡口服,软化大便。

(3)化疗、放疗患者的护理同常规的化疗、放疗护理。

六、健康指导

指导患者出院后继续保持外阴清洁,避免长期应用刺激性强的药液。指导患者注意休息,合理膳食,避免重体力劳动。指导患者定期随访,外阴根治术后3个月复查。放疗患者于放疗后1、3、6个月各随访1次,以后每半年1次,2年以后每年1次,随访5年。

七、护理评价

(1)患者恐惧程度减轻,住院期间,患者疼痛程度逐渐减轻,可以忍受。

(2)患者在诊疗过程中积极主动配合。住院治疗期间,血象体温正常,患者无感染发生。

(杨　洁)

第六章 产科护理

第一节 妊娠剧吐

妊娠剧吐是指妊娠期恶心,频繁呕吐,不能进食,导致脱水,酸、碱平衡失调,以及水、电解质紊乱,甚至肝肾功能损害,严重可危及孕妇生命。其发生率为0.3%～1%。

一、病因

尚未明确,可能与下列因素有关。

(一)人绒毛膜促性腺激素(HCG)水平增高

因早孕反应的出现和消失的时间与孕妇血清HCG值上升、下降的时间一致;另外多胎妊娠、葡萄胎患者HCG值,显著增高,发生妊娠剧吐的比率也增高;而终止妊娠后,呕吐消失。但症状的轻重与血HCG水平并不一定呈正相关。

(二)精神及社会因素

恐惧妊娠、精神紧张、情绪不稳和经济条件差的孕妇易患妊娠剧吐。

(三)幽门螺旋杆菌感染

近年研究发现妊娠剧吐的患者与同孕周无症状孕妇相比,血清抗幽门螺旋杆菌的IgG浓度升高。

(四)其他因素

维生素缺乏,尤其是维生素B_6缺乏可导致妊娠剧吐;变态反应;研究发现几种组织胺受体亚型与呕吐有关,临床上抗组胺治疗呕吐有效。

二、病理生理

(1)频繁呕吐导致失水、血容量不足、血液浓缩和细胞外液减少,钾、钠等离子丢失使电解质平衡失调。

(2)不能进食,热量摄入不足,发生负氮平衡,使血浆尿素氮及尿酸升高;由于机体动用脂肪组织供给热量,脂肪氧化不全,导致丙酮、乙酰乙酸及β-羟丁酸聚集,产生代谢性酸中毒。

(3)由于脱水、缺氧血转氨酶值升高,严重时血胆红素升高。机体血液浓缩及血管通透性增加，另外，钠盐丢失，不仅尿量减少，尿中可出现蛋白及管型。肾脏继发性损害，肾小管有退行性变，部分细胞坏死，肾小管的功能减退，终致血浆中非蛋白氮、肌酐、尿酸的浓度迅速增加。肾功能受损和酸中毒使细胞内钾离子较多地移到细胞外，出现高钾血症，严重时心脏停搏。

(4)病程长达数周者，可致严重营养缺乏，由于维生素C缺乏，血管脆性增加，可致视网膜出血。

三、临床表现

(一)恶心、呕吐

多见于年轻初孕妇，一般停经6周左右出现恶心、呕吐，逐渐加重直至频繁呕吐不能进食。

(二)水、电解质紊乱

严重呕吐、不能进食导致失水、电解质紊乱，使氢、钠和钾离子大量丢失，出现低钾血症。营养摄入不足可致负氮平衡，使血浆尿素氮及尿素增高。

(三)酸、碱平衡失调

机体动用脂肪组织供给能量，使脂肪代谢中间产物酮体增多，引起代谢性酸中毒。病情发展，可出现意识模糊。

(四)维生素缺乏

频繁呕吐、不能进食可引起维生素 B_1 缺乏，导致 Wernicke-Korsakoff 综合征。维生素K缺乏，可致凝血功能障碍，常伴血浆蛋白及纤维蛋白原减少，增加孕妇出血倾向。

四、辅助检查

(1)尿液检查：患者尿比重增加，尿酮体阳性，肾功能受损时，尿中可出现蛋白和管型。

(2)血液检查：血液浓缩，红细胞计数增多，红细胞压积上升，血红蛋白值增高；血酮体可为阳性，二氧化碳结合力降低；肝、肾功能受损害时胆红素、转氨酶、肌酐和尿素氮升高。

(3)眼底检查：严重者出现眼底出血。

五、诊断及鉴别诊断

根据病史、临床表现及妇科检查，诊断并不困难。可用B超检查排除滋养叶细胞疾病，此外尚需与可引起呕吐的疾病，如急性病毒性肝炎、胃肠炎、胰腺炎、胆管疾病、脑膜炎、脑血管意外及脑肿瘤等鉴别。

六、并发症

(一)Wernicke-Korsakoff 综合征

发病率为妊娠剧吐患者的10%，是由于妊娠剧吐长期不能进食，导致维生素 B_1 缺乏引起的中枢系统疾病，Wernicke 脑病和 Korsakoff 综合征是一个病程中的先后阶段。

维生素 B_1 是糖代谢的重要辅酶，参与糖代谢的氧化脱羧代谢，维生素 B_1 缺乏时，体内丙酮酸及乳酸堆积，发生糖代谢的三羧酸循环障碍，使得主要靠糖代谢供给能量的神经组织、骨骼肌和心肌代谢出现严重障碍。病理变化主要发生在丘脑、下丘脑的脑室旁区域、中脑导水管的周围区灰质、乳头体、第四脑室底部和迷走神经运动背核，可出现不同程度的神经细胞和神经纤维轴索或髓鞘的丧失，伴有星形细胞和小胶质细胞的增生。毛细血管扩张，血管的外膜和内皮细胞明显增生，有散在小出血灶。

Wernicke 脑病表现为眼球震颤、眼肌麻痹等眼部症状，躯干性共济失调及精神障碍，可同时出现，但大多数患者精神症状迟发。Korsakoff 综合征表现为严重的近事记忆障碍，表情呆滞、缺乏主动性，产生虚构与错构。部分伴有周围神经病变。严重时发展为永久性的精神、神经功能障碍，出现神经错乱、昏迷甚至死亡。

（二）Mallory-Weis 综合征

胃-食管连接处的纵向黏膜撕裂出血，引起呕血和黑便。严重时，可使食管穿孔，表现为胸痛、剧吐、呕血，需急症手术治疗。

七、治疗与护理

治疗原则：休息，适当禁食，计出入量，纠正脱水、酸中毒及电解质紊乱，补充营养，并需要良好的心理支持。

（一）补液治疗

每天应补充葡萄糖液、生理盐水、平衡液，总量 3 000 mL 左右，加维生素 B_6 100 mg。维生素 C 2～3 g，维持每天尿量≥1 000 mL，肌内注射维生素 B_1，每天 100 mg。为了更好地利用输入的葡萄糖，可适当加用胰岛素。根据血钾、血钠情况决定补充剂量。根据二氧化碳结合力值或血气分析结果，予以静脉滴注碳酸氢钠溶液。

一般经上述治疗 2～3 天后，病情大多迅速好转，症状缓解。待呕吐停止后，可试进少量流食，以后逐渐增加进食量，调整静脉输液量。

（二）终止妊娠

经上述治疗后，若病情不见好转，反而出现下列情况，应迅速终止妊娠：①持续黄疸；②持续尿蛋白；③体温升高，持续在 38 ℃以上；④心率＞120 次/分；⑤多发性神经炎及神经性体征；⑥出现Wernicke-Korsakoff 综合征。

（三）妊娠剧吐并发 Wernicke-Korsakoff 综合征的治疗

如不紧急治疗，该综合征的死亡率高达 50%，即使积极处理，死亡率约 17%。在未补给足量维生素 B_1 前，静脉滴注葡萄糖会进一步加重三羧酸循环障碍，使病情加重，导致患者昏迷甚至死亡。对长期不能进食的患者应给维生素 B_1，400～600 mg 分次肌内注射，以后每天 100 mg 肌内注射至能正常进食为止，然后改口服，并给予多种维生素。同时应对其内分泌及神经状态进行评价，对病情严重者及时终止妊娠。早期大量维生素 B_1 治疗，上述症状可在数天至数周内有不同程度的恢复，但仍有 60%患者不能得到完全恢复，特别是记忆恢复往往需要 1 年左右的时间。

八、预后

绝大多数妊娠剧吐患者预后良好，仅少数病例因病情严重而需终止妊娠。然而对胎儿方面，曾有报道妊娠剧吐发生酮症者，所生后代的智商较低。

（朱彦春）

第二节 自然流产

流产是指妊娠不足28周、胎儿体重不足1 000 g而终止者。流产发生于妊娠12周前者称早期流产，发生在妊娠12周至不足28周者称晚期流产。流产又分为自然流产和人工流产，本节内容仅限于自然流产。自然流产的发生率占全部妊娠的15%左右，多数为早期流产，是育龄妇女的常见病，严重影响了妇女生殖健康。

一、病因和发病机制

导致自然流产的原因很多，可分为胚胎因素和母体因素。早期流产常见的原因是胚胎染色体异常、孕妇内分泌异常、生殖器官畸形、生殖道感染、血栓前状态和免疫因素异常等；晚期流产多由宫颈功能不全等因素引起。

(一)胚胎因素

胚胎染色体异常是自然流产最常见的原因。据文献报道，46%～54%的自然流产与胚胎染色体异常有关。流产发生越早，胚胎染色体异常的频率越高，早期流产中染色体异常的发生率为53%，晚期流产为36%。

胚胎染色体异常包括数量异常和结构异常。在数量异常中第一位的是染色三体，占52%，除1号染色三体未见报道外，各种染色三体均有发现，其中以13、16、18、21及22号染色体最常见，18-三体约占1/3；第二位的是45，X单体，约占19%；其他依次为三倍体占16%，四倍体占5.6%。染色体结构异常主要是染色体易位，占3.8%，嵌合体占1.5%，染色体倒置、缺失和重叠也见有报道。

多数三体胚胎是以流产或死胎告终，但也有少数能成活，如21-三体、13-三体和18-三体等。单体是减数分裂不分离所致，以X单体最为多见，少数胚胎如能存活，足月分娩后即形成特纳综合征。三倍体常与胎盘的水泡样变性共存，不完全水泡状胎块的胎儿可发育成三倍体或第16号染色体的三体，流产较早，少数存活，继续发育后伴有多发畸形，未见活婴。四倍体活婴极少，绝大多数极早期流产。在染色体结构异常方面，不平衡易位可导致部分三体或单体，易发生流产或死胎。总之，染色体异常的胚胎多数结局为流产，极少数可能继续发育成胎儿，但出生后也会发生某些功能异常或合并畸形。若已流产，妊娠产物有时仅为一空孕囊或已退化的胚胎。

(二)母体因素

1.夫妇染色体异常

习惯性流产与夫妇染色体异常有关，习惯性流产者夫妇染色体异常发生频率为3.2%，其中多见的是染色体相互易位，占2%，罗伯逊易位占0.6%。着床前配子在女性生殖道时间过长，配子发生老化，流产的机会也会增加。在促排卵及体外受精等辅助生殖技术中，是否存在配子老化问题目前尚不清楚。

2.内分泌因素

(1)黄体功能不良：黄体中期黄体酮峰值低于正常标准值，或子宫内膜活检与月经时间同步差2天以上即可诊断为黄体功能不良。高浓度黄体酮可阻止子宫收缩，使妊娠子宫保持相对静止状态；黄体酮分泌不足，可引起妊娠蜕膜反应不良，影响受精卵着床和发育，导致流产。孕期黄体酮的来源有两条途径：一是由卵巢黄体产生，二是胎盘滋养细胞分泌。孕6～8周后卵巢黄体产生黄体酮逐渐减少，之后由胎盘产生黄体酮替代，如果两者衔接失调则易发生流产。在习惯性流产中有23%～60%的病例存在黄体功能不全。

(2)多囊卵巢综合征：有人发现，在习惯性流产中多囊卵巢的发生率可高达58%，而且其中有56%的患者黄体生成素呈高分泌状态。现认为，多囊卵巢综合征患者高浓度的黄体生成素可能导致卵细胞第二次减数分裂过早完成，从而影响受精和着床过程。

(3)高催乳素血症：高水平的催乳素可直接抑制黄体颗粒细胞增生及其分泌功能。高催乳素血症的临床主要表现为闭经和泌乳，当催乳素水平高于正常值时，则可表现为黄体功能不全。

(4)糖尿病：血糖控制不良者流产发生率可为15%～30%，妊娠早期高血糖还可能造成胚胎畸形的危险因素。

(5)甲状腺功能：目前认为甲状腺功能减退或亢进与流产有着密切的关系，妊娠前期和早孕期进行合理的药物治疗，可明显降低流产的发生率。有学者报道，甲状腺自身抗体阳性者流产发生率显著升高。

3.生殖器官解剖因素

(1)子宫畸形：米勒管先天性发育异常导致子宫畸形，如单角子宫、双角子宫、双子宫、子宫纵隔等。子宫畸形可影响子宫血供和宫腔内环境造成流产。母体在孕早期使用或接触己烯雌酚可影响女胎子宫发育。

(2)Asherman综合征：由宫腔创伤(如刮宫过深)、感染或胎盘残留等引起宫腔粘连和纤维化。宫腔镜下行子宫内膜切除或黏膜下肌瘤切除手术也可造成宫腔粘连。子宫内膜受损伤可影响胚胎种植，导致流产发生。

(3)宫颈功能不全：是导致中晚期流产的主要原因。宫颈功能不全在解剖上表现为宫颈管过短或宫颈内口松弛。由于存在解剖上的缺陷，随着妊娠的进程子宫增大，宫腔压力升高，多数患者在中、晚期妊娠出现无痛性的宫颈管消退、宫口扩张、羊膜囊突出和胎膜破裂，最终发生流产。宫颈功能不全主要由于宫颈局部创伤(分娩、手术助产、刮宫、宫颈锥形切除和Manchester手术等)引起，先天性宫颈发育异常较少见；另外，胚胎时期接触己烯雌酚也可引起宫颈发育异常。

(4)其他：子宫肿瘤可影响子宫内环境，导致流产。

4.生殖道感染

有一些生殖道慢性感染被认为是早期流产的原因之一。能引起反复流产的病原体往往是持续存在于生殖道而母体很少产生症状，而且此病原体能直接或间接导致胚胎死亡。生殖道逆行感染一般发生在妊娠12周以前，过此时期，胎盘与蜕膜融合，构成机械屏障，而且随着妊娠进程，羊水抗感染力也逐步增强，感染的机会减少。

(1)细菌感染：布鲁菌属和弧菌属感染可导致动物(牛、猪、羊等)流产，但在人类还不肯定。

(2)沙眼衣原体：文献报道，妊娠期沙眼衣原体感染率为3%～30%，但是否直接导致流产尚无定论。

(3)支原体：流产患者宫颈及流产物中支原体的阳性率均较高，血清学上也支持人支原体和解脲支原体与流产有关。

(4)弓形虫：弓形虫感染引起的流产是散发的，与习惯性流产的关系尚未完全证明。

(5)病毒感染：巨细胞病毒经胎盘可累及胎儿，引起心血管系统和神经系统畸形，致死或流产。妊娠前半期单纯疱疹感染流产发生率可高达70%,即使不发生流产,也易累及胎儿、新生儿。妊娠初期风疹病毒感染者流产的发生率较高。人免疫缺陷病毒感染与流产密切相关,Temmerman等报道,HIV-1抗体阳性是流产的独立相关因素。

5.血栓前状态

为凝血因子浓度升高,或凝血抑制物浓度降低而产生的血液易凝状态,尚未达到生成血栓的程度,或者形成的少量血栓正处于溶解状态。

血栓前状态与习惯性流产的发生有一定的关系,临床上包括先天性和获得性血栓前状态,前者是由于凝血和纤溶有关的基因突变造成,如凝血因子V突变、凝血酶原基因突变、蛋白C缺陷症和蛋白S缺陷症等;后者主要是抗磷脂抗体综合征、获得性高半胱氨酸血症以及机体存在各种引起血液高凝状态的疾病等。

各种先天性血栓形成倾向引起自然流产的具体机制尚未阐明,目前研究的比较多的是抗磷脂抗体综合征,并已肯定它与早、中期胎儿丢失有关。普遍的观点认为,高凝状态使子宫胎盘部位血流状态改变,易形成局部微血栓,甚至胎盘梗死,使胎盘血供下降,胚胎或胎儿缺血缺氧,引起胚胎或胎儿发育不良而流产。

6.免疫因素

免疫因素引起的习惯性流产,可分自身免疫型和同种免疫型。

(1)自身免疫型:主要与患者体内抗磷脂抗体有关,部分患者同时,可伴有血小板减少症和血栓栓塞现象,这类患者可称为早期抗磷脂抗体综合征。在习惯性流产中,抗磷脂抗体阳性率约为21.8%。另外,自身免疫型习惯性流产还与其他自身抗体有关。

在正常情况下,各种带负电荷的磷脂位于细胞膜脂质双层的内层,不被免疫系统识别;一旦暴露于机体免疫系统,即可产生各种抗磷脂抗体。抗磷脂抗体不仅是一种强烈的凝血活性物质,激活血小板和促进凝血,导致血小板聚集,血栓形成;同时,可直接造成血管内皮细胞损伤,加剧血栓形成,使胎盘循环发生局部血栓栓塞,胎盘梗死,胎死宫内,导致流产。近来的研究还发现,抗磷脂抗体可能直接与滋养细胞结合,从而抑制滋养细胞功能,影响胎盘着床过程。

(2)同种免疫型:现代生殖免疫学认为,妊娠是成功的半同种异体移植现象,孕妇由于自身免疫系统产生一系列的适应性变化,从而对宫内胚胎移植物表现出免疫耐受,不发生排斥反应,妊娠得以继续。

在正常妊娠的母体血清中,存在一种或几种能够抑制免疫识别和免疫反应的封闭因子,也称封闭抗体,以及免疫抑制因子,而习惯性流产患者体内则缺乏这些因子。因此,使得胚胎遭受母体的免疫打击而排斥。封闭因子既可直接作用于母体淋巴细胞,又可与滋养细胞表面特异性抗原结合,从而阻断母儿之间的免疫识别和免疫反应,封闭母体淋巴细胞对滋养细胞的细胞毒作用。还有认为,封闭因子可能是一种抗独特型抗体,直接针对T淋巴细胞或B淋巴细胞表面特异性抗原受体(BCR/TCR),从而防止母体淋巴细胞与胚胎靶细胞起反应。

几十年来,同种免疫型习惯性流产与人类白细胞抗原(HLA)相容性的关系一直存有争议。有学者提出,习惯性流产可能与夫妇HLA的相容性有关,在正常妊娠过程中夫妇或母胎间HLA抗原是不相容的,胚胎所带的父源性HLA抗原可以刺激母体免疫系统,产生封闭因子。同时,滋养细胞表达的HLA-G能够引起抑制性免疫反应,这种反应对胎儿具有保护性作用,能够抑制母体免疫系统对胎儿胎盘的攻击。

7.其他因素

(1)慢性消耗性疾病:结核和恶性肿瘤常导致早期流产,并威胁孕妇的生命;高热可导致子宫收缩;贫血和心脏病可引起胎儿胎盘单位缺氧;慢性肾炎、高血压可使胎盘发生梗死。

(2)营养不良:严重营养不良直接可导致流产。现在更强调各种营养素的平衡,如维生素 E 缺乏也可造成流产。

(3)精神、心理因素:焦虑、紧张和恐吓等严重精神刺激均可导致流产。近来还发现,噪音和振动对人类生殖也有一定的影响。

(4)吸烟、饮酒等:近年来,育龄妇女吸烟、饮酒,甚至吸毒的人数有所增加,这些因素都是流产的高危因素。孕期过多饮用咖啡也增加流产的危险性。

(5)环境毒性物质:影响生殖功能的外界不良环境因素很多,可以直接或间接对胚胎造成损害。过多接触某些有害的化学物质(如砷、铅、苯、甲醛、氯丁二烯和氧化乙烯等)和物理因素(如放射线、噪音及高温等),均可引起流产。

尚无确切的依据证明使用避孕药物与流产有关,然而,有报道宫内节育器避孕失败者,感染性流产发生率有所升高。

二、病理

早期流产时胚胎多数先死亡,随后发生底蜕膜出血,造成胚胎的绒毛与蜕膜层分离,已分离的胚胎组织如同异物,引起子宫收缩而被排出。有时,也可能蜕膜海绵层先出血坏死或有血栓形成,使胎儿死亡,然后排出。8 周以内妊娠时,胎盘绒毛发育尚不成熟,与子宫蜕膜联系还不牢固,此时流产妊娠产物多数可以完整地从子宫壁分离而排出,出血不多。妊娠 8～12 周时,胎盘绒毛发育茂盛,与蜕膜联系较牢固。此时,若发生流产,妊娠产物往往不易完整分离排出,常有部分组织残留宫腔内影响子宫收缩,致使出血较多。妊娠 12 周后,胎盘已完全形成,流产时往往先有腹痛,然后排出胎儿、胎盘。有时,由于底蜕膜反复出血,凝固的血块包绕胎块,形成血样胎块稽留于宫腔内。血红蛋白因时间长久被吸收形成肉样胎块,或纤维化与子宫壁粘连。偶有胎儿被挤压,形成纸样胎儿,或钙化后形成石胎。

三、临床表现

(一)停经

多数流产患者有明显的停经史,根据停经时间的长短可将流产分为早期流产和晚期流产。

(二)阴道流血

发生在妊娠 12 周以内流产者,开始时绒毛与蜕膜分离,血窦开放,即开始出血。当胚胎完全分离排出后,由于子宫收缩,出血停止。早期流产的全过程均伴有阴道流血,而且出血量往往较多。晚期流产者,胎盘已形成,流产过程与早产相似,胎盘继胎儿分娩后排出,一般出血量不多。

(三)腹痛

早期流产开始阴道流血后宫腔内存有血液,特别是血块,刺激子宫收缩,呈阵发性下腹痛,特点是阴道流血往往出现在腹痛之前。晚期流产则先有阵发性的子宫收缩,然后胎儿胎盘排出,特点是往往先有腹痛,然后出现阴道流血。

四、临床类型

根据临床发展过程和特点的不同,流产可以分为 7 种类型。

（一）先兆流产

先兆流产指妊娠28周前，先出现少量阴道流血，继之常出现阵发性下腹痛或腰背痛。

妇科检查：宫颈口未开，胎膜未破，妊娠产物未排出，子宫大小与停经周数相符。妊娠有希望继续者，经休息及治疗后，若流血停止及下腹痛消失，妊娠可以继续；若阴道流血量增多或下腹痛加剧，则可能发展为难免流产。

（二）难免流产

难免流产是先兆流产的继续，妊娠难以持续，有流产的临床过程，阴道出血时间较长，出血量较多，而且有血块排出，阵发性下腹痛，或有羊水流出。

妇科检查：宫颈口已扩张，羊膜囊突出或已破裂，有时可见胚胎组织或胎囊堵塞于宫颈管中，甚至露见于宫颈外口，子宫大小与停经周数相符或略小。

（三）不全流产

不全流产指妊娠产物已部分排出体外，尚有部分残留于宫腔内，由难免流产发展而来。妊娠8周前发生流产，胎儿胎盘成分多能同时排出；妊娠8～12周时，胎盘结构已形成并密切连接于子宫蜕膜，流产物不易从子宫壁完全剥离，往往发生不全流产。由于宫腔内有胚胎组织残留，影响子宫收缩，以致阴道出血较多，时间较长，易引起宫内感染，甚至因流血过多而发生失血性休克。

妇科检查：宫颈口已扩张，不断有血液自宫颈口内流出，有时尚可见胎盘组织堵塞于宫颈口或部分妊娠产物已排出于阴道内，而部分仍留在宫腔内。一般，子宫小于停经周数。

（四）完全流产

完全流产指妊娠产物已全部排出，阴道流血逐渐停止，腹痛逐渐消失。

妇科检查：宫颈口已关闭，子宫接近正常大小。常常发生于妊娠8周以前。

（五）稽留流产

稽留流产又称过期流产，指胚胎或胎儿已死亡滞留在宫腔内尚未自然排出者。患者有停经史和/或早孕反应，按妊娠时间计算已达到中期妊娠但未感到腹部增大，病程中可有少量断续的阴道流血，早孕反应消失。尿妊娠试验由阳性转为阴性，血清β-HCG值下降，甚至降至非孕水平。B超检查子宫小于相应孕周，无胎动及心管搏动，子宫内回声紊乱，难以分辨胎盘和胎儿组织。

妇科检查：阴道内可少量血性分泌物，宫颈口未开，子宫较停经周数小，由于胚胎组织机化，子宫失去正常组织的柔韧性，质地不软，或已孕4个月尚未听见胎心，触不到胎动。

（六）习惯性流产

习惯性流产指自然流产连续发生3次或3次以上者。每次流产多发生于同一妊娠月份，其临床经过与一般流产相同。早期流产的原因常为黄体功能不足、多囊卵巢综合征、高催乳素血症、甲状腺功能低下、染色体异常、生殖道感染及免疫因素等。晚期流产最常见的原因为宫颈内口松弛、子宫畸形、子宫肌瘤等。宫颈内口松弛者于妊娠后，常于妊娠中期，胎儿长大，羊水增多，宫腔内压力增加，胎囊向宫颈内口突出，宫颈管逐渐短缩、扩张。患者多无自觉症状，一旦胎膜破裂，胎儿迅即排出。

（七）感染性流产

感染性流产是指流产合并生殖系统感染。各种类型的流产均可并发感染，包括选择性或治疗性的人工流产，但以不全流产、过期流产和非法堕胎为常见。感染性流产的病原菌常常是阴道或肠道的寄生菌(条件致病菌),有时为混合性感染。厌氧菌感染占60%以上,需氧菌中以大肠埃希菌和假芽孢杆菌为多见,也见有β-溶血链球菌及肠球菌感染。患者除了有各种类型流产的临床表现和非法堕胎史外,还出现一系列感染相关的症状和体征。

妇科检查:宫口可见脓性分泌物流出,宫颈举痛明显,子宫体压痛,附件区增厚或有痛性包块。严重时感染可扩展到盆腔、腹腔甚至全身,并发盆腔炎、腹膜炎、败血症及感染性休克等。

五、病因筛查及诊断

诊断流产一般并不困难。根据病史及临床表现多能确诊,仅少数需进行辅助检查。确诊流产后,还应确定流产的临床类型,同时还要对流产的病因进行筛查,这对决定流产的处理方法很重要。

(一)病史

应询问患者有无停经史和反复流产史,有无早孕反应、阴道流血,应询问阴道流血量及其持续时间,有无腹痛,腹痛的部位、性质及程度,还应了解阴道有无水样排液,阴道排液的色、量及有无臭味,有无妊娠产物排出等。

(二)体格检查

观察患者全身状况,有无贫血,并测量体温、血压及脉搏等。在消毒条件下进行妇科检查,注意宫颈口是否扩张,羊膜囊是否膨出,有无妊娠产物堵塞于宫颈口内;宫颈阴道部是否较短,甚至消退,内外口松弛,可容一指通过,有时可触及羊膜囊或见有羊膜囊突出于宫颈外口。子宫大小与停经周数是否相符,有无压痛等。并应检查双侧附件有无肿块、增厚及压痛。检查时操作应轻柔,尤其对疑为先兆流产者。

(三)辅助检查

对诊断有困难者,可采用必要的辅助检查。

1.B超显像

目前应用较广,对鉴别诊断与确定流产类型有实际价值。对疑为先兆流产者,可根据妊娠囊的形态、有无胎心反射及胎动来确定胚胎或胎儿是否存活,以指导正确的治疗方法。一般妊娠5周后宫腔内即可见到孕囊光环,为圆形或椭圆形的无回声区,有时由于着床过程中的少量出血,孕囊周围可见环形暗区,此为早孕双环征。孕6周后可见胚芽声像,并出现心管搏动。孕8周可见胎体活动,孕囊约占宫腔一半。孕9周可见胎儿轮廓。孕10周孕囊几乎占满整个宫腔。孕12周胎儿出现完整形态。不同类型的流产及其超声图像特征有所差别,可帮助鉴别诊断。

(1)先兆流产声像图特征:子宫大小与妊娠月份相符,少量出血者孕囊一侧见无回声区包绕,出血多者宫腔有较大量的积血,有时可见胎膜与宫腔分离,胎膜后有回声区,孕6周后可见到正常的心管搏动。

(2)难免流产声像图特征:孕囊变形或塌陷,宫颈内口开大,并见有胚胎组织阻塞于宫颈管内,羊膜囊未破者可见到羊膜囊突入宫颈管内或突出宫颈外口,心管搏动多已消失。

(3)不全流产声像图特征:子宫较正常妊娠月份小,宫腔内无完整的孕囊结构,代之以不规则的光团或小暗区,心管搏动消失。

(4)完全流产声像图特征:子宫大小正常或接近正常,宫腔内空虚,见有规则的宫腔线,无不规则光团。

B超检查在确诊宫颈机能不全引起的晚期流产中也很有价值。通过B超可以观察宫颈长度、内口宽度、羊膜囊突出等情况，能够客观地评价妊娠期宫颈结构，且具有无创伤可重复等优点，近年来临床应用较多。可作为宫颈功能评价的超声指标较多，如宫颈长度、宫颈内口宽度、宫颈漏斗宽度、羊膜囊楔度等。一般认为，宫颈结构随着妊娠进程有所变化，故动态观察妊娠期宫颈结构变化的意义更大。目前，国内规定：孕 12 周时如三条径线中有一异常即提示宫颈功能不全，这包括宫颈长度<25 mm、宽度>32 mm 和内径>5 mm。

另外，以超声多普勒血流频谱显示孕妇子宫动脉和胎儿脐动脉，可判断宫内胎儿健康状况及母体并发症。目前，常用动脉血流频谱的收缩期速度峰值与舒张期速度最低值的比值，估计动脉血管的阻力，早孕期动脉阻力高者，胎儿血供和营养不足，可诱发胚胎发育停止。

2.妊娠试验

用免疫学方法，近年临床多用试纸法，对诊断妊娠有意义。为进一步了解流产的预后，多选用血清β-HCG的定量测定。一般妊娠后 8～9 天在母血中即可测出 β-HCG，随着妊娠的进程，β-HCG逐渐升高，早孕期 β-HCG 倍增时间为 48 小时左右，孕 8～10 周达高峰。血清 β-HCG 值低或呈下降趋势，提示可能发生流产。

3.其他激素测定

其他激素主要有血孕酮的测定，可以协助判断先兆流产的预后。甲状腺功能低下和亢进均易发生流产，测定游离 T_3 和 T_4 有助于孕期甲状腺功能的判断。人胎盘催乳素的分泌与胎盘功能密切相关，妊娠 6～7 周时血清人胎盘催乳素正常值为 0.02 mg/L，8～9 周为 0.04 mg/L。人胎盘催乳素低水平常常是流产的先兆。正常空腹血糖值为 5.9 mmol/L，异常时应进一步做糖耐量试验，排除糖尿病。

4.血栓前状态测定

血栓前状态的妇女可能没有明显的临床表现，但母体的高凝状态使子宫胎盘部位血流状态改变，形成局部微血栓，甚至胎盘梗死，使胎盘血供下降，胚胎或胎儿缺血缺氧，引起胚胎或胎儿发育不良而流产。如下诊断可供参考：*D*-二聚体、纤维蛋白降解产物数值增加表示已经产生轻度凝血-纤溶反应的病理变化；而对虽有危险因子参与，但尚未发生凝血-纤溶反应的患者，却只能用血浆凝血机能亢进动态评价，如血液流变学和红细胞形态检测；另外凝血和纤溶有关的基因突变造成凝血因子Ⅴ突变、凝血酶原基因突变、蛋白 C 缺陷症、蛋白 S 缺陷症，抗磷脂抗体综合征、获得性高半胱氨酸血症，以及机体存在各种引起血液高凝状态的疾病等均需引起重视。

(四)病因筛查

引发流产发生的病因众多，特别是针对习惯性流产者，进行一系统的病因筛查，明确诊断，及时干预治疗，为避免流产的再次发生是必要的。筛查内容包括胚胎染色体及夫妇外周血染色体核型分析、生殖道微生物检测、内分泌激素测定、生殖器官解剖结构检查、凝血功能测定、自身抗体检测等。

六、处理

流产为妇产科常见病，一旦发生流产症状，应根据流产的不同类型，及时进行恰当的处理。

(一)先兆流产处理原则

(1)休息镇静：患者应卧床休息，禁止性生活，阴道检查操作应轻柔，精神过分紧张者可使用对胎儿无害的镇静药，如苯巴比妥 0.03～0.06 g，每天 3 次。加强营养，保持大便通畅。

(2)应用黄体酮或 HCG：黄体功能不足者，可用黄体酮 20 mg，每天或隔天肌内注射 1 次，也可使用 HCG 以促进孕酮合成，维持黄体功能，用法为 1 000 U，每天肌内注射 1 次，或 2 000 U，隔天肌内注射 1 次。

(3)其他药物：维生素 E 为抗氧化剂，有利孕卵发育，每天 100 mg 口服。基础代谢率低者可以服用甲状腺素片，每天 1 次，每次 40 mg。

(4)出血时间较长者，可选用无胎毒作用的抗生素，预防感染，如青霉素等。

(5)心理治疗：要使先兆流产患者的情绪安定，增强其信心。

(6)经治疗两周症状不见缓解或反而加重者，提示可能胚胎发育异常，进行 B 超检查及 β-HCG测定，确定胚胎状况，给以相应处理，包括终止妊娠。

(二)难免流产处理原则

(1)孕 12 周内可行刮宫术或吸宫术，术前肌内注射催产素 10 U。

(2)孕 12 周以上可先催产素 5～10 U 加于 5%葡萄糖液 500 mL 内静脉滴注，促使胚胎组织排出，出血多者可行刮宫术。

(3)出血多伴休克者，应在纠正休克的同时清宫。

(4)清宫术后应详细检查刮出物，注意胚胎组织是否完整，必要时做病理检查或胚胎染色体分析。

(5)术后应用抗生素预防感染。出血多者可使用肌内注射催产素以减少出血。

(三)不全流产处理原则

(1)一旦确诊，无合并感染者应立即清宫，以清除宫腔内残留组织。

(2)出血时间短，量少或已停止，并发感染者，应在控制感染后再做清宫术。

(3)出血多并伴休克者，应在抗休克的同时行清宫术。

(4)出血时间较长者，术后应给予抗生素预防感染。

(5)刮宫标本应送病理检查，必要时可送检胎儿的染色体核型。

(四)完全流产处理原则

如无感染征象，一般不需特殊处理。

(五)稽留流产处理原则

1.早期过期流产

早期过期流产宜及早清宫，因胚胎组织机化与宫壁粘连，刮宫时有可能遇到困难，而且此时子宫肌纤维可发生变性，失去弹性，刮宫时出血可能较多并有子宫穿孔的危险。故过期流产的刮宫术必须慎重，术时注射宫缩剂以减少出血，如一次不能刮净可于 5～7 天后再次刮宫。

2.晚期过期流产

晚期过期流产均为妊娠中期胚胎死亡，此时胎盘已形成，诱发宫缩后宫腔内容物可自然排出。若凝血功能正常，可先用大剂量的雌激素，如己烯雌酚 5 mg，每天 3 次，连用 3～5 天，以提高子宫肌层对催产素的敏感性，再静脉滴注缩宫素(5～10 U 加于 5%葡萄糖液内)，也可用前列腺素或依沙吖啶等进行引产，促使胎儿、胎盘排出。若不成功，再做清宫术。

3.预防 DIC

胚胎坏死组织在宫腔稽留时间过长，尤其是孕 16 周以上的过期流产，容易并发 DIC。所以处理前应检查血常规、出凝血时间、血小板计数、血纤维蛋白原、凝血酶原时间、凝血块收缩试验、*D*-二聚体、纤维蛋白降解产物及血浆鱼精蛋白副凝试验(3P 试验)等，并做好输血准备。若存在凝血功能异常，应及早使用纤维蛋白原、输新鲜血或输血小板等，高凝状态可用低分子肝素，防止或避免 DIC 发生，待凝血功能好转后再行引产或刮宫。

4.预防感染

过期流产病程往往较长，且多合并有不规则阴道流血，易继发感染，故在处理过程中应使用抗生素。

（六）习惯性流产处理原则

有习惯性流产史的妇女，应在怀孕前进行必要的检查，包括夫妇双方染色体检查与血型鉴定及其丈夫的精液检查，女方尚需进行内分泌、生殖道感染、血栓前状态、生殖道局部或全身免疫等检查及生殖道解剖结构的详细检查，查出原因者应于怀孕前及时纠治。

1.染色体异常

若每次流产均由于胚胎染色体异常所致，这提示流产的病因与配子的质量有关。如精子畸形率过高者建议到男科治疗，久治不愈者可行供精人工授精(AID)。如女方为高龄，胚胎染色体异常多为三体，且多次治疗失败可考虑做赠卵体外受精——胚胎移植术(IVF)。夫妇双方染色体异常可做 AID，或赠卵 IVF 及种植前诊断。

2.生殖道解剖异常

完全或不完全子宫纵隔可行纵隔切除术。子宫黏膜下肌瘤可在宫腔镜下行肌瘤切除术，壁间肌瘤可经腹肌瘤挖出术。宫腔粘连可在宫腔镜下做粘连分离术，术后放置宫内节育器 3 个月。宫颈内口松弛者，于妊娠前作宫颈内口修补术。若已妊娠，最好于妊娠 14～16 周行宫颈内口环扎术，术后定期随诊，提前住院，待分娩发动前拆除缝线，若环扎术后有流产征象，治疗失败，应及时拆除缝线，以免造成宫颈撕裂。国际上有对于有先兆流产症状的患者进行紧急宫颈缝扎术获得较好疗效的报道。

3.内分泌异常

黄体功能不全者主要采用孕激素补充疗法。孕时可使用黄体酮 20 mg 隔天或每天肌内注射至孕10 周左右，或 HCG 1 000～3 000 U，隔天肌内注射 1 次。如患者存在多囊卵巢综合征、高催乳素血症、甲状腺功能异常或糖尿病等，均宜在孕前进行相应的内分泌治疗，并于孕早期加用孕激素。

4.感染因素

孕前应根据不同的感染原进行相应的抗感染治疗。

5.免疫因素

自身免疫型习惯性流产的治疗多采用抗凝剂和免疫抑制剂治疗。常用的抗凝剂有阿司匹林和肝素，免疫抑制剂以泼尼松为主，也有使用人体丙种球蛋白治疗成功的报道。同种免疫型习惯性流产采用主动免疫治疗，国外有学者早前采用主动免疫治疗同种免疫型习惯性流产。即采用丈夫或无关个体的淋巴细胞对妻子进行主动免疫致敏，其目的是诱发女方体内产生封闭抗体，避免母体对胚胎的免疫排斥。

6.血栓前状态

目前多采用低分子肝素单独用药或联合阿司匹林是目前主要的治疗方法。一般低分子肝素 5 000 IU 皮下注射，每天 1～2 次。用药时间从早孕期开始，治疗过程中必须严密监测胎儿生长发育情况和凝血-纤溶指标，检测项目恢复正常，即可停药。但停药后必须每月复查凝血-纤溶指标，有异常时重新用药。有时治疗可维持整个孕期，一般在终止妊娠前 24 小时停止使用。

7.原因不明习惯性流产

当有怀孕征兆时,可按黄体功能不足给以黄体酮治疗,每天 10～20 mg 肌内注射,或 HCG 2 000 U,隔天肌内注射 1 次。确诊妊娠后继续给药直至妊娠 10 周或超过以往发生流产的月份,并嘱其卧床休息,禁忌性生活,补充维生素 E 并给予心理治疗,以解除其精神紧张,并安定其情绪。同时在孕前和孕期尽量避免接触环境毒性物质。

(七)感染性流产

流产感染多为不全流产合并感染。治疗原则应积极控制感染,若阴道流血不多,应用广谱抗生素2～3 天,待控制感染后再行刮宫,清除宫腔残留组织以止血。若阴道流血量多,静脉滴注广谱抗生素和输血的同时,用卵圆钳将宫腔内残留组织夹出,使出血减少,切不可用刮匙全面搔刮宫腔,以免造成感染扩散。术后继续应用抗生素,待感染控制后再行彻底刮宫。若已合并感染性休克者,应积极纠正休克。若感染严重或腹、盆腔有脓肿形成时,应行手术引流,必要时切除子宫。

七、护理

(一)护理评估

1.病史

停经、阴道流血和腹痛是流产孕妇的主要症状。应详细询问患者停经史、早孕反应情绪;阴道流血的持续时间与阴道流血量;有无腹痛,腹痛的部位、性质及程度。此外,还应了解阴道有无水样排液,排液的色、量和有无臭味,以及有无妊娠产物排出等。对于既往病史,应全面了解孕妇在妊娠期间有无全身性疾病、生殖器官疾病、内分泌功能失调及有无接触有害物质等,以识别发生流产的诱因。

2.身心诊断

流产孕妇可因出血过多而出现休克,或因出血时间过长、宫腔内有残留组织而发生感染。因此,护士应全面评估孕妇的各项生命体征。判断流产类型,尤其须注意与贫血及感染相关的征象(表 6-1)。

表 6-1　各型流产的临床表现

类型	病史			妇科检查	
	出血量	下腹痛	组织排出	宫颈口	子宫底高度
先兆流产	少	无或轻	无	闭	与妊娠周数相符
难免流产	中至多	加剧	无	扩张	相符或略小
不全流产	少至多	减轻	部分排出	扩张或有物堵塞或闭	小于妊娠周数
完全流产	少至无	无	全部排出	闭	正常或略大

流产孕妇的心理状况以焦虑和恐惧为特征。孕妇面对阴道流血往往会不知所措,甚至有过度严重化情绪,同时对胎儿健康的担忧也会直接影响孕妇的情绪反应,孕妇可能会表现伤心、郁闷、烦躁不安等。

3.诊断检查

(1)产科检查:在消毒条件下进行妇科检查,进一步了解宫颈口是否扩张、羊膜是否破裂、行无妊娠产物堵塞于宫颈口内;子宫大小与停经周数是否相符、有无压痛等,并应检查双侧附件有无肿块、增厚及压痛等。

(2)实验室检查:多采用放射免疫方法对人绒毛膜促性腺激素(HCG)、人胎盘催乳素、雌激素和孕激素等进行定量测定,如测定的结果低于正常值,提示有流产可能。

(3)B超显像:超声显像可显示有无胎囊、胎动、胎心等,从而可诊断并鉴别流产及其类型,指导正确处理。

(二)可能的护理诊断

1.有感染的危险

其与阴道出血时间过长、宫腔内有残留组织等因素有关。

2.焦虑

其与担心胎儿健康等因素有关。

(三)预期目标

(1)出院时护理对象无感染征象。

(2)先兆流产孕妇能积极配合保胎措施,继续妊娠。

(四)护理措施

对于不同类型的流产孕妇,处理原则不同,其护理措施亦有差异。护理在全面评估孕妇身心状况的基础上,综合病史及诊断检查,明确基本处理原则,认真执行医嘱,积极配合医师为流产孕妇进行诊断,并为之提供相应的护理措施。

1.先兆流产孕妇的护理

先兆流产孕妇需卧床休息,禁止性生活,禁用肥皂水灌肠,以减少各种刺激。护士除了为其提供生活护理外,通常遵医嘱给孕妇适量镇静药、孕激素等。随时评估孕妇的病情变化,如是否腹痛加重、阴道流血量增多等。此外,由于孕妇的情绪状态也会影响其保胎效果,因此护士还应注意观察孕妇的情绪反应,加强心理护理,从而稳定孕妇情绪,增强保胎信心。护士须向孕妇及家属讲明以上保胎措施的必要性,以取得孕妇及家属的理解和配合。

2.妊娠不能再继续者的护理

护士应积极采取措施,及时采取终止妊娠的措施,协助医师完成手术过程,使妊娠产物完全排出,同时开放静脉,做好输液、输血准备。并严密检测孕妇的体温、血压及脉搏。观察其面色、腹痛、阴道流血及与休克有关的征象。有凝血功能障碍者应予以纠正,然后再行引产或手术。

3.预防感染

护士应检测患者的体温、血象及阴道流血,以及分泌物的性质、颜色和气味等,并严格执行无菌操作规程,加强会阴部的护理。指导孕妇使用消毒会阴垫,保持会阴部清洁,维持良好的卫生习惯。当护士发现感染征象后应及时报告医师,并按医嘱进行抗感染处理。此外,护士还应嘱患者流产后1个月返院复查,确定无禁忌证后,方可开始性生活。

4.协助患者顺利渡过悲伤期

患者由于失去婴儿,往往会出现伤心、悲哀等情绪反应。护士应给予同情和理解,帮助患者及家属接受现实,顺利渡过悲伤期。此外,护士还应与孕妇及家属共同讨论此次流产的原因,并向他们讲解有关流产的相关知识,帮助他们为再次妊娠做好准备。有习惯性流产史的孕妇在下一次妊娠确诊后卧床休息,加强营养,禁止性生活。补充B族维生素、维生素E和维生素C等,治疗期必须超过以往发生流产的妊娠月份。病因明确者,应积极接受对因治疗。黄体功能不足者。按医嘱正确使用黄体酮治疗，以预防流产；子宫畸形者须在妊娠前先进行矫正手术。宫颈内口松弛者应在未妊娠前做宫颈内口松弛修补术。如已妊娠，则可在妊娠14～16周时行子宫内口缝扎术。

(五)护理评价

(1)护理对象体温正常，血红蛋白及白细胞数正常，无出血、感染征象。

(2)先兆流产孕妇配合保胎治疗，继续妊娠。

(朱彦春)

第三节　早　　产

早产是指妊娠满28周至不足37周(196～258天)间分娩者。此时，娩出的新生儿称为早产儿，体重为1 000～2 499 g。各器官发育尚不够健全，出生孕周越小，体重越轻，预后越差。国内早产占分娩总数的5%～15%。约15%早产儿于新生儿期死亡。近年来，由于早产儿治疗学及监护手段的进步，其生存率明显提高，伤残率下降，国外学者建议将早产定义时间上限提前到妊娠20周。

一、病因

诱发早产的常见原因有：①胎膜早破、绒毛膜羊膜炎最常见，30%～40%早产与此有关；②下生殖道及泌尿道感染，如B族溶血性链球菌、沙眼衣原体、支原体感染和急性肾盂肾炎等；③妊娠并发症与并发症，如妊娠期高血压疾病、妊娠期肝内胆汁淤积症，妊娠合并心脏病、慢性肾炎、病毒性肝炎、急性肾盂肾炎、急性阑尾炎、严重贫血和重度营养不良等；④子宫过度膨胀及胎盘因素，如羊水过多、多胎妊娠、前置胎盘、胎盘早剥和胎盘功能减退等；⑤子宫畸形，如纵隔子宫、双角子宫等；⑥宫颈内口松弛；⑦每天吸烟＞10支，酗酒。

二、临床表现

早产的主要临床表现是子宫收缩，最初为不规则宫缩，常伴有少许阴道流血或血性分泌物，以后可发展为规则宫缩，其过程与足月临产相似，胎膜早破较足月临产多见。宫颈管先逐渐消退，然后扩张。妊娠满28周至不足37周出现至少10分钟1次的规则宫缩，伴宫颈管缩短，可诊断先兆早产。妊娠满28周至不足37周出现规则宫缩(20分钟≥4次，或60分钟≥8次，持续＞30秒)，伴宫颈缩短≥80%，宫颈扩张1 cm以上。诊断为早产临产。部分患者可伴有少量阴道流血或阴道流液。以往有晚期流产、早产史及产伤史的孕妇容易发生早产。诊断早产一般并不困难，但应与妊娠晚期出现的生理性子宫收缩相区别。生理性子宫收缩一般不规则、无痛感，且不伴有宫颈管消退和宫口扩张等改变。

三、处理原则

若胎膜未破，胎儿存活、无胎儿窘迫，无严重妊娠并发症及并发症时，应设法抑制宫缩，尽可能延长孕周；若胎膜已破，早产不可避免时，应设法提高早产儿存活率。

四、护理

(一)护理评估

1.病史

详细评估可致早产的高危因素,如孕妇以往有流产、早产史或本次妊娠期有阴道流血史,则发生早产的可能性大,应详细询问并记录患者既往出现的症状及接受治疗的情况。

2.身心诊断

妊娠晚期者子宫收缩规律(20 分钟≥4 次),伴以宫颈管消退≥75%,以及进行性宫颈扩张 2 cm以上时,可诊断为早产者临产。

早产已不可避免时,孕妇常会不自觉地把一些相关的事情与早产联系起来而产生自责感;由于孕妇对结果的不可预知,恐惧、焦虑和猜测也是早产孕妇常见的情绪反应。

3.辅助检查

通过全身检查及产科检查,结合阴道分泌物的生化指标检测,核实孕周,评估胎儿成熟度、胎方位等;观察产程进展,确定早产的进程。

(二)可能的护理诊断

1.有新生儿受伤的危险

其与早产儿发育不成熟有关。

2.焦虑

其与担心早产儿预后有关。

(三)预期目标

(1)新生儿不存在因护理不当而产生的并发症。

(2)患者能平静地面对事实,接受治疗及护理。

(四)护理措施

1.预防早产

孕妇良好的身心状况可减少早产的发生,突发的精神创伤亦可诱发早产。因此,应做好孕期保健工作,指导孕妇加强营养,保持平静心情。避免诱发宫缩的活动,如抬举重物、性生活等。高危孕妇必须多卧床休息,以左侧卧位为宜,以增加子宫血液循环,改善胎儿供氧,慎做肛查和引导检查等,积极治疗并发症。宫颈内口松弛者应于孕 14～18 周或更早些时间做预防性宫颈环扎术,防止早产的产生。

2.药物治疗的护理

先兆早产的主要治疗为抑制宫缩;与此同时,还要积极控制感染治疗并发症和并发症。护理人员应能明确具体药物的作用和用法,并能识别药物的不良反应,以避免毒性作用的发生,同时,应对患者做相应的健康教育。常用抑制宫缩的药物有以下几类。

(1)β 肾上腺素受体激动素:其作用为激动子宫平滑肌 β 受体,从而抑制宫缩。此类药物的不良反应为心跳加快、血压下降、血糖增高、血钾降低、恶心、出汗和头痛等。常用药物有利托君、沙丁胺醇等。

(2)硫酸镁:镁离子直接作用于肌细胞,使平滑肌松弛,抑制子宫收缩。一般,采用 25%硫酸镁 20 mL 加于 5%葡萄糖液 100～250 mL 中,在 30～60 分钟内缓慢静脉滴注,然后用 25%硫酸镁 20～10 mL 加于 5%葡萄糖液 100～250 mL 中,以每小时 1～2 g 的速度缓慢静脉滴注,直至宫缩停止。

(3)钙通道阻滞剂:阻滞钙离子进入细胞而抑制宫缩。常刚硝苯地平 5～10 mg,舌下含服,每天 3 次。用药时必须密切注意孕妇及血压的变化,若合并使用硫酸镁时更应慎重。

(4)前列腺素合成酶抑制剂:前列腺素有刺激子宫收缩和软化宫颈的作用,其抑制剂则有减少前列腺素合成的作用,从而抑制宫缩。常用药物有吲哚美辛及阿司匹林等。但此类药物可抑制胎儿前列腺素的合成和释放,使胎儿体内前列腺素减少,而前列腺素有药物可通过胎盘抑制胎儿前列腺素的合成和释放,使胎儿体内前列腺素减少,而前列腺素有维持胎儿动脉导管开放的作用,缺乏时导管可能过早关闭而致胎儿血液循环障碍。因此,临床已较少应用,必要时仅能短期(不超过 1 周)服用。

3.预防新生儿并发症的发生

在保胎过程中,应每天行胎心监护,教会患者自数胎动,有异常时及时采用应对措施。在分娩前按医嘱给孕妇糖皮质激素,如地塞米松、倍他米松等,可促胎肺成熟,是避免发生新生儿呼吸窘迫综合征的有效步骤。

4.为分娩做准备

如早产已不可避免,应尽早决定合理分娩的方式,如臀位、横位,估计胎儿成熟度低;而产程又需较长时间者,可选用剖宫产术结束分娩;经阴道分娩者,应考虑使用产钳和会阴切开术以缩短产程,从而减少分娩过程中对胎头的压迫。同时,充分做好早产儿保暖和复苏的准备,临产后慎用镇静药,避免发生新生儿呼吸抑制的情况;产程中应给孕妇吸氧;新生儿出生后,立即结扎脐带,防止过多母血进入胎儿循环,造成循环系统负荷过载。

5.为孕妇提供心理支持

安排时间与孕妇进行开放式的讨论,让患者了解早产的发生并非她的过错,有时甚至是无缘由的。也要避免为减轻孕妇的负疚感而给予过于乐观的保证。由于早产是出乎意料的,孕妇多没有精神和物质准备,对产程的孤独无助感尤为敏感。因此,丈夫、家人和护士在身旁提供支持较足月分娩更显重要,并能帮助孕妇重建自尊,以良好的心态承担早产儿母亲的角色。

(五)护理评价

(1)患者能积极配合医护措施。

(2)母婴顺利经历全过程。

(朱彦春)

第四节　胎儿窘迫

胎儿窘迫是指孕妇、胎儿和胎盘等各种原因引起的胎儿宫内缺氧,影响胎儿健康甚至危及生命。胎儿窘迫是一种综合征,主要发生在临产过程,也可发生在妊娠后期。发生在临产过程者,可以是妊娠后期的延续和加重。

一、病因

胎儿窘迫的病因涉及多方面,可归纳为 3 类。

(一)母体因素

妊娠妇女患有高血压疾病、慢性肾炎、妊娠高血压综合征、重度贫血、心脏病、肺源性心脏病、高热、吸烟、产前出血性疾病和创伤、急产或子宫不协调性收缩、缩宫素使用不当、产程延长、子宫过度膨胀及胎膜早破等;或者产妇长期仰卧位,镇静药、麻醉药使用不当等。

(二)胎儿因素

胎儿心血管系统功能障碍、胎儿畸形,如严重的先天性心血管疾病、母婴血型不合引起的胎儿溶血、胎儿贫血及胎儿宫内感染等。

(三)脐带、胎盘因素

脐带因素有长度异常、缠绕、打结、扭转、狭窄、血肿和帆状附着;胎盘因素有植入异常、形状异常、发育障碍和循环障碍等。

二、病理生理

胎儿窘迫的基本病理生理变化是缺血、缺氧引起的一系列变化。缺氧早期或者一过性缺氧时。机体主要通过减少胎盘和自身耗氧量代偿,胎儿则通过减少对肾与下肢血供等方式来保证心脑血流量,不产生严重的代偿障碍及器官损害。缺氧严重则可引起严重的并发症。缺氧初期通过自主神经反射兴奋交感神经,使肾上腺儿茶酚胺及皮质醇分泌增多,引起血压上升及心率加快。此时,胎儿的大脑、肾上腺、心脏及胎盘血流增加,而肾、肺和消化系统等血流减少,出现羊水减少、胎儿发育迟缓等。若缺氧继续加重,则转为兴奋迷走神经,血管扩张,有效循环血量减少,主要器官的功能由于血流不能保证而受损,于是胎心率减慢。缺氧继续发展下去可引起严重的器官功能损害,尤其可以引起缺血缺氧性脑病甚至胎死宫内。此过程基本是低氧血症至缺氧,然后至代谢性酸中毒,主要表现为胎动减少、羊水少、胎心监护基线变异差和出现晚期减速,甚至呼吸抑制。由于缺氧时肠蠕动加快,肛门括约肌松弛引起胎粪排出。此过程可以形成恶性循环,更加重母体及胎儿的危险。不同原因引起的胎儿窘迫表现过程可以不完全一致,所以应加强监护、积极评价、及时发现高危征象并积极处理。

三、临床表现

胎儿窘迫的主要表现为胎心音改变、胎动异常及羊水胎粪污染或羊水过少,严重者胎动消失。根据其临床表现,胎儿窘迫可以分为急性胎儿窘迫和慢性胎儿窘迫。急性胎儿窘迫多发生在分娩期,主要表现为胎心率加快或减慢;羊水胎粪污染和胎儿头皮血 pH 下降,出现酸中毒。羊水胎粪污染可以分为三度:Ⅰ度羊水呈浅绿色;Ⅱ度羊水呈黄绿色,浑浊;Ⅲ度羊水呈棕黄色,稠厚。慢性胎儿窘迫发生在妊娠末期,常延续至临产并加重,主要表现为胎动减少或消失、无应激试验(NST)基线平直、胎儿发育受限、胎盘功能减退和羊水胎粪污染等。

四、处理原则

急性胎儿窘迫者,应积极寻找原因并给予及时纠正。若宫颈未完全扩张、胎儿窘迫情况不严重者,给予吸氧,嘱产妇左侧卧位,若胎心率变为正常,可继续观察;若宫口开全、胎先露部已达坐骨棘平面以下3 cm者,应尽快助产经阴道娩出胎儿;若因缩宫素使宫缩过强造成胎心率减慢者。应立即停止使用,继续观察,病情紧迫或经上述处理无效者立即剖宫产结束分娩。慢性胎儿窘迫者,应根据妊娠周、胎儿成熟度和窘迫程度决定处理方案。首先,应指导妊娠妇女采取左侧卧位,间断吸氧，积极治疗各种并发症或并发症，密切监护病情变化。若无法改善，则应在促使胎儿成熟后迅速终止妊娠。

五、护理评估

(一)健康史

了解妊娠妇女的年龄、生育史和内科疾病史，如高血压疾病、慢性肾炎和心脏病等；本次妊娠经过，如妊娠高血压综合征、胎膜早破和子宫过度膨胀(如羊水过多和多胎妊娠)；分娩经过，如产程延长(特别是第二产程延长)、缩宫素使用不当。了解有无胎儿畸形、胎盘功能的情况。

(二)身心状况

胎儿窘迫时，妊娠妇女自感胎动增加或停止。在窘迫的早期可表现为胎动过频(每 24 小时 >20 次)；若缺氧未纠正或加重，则胎动转弱且次数减少，进而消失。胎儿轻微或慢性缺氧时，胎心率加快(>160 次/分)；若长时间或严重缺氧。则会使胎心率减慢。若胎心率<100 次/分则提示胎儿危险。胎儿窘迫时主要评估羊水量和性状。

孕产妇夫妇因为胎儿的生命遭遇危险而产生焦虑，对需要手术结束分娩产生犹豫、无助感。对于胎儿不幸死亡的孕产妇夫妇，其感情上受到强烈的创伤，通常会经历否认、愤怒、抑郁和接受的过程。

(三)辅助检查

1.胎盘功能检查

出现胎儿窘迫的妊娠妇女一般 24 小时尿 E_3 值急骤减少 30%～40%，或于妊娠末期连续多次测定在每 24 小时 10 mg 以下。

2.胎心监测

胎动时胎心率加速不明显，基线变异率<3 次/分，出现晚期减速、变异减速等。

3.胎儿头皮血血气分析

pH<7.20。

六、护理诊断/诊断问题

(一)气体交换受损(胎儿)

其与胎盘子宫的血流改变、血流中断(脐带受压)或血流速度减慢(子宫-胎盘功能不良)有关。

(二)焦虑

其与胎儿宫内窘迫有关。

(三)预期性悲哀

其与胎儿可能死亡有关。

七、预期目标

(1)胎儿情况改善，胎心率为 120～160 次/分。

(2)妊娠妇女能运用有效的应对机制控制焦虑。

(3)产妇能够接受胎儿死亡的现实。

八、护理措施

(1)妊娠妇女左侧卧位,间断吸氧。严密监测胎心变化,一般每 15 分钟听 1 次胎心或进行胎心监护,注意胎心变化。

(2)为手术者做好术前准备,如宫口开全、胎先露部已达坐骨棘平面以下 3 cm 者,应尽快阴道助产娩出胎儿。

(3)做好新生儿抢救和复苏的准备。

(4)心理护理:①向孕产妇提供相关信息,包括医疗措施的目的、操作过程、预期结果及孕产妇需做的配合;将真实情况告知孕产妇,有助于其减轻焦虑,也可帮助产妇面对现实。必要时,陪伴产妇,对产妇的疑虑给予适当的解释。②对于胎儿不幸死亡的父母亲,护理人员可安排一个远离其他婴儿和产妇的单人房间,陪伴他们或安排家人陪伴他们,勿让其独处;鼓励其诉说悲伤,接纳其哭泣及抑郁的情绪,陪伴在旁提供支持及关怀;若他们愿意,护理人员可让他们看看死婴并同意他们为死产婴儿做一些事情,包括沐浴、更衣、命名、拍照或举行丧礼,但事先应向他们描述死婴的情况,使之有心理准备。解除"否认"的态度而进入下一个阶段,提供足印卡、床头卡等作为纪念,帮助他们使用适合自己的压力应对技巧和方法。

九、结果评价

(1)胎儿情况改善,胎心率为 120~160 次/分。

(2)妊娠妇女能运用有效的应对机制来控制焦虑,叙述心理和生理上的感受。

(3)产妇能够接受胎儿死亡的现实。

(朱彦春)

第五节　异位妊娠

受精卵在于子宫体腔以外着床称为异位妊娠,习称宫外孕。异位妊娠依受精卵在子宫体腔外种植部位不同分为输卵管妊娠、卵巢妊娠、腹腔妊娠、阔韧带妊娠和宫颈妊娠(图 6-1)。

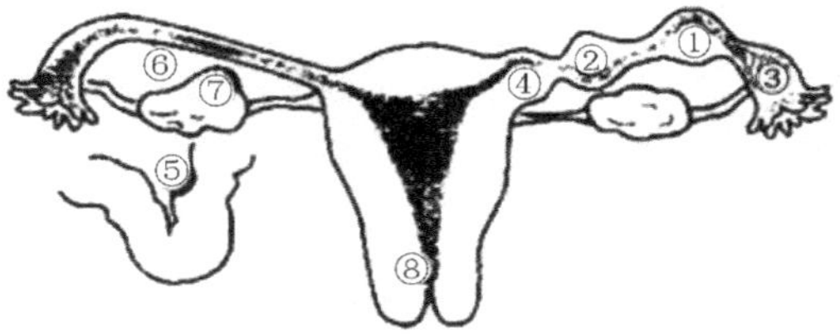

①输卵管壶腹部妊娠;②输卵管峡部妊娠;③输卵管伞部妊娠;④输卵管间质部妊娠;⑤腹腔妊娠;⑥阔韧带妊娠;⑦卵巢妊娠;⑧宫颈妊娠

图 6-1　异位妊娠的发生部位

异位妊娠是妇产科常见的急腹症,发病率约为 1%,是孕产妇的主要死亡原因之一。以输卵管妊娠最常见。输卵管妊娠占异位妊娠 95%左右,其中壶腹部妊娠最多见,约占 78%,其次为峡部、伞部、间质部妊娠较少见。

一、病因

(一)输卵管炎症

此是异位妊娠的主要病因。可分为输卵管黏膜炎和输卵管周围炎。输卵管黏膜炎轻者可发生黏膜皱褶粘连、管腔变窄。或使纤毛功能受损，从而导致受精卵在输卵管内运行受阻并于该处着床；输卵管周围炎病变主要在输卵管浆膜层或浆肌层，常造成输卵管周围粘连、输卵管扭曲、管腔狭窄、蠕动减弱而影响受精卵运行。

(二)输卵管手术史输卵管绝育史及手术史者

输卵管妊娠的发生率为10%～20%。尤其是腹腔镜下电凝输卵管及硅胶环套术绝育，可因输卵管瘘或再通而导致输卵管妊娠。曾经接受输卵管粘连分离术、输卵管成形术(输卵管吻合术或输卵管造口术)者，在再次妊娠时输卵管妊娠的可能性亦增加。

(三)输卵管发育不良或功能异常

输卵管过长、肌层发育差、黏膜纤毛缺乏、双输卵管、输卵管憩室或有输卵管副伞等，均可造成输卵管妊娠。输卵管功能(包括蠕动、纤毛活动以及上皮细胞分泌)受雌、孕激素调节。若调节失败，可影响受精卵正常运行。

(四)辅助生殖技术

近年，由于辅助生育技术的应用，使输卵管妊娠发生率增加，既往少见的异位妊娠，如卵巢妊娠、宫颈妊娠、腹腔妊娠的发生率增加。

(五)避孕失败

宫内节育器避孕失败，发生异位妊娠的机会较大。

(六)其他

子宫肌瘤或卵巢肿瘤压迫输卵管，影响输卵管管腔通畅，使受精卵运行受阻。输卵管子宫内膜异位可增加受精卵着床于输卵管的可能性。

二、病理

(一)输卵管妊娠的特点

输卵管管腔狭小，管壁薄且缺乏黏膜下组织，其肌层远不如子宫肌壁厚与坚韧，妊娠时不能形成完好的蜕膜，不利于胚胎的生长发育，常发生以下结局。

1.输卵管妊娠流产

输卵管妊娠流产多见于妊娠8～12周输卵管壶腹部妊娠。受精卵种植在输卵管黏膜皱襞内，由于蜕膜形成不完整，发育中的胚泡常向管腔突出，最终突破包膜而出血，胚泡与管壁分离，若整个胚泡剥离落入管腔，刺激输卵管逆蠕动经伞端排出到腹腔，形成输卵管妊娠完全流产，出血一般不多。若胚泡剥离不完整，妊娠产物部分排出到腹腔，部分尚附着于输卵管壁，形成输卵管妊娠不全流产，滋养细胞继续侵蚀输卵管壁，导致反复出血，形成输卵管血肿或输卵管周围血肿，血液不断流出并积聚在直肠子宫陷窝形成盆腔血肿，量多时甚至流入腹腔。

2.输卵管妊娠破裂

输卵管妊娠破裂多见于妊娠6周左右输卵管峡部妊娠。受精卵着床于输卵管黏膜皱襞间，胚泡生长发育时绒毛向管壁方向侵蚀肌层及浆膜，最终穿破浆膜，形成输卵管妊娠破裂。输卵管肌层血管丰富。短期内可发生大量腹腔内出血，使患者出现休克。其出血量远较输卵管妊娠流产多，腹痛剧烈；也可反复出血，在盆腔与腹腔内形成血肿。孕囊可自破裂口排出，种植于任何部位。若胚泡较小则可被吸收；若过大则可在直肠子宫陷凹内形成包块或钙化为石胎。

输卵管间质部妊娠虽少见，但后果严重，其结局几乎均为输卵管妊娠破裂。由于输卵管间质部管腔周围肌层较厚、血运丰富，因此破裂常发生于孕12～16周。其破裂犹如子宫破裂，症状较严重，往往在短时间内出现低血容量休克症状。

3.陈旧性宫外孕

输卵管妊娠流产或破裂，若长期反复内出血形成的盆腔血肿不消散，血肿机化变硬并与周围组织粘连，临床上称为陈旧性宫外孕。

4.继发性腹腔妊娠

无论输卵管妊娠流产或破裂，胚胎从输卵管排入腹腔内或阔韧带内，多数死亡，偶尔也有存活者。若存活胚胎的绒毛组织附着于原位或排至腹腔后重新种植而获得营养，可继续生长发育，形成继发性腹腔妊娠。

（二）子宫的变化

输卵管妊娠和正常妊娠一样，合体滋养细胞产生HCG维持黄体生长，使类固醇激素分泌增加，致使月经停止来潮、子宫增大变软、子宫内膜出现蜕膜反应。若胚胎受损或死亡，滋养细胞活力消失，蜕膜白宫壁剥离而发生阴道流血。有时蜕膜可完整剥离，随阴道流血排出三角形蜕膜管型；有时呈碎片排出。排出的组织见不到绒毛，组织学检查无滋养细胞，此时血β-HCG下降。子宫内膜形态学改变呈多样性，若胚胎死亡已久，内膜可呈增生期改变，有时可见Arias-Stella（A-S）反应，镜检见内膜腺体上皮细胞增生、增大，细胞边界不清，腺细胞排列成团突入腺腔，细胞极性消失，细胞核肥大、深染，细胞质有空泡。这种子宫内膜过度增生和分泌反应，可能为类固醇激素过度刺激所引起；若胚胎死亡后部分深入肌层的绒毛仍存活，黄体退化迟缓，内膜仍可呈分泌反应。

三、临床表现

输卵管妊娠的临床表现与受精卵着床部位、有无流产或破裂，以及出血量多少与时间长短等有关。

（一）症状

典型症状为停经后腹痛与阴道流血。

1.停经

除输卵管间质部妊娠停经时间较长外，多有6～8周停经史。有20%～30%的患者无停经史，将异位妊娠时出现的不规则阴道流血误认为月经。或由于月经过期仅数天而不认为是停经。

2.腹痛

腹痛是输卵管妊娠患者的主要症状。在输卵管妊娠发生流产或破裂之前，由于胚胎在输卵管内逐渐增大，常表现为一侧下腹部隐痛或酸胀感。当发生输卵管妊娠流产或破裂时，突感一侧下腹部撕裂样疼痛，常伴有恶心、呕吐。若血液局限于病变区，主要表现为下腹部疼痛，当血液积聚于直肠子宫陷凹时，可出现肛门坠胀感。随着血液由下腹部流向全腹，疼痛可由下腹部向全腹部扩散，血液刺激膈肌，可引起肩胛部放射性疼痛及胸部疼痛。

3.阴道流血

胚胎死亡后。常有不规则阴道流血，色暗红或深褐，量少呈点滴状，一般不超过月经量，少数患者阴道流血量较多，类似月经。阴道流血可伴有蜕膜管型或蜕膜碎片排出，为子宫蜕膜剥离所致。阴道流血一般常在病灶去除后方能停止。

4.晕厥与休克

由于腹腔内出血及剧烈腹痛，轻者出现晕厥，严重者出现失血性休克。出血量越多越快，症状出现越迅速越严重，但与阴道流血量不成正比。

5.腹部包块

输卵管妊娠流产或破裂时所形成的血肿时间较久者，由于血液凝同并与周围组织或器官（如子宫、输卵管、卵巢、肠管或大网膜等）发生粘连形成包块，包块较大或位置较高者，腹部可扪及。

（二）体征

根据患者内出血的情况，患者可呈贫血貌。腹部检查：下腹压痛、反跳痛明显，出血多时，叩诊有移动性浊音。

四、处理原则

处理原则以手术治疗为主，其次是药物治疗。

（一）药物治疗

1.化疗

化疗主要适用于早期输卵管妊娠、要求保存生育能力的年轻患者。符合下列条件可采用此法：①无药物治疗的禁忌证；②输卵管妊娠未发生破裂或流产；③输卵管妊娠包块直径≤4 cm；④血β-HCG＜2 000 U/L；⑤无明显内出血，常用甲氨蝶呤，治疗机制是抑制滋养细胞增生，破坏绒毛，使胚胎组织坏死、脱落、吸收。但在治疗中若病情无改善，甚至发生急性腹痛或输卵管破裂症状，则应立即进行手术治疗。

2.中医药治疗

中医学认为本病属血瘀少腹，不通则痛的实证。以活血化瘀、消癥为治则，但应严格掌握指征。

（二）手术治疗

手术治疗分为保守手术和根治手术。保守手术为保留患侧输卵管，根治手术为切除患侧输卵管。手术治疗适用于：①生命体征不稳定或有腹腔内出血征象者；②诊断不明确者；③异位妊娠有进展者（如血β-HCG处于高水平，附件区大包块等）；④随诊不可靠者；⑤药物治疗禁忌证者或无效者。

1.保守手术

此适用于有生育要求的年轻妇女，特别是对侧输卵管已切除或有明显病变者。

2.根治手术

此适用于无生育要求的输卵管妊娠内出血并发休克的急症患者。

3.腹腔镜手术

这是近年治疗异位妊娠的主要方法。

五、护理

(一)护理评估

1.病史

应仔细询问月经史,以准确推断停经时间。注意不要将不规则阴道流血误认为末次月经,或由于月经仅过期几天,不认为是停经。此外,对不孕、放置宫内节育器、绝育术、输卵管复通术、盆腔炎等与发病相关的高危因素应予高度重视。

2.身心状况

输卵管妊娠发生流产或破裂前,症状及体征不明显。当患者腹腔内出血较多时呈贫血貌,严重者可出现面色苍白,四肢湿冷,脉快、弱、细,血压下降等休克症状。体温一般正常,出现休克时体温略低,腹腔内血液吸收时体温略升高,但不超过 38 ℃。下腹有明显压痛、反跳痛,尤以患侧为重,肌紧张不明显,叩诊有移动性浊音。血凝后下腹可触及包块。

由于输卵管妊娠流产或破裂后,腹腔内急性大量出血及剧烈腹痛,以及妊娠终止的现实都将是孕妇出现较为激烈的情绪反应。可表现为哭泣、自责、无助、抑郁和恐惧等行为。

3.诊断检查

(1)腹部检查:输卵管妊娠流产或破裂者,下腹部有明显压痛或反跳痛,尤以患侧为甚,轻度腹肌紧张;出血多时,叩诊有移动性浊音;如出血时间较长,形成血凝块,在下腹可触及软性肿块。

(2)盆腔检查:输卵管妊娠未发生流产或破裂者,除子宫略大较软外,仔细检查可能触及胀大的输卵管并有轻度压痛。输卵管妊娠流产或破裂者,阴道后穹隆饱满,有触痛。将宫颈轻轻上抬或左右摇动时引起剧烈疼痛,称为宫颈抬举痛或摇摆痛,是输卵管妊娠的主要体征之一。子宫稍大而软,腹腔内出血多时子宫检查呈漂浮感。

(3)阴道后穹隆穿刺:是一种简单、可靠的诊断方法,适用于疑有腹腔内出血的患者。由于腹腔内血液易积聚于子宫直肠陷凹,抽出暗红色不凝血为阳性,说明存在血腹症。无内出血、内出血量少、血肿位置较高或子宫直肠陷凹有粘连者,可能抽不出血液,因而穿刺阴性不能排除输卵管妊娠存在。如有移动性浊音,可做腹腔穿刺。

(4)妊娠试验:放射免疫法测血中 HCG,尤其是 β-HCG 阳性有助诊断。虽然此方法灵敏度高,异位妊娠的阳性率一般可达 80%~90%,但 β-HCG 阴性者仍不能完全排除异位妊娠。

(5)血清黄体酮测定:对判断正常妊娠胚胎的发育情况有帮助,血清孕酮值<5 ng/mL 应考虑宫内妊娠流产或异位妊娠。

(6)超声检查:B 超显像有助于诊断异位妊娠。阴道 B 超检查较腹部 B 超检查准确性高。诊断早期异位妊娠。单凭 B 超现象有时可能会误诊。若能结合临床表现及 β-HCG 测定等,对诊断的帮助很大。

(7)腹腔镜检查:适用于输卵管妊娠尚未流产或破裂的早期患者和诊断有困难的患者,腹腔内有大量出血或伴有休克者,禁做腹腔镜检查。早期异位妊娠患者腹腔镜可见一侧输卵管肿大,表面紫蓝色,腹腔内无出血或有少量出血。

(8)子宫内膜病理检查:诊刮仅适用于阴道流血量较多的患者,目的在于排除宫内妊娠流产。将宫腔排出物或刮出物做病理检查,切片中见到绒毛,可诊断为宫内妊娠,仅见蜕膜未见绒毛者有助于诊断异位妊娠。现已经很少依靠诊断性刮宫协助诊断。

(二)护理诊断

1.潜在并发症

出血性休克。

2.恐惧

其与担心手术失败有关。

(三)预期目标

(1)患者休克症状得以及时发现并缓解。

(2)患者能以正常心态接受此次妊娠失败的事实。

(四)护理措施

1.接受手术治疗患者的护理

(1)护士在严密监测患者生命体征的同时,配合医师积极纠正患者休克症状,做好术前准备。手术治疗是输卵管异位妊娠的主要处理原则。对于严重内出血并发休克的患者,护士应立即开放静脉,交叉配血,做好输血输液的准备。以便配合医师积极纠正休克,补充血容量,并按急症手术要求迅速做好手术准备。

(2)加强心理护理:护士于术前简洁明了地向患者及家属讲明手术的必要性,并以亲切的态度和切实的行动赢得患者及家属的信任,保持周围环境的安静、有序,减少和消除患者的紧张、恐惧心理,协助患者接受手术治疗方案。术后,护士应帮助患者以正常的心态接受此次妊娠失败的现实,向她们讲述异位妊娠的有关知识,一方面可以减少因害怕再次发生移位妊娠而抵触妊娠的不良情绪,另一方面也可以增加和提高患者的自我保健意识。

2.接受非手术治疗患者的护理

对于接受非手术治疗方案的患者,护士应从以下几方面加强护理。

(1)护士需密切观察患者的一般情况、生命体征,并重视患者的主诉,尤应注意阴道流血量与腹腔内出血量不成比例,当阴道流血量不多时,不要误认为腹腔内出血量亦很少。

(2)护士应告诉患者病情发展的一些指征,如出血增多、腹痛加剧、肛门坠胀感明显等,以便当患者病情发展时,医患均能及时发现,给予相应处理。

(3)患者应卧床休息,避免腹部压力增大,从而减少异位妊娠破裂的机会。在患者卧床期间,护士需提供相应的生活护理。

(4)护士应协助正确留取血标本,以检测治疗效果。

(5)护士应指导患者摄取足够的营养物质,尤其是富含铁蛋白的食物,如动物肝脏、肉类、豆类、绿叶蔬菜以及黑木耳等,以促进血红蛋白的增加,增强患者的抵抗力。

3.出院指导

输卵管妊娠的预后在于防治输卵管的损伤和感染,因此护士应做好妇女的健康保健工作,防止发生盆腔感染。教育患者保持良好的卫生习惯,勤洗浴、勤换衣,性伴侣稳定。发生盆腔炎后须立即彻底治疗,以免延误病情。另外,由于输卵管妊娠者中约有10%的再发生率和50%～60%的不孕率。因此,护士需告诫患者,下次妊娠时要及时就医,并且不宜轻易终止妊娠。

(五)护理评价

(1)患者的休克症状得以及时发现并纠正。

(2)患者消除了恐惧心理.愿意接受手术治疗。

(朱彦春)

第六节　过期妊娠

平时月经周期规则，妊娠达到或超过 42 周（>294 天）尚未分娩者，称为过期妊娠。其发生率占妊娠总数的 3%～15%。过期妊娠使胎儿窘迫、胎粪吸入综合征、过熟综合征、新生儿窒息、围生儿死亡、巨大儿，以及难产等不良结局发生率增高，并随妊娠期延长而增加。

一、病因

过期妊娠可能与下列因素有关。

（一）雌、孕激素比例失调

内源性前列腺素和雌二醇分泌不足而孕酮水平增高，导致孕激素优势.抑制前列腺素和缩宫素的作用，延迟分娩发动。导致过期妊娠。

（二）头盆不称

部分过期妊娠胎儿较大，导致头盆不称和胎位异常，使胎先露部不能紧贴子宫下段及宫颈内口，反射性子宫收缩减少，容易发生过期妊娠。

（三）胎儿畸形

胎儿畸形如无脑儿，由于无下丘脑，垂体肾上腺轴发育不良或缺如，促肾上腺皮质激素产生不足，胎儿肾上腺皮质萎缩，使雌激素的前身物质 16α-羟基硫酸脱氢表雄酮不足，从而雌激素分泌减少；小而不规则的胎儿不能紧贴子宫下段及宫颈内口诱发宫缩，导致过期妊娠。

（四）遗传因素

某家族、某个体常反复发生过期妊娠，提示过期妊娠可能与遗传因素有关。胎盘硫酸酯酶缺乏症是一种罕见的伴性隐性遗传病，可导致过期妊娠。其发生机制是因胎盘缺乏硫酸酯酶，胎儿肾上腺与肝脏产生的 16α-羟基硫酸脱氢表雄酮不能脱去硫酸根转变为雌二醇及雌三醇，从而使血雌二醇及雌三醇明显减少，降低子宫对缩宫素的敏感性，使分娩难以启动。

二、临床表现

（一）胎盘

过期妊娠的胎盘病理有两种类型：一种是胎盘功能正常，除重量略有增加外，胎盘外观和镜检均与妊娠足月胎盘相似；另一种是胎盘功能减退，肉眼观察胎盘母体面呈片状或多灶性梗死及钙化，胎儿面及胎膜常被胎粪污染，呈黄绿色。

（二）羊水

正常妊娠 38 周后，羊水量随妊娠推延逐渐减少，妊娠 42 周后羊水减少迅速，约 30%减至 300 mL 以下；羊水粪染率明显增高，是足月妊娠的 2～3 倍，若同时伴有羊水过少，羊水粪染率达 71%。

（三）胎儿

过期妊娠胎儿生长模式与胎盘功能有关，可分以下 3 种。

1.正常生长及巨大儿

胎盘功能正常者，能维持胎儿继续生长，约25%成为巨大儿，其中1.4%胎儿出生体重>4 500 g。

2.胎儿成熟障碍

10%～20%过期妊娠并发胎儿成熟障碍。胎盘功能减退与胎盘血流灌注不足、胎儿缺氧及营养缺乏等有关。由于胎盘合成、代谢、运输及交换等功能障碍，胎儿不易再继续生长发育。临床分为3期：第Ⅰ期为过度成熟期，表现为胎脂消失、皮下脂肪减少、皮肤干燥松弛多皱褶，头发浓密，指(趾)甲长，身体瘦长，容貌似“小老人”。第Ⅱ期为胎儿缺氧期，肛门括约肌松弛，有胎粪排出，羊水及胎儿皮肤黄染，羊膜和脐带绿染，同胎儿患病率及围生儿死亡率最高。第Ⅲ期为胎儿全身因粪染历时较长广泛黄染，指(趾)甲和皮肤呈黄色，脐带和胎膜呈黄绿色，此期胎儿已经历和渡过第Ⅱ期危险阶段，其预后反较第Ⅱ期好。

3.胎儿生长受限

小样儿可与过期妊娠共存，后者更增加胎儿的危险性，约1/3过期妊娠死产儿为生长受限小样儿。

三、处理原则

应根据胎盘功能、胎儿大小、宫颈成熟度综合分析，以确诊过期妊娠，并选择恰当的分娩方式终止妊娠，在产程中密切观察羊水情况、胎心监护，出现胎儿窘迫征象，行剖宫产尽快结束分娩。

四、护理

(一)护理评估

1.病史

准确核实孕周，确定胎盘功能是否正常是关键。诊断过期妊娠之前必须准确核实孕周。

2.身心诊断

平时月经周期规则，妊娠达到或超过42周(>294天)未分娩者，可诊断为过期妊娠。由于孕妇结果的不可预知、恐惧、焦虑、猜测是过期妊娠孕妇常见的情绪反应。

3.诊断检查

实验室检查：①根据B超检查确定孕周，妊娠20周内，B超检查对确定孕周有重要意义。妊娠5～12周内以胎儿顶臀径推算孕周较准确，妊娠12～20周以胎儿双顶径、股骨长度推算预产期较好。②根据妊娠初期血、尿HCG增高的时间推算孕周。

(二)可能的护理诊断

1.有新生儿受伤的危险

其与过期胎儿生长受限有关。

2.焦虑

其与担心分娩方式、过期胎儿预后有关。

(三)预期目标

(1)新生儿不存在因护理不当而产生的并发症。

(2)患者能平静地面对事实，接受治疗和护理。

(四)护理措施

1.预防过期妊娠

(1)加强孕期宣教,使孕妇及家属认识过期妊娠的危害性。

(2)定期进行产前检查,适时结束妊娠。

2.加强监测,判断胎儿在宫内情况

(1)教会孕妇进行胎动计数:妊娠超过40周的孕妇,通过计数胎动进行自我监测尤为重要。胎动计数>30次/12小时为正常,<10次/12小时或逐日下降,超过50%,应视为胎盘功能减退,提示胎儿宫内缺氧。

(2)胎儿电子监护仪检测:无应激试验(NST)每周2次,胎动减少时应增加检测次数;住院后需每天1次监测胎心变化。NST无反应型需进一步做缩宫素激惹试验(OCT),若多次反复相互现胎心晚期减速,提示胎盘功能减退、胎儿明显缺氧。因NST存在较高假阳性率,需结合B超检查,估计胎儿安危。

3.终止妊娠

应根据胎盘功能、胎儿大小、宫颈成熟度综合分析的分娩方式。

(1)终止妊娠的指征:已确诊过期妊娠,严格掌握终止妊娠的指征有:①宫颈条件成熟;②胎儿体重>4 000 g或胎儿生长受限;③12小时内胎动<10次或NST为无反应型,OCT可疑;④尿E/C比值持续低值;⑤羊水过少(羊水暗区<3 cm)和/或羊水粪染;⑥并发重度子痫前期或子痫。终止妊娠的方法应酌情而定。

(2)引产:宫颈条件成熟、Bishop评分>7分者,应予引产;胎头已衔接者,通常采用人工破膜,破膜时羊水多而清者,可静脉滴注缩宫素。在严密监视下经阴道分娩。对羊水Ⅱ度污染者,若阴道分娩,要求在胎肩娩出前用负压吸管或吸痰管吸净胎儿鼻咽部黏液。

(3)剖宫产:出现胎盘功能减退或胎儿窘迫征象,不论宫颈条件成熟与否,均应行剖宫产尽快结束分娩。过期妊娠时,胎儿虽有足够储备力,但临产后宫缩应激力的显著增加超过其储备力,出现隐性胎儿窘迫,对此应有足够认识。最好应用胎儿监护仪,及时发现问题,采取应急措施,适时选择剖宫产挽救胎儿。进入产程后。应鼓励产妇左侧卧位、吸氧。产程中最好连续监测胎心,注意羊水性状,必要时取胎儿头皮血测pH,及早发现胎儿窘迫,并及时处理。过期妊娠时,常伴有胎儿窘迫、羊水粪染,分娩时应做相应准备。胎儿娩出后立即在直接喉镜指引下行气管插管吸出气管内容物,以减少胎粪吸入综合征的发生。过期儿患病率和死亡率均增高,应及时发现和处理新生儿窒息、脱水、低血容量及代谢性酸中毒等并发症。

(五)护理评价

(1)患者能积极配合医护措施。

(2)新生儿未发生窒息。

(朱彦春)

第七节 前置胎盘

妊娠28周后胎盘附着于子宫下段,甚至胎盘下缘达到或覆盖宫颈内口,其位置低于胎先露部，称为前置胎盘。前置胎盘是妊娠晚期严重并发症，也是妊娠晚期阴道流血最常见的原因。其发病率国外报道0.5％，国内报道为0.24％～1.57％。

一、病因

目前尚不清楚，高龄初产妇（年龄＞35岁）、经产妇及多产妇、吸烟或吸毒妇女为高危人群。其病因可能与下述因素有关。

（一）子宫内膜病变或损伤

多次刮宫、分娩、子宫手术史等是前置胎盘的高危因素。上述情况可损伤子宫内膜，引起子宫内膜炎或萎缩性病变，再次受孕时子宫蜕膜血管形成不良、胎盘血供不足，刺激胎盘面积增大延伸到子宫下段。前次剖宫产手术瘢痕可妨碍胎盘在妊娠晚期向上迁移。增加前置胎盘的可能性。据统计发生前置胎盘的孕妇，85％～95％为经产妇。

（二）胎盘异常

双胎妊娠时胎盘面积过大，前置胎盘发生率较单胎妊娠高1倍；胎盘位置正常而副胎盘位于子宫下段接近宫颈内口；膜状胎盘大而薄，扩展到子宫下段，均可发生前置胎盘。

（三）受精卵滋养层发育迟缓

受精卵到达子宫腔后，滋养层尚未发育到可以着床的阶段，继续向下游走到达子宫下段，并在该处着床而发育成前置胎盘。

二、分类

根据胎盘下缘与宫颈内口的关系，将前置胎盘分为3类（图6-2）。

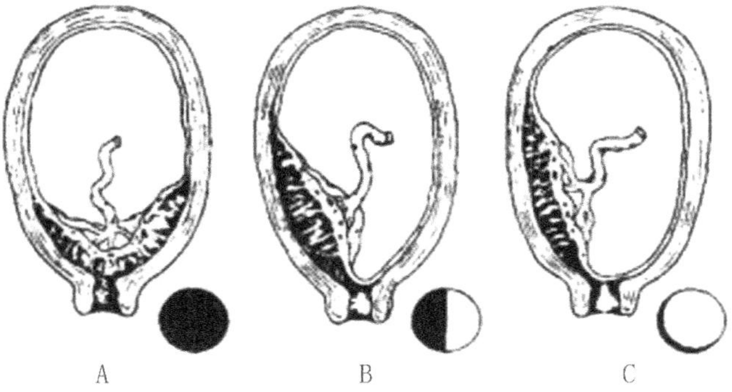

图6-2　前置胎盘的类型

A.完全性前置胎盘；B.部分性前置胎盘；C.边缘性前置胎盘

（1）完全性前置胎盘又称中央性前置胎盘，胎盘组织完全覆盖宫颈内口。

（2）部分性前置胎盘宫颈内口部分为胎盘组织所覆盖。

（3）边缘性前置胎盘胎盘附着于子宫下段，胎盘边缘到达宫颈内口，未覆盖宫颈内口。

胎盘位于子宫下段，与胎盘边缘极为接近，但未达到宫颈内口，称为低置胎盘。胎盘下缘与宫颈内口的关系可因宫颈管消失、宫口扩张而改变。前置胎盘类型可因诊断时期不同而改变，如临产前为完全性前置胎盘，临产后因口扩张而成为部分性前置胎盘。目前临床上均依据处理前最后一次检查结果来决定其分类。

三、临床表现

（一）症状

前置胎盘的典型症状是妊娠晚期或临产时，发生无诱因、无痛性反复阴道流血。妊娠晚期子宫下段逐渐伸展，牵拉宫颈内口，宫颈管缩短；临产后规律宫缩使宫颈管消失成为软产道的一部分。宫颈外口扩张，附着于子宫下段及宫颈内口的胎盘前置部分不能相应伸展而与其附着处分离，血窦破裂出血。前置胎盘出血前无明显诱因，初次出血量一般不多，剥离处血液凝固后，出血自然停止；也有初次即发生致命性大出血而导致休克的。由于子宫下段不断伸展，前置胎盘出血常反复发生，出血量也越来越多。阴道流血发生的迟早、反复发生次数、出血量多少与前置胎盘类型有关。完全性前置胎盘初次出血时间早，多在妊娠28周左右，称为“警戒性出血”。边缘性前置胎盘出血多发生于妊娠晚期或临产后，出血量较少。部分性前置胎盘的初次出血时间、出血量及反复出血次数，介于两者之间。

（二）体征

患者一般情况与出血量有关，大量出血呈现面色苍白、脉搏增快微弱、血压下降等休克表现。腹部检查：子宫软，无压痛，大小与妊娠周数相符。由于子宫下段有胎盘占据，影响胎先露部入盆，故胎先露高浮，易并发胎位异常。反复出血或一次出血量过多，使胎儿宫内缺氧，严重者胎死宫内。当前置胎盘附着于子宫前壁时，可在耻骨联合上方听到胎盘杂音。临产时检查见宫缩为阵发性，间歇期子宫完全松弛。

四、处理原则

处理原则是抑制宫缩、止血、纠正贫血和预防感染。根据阴道流血量、有无休克、妊娠周数、胎位、胎儿是否存活、是否临产及前置胎盘类型等综合作出决定。

（一）期待疗法

应在保证孕妇安全的前提下尽可能延长孕周，以提高围生儿存活率。适用于妊娠＜34周、胎儿体重＜2 000 g、胎儿存活、阴道流血量不多、一般情况良好的孕妇。

尽管国外有资料证明，前置胎盘孕妇的妊娠结局住院与门诊治疗并无明显差异，但我国仍应强调住院治疗。住院期间密切观察病情变化，为孕妇提供全面优质护理是期待疗法的关键措施。

（二）终止妊娠

1.终止妊娠指征

孕妇反复发生多量出血甚至休克者，无论胎儿成熟与否，为了母亲安全应终止妊娠；期待疗法中发生大出血或出血量虽少，但胎龄达孕36周以上，胎儿成熟度检查提示胎儿肺成熟者；胎龄未达孕36周，出现胎儿窘迫征象，或胎儿电子监护发现胎心异常者；出血量多，危及胎儿；胎儿已死亡或出现难以存活的畸形，如无脑儿。

2.剖宫产

剖宫产可在短时间内娩出胎儿，迅速结束分娩，对母儿相对安全，是处理前置胎盘的主要手段。剖宫产指征：完全性前置胎盘，持续大量阴道流血；部分性和边缘性前置胎盘出血量较多，先露高浮，短时间内不能结束分娩；胎心异常。术前应积极纠正贫血、预防感染等，备血，做好处理产后出血和抢救新生的准备。

3.阴道分娩

边缘性前置胎盘、枕先露、阴道流血不多、无头盆不称和胎位异常，估计在短时间内能结束分娩者，可予试产。

五、护理

(一)护理评估

1.病史

除个人健康史外，在孕产史中尤其注意识别有无剖宫产术、人工流产术及子宫内膜炎等前置胎盘的易发因素。此外妊娠中特别是孕 28 周后，是否出现无痛性、无诱因、反复阴道流血症状，并详细记录具体经过及医疗处理情况。

2.身心状况

患者的一般情况与出血量的多少密切相关。大量出血时可见面色苍白、脉搏细速、血压下降等休克症状。孕妇及其家属可因突然阴道流血而感到恐惧或焦虑，既担心孕妇的健康，更担心胎儿的安危，可能显得恐慌、紧张、手足无措。

3.诊断检查

(1)产科检查：子宫大小与停经月份一致，胎儿方位清楚，先露高浮，胎心可以正常，也可因孕妇失血过多致胎心异常或消失。前置胎盘位于子宫下段前壁时，可于耻骨联合上方听见胎盘血管杂音。临产后检查，宫缩为阵发性，间歇期子宫肌肉可以完全放松。

(2)B 超检查：B 超断层相可清楚看到子宫壁、胎头、宫颈和胎盘的位置，胎盘定位准确率达 95%以上，可反复检查，是目前最安全、有效的首选检查方法。

(3)阴道检查：目前一般不主张应用。只有在近临产期出血不多时，终止妊娠前为除外其他出血原因或明确诊断决定分娩方式前考虑采用。要求阴道检查操作必须在输血、输液和做好手术准备的情况下方可进行。怀疑前置胎盘的个案，切忌肛查。

(4)术后检查胎盘及胎膜：胎盘的前置部分可见陈旧血块附着呈黑紫色或暗红色，如这些改变位于胎盘的边缘，而且胎膜破口处距胎盘边缘＜7 cm，则为部分性前置胎盘。如行剖宫产术，术中可直接了解胎盘附着的部分并确立诊断。

(二)护理诊断

1.潜在并发症

出血性休克。

2.有感染的危险

其与前置胎盘剥离面靠近子宫颈口、细菌易经阴道上行感染有关。

(三)预期目标

(1)接受期待疗法的孕妇血红蛋白不再继续下降，胎龄可达或更接近足月。

(2)产妇产后未发生产后出血或产后感染。

(四)护理措施

根据病情须立即接受终止妊娠的孕妇，立即安排孕妇去枕侧卧位，开放静脉，配血，做好输血准备。在抢救休克的同时，按腹部手术患者的护理进行术前准备，并做好母儿生命体征监护及抢救准备工作。接受期待疗法的孕妇的护理措施如下。

1.保证休息

减少刺激孕妇需住院观察，绝对卧床休息，尤以左侧卧位为佳，并定时间断吸氧，每天 3 次，每次 1 小时，以提高胎儿血氧供应。此外，还需避免各种刺激，以减少出血可能。医护人员进行腹部检查时动作要轻柔，禁做阴道检查和肛查。

2.纠正贫血

除采取口服硫酸亚铁、输血等措施外，还应加强饮食营养指导，建议孕妇多食高蛋白及含铁丰富的食物，如动物肝脏、绿叶蔬菜和豆类等，一方面有助于纠正贫血，另一方面还可以增强机体抵抗力，同时也促进胎儿发育。

3.监测生命体征

及时发现病情变化严密观察并记录孕妇生命体征，阴道流血的量、色，流血事件及一般状况，检测胎儿宫内状态。按医嘱及时完成实验室检查项目，并交叉配血备用。发现异常及时报告医师并配合处理。

4.预防产后出血和感染

(1)产妇回病房休息时严密观察产妇的生命体征及阴道流血情况，发现异常及时报告医师处理，以防止或减少产后出血。

(2)及时更换会阴垫，以保持会阴部清洁、干燥。

(3)胎儿分娩后，及早使用宫缩剂，以预防产后大出血；对新生儿严格按照高危儿处理。

5.健康教育

护士应加强对孕妇的管理和宣教。指导围孕期妇女避免吸烟、酗酒等不良行为，避免多次刮宫、引产或宫内感染，防止多产，减少子宫内膜损伤或子宫内膜炎。对妊娠期出血，无论量多少均应就医，做到及时诊断、正确处理。

(五)护理评价

(1)接受期待疗法的孕妇胎龄接近(或达到)足月时终止妊娠。

(2)产妇产后未出现产后出血和感染。

(朱彦春)

第八节　胎 盘 早 剥

妊娠 20 周以后或分娩期正常位置的胎盘在胎儿娩出前部分或全部从子宫壁剥离，称为胎盘早剥。胎盘早剥是妊娠晚期严重并发症，具有起病急、发展快特点，若处理不及时可危及母儿生命。胎盘早剥的发病率：国外 1%～2%，国内 0.46%～2.1%。

一、病因

胎盘早剥确切的原因及发病机制尚不清楚，可能与下述因素有关。

(一)孕妇血管病变

孕妇患严重妊娠期高血压疾病、慢性高血压、慢性肾脏疾病或全身血管病变时，胎盘早剥的发生率增高。妊娠合并上述疾病时，底蜕膜螺旋小动脉痉挛或硬化，引起远端毛细血管变性坏死甚至破裂出血，血液流至底蜕膜层与胎盘之间形成胎盘后血肿。致使胎盘与子宫壁分离。

(二)机械性因素

外伤尤其是腹部直接受到撞击或挤压；脐带过短（<30 cm）或脐带围绕颈、绕体相对过短时，分娩过程中胎儿下降牵拉脐带造成胎盘剥离；羊膜穿刺时刺破前壁胎盘附着处，血管破裂出血引起胎盘剥离。

(三)宫腔内压力骤减

双胎妊娠分娩时，第一胎儿娩出过速；羊水过多时，人工破膜后羊水流出过快，均可使宫腔内压力骤减，子宫骤然收缩，胎盘与子宫壁发生错位剥离。

(四)子宫静脉压突然升高

妊娠晚期或临产后，孕妇长时间仰卧位，巨大妊娠子宫压迫下腔静脉，回心血量减少，血压下降。此时子宫静脉淤血、静脉压增高、蜕膜静脉床淤血或破裂，形成胎盘后血肿，导致部分或全部胎盘剥离。

(五)其他一些高危因素

如高龄孕妇、吸烟、可卡因滥用、孕妇代谢异常、孕妇有血栓形成倾向、子宫肌瘤（尤其是胎盘附着部位肌瘤）等与胎盘早剥发生有关。有胎盘早剥史的孕妇再次发生胎盘早剥的危险性比无胎盘早剥史者高 10 倍。

二、分类及病理变化

胎盘早剥主要病理改变是底蜕膜出血并形成血肿，使胎盘从附着处分离。按病理类型，胎盘早剥可分为显性、隐性及混合性 3 种（图 6-3）。若底蜕膜出血量少，出血很快停止，多无明显的临床表现，仅在产后检查胎盘时发现胎盘母体面有凝血块及压迹。若底蜕膜继续出血，形成胎盘后血肿，胎盘剥离面随之扩大，血液冲开胎盘边缘并沿胎膜与子宫壁之间经过颈管向外流出，称为显性剥离或外出血。若胎盘边缘仍附着于子宫壁或由于胎先露部同定于骨盆入口，使血液积聚于胎盘与子宫壁之间，称为隐性剥离或内出血。由于子宫内有妊娠产物存在，子宫肌不能有效收缩，以压迫破裂的血窦而止血，血液不能外流，胎盘后血肿越积越大，子宫底随之升高。当出血达到一定程度时，血液终会冲开胎盘边缘及胎膜外流，称为混合型出血。偶有出血穿破胎膜溢入羊水中成为血性羊水。

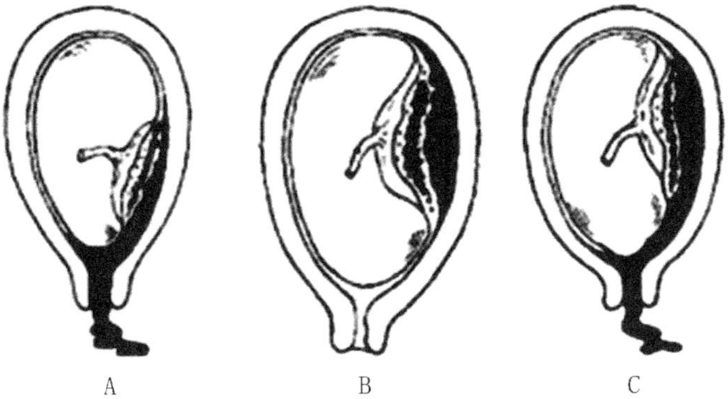

图 6-3　胎盘早剥类型

A.显性剥离；B.隐性剥离；C.混合性剥离

胎盘早剥发生内出血时，血液积聚于胎盘与子宫壁之间，随着胎盘后血肿压力的增加，血液浸入子宫肌层，引起肌纤维分离、断裂甚至变性，当血液渗透至子宫浆膜层时，子宫表面现紫蓝色瘀斑，称为子宫胎盘卒中，又称为库弗莱尔子。有时血液还可渗入输卵管系膜、卵巢生发上皮下、阔韧带内。子宫肌层由于血液浸润、收缩力减弱，造成产后出血。

严重的胎盘早剥可以引发一系列病理生理改变。从剥离处的胎盘绒毛和蜕膜中释放大量组织凝血活酶，进入母体血液循环，激活凝血系统，导致弥散性血管内凝血(DIC)，肺、肾等脏器的毛细血管内微血栓形成，造成脏器缺血和功能障碍。胎盘早剥持续时间越长，促凝物质不断进入母血，激活纤维蛋白溶解系统，产生大量的纤维蛋白降解产物，引起继发性纤溶亢进。发生胎盘早剥后，消耗大量凝血因子，并产生高浓度纤维蛋白降解产物，最终导致凝血功能障碍。

三、临床表现

根据病情严重程度，Sher 将胎盘早剥分为 3 度。

(一) Ⅰ度

Ⅰ度多见于分娩期，胎盘剥离面积小，患者常无腹痛或腹痛轻微，贫血体征不明显。腹部检查见子宫软，大小与妊娠周数相符，胎位清楚，胎心率正常。产后检查见胎盘母体面有凝血块及压迹即可诊断。

(二) Ⅱ度

胎盘剥离面为胎盘面积 1/3 左右。主要症状为突然发生持续性腹痛、腰酸或腰背痛，疼痛程度与胎盘后积血量成正比。无阴道流血或流血量不多，贫血程度与阴道流血量不相符。腹部检查见子宫大于妊娠周数，子宫底随胎盘后血肿增大而升高。胎盘附着处压痛明显(胎盘位于后壁则不明显)，宫缩有间歇，胎位可扪及，胎儿存活。

(三) Ⅲ度

胎盘剥离面超过胎盘面积 1/2。临床表现较Ⅱ度重。患者可出现恶心、呕吐、面色苍白、四肢湿冷、脉搏细数、血压下降等休克症状，且休克程度大多与阴道流血量不成正比。腹部检查见子宫硬如板状，宫缩间歇时不能松弛，胎位扪不清，胎心消失。

四、处理原则

纠正休克、及时终止妊娠是处理胎盘早剥的原则。患者入院时，情况危重、处于休克状态，应积极补充血容量，及时输入新鲜血液，尽快改善患者状况。胎盘早剥一旦确诊，必须及时终止妊娠。终止妊娠的方法根据胎次、早剥的严重程度、胎儿宫内状况及宫口开大等情况而定。此外，对并发症如凝血功能障碍、产后出血和急性肾衰竭等进行紧急处理。

五、护理

(一)护理评估

1.病史

孕妇在妊娠晚期或临产时突然发生腹部剧痛，有急性贫血或休克现象，应引起高度重视。护士需结合有无妊娠期高血压疾病或高血压病史、胎盘早剥史、慢性肾炎史、仰卧位低血压综合征史及外伤史，进行全面评估。

2.身心状况

胎盘早剥孕妇发生内出血时，严重者常表现为急性贫血和休克症状，而无阴道流血或有少量阴道流血。因此对胎盘早剥孕妇除进行阴道流血的量、色评估外，应重点评估腹痛的程度、性质，孕妇的生命体征和一般情况，以及时、准确地了解孕妇的身体状况。胎盘早剥孕妇入院时情况危急，孕妇及其家属常常感到高度紧张和恐惧。

3.诊断检查

(1)产科检查：通过四步触诊判断胎方位、胎心情况、宫高变化、腹部压痛范围和程度等。

(2)B超检查：正常胎盘B超图像应紧贴子宫体部后壁、前壁或侧壁，若胎盘与子宫体之间有血肿时，在胎盘后方出现液性低回声区，暗区常不止一个，并见胎盘增厚。若胎盘后血肿较大时，能见到胎盘胎儿面凸向羊膜腔，甚至能使子宫内的胎儿偏向对侧。若血液渗入羊水中，见羊水回声增强、增多，系羊水混浊所致。当胎盘边缘已与子宫壁分离，未形成胎盘后血肿，则见不到上述图像，故B超检查诊断胎盘早剥有一定的局限性。重型胎盘早剥时常伴胎心、胎动消失。

(3)实验室检查：主要了解患者贫血程度及凝血功能。重型胎盘早剥患者应检查肾功能与二氧化碳结合力。若并发DIC时进行筛选试验血小板计数、凝血酶原时间、纤维蛋白原测定)，结果可疑者可做纤溶确诊试验(凝血酶时间、优球蛋白溶解时间、血浆鱼精蛋白副凝时间)。

(二)可能的护理诊断

1.潜在并发症

弥散性血管内凝血。

2.恐惧

此与胎盘早剥引起的起病急、进展快，危及母儿生命有关。

3.预感性悲哀

此与死产、切除子宫有关。

(三)预期目标

(1)孕妇出血性休克症状得到控制。

(2)患者未出现凝血功能障碍、产后出血和急性肾衰竭等并发症。

(四)护理措施

胎盘早剥是一种妊娠晚期严重危及母儿生命的并发症，积极预防非常重要。护士应使孕妇接受产前检查，预防和及时治疗妊娠期高血压疾病、慢性高血压、慢性肾病等；妊娠晚期避免仰卧位及腹部外伤；施行外倒转术时动作要轻柔；处理羊水过多和双胎者时，避免子宫腔压力下降过快等。对于已诊断为胎盘早剥的患者，护理措施如下。

1.纠正休克

改善患者的一般情况护士应迅速开放静脉，积极补充其血容量，及时输入新鲜输血。既能补充血容量，又可补充凝血因子。同时密切监测胎儿状态。

2.严密观察病情变化

及时发现并发症凝血功能障碍表现为皮下、黏膜或注射部位出血，子宫出血不凝，有时有尿血、咯血及呕血等现象；急性肾衰竭可表现为尿少或无尿。护士应高度重视上述症状，一旦发现，及时报告医师并配合处理。

3.为终止妊娠做好准备

一旦确诊，应及时终止妊娠，以孕妇病情轻重、胎儿宫内状况、产程进展、胎产式等具体状态决定分娩方式，护士需为此做好相应准备。

4.预防产后出血

胎盘早剥的产妇胎儿娩出后易发生产后出血，因此分娩后应及时给予宫缩剂，并配合按摩子宫，必要时按医嘱做切除子宫的术前准备。未发生出血者，产后仍应加强生命体征观察，预防晚期产后出血的发生。

5.产褥期的处理

患者在产褥期应注意加强营养，纠正贫血。更换消毒会阴垫，保持会阴清洁，预防感染。根据孕妇身体情况给予母乳指导。死产者及时给予退乳措施，可在分娩后24小时内尽早服用大剂量雌激素，同时紧束双乳，少进汤类；水煎生麦芽当茶饮；针刺足临泣、悬钟等穴位等。

（五）护理评价

（1）母亲分娩顺利，婴儿平安出生。

（2）患者未出现并发症。

（朱彦春）

第七章　普外科护理

第一节　门静脉高压症

门静脉高压症指门静脉血流受阻、血液淤滞、门静脉系统压力升高，继而引起脾大及脾功能亢进、食管和胃底静脉曲张及破裂出血、腹水等一系列症状和体征的疾病。门静脉主干由肠系膜上、下静脉和脾静脉汇合而成，其左、右两干分别进入左、右半肝后逐渐分支。门静脉系与腔静脉系之间存在 4 个交通支，即胃底-食管下段交通支、直肠下端-肛管交通支、前腹壁交通支和腹膜后交通支，其中以胃底-食管下段交通支为主。正常情况下上述交通支血流量很少，于门静脉高压症时开放。门静脉血流量占全肝血流的 60%～80%，门静脉压力超过正常值 0.7～1.3 kPa（5～10 mmHg）或肝静脉压力梯度超过 0.7 kPa(5 mmHg)就可诊断为门静脉高压症。

一、病因与病理生理

门静脉无瓣膜，其压力由流入的血量和流出阻力形成并维持。门静脉血流阻力增加是门静脉高压症的始动因素。按阻力增加的部位，可将门静脉高压症分为肝前型、肝内型和肝后型 3 类，其中肝内型门静脉高压症在我国最常见。门静脉高压形成后发生下列病理变化。

（一）脾大、脾功能亢进

门静脉高压时可见脾窦扩张，单核-吞噬细胞增生和吞噬红细胞现象。外周血细胞计数减少，以白细胞和血小板计数减少明显，称为脾功能亢进。

（二）静脉交通支扩张

门静脉高压时正常的门静脉通路受阻，加之门静脉无静脉瓣，因而 4 个交通支大量开放，并扩张、扭曲形成静脉曲张。其中最有临床意义的是食管下段、胃底形成的曲张静脉，因离门静脉主干和腔静脉最近，压力差最大，因而受门静脉高压的影响最早，最明显。肝硬化患者常因胃酸反流而腐蚀食管下段黏膜，引起反流性食管炎，或由于坚硬、粗糙食物的机械性损伤，以及咳嗽、呕吐、用力排便、重负等因素使腹腔内压力突然升高，造成曲张静脉破裂，可引起致命性大出血。

（三）腹水

门静脉压力升高，门静脉系统毛细血管床的滤过压增加，肝硬化引起的低蛋白血症，血浆胶体渗透压下降及淋巴液生成增加，都是促使液体从肝表面、肠浆膜面漏入腹腔而形成腹水的原因，且中心静脉血流量降低，继发性醛固酮分泌增多，导致水钠潴留而加剧腹水形成。

（四）门静脉高压性胃病

约20%的门静脉高压症患者有门静脉高压性胃病，占门静脉高压症上消化道出血的5%～20%。门静脉高压性胃病是由于门静脉高压时，胃壁淤血、水肿、胃黏膜下层的动-静脉交通支大量开放，胃黏膜微循环发生障碍，导致胃黏膜防御屏障的破坏而形成。

（五）肝性脑病

门静脉高压症时由于自身门体血流短路或手术分流，造成大量门静脉血流绕过肝细胞或因肝实质细胞功能严重受损，致使有毒物质（如氨、硫醇和γ-氨基丁酸）不能代谢与解毒而直接进入体循环，对脑产生毒性作用并出现精神神经综合征，称为肝性脑病或门体性脑病。常因胃肠道出血、感染、过量摄入蛋白质、镇静药和利尿药而诱发肝性脑病。

二、临床表现

门静脉高压症多见于中年男子，病情发展缓慢。主要表现是脾大、脾功能亢进、呕血或黑粪、腹水或非特异性全身症状（如疲乏、嗜睡、畏食）。曲张的食管、胃底静脉一旦破裂，可发生急性大出血。因肝功能损害引起凝血功能障碍，以及脾功能亢进引起血小板计数减少，因此出血不易停止。由于大出血引起肝组织严重缺氧，可导致肝性脑病。

三、辅助检查

（一）血常规

脾功能亢进时，血细胞计数减少，以白细胞计数降至3×10^9/L以下和血小板计数减少至70×10^9/L以下最为明显。

（二）肝功能检查

肝功能检查表现为血浆清蛋白降低而球蛋白升高，白、球蛋白比例倒置。血清总胆红素>51 μmol/L(3 mg/dL)，血浆清蛋白<30 g/L提示肝功严重失代偿。

（三）影像学检查

腹部超声可显示腹水、肝密度及质地、血流情况；食管吞钡X线检查和内镜检查可见曲张静脉形态；腹腔动脉造影的静脉相或直接肝静脉造影，可明确静脉受阻部位及侧支回流情况，对于术式选择有参考价值。

四、治疗

（一）预防和控制急性食管、胃底曲张静脉破裂出血

肝硬化患者中仅有40%出现食管、胃底静脉曲张，其中50%～60%并发大出血。控制大出血的具体治疗方案需依据门静脉高压症的病因、肝功能储备、门静脉系统主要血管的可利用情况，以及医师的操作技能和经验来制定。

目前常用Child肝功能分级评价肝功能储备（表7-1）。Child A级、B级和C级患者的手术死亡率分别为0～5%、10%～15%和超过25%。

1.非手术治疗

食管胃底曲张静脉破裂出血，肝功能储备Child C级的患者，尽可能采用非手术治疗。对有食管胃底静脉曲张但没有出血的患者，不宜做预防性手术。

表 7-1 Child 肝功能分级

项目	异常程度得分		
	1	2	3
血清胆红素(μmol/L)	＜34.2	34.2～51.3	＞51.3
血浆清蛋白(g/L)	＞35	28～35	＜28
腹水	无	少量，易控制	中等量，难控制
肝性脑病	无	轻度	中度以上
凝血酶原延长时间(秒)	1～3	4～6	＞5
(凝血酶原比率%)	(30)	(30～50)	(＜30)

注：总分 5～6 分者肝功能良好(A 级)，7～9 分者中等(B 级)，10 分以上肝功能差(C 级)。

(1)初步处理：输液、输血、防治休克。但应避免过度扩容，防止门静脉压力反跳性增加而引起再出血。

(2)药物治疗：首选血管收缩药，或与血管扩张药硝酸酯类合用。如三甘氨酰赖氨酸加压素、生长抑素及其八肽衍生物奥曲肽。药物治疗早期再出血率较高，须采取进一步措施防止再出血。

(3)内镜治疗：包括硬化剂注射疗法和经内镜食管曲张静脉套扎术两种方法。但二者对胃底曲张静脉破裂出血无效。

(4)三腔管压迫止血：利用充气的气囊压迫胃底和食管下段的曲张静脉，达到止血目的。常适用于药物和内镜治疗无效的患者。三腔管压迫可使 80%的食管、胃底曲张静脉出血得到控制，但约 50%的患者排空气囊后又再出血。

结构：三腔管有 3 腔，一通圆形气囊，充气后压迫胃底；一通椭圆形气囊，充气后压迫食管下段；一通胃腔，通过此腔可行吸引、冲洗和注入止血药。

用法：先向两个气囊各充气约 150 mL，将气囊置于水下，证实无漏气后抽出气体。液状石蜡润滑导管，由患者鼻孔缓慢插管至胃内。插入 50～60 cm，抽出胃内容物为止。此后，先向胃气囊充气 150～200 mL 后，向外拉提管直到三腔管不能被拉出，并有轻度弹力时予以固定；也可利用滑车装置，于尾端悬挂重量 0.25～0.5 kg 的物品做牵引压迫。观察止血效果，如仍有出血可再向食管气囊注气 100～150 mL。放置三腔管后，应抽除胃内容物，并反复用生理盐水灌洗，同时观察胃内有无鲜血吸出。如无鲜血，且脉搏、血压渐趋稳定，说明出血已基本控制。三腔管一般放置 24 小时，持续时间不宜超过 5 天。出血停止时先排空食管气囊，后排空胃气囊，观察12～24 小时，如明确出血已停止，将管慢慢拉出。

并发症及预防：包括吸入性肺炎、食管破裂和窒息等，其发生率为 10%～20%。故应在严密监护下进行三腔管压迫止血，注意下列事项：①置管期间严密观察患者的呼吸情况，慎防气囊上滑或胃囊破裂食管囊堵塞咽喉引起窒息。②做好肺部护理，以防发生吸入性肺炎。③置管期间每隔 12 小时将气囊放空 10～20 分钟，避免食管或胃底黏膜因长时间受压而发生溃烂、坏死、食管破裂。

(5)经颈静脉肝内门体静脉分流术(TIPS)：采用介入放射方法，经颈静脉在肝内肝静脉与门静脉主要分支间建立通道，置入支架以实现门体分流。TIPS 用于食管胃底曲张静脉破裂出血经药物和内镜治疗无效，肝功能失代偿(Child C 级)不宜行急诊门体分流手术的患者。并发症包括肝性脑病和支架狭窄或闭塞。

2.手术治疗

手术治疗包括分流手术和断流手术两种方法。此外，肝移植是治疗终末期肝病并发门静脉高压食管胃底曲张静脉出血患者的最理想方法。

(二)解除或改善脾大、脾功能亢进

对于严重脾大，合并明显的脾功能亢进者，单纯行脾切除术效果良好。

(三)治疗顽固性腹水

对于肝硬化引起的顽固性腹水，有效的治疗方法是肝移植。

五、护理措施

(一)术前护理

1.休息与活动

肝功能代偿较好的患者应适当休息，注意劳逸结合，肝功能代偿差的患者应卧床休息，避免腹压增加活动，如咳嗽、打喷嚏，用力大便，提举重物等，防止食管、胃底静脉因腹内压升高而破裂出血。

2.心理护理

对门静脉高压出血者，应稳定患者的情绪，避免恐惧，防止出血量增多或因误吸而造成窒息。

3.饮食护理

进食高热量、高维生素、无渣软食，避免粗糙、干硬及刺激性食物，以避免诱发大出血。为减少腹水形成，需限制液体和钠的摄入，每天钠摄入量限制在500～800 mg(氯化钠1.2～2.0 g)，少食含钠高的食物，如咸肉、酱菜、酱油、罐头和含钠味精等。

4.维持体液平衡

定时、定部位测量体重和腹围，了解患者腹水变化情况。遵医嘱使用利尿药，记录24小时出入液量，并观察有无低钾、低钠血症。

5.预防和处理出血

择期手术患者可于术前输全血，补充B族维生素、维生素C、维生素K及凝血因子，防止术中和术后出血。术前一般不放置胃管，断流术患者必须放置时应选择细、软胃管，插入时涂大量润滑油，动作轻巧，在手术室放置。当患者出现出血时应迅速建立静脉通路、备血，及时补充液体及输血。肝硬化患者宜用新鲜血，有利止血和预防肝性脑病；严密监测患者的生命体征、中心静脉压和尿量，呕吐物的颜色、性状、量，大便的颜色、性状、量；遵医嘱给予止血药物，注意药物不良反应。

6.预防肝性脑病

急性出血时，肠道内血液在细菌作用下分解成氨，肠道吸收氨增加而导致肝性脑病。故使用弱酸性溶液灌肠(禁忌碱性溶液灌肠)清除肠道内积血，减少氨的吸收；或使用肠道杀菌剂，减少肠道菌群，减少氨的生成。择期手术术前日口服肠道杀菌剂，术前晚灌肠，防止术后肝性脑病。

(二)术后护理

1.体位

脾切除术患者血压平稳后取半卧位；行分流术者，为使血管吻合口保持通畅，1周内取平卧位或低坡半卧位(<15°)，1周后可逐渐下床活动。

2.引流管护理

膈下置引流管者应保持负压引流系统的无菌、通畅;观察和记录引流液的颜色、性状和量。如引流量逐日减少、色清淡、每天少于 10 mL 时可拔管。

3.并发症的预防和护理

(1)出血:密切观察血压、脉搏、呼吸及有无伤口、引流管和消化道出血情况。若 1~2 小时经引流管引出 200 mL 以上血性液体应警惕出血的发生。

(2)感染:加强基础护理,预防皮肤、口腔和肺部感染的发生。

(3)静脉血栓:脾切除术后 2 周内隔天检查血小板,注意观察有无腹痛、腹胀和便血等肠系膜血栓形成的迹象。必要时,遵医嘱给予抗凝治疗,注意用药后的凝血时间延长、易出血等不良反应。

4.肝性脑病的观察和预防

(1)病情观察:分流术后患者按时监测肝功能和血氨浓度,观察有无性格异常、定向力减退、嗜睡与躁动,黄疸是否加深,有无发热、畏食、肝臭等肝衰竭表现。

(2)饮食:术后 24~48 小时进流质饮食,待肠蠕动恢复后逐渐过渡到普食。分流术后患者严格限制蛋白质摄取量(<30 g/d),避免诱发或加重肝性脑病。

(3)肠道准备:为减少肠道细菌量,分流术后应用非肠道吸收的抗菌药;采用生理盐水灌肠或缓泻剂刺激排泄;保持大便通畅,促进氨由肠内排出。

5.其他

分流术取自体静脉者需观察局部有无静脉回流障碍;取颈内静脉者需观察有无头痛、呕吐等颅内压升高表现,必要时根据医嘱快速滴注甘露醇。

六、健康指导

(一)饮食

少量多餐,养成规律进食习惯。进食无渣软食,避免粗糙、干硬及刺激性食物,以免诱发大出血。进食高热量、丰富维生素饮食,维持足够的能量摄入。肝功能损害较轻者,可酌情摄取优质高蛋白(50~70 g/d);肝功能严重受损及分流术后患者,限制蛋白质摄入;腹水患者限制水和钠摄入。指导患者戒烟戒酒。

(二)活动

逐步增加活动量,一旦出现头晕、心慌、出汗等症状,应卧床休息。避免劳累和过度活动,保证充分休息。

(三)避免腹内压升高

避免咳嗽、打喷嚏、用力大便、提举重物等活动,以免诱发曲张静脉破裂出血。

(四)维持良好心理状态

避免精神紧张、抑郁等不良情绪,保持乐观、稳定的心理状态。

(五)注意自身防护

避免牙龈出血,用软毛牙刷刷牙,防止外伤。

(六)观察病情和及时就诊

指导患者及家属注意避免出血的诱因及掌握出血先兆。掌握急救电话号码、紧急就诊的途径和方法。

(谢 丽)

第二节 肝性脑病

肝性脑病又称肝昏迷，是严重肝病引起的、以代谢紊乱为基础的中枢神经系统功能失调的综合征。其主要临床表现是意识障碍、行为失常和昏迷。有急性与慢性脑病之分，前者多因急性肝衰竭后肝脏的解毒功能发生严重障碍所致；而后者多见于慢性肝衰竭和门体侧支循环形成或分流术后，来自肠道的有害物质，如氨、硫醇、胺、芳香族氨基酸等直接进入体循环至脑部而发病。肝性脑病的发生机制尚未完全阐明，目前提出的假说主要有氨毒性学说、假性神经递质学说和r-氨基丁酸学说等。肝性昏迷是肝性脑病的最后阶段，是肝衰竭的最终临床表现。

一、临床表现与分期

(一)临床表现

其临床表现因肝病的类型、肝细胞损害的程度、起病的急缓及诱因的不同而有所差异。由于导致肝性脑病的基础疾病不同，其临床表现也比较复杂、多变，早期症状的变异性是本病的特点。但也有其共性的表现：即反映为神经精神症状及体征，表现为性格、行为、智能改变和意识障碍。现主要就其脑病的临床表现分类简述如下。

(1)起病：可急可缓。急性肝性脑病起病急骤，前驱期极为短暂，可迅速进入昏迷，多在黄疸出现后发生昏迷，也有在黄疸出现前出现意识障碍而被误诊为精神病者。慢性肝性脑病起病隐匿或渐起，起初常不易发现，易误诊和漏诊。

(2)性格改变：常是本病最早出现的症状，主要是原属外向型性格者表现为抑郁，而原属内向型性格者表现为欣快多语。

(3)行为改变：最初可能仅限于一些“不拘小节”的行为，如乱写乱画、乱洒水、乱吐痰、随地便溺、房间内的桌椅随意乱拖乱放等毫无意义的动作。

(4)睡眠习惯改变：常表现为睡眠倒错，也有人称为近迫性昏迷，此现象提示患者中枢神经系统的兴奋与抑制处于紊乱状态，常预示肝性脑病即将来临。

(5)肝臭：是由于肝衰竭，机体内含硫氨基酸代谢中间产物(如甲硫醇、乙硫醇及二甲硫化物等)经肺呼出或经皮肤散发出的一种特征性气味。

(6)扑翼样震颤；是肝性脑病最具特征性的神经系统体征，具有早期诊断意义。检测方法是嘱患者伸出前臂，展开五指，或腕部过度伸展并固定不动时，患者掌-指及腕关节可出现快速的屈曲及伸展运动，每秒钟常可出现1～2次，也有达每秒钟5～9次者，且常伴有手指的侧位动作。此时患者可同时伴有整个上肢、舌、下腭、颌部的细微震颤及步态的共济失调。或发于单侧，也可出现于双侧。这种震颤不具有特征性，也可见于心力衰竭、肾衰竭、呼吸衰竭等患者。震颤常于患者睡眠及昏迷后消失，苏醒后仍可出现。

(7)视力障碍：并不常见。

(8)智能障碍。

(9)意识障碍。

(二)临床分期

为便于早期诊断并指导治疗,常根据患者的临床表现对肝性脑病进行临床分期。目前多数学者赞同 Davidson 根据其临床表现把肝性脑病分为前驱期、昏迷前期、昏睡期、昏迷期 4 期。

1.Ⅰ期(前驱期)

患者可出现轻度性格改变和行为失常。表现为性格改变出现抑郁或欣快,行为改变出现无意识动作,睡眠时间改变出现睡眠颠倒。扑翼样震颤(－),正常反射存在,病理反射(－),脑电图多正常。

2.Ⅱ期(昏迷前期)

Ⅱ期(昏迷前期)的患者以意识错乱、睡眠障碍、行为失常为主,表现为定向力障碍,定时障碍,计算力下降,书写缭乱,语言断续不清,人物概念模糊,扑翼样震颤(＋),正常反射存在,病理反射(＋),常见膝腱反射亢进,踝阵挛(＋),肌张力可增强。可出现不随意运动及运动失调,脑电图出现对称性 θ 波(每秒 4～7 次)。

3.Ⅲ期(昏睡期)

Ⅲ期(昏睡期)的患者以昏睡和精神错乱为主,表现为患者大部分时间处于昏睡状态,反应存在(可被唤醒),或狂躁扰动,扑翼样震颤(＋),肌张力明显增强。脑电图同Ⅱ期。

4.Ⅳ期(昏迷期)

Ⅳ期(昏迷期)的患者神志完全丧失,不能被唤醒。浅昏迷时对痛觉刺激(如压眶反射阳性)和不适体位尚有反应,腱反射和肌张力仍亢进,扑翼样震颤由于患者查体不能合作而无法引出。深昏迷时,各种反射消失,肌张力降低,瞳孔常散大,可表现为阵发性抽搐,踝阵挛(＋),换气过度,脑电图上出现极慢 δ 波(1.5～3 次/秒)。

但各期之间并无明确的界线,前后期可有重叠,其程度可因病情的发展或治疗好转而变化。少数慢性肝性脑病患者还因中枢神经系统不同部位有器质性损害而出现暂时性或永久性智能减退、共济失调、锥体束阳性或截瘫。

二、并发症

(1)脑水肿。

(2)消化道出血。

(3)肾功能不全。

(4)水、电解质和酸碱平衡失调。

(5)感染。

三、治疗

本病尚无特效药,常采用综合治疗措施。

(一)消除诱因

避免诱发和加重肝性脑病。慎用镇静药,有躁狂症状可试用异丙嗪、氯苯那敏等抗组胺药物。

(二)减少肠内有毒物质的产生和吸收

1.饮食

严重的肝性脑病应严格限制甚至停止蛋白质摄入,饮食以碳水化合物为主,尚应补充足够的多种维生素。随着病情好转可给少量豆浆、牛奶、肉汤或蛋类，可隔天增加 10～20 g，直至每天 40～60 g，因植物蛋白质含蛋氨酸、芳香氨基酸较少，对肝性脑病患者较适用。

2.灌肠或导泻

灌肠或导泻以清除肠内积食或积血，口服或鼻饲 25％硫酸镁 30～60 mL 导泻，灌肠禁用碱性肥皂水，而用生理盐水或弱酸性溶液，如生理盐水 100 mL 加白醋 30 mL 做保留灌肠，保持肠道呈酸性环境。

3.抑制肠菌生

口服肠道不吸收的抗菌药物如新霉素、甲硝唑。有肾功能损害或忌用新霉素的患者，或需长期治疗者，乳果糖(经细菌分解为乳酸、乙酸，降 pH，减少 NH_3 吸收)为首选药物。乳梨醇经结肠细菌分解成乙酸、丙酸也可用于酸化肠道。乳酶生也有减少肠内产氨作用，但不能与抗菌药物同服。

(三)促进有毒物质的代谢，纠正氨基酸代谢紊乱

1.降氨药

(1)谷氨酸钾和谷氨酸钠，每次用 4 支，总量 23 g 左右，加入葡萄糖液中静脉滴注，每天 1～2 次。尿少时慎用钾剂，明显腹水和水肿时慎用钠剂。

(2)精氨酸，能促进肝内鸟氨酸循环，增加尿素的合成而降低血氨，适用于碱中毒。

(3)*L*-鸟氨酸-*L*-天门冬氨酸。

(4)γ-氨酪酸，每次 2～4 g，稀释后静脉滴注，对兴奋和躁动者治疗效果较好。

2.复方氨基酸溶液

口服或静脉输注以支链氨基酸为主的复方氨基酸溶液，可纠正体内氨基酸代谢的不平衡。

(四)对症治疗

保护脑细胞功能，防治脑水肿；保持呼吸道通畅；防治出血；积极防治各种感染；加强护理，防止压疮；保持大便通畅；注意口腔护理；严密观察病情等。

四、健康教育与管理

(一)疾病知识指导

向患者和家属介绍肝脏疾病和肝性脑病的相关知识，指导其认识肝性脑病的各种诱发因素，要求患者自觉避免诱发因素，如戒烟戒酒、避免感染、保持排便通畅等。

(二)用药指导

指导患者严格按照医嘱规定的剂量、用法服药，了解药物的主要不良反应，避免使用有损肝功能的药物，并定期门诊随访。

(三)照顾者指导

指导家属给予患者精神支持和生活照顾，帮助患者树立战胜疾病的信心。使患者家属了解肝性脑病的早期征象，指导家属学会观察患者的思想、性格、行为及睡眠等方面的改变，以便及时发现病情变化，及早治疗。

五、预后

肝性脑病的预后取决于肝衰竭的程度，特别是肝细胞变性、坏死的程度及其发展速度，以及残余肝细胞数量及质量。对于肝细胞功能代谢尚可，或伴有门体分流的患者，诱因明确而又易于

祛除者，预后较好。对于肝细胞功能差，伴有明显黄疸、腹水、低蛋白血症，同时并发严重感染、上消化道大出血、水电解质及酸碱平衡紊乱、肝肾综合征者预后极差。如临床上能够早发现、早治疗或在未出现肝性脑病前积极防治，患者预后相对较好。综合目前国内治疗效果，其病死率仍较高，生存率仍不足30%。对于内科治疗无效而采用人工肝支持治疗后行肝移植者，预后较好，其5年生存率可达70%，最长已达13年。

六、护理

见表7-2。

表7-2　肝性脑病的护理

日期	项目	护理内容
入院当天	评估	1.一般评估：患者的神志、生命体征和皮肤等
		2.专科评估：患者的性格、精神状态和行为表现
	治疗	根据病情对患者实施保护措施，建立静脉通道
	检查	按医嘱做相关检查，如脑电图、化验血标本等
	药物	按医嘱正确使用降血氨药物、保肝药物、抗炎药物，注意用药后的观察
	活动	以卧床休息为主。专人护理，防止意外的发生
	饮食	1.合理饮食
		2.禁止蛋白质的摄入，昏迷患者可以鼻饲葡萄糖供给热量
	护理	1.做好入院介绍，主管护士自我介绍
		2.制定相关的护理措施，如口腔护理、管道留置护理、皮肤、毛发、会阴、肛周护理措施
		3.视病情做好各项监测记录
		4.根据病情留陪员，上床挡，确保安全
	健康宣教	向患者讲解疾病相关知识、安全知识、服药知识等，各种检查注意事项
第2天	评估	神志、生命体征、精神状况及患者的心理状态，对疾病相关知识的了解等情况
	治疗	按医嘱执行治疗
	检查	继续完善检查
	药物	密切观察各种药物作用和不良反应
	活动	家属陪同下适当扩大活动范围，注意安全
	饮食	同前
	护理	1.基础护理、留置管道护理、皮肤、毛发、会阴、肛周护理
		2.加强病情观察，重视患者的异常表现，发现肝性脑病的先兆症状时，立即报告医师处理
		3.仔细询问病史，找出发病的诱因，通过避免和祛除诱因，减少该病的发作
		4.做好情志护理
		5.注意保护患者，防止意外的发生
	健康宣教	讲解该病的一般诱发因素及饮食指导，避免和去除病因
第3～10天	活动	正常下床活动

续表

日期	项目	护理内容
	健康宣教	讲解该病的有关知识，指导和认识肝性脑病的各种诱发因素，防止和减少肝性脑病的发生。告知家属肝性脑病发生时的早期征象，以便患者发病时能得到及时的救治
	其他	同前
出院前1天	健康宣教	出院宣教 1.服药指导 2.饮食指导 3.避免肝性脑病发作的诱因 4.注意保暖，防外感，节饮食，调情志 5.定时专科门诊复诊
出院随访		出院1周内电话随访第1次，1个月内随访第2次，3个月内随访第3次

（谢　丽）

第三节　肝　硬　化

肝硬化是长期肝细胞坏死继发广泛纤维化伴结节形成的结果。一种或多种致病因子长期或反复损伤肝实质，致使肝细胞弥漫性变性、坏死和再生，进而引起肝脏结缔组织弥漫性增生和肝细胞再生，最后导致肝小叶结构破坏和重建，肝内血液循环发生障碍。肝功能损害和门脉高压为本病的主要临床表现，晚期常出现严重的并发症。

肝硬化是世界性疾病，所有种族，不论国籍、年龄或性别均可罹患。男性和中年人易罹患。在我国主要为肝炎后肝硬化。血吸虫病性、单纯乙醇性、心源性、胆汁性肝硬化均少见。

一、病因

引起肝硬化的病因很多，以病毒性肝炎最为常见。同一病例可由一种、两种或两种以上病因同时或先后作用引起，有些病例则原因不明。

（一）病毒性肝炎

病毒性肝炎经慢性活动性肝炎阶段逐步演变为肝硬化，称为肝炎后肝硬化。乙型肝炎和丙型肝炎常见，甲型肝炎一般不发展为肝硬化。由急性或亚急性肝坏死演变的肝硬化称为坏死后肝硬化。

（二）寄生虫感染

感染血吸虫病时，大量血吸虫卵进入肝窦前的门脉小血管内，刺激结缔组织增生引起门脉高压。肝细胞的坏死和增生一般不明显，没有肝细胞的结节再生。但如伴发慢性乙型肝炎，其结果多为混合结节型肝硬化。

（三）酒精中毒

酒精中毒主要由乙醇的中间代谢产物（乙醛）对肝脏的直接损害引起。酗酒引起长期营养失调，使肝脏对某些毒性物质的抵抗力降低，在发病机制上也起一定作用。

（四）胆汁淤积

肝外胆管阻塞或肝内胆汁淤积持续存在时，高浓度的胆酸和胆红素对肝细胞有损害作用，久之可发展为肝硬化。由于肝外胆管阻塞引起的肝硬化称为继发性胆汁性肝硬化。由原因未明的肝内胆汁淤积引起的肝硬化称为原发性胆汁性肝硬化。

（五）循环障碍

慢性充血性心力衰竭、缩窄性心包炎和各种病因引起肝小静脉阻塞综合征等，导致肝脏充血、肝细胞缺氧，引起小叶中央区肝细胞坏死及纤维组织增生，最终发展为肝硬化。

（六）药物和化学毒物

长期服用某些药物如双醋酚汀、辛可芬、异烟肼、甲基多巴、对氨基酸水杨酸钠和利福平等或反复接触化学毒物如四氯化碳、磷、砷、氯仿等均可损伤肝脏，引起中毒性肝炎，最后演变为肝硬化。

（七）遗传和代谢性疾病

血友病、肝豆状核变性、半乳糖血症、糖原贮积等遗传代谢性疾病，亦可发展为肝硬化，称为代谢性肝硬化。

（八）慢性肠道感染和营养不良

慢性菌痢、溃疡性结肠炎等常引起消化和吸收障碍，发生营养不良，同时肠内的细菌毒素及蛋白质腐败的分解产物等经门静脉到达肝内，引起肝细胞损害，演变为肝硬化。

（九）隐匿性肝硬化

病因难以肯定的称为隐匿性肝硬化，其中很大部分病例可能与隐匿性无黄疸型肝炎有关。

二、临床表现

肝硬化的病程一般比较缓慢，可能隐伏数年至数十年。由于肝脏具有很强的代偿功能，因此，早期临床表现常不明显或缺乏特征性。肝硬化的临床分期为肝功能代偿期和肝功能失代偿期。

（一）肝功能代偿期

一般症状较轻，缺乏特征性。常有乏力、食欲减退、消化不良、恶心、厌油、腹胀、中上腹隐痛或不适及腹泻，部分有踝部水肿、鼻出血、齿龈出血等。上述症状多呈间歇性，常因过度疲劳而发病，经适当休息及治疗可缓解。体征一般不明显，肝脏可轻度肿大，无或有轻度压痛，部分患者可有脾大。肝功能检查结果多在正常范围内或有轻度异常。

（二）肝功能失代偿期

随着疾病的进展，症状逐渐明显，肝脏常逐渐缩小，质变硬。临床表现主要是肝功能减退和门脉高压。

1.肝功能减退

（1）营养障碍：表现为消瘦、贫血、乏力、水肿、皮肤干燥而松弛、面色灰暗、黝黑、口角炎、毛发稀疏无光泽等。

（2）消化道症状：早期出现的食欲缺乏、腹胀、恶心、腹泻等消化道症状逐渐明显，稍进油腻肉食，即引起腹泻。部分患者还可出现轻度黄疸。

（3）出血倾向：轻者有鼻衄、齿龈出血，重者有胃肠道黏膜弥漫性出血及皮肤紫癜。这与肝脏合成凝血因子减少，脾大及脾功能亢进引起血小板计数减少有关。毛细血管脆性增加是出血倾向的附加因素。

(4)发热:部分患者可有低热,多为病变活动及肝细胞坏死时释出的物质影响体温调节中枢所致。此类发热用抗生素治疗无效,只有肝病好转时才能消失。如持续发热或高热,则提示合并有感染、血栓性门静脉炎、原发性肝癌等。

(5)黄疸:表现为巩膜浅黄、尿色黄。如巩膜甚至全身皮肤黏膜呈深度金黄色,应考虑有肝硬化伴肝内胆汁瘀积的可能。

(6)内分泌功能失调的表现:肝对雌激素灭活作用减退导致脸、颈、肩、手背及上胸处的蜘蛛痣和/或毛细血管扩张。肝掌表现为大、小鱼际和指尖斑点状发红,加压后退色。可出现男性乳房发育、睾丸萎缩、性功能减退,女性月经不调、闭经、不孕等。皮肤色素沉着,面色晦暗,可能由继发性肾上腺皮质功能减退所致,也可能与肝脏不能代谢黑色素有关。继发性醛固酮、抗利尿激素增加导致水钠潴留,尿量减少,对水肿与腹水的形成亦起重要促进作用。

2.门脉高压症

在肝硬化发展过程中,肝细胞的坏死、再生结节的形成、结缔组织增生和肝细胞结构的改建,使门静脉小分支闭塞、扭曲,门静脉血流障碍,导致门脉压力升高。

(1)脾大及脾功能亢进:门脉压力升高时,脾淤血、纤维结缔组织及网状内皮细胞增生,使脾大(多为正常的2~3倍,部分可平脐或达脐下)。脾大时常伴有脾功能亢进,表现为末梢血中白细胞和血小板计数减少,红细胞数也可减少。胃底静脉破裂出血时脾缩小,输血、补液后渐增大。关于脾功能亢进的原因,可能由于增生的网状内皮细胞对血细胞的吞噬、破坏作用加强;或由于脾产生某些体液因素抑制骨髓造血功能或加速血细胞的破坏。

(2)侧支循环的形成:因门静脉回流受阻,门静脉与腔静脉间的吻合支渐次扩张开放,形成侧支循环。胃冠状静脉与食管静脉丛吻合,形成食管下段和胃底静脉曲张。这些静脉位于黏膜下疏松组织中,常由于腹内压突然升高或消化液反流侵蚀及食物的摩擦而破裂出血。脐旁静脉与脐周腹壁静脉沟通,形成脐周腹壁静脉曲张,有时该处可听到连续的静脉杂音。直肠上静脉与直肠中、下静脉吻合扩张形成内痔。门静脉回流受阻时,侧支循环血流方向(图7-1)。

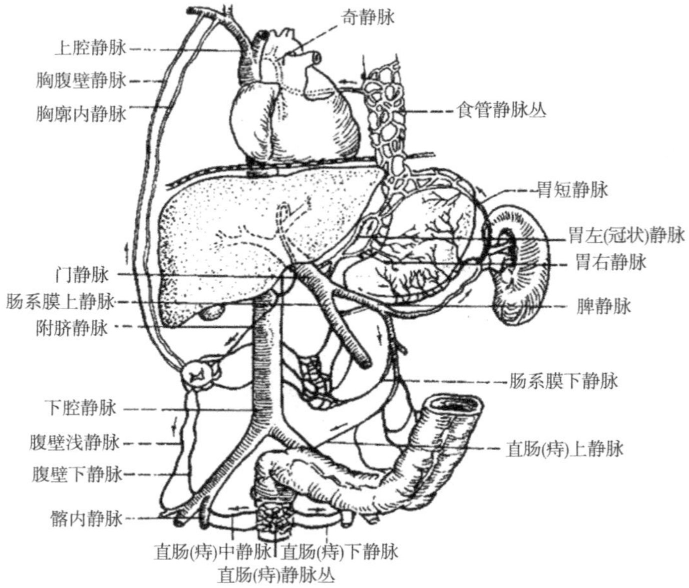

图7-1 门静脉回流受阻时,侧支循环血流方向

(3)腹水:腹水的产生表明肝硬化病情较重。初起时有腹胀感,体检可发现移动性浊音(腹水量＞500 mL)。大量腹水可使横膈抬高而致呼吸困难和心悸,腹部膨隆,腹壁皮肤紧张发亮,有移动性浊音和水波感。腹内压力明显升高时,脐可突出而形成脐疝。在腹水出现的同时,常可发生肠胀气。部分腹水患者伴有胸腔积液,其中以右侧多见,两侧者较少。胸腔积液为腹水通过横膈淋巴管进入胸腔所致。腹水为草黄色漏出液。腹水形成的主要因素有清蛋白合成减少、蛋白质摄入和吸收障碍,当血浆清蛋白＜30 g/L 时,血浆胶体渗透压降低,促使血浆外渗;门脉压力升高至 2.94～5.88 kPa(正常为 0.785～1.18 kPa),腹腔毛细血管的滤过压增高,组织液回吸收减少而漏入腹腔;进入肝静脉血流受阻使肝淋巴液增加与回流障碍,淋巴管内压增高,造成大量淋巴液从肝包膜及肝门淋巴管溢出;肝脏对醛固酮、抗利尿激素灭活作用减退;腹水形成后循环血容量减少,通过肾小球旁器使肾素分泌增加,产生肾素-血管紧张素-醛固酮系统反应,醛固酮分泌增多,导致肾远曲小管水钠潴留作用加强,腹水进一步加重。

(4)食管和胃底曲张静脉破裂出血:是门脉高压症的主要并发症,死亡率为 30%～60%。当门静脉压力超过下腔静脉压力达 1.47～1.60 kPa 时,曲张静脉就可发生出血。曲张静脉大者比曲张静脉小者更易破裂出血。最常见的表现是呕血。出血可以是大量的,并迅速发生休克;也可自行停止,以后再发。偶尔仅表现为便血或黑便。

3.肝肾综合征

肝肾综合征(功能性肾衰竭)指严重肝病患者出现肾功能不良,并排除其他引起肾功不良的原因。肝肾综合征的发病机制尚未明确。肝肾综合征通常见于严重的肝脏疾病患者。主要表现为少尿、蛋白尿、尿钠低(＜10 mmol/L),尿与血浆肌酐比值≥30∶1,尿与血浆渗透压比值＞1。这些尿的改变与急性肾小管坏死不同。肾功能损害的发展不一,一些患者于数天内肾功能完全丧失,另一些患者血清肌酐随肝脏功能逐渐恶化而缓慢上升达数周之久。

4.肝性脑病

肝性脑病指肝衰竭而导致代谢紊乱、中枢神经系统功能失调的综合征。肝性脑病是晚期肝硬化的最严重表现,也是常见致死原因。临床上以意识障碍和昏迷为主要表现。

肝硬化是肝性脑病的最主要原发病因。常见的诱发因素有上消化道出血、感染、摄入高蛋白饮食、含氮药物、大量利尿或放腹水、大手术、麻醉、安眠药和饮酒等。肝性脑病的发病机制尚未明了。主要有氨和硫醇中毒学说、假性神经介质学说、γ-氨基丁酸能神经传导功能亢进等学说。

临床上按意识障碍、神经系统表现和脑电图改变分为 4 期(表 7-3)。

表 7-3　肝性脑病分期

分期	精神状况	运动改变
亚临床期	常规检查无变化;完成工作或驾驶能力受损	完成常规精神运动试验或床边实验,如画图或数字连接的能力受损
Ⅰ期(前驱期)	思维紊乱、淡漠、激动、欣快、不安、睡眠紊乱	细震颤,协调动作缓慢,扑翼样震颤
Ⅱ期(昏迷前期)	嗜睡、昏睡、定向障碍、行为失常	扑翼样震颤,发音困难,初级反射出现
Ⅲ期(昏睡期)	思维明显紊乱,言语费解	反射亢进,巴宾斯基征,尿便失禁,肌阵挛,过度换气
Ⅳ期(昏迷期)	昏迷	去大脑体位,短促的眼头反射,疼痛刺激反应早期存在,进展为反应减弱和刺激反应消失

肝性脑病患者呼气中常具有一种类似烂苹果样臭味,这与肝脏不能分解甲硫氨酸中间产物

二甲基硫和甲基硫醇有关，肝臭可在昏迷前出现，是一种预后不良的征象。

5.其他

肝硬化患者常因抵抗力降低，并发各种感染，如支气管炎、肺炎、自发性腹膜炎、结核性腹膜炎、尿路感染等。腹膜炎发生的机制可能是细菌通过血液或淋巴液播散入腹腔，并可穿过肠壁而入腹腔。腹水患者易于发生，病死率高，早期诊断非常重要。自发性腹膜炎起病较急者常为腹痛和腹胀。起病缓者则多为低热或不规则的发热，伴有腹部隐痛、恶心、呕吐及腹泻。体检可发现腹膜刺激征，腹水性质由漏出液转为渗出液。

长期低钠盐饮食，利尿及大量放腹水易发生低钠血症和低钾血症。长期使用高渗葡萄糖溶液与肾上腺糖皮质激素、呕吐及腹泻亦可使钾、氯减少，而产生低钾、低氯血症，并致代谢性碱中毒和肝性脑病。

(三)肝脏体征

肝脏大小不一，早期肝大，质地中等或中等偏硬，晚期缩小、坚硬、表面呈颗粒状或结节状。一般无压痛，但在肝细胞进行性坏死或并发肝炎或肝周围炎时，则可有触痛与叩击痛。肝边缘锐利提示无炎症活动，边缘圆钝表明有炎症、水肿、脂肪浸润或纤维化。肝硬化时右叶下缘不易触及而左叶增大。

三、检查

(一)血常规

白细胞和血小板计数明显减少。失血、营养障碍、叶酸及维生素 B_{12} 缺乏导致缺铁性或巨幼红细胞性贫血。

(二)肝功能检查

早期蛋白电泳即显示球蛋白增高，而清蛋白到晚期才降低。絮状及浊度试验在肝功能代偿期可正常或轻度异常，而在失代偿期多为异常。失代偿期转氨酶活力可呈轻、中度升高，一般以谷丙转氨酶活力升高较明显，肝细胞有严重坏死时，则谷草转氨酶活力常高于谷丙转氨酶。

静脉注射磺溴酞 5 mg/kg 体重 45 分钟后，正常人血内滞留量应低于 5%，肝硬化时多有不同程度的增加。磺溴酞可有变态反应，检查前应做皮内过敏试验。吲哚靛青绿亦是一种染料，一般静脉注射0.5 mg/kg体重 15 分钟后，正常人血中滞留量<10%，肝硬化尤其是结节性肝硬化患者的潴留值明显增高，在 30%以上。本试验为诊断肝硬化的最好的方法，比溴磺酞试验更敏感，更安全可靠。

肝功能代偿期，血中胆固醇多正常或偏低；失代偿期，血中胆固醇下降，特别是胆固醇酯部分常低于正常水平。凝血酶原时间测定在代偿期可正常，失代偿期则呈不同程度延长，虽注射维生素 K 亦不能纠正。

(三)影像学检查

B 超检查可探查肝、脾大小及有无腹水。可显示脾静脉和门静脉增宽，有助于诊断。食管静脉曲张时，吞钡 X 线检查可见蚯蚓或串珠状充盈缺损，纵行黏膜皱襞增宽。胃底静脉曲张时，可见菊花样充盈缺损。放射性核素肝脾扫描可见肝摄取减少、分布不规则，脾摄取增加，脾大可明显显影。

(四)纤维食管镜

纤维食管镜检查可见食管钡餐检查阴性的食管静脉曲张。

（五）肝穿刺活组织检查

肝活组织检查常可明确诊断，但此为创伤性检查，仅在临床诊断确有困难时才选用。

（六）腹腔镜检查

可直接观察肝脏表面、色泽、边缘及脾等改变，并可在直视下进行有目的穿刺活组织检查，对鉴别肝硬化、慢性肝炎和原发性肝癌以及明确肝硬化的病因很有帮助。

四、基本护理

（一）观察要点

一般症状和体征的观察：观察患者全身情况，有无消瘦、贫血、乏力、面色灰暗黝黑、口角炎、毛发稀疏无光泽等营养障碍表现。观察皮肤黏膜、巩膜有无黄染，尿色有无变化。注意蜘蛛痣、杵状指、色素沉着、肝臭、水肿、男性乳房发育等体征。了解有无肝区疼痛、食欲缺乏、厌油、恶心、呕吐、排便不规则、腹胀等消化道症状。

（二）并发症的观察

1.门脉高压症

观察腹水、腹胀和其他压迫症状，腹壁静脉曲张、痔出血、贫血、鼻出血、齿龈出血、瘀点、瘀斑、呕血、黑便。

2.腹水

观察尿量、腹围、体重变化和有无水肿。

3.肝性脑病

注意意识和精神活动，有无嗜睡、昏睡、昏迷、定向障碍、胡言乱语，有无睡眠节律紊乱和扑翼样震颤。

（三）一般护理

1.合理的休息

研究证明卧位与站立时肝脏血流量有明显差异，前者比后者多 40％以上。因此合理的休息既可减少体能消耗，又能降低肝脏负荷，增加肝脏血流量，防止肝功能进一步受损和促进肝细胞恢复。肝功能代偿期患者应适当减少活动和工作强度，注意休息，避免劳累。若病情不稳定、肝功能试验异常，则应减少活动，充分休息。有发热、黄疸、腹水等表现的失代偿患者，应以卧床休息为主，并保证充足的睡眠。

2.正确的饮食

饮食营养是改善肝功能的基本措施之一。正确的进食和合理的营养，能促进肝细胞再生，反之则会加重病情，诱发上消化道出血、肝昏迷、腹泻等。肝硬化患者应以高热量、高蛋白、高维生素且易消化的食物为宜。适当限制动物脂肪的摄入。不食增加肝脏解毒负荷的食物和药物。一般要求每天总热量为10.46～12.55 kJ(2.5～3.0 kcal)。蛋白质每天 100～150 g，蛋白食物宜多样化、易消化、含有丰富的必需氨基酸。脂肪每天 40～50 g。要有足量的 B 族维生素、维生素 C 等。为防便秘，可给含纤维素多的食物。肝功能明显减退的晚期患者或有肝昏迷先兆者给予低蛋白饮食，限制蛋白每天在 30 g 左右。伴有腹水者，按病情给予低盐(每天 3～5 g)和无盐饮食。腹水严重时应限制每天的入水量。黄疸患者补充胆盐。禁忌饮酒、咖啡、烟草和高盐食物。避免有刺激性及粗糙坚硬的食物，进食时应细嚼慢咽，以防引起食管或胃底静脉破裂出血。教育患者和家属认识到正确饮食和合理营养的意义，并且理解饮食疗法必须长期持续，要有耐心和毅力，使患者能正确的掌握、家属能予以监督。

(四)心理护理

肝硬化患者病程漫长,久治不愈,尤其进入失代偿期后,患者心身遭受很大痛苦,承受的心理压力大,心理变化也大,因此在常规治疗护理中更应强调心理护理,须做好以下几方面:①保持病房的整洁、安静、舒适,从视、听、嗅、触等方面消除不良刺激,使患者在生活起居感到满意。②对病情稳定者,要主动指导患者和家属掌握治疗性自我护理方法,包括通过多种形式宣教有关医疗知识,消除他们的恐惧悲观感,树立信心;帮助分析并发症发生的诱因,增强患者预防能力;对心理状态稳定型患者可客观地介绍病情及检查化验结果,以取得其配合。③对病情反复发作者,要热情帮助其恢复生活自理能力,增加战胜疾病的信心。对忧郁悲观型患者应予极大的同情心,充分理解他们,帮助他们解决困难。对怀疑类型的患者应明确告知诊断无误,客观介绍病情,并使其冷静面对现实。④根据病情需要适当安排娱乐活动。

(五)药物治疗的护理

严重患者特别是老年患者进食少时。可静脉供给能量,以补充机体所需。研究表明,80%~100%的肝硬化患者存在程度不同的蛋白质能量营养不足。因此老年人按每天每千克体重摄入1.0 g蛋白质作为基础要量,附加由疾病相关因素造成的额外丢失。补充蛋白质(氨基酸)时,应提供以必需氨基酸为主的氨基酸溶液。若肝功损害严重,则以含丰富支链氨基酸(45%)的溶液作为氨源为佳。目前冰冻血浆的使用越来越广泛,使用过程中应注意掌握正确的融化方法和输注不良反应的观察。一般融化后不再复冻。

使用利尿药时,应教会患者正确服用利尿药物。通常需向患者讲述常用利尿药的作用及不良反应。指导患者掌握利尿药观察方法,如体重每天减少0.5 kg,尿量每天达2 000~2 500 mL,腹围逐渐缩小。

(谢　丽)

第四节　胆　石　症

胆石症是指胆道系统任何部位发生的结石,包括发生在胆囊和胆管内的结石,是胆道系统的最普遍疾病。其发病率随年龄增长而增高。在我国,胆石症的患病率为0.9%~10.1%,平均5.6%;男女比例为1∶2.57。近年来,随着影像学(B超、CT及MRI等)检查的普及,在自然人群中,胆石症的发病率达10%左右,国内尸检结果报告,胆石症的发生率为7%。随着生活水平的提高及饮食习惯的改变,胆石症的发生率有逐年增高的趋势,我国的胆结石以胆管的胆色素结石为主逐渐转变为以胆囊的胆固醇结石为主。

一、胆囊结石

(一)定义

胆囊结石是指发生在胆囊内的结石,常与急性胆囊炎并存。是胆道系统的常见病、多发病。在我国,其患病率为7%~10%,其中70%~80%的胆囊结石为胆固醇结石,约25%为胆色素结石。多见于女性,男女比例为1∶(2~3)。40岁以后发病率随着年龄增长呈增高的趋势,随着年龄增长性别差异逐渐缩小，老年男女发病比例基本相等。

(二)临床表现

部分单发或多发的胆囊结石，在胆囊内自由存在，不易发生嵌顿，很少产生症状，被称为无症状胆囊结石。约30%的胆囊结石患者可终身无临床症状。仅于体检或手术时发现的结石称为静止性结石。单纯性胆囊结石，未合并梗阻或感染时，在早期常无临床症状，大多数是在常规体检、手术或尸体解剖中偶然发现，或仅有轻微的消化系统症状被误认为是胃病而没有及时就诊。当结石嵌顿时，则可出现明显症状和体征。

1.症状

(1)胆绞痛：为典型的首发症状，表现为突发的右上腹、阵发性剧烈绞痛。临床症状也可在几小时后自行缓解。常发生于饱餐、进食油腻食物后或睡眠时，是由于油腻饮食后胆囊素大量分泌，胆囊平滑肌痉挛，收缩功能增强，引起胆囊内压力增高；加之胆汁酸刺激胆囊黏膜，胆囊壁充血、水肿、炎性物质渗出，导致急性胆囊炎发生；或由于睡眠时体位改变，导致结石移位并嵌顿于胆囊颈部，胆汁不能通过胆囊颈和胆囊管排出，导致胆囊内压力增高，胆囊强烈收缩所致。有部分患者可以在几小时后临床症状自行缓解。如果胆囊结石嵌顿持续不缓解，胆囊继续增大、积液，甚至合并感染，从而进展为急性胆囊炎。如果治疗不及时，少部分患者可以进展为急性化脓性胆囊炎或胆囊坏疽，严重时可发生胆囊穿孔，临床后果严重。多数患者有右肩部、肩胛部或背部放射性疼痛，常伴有恶心、呕吐、厌油、腹胀等消化不良症状。

(2)消化道症状：主要表现为上腹部或右上腹部闷胀不适、饱胀、嗳气、恶心、呕吐、厌食、呃逆等非特异性的消化道症状。大多数患者仅在进食后，特别是进食油腻食物后，胃肠道症状更明显，服用治“胃病”药物多可缓解，易被误诊。

2.体征

(1)腹部体征：有时可在右上腹部触及肿大的胆囊。可有右上腹胆囊区压痛，若继发感染，右上腹部可有明显压痛、肌紧张或反跳痛。检查者将左手平放于患者右肋部，拇指置于右腹直肌外缘于肋弓交界处，嘱患者缓慢深吸气，使肝脏下移，若患者因拇指触及肿大的胆囊引起疼痛而突然屏气，称为Murphy征阳性。

(2)黄疸：胆囊结石形成Mirizzi综合征时黄疸明显。黄疸时常有尿色变深、粪色变浅。

二、胆管结石

(一)定义

胆管结石为发生在肝内、外胆管的结石，又分为原发性和继发性胆管结石。原发于胆囊的结石迁徙到肝外胆管，称继发性胆管结石；不是来自胆囊，而是直接在肝外胆管生成的结石，称原发性胆管结石。因此，凡是不伴有胆囊结石者可确认为原发性胆管结石。但伴有胆囊结石的胆管结石是原发性还是继发性，要具体分析。肝内胆管结石无论是否合并胆囊结石，均为原发性胆管结石。

(二)临床表现

临床表现取决于胆道有无梗阻、感染及其程度。当结石阻塞胆道并继发感染时，典型的表现是反复发作的腹痛、寒战高热和黄疸，称为查科三联征。

1.肝外胆管结石

(1)腹痛：多为剑突下或右上腹部阵发性绞痛，或持续性疼痛、阵发性加剧，呈阵发性刀割样，疼痛常向右肩背部放射。这是由于结石下移嵌顿于胆总管下端或壶腹部，刺激胆管平滑肌，引起Oddi括约肌痉挛收缩和胆道高压所致。

(2)寒战、高热：是结石阻塞胆管并继发感染后引起的全身性中毒症状。由于胆道梗阻，胆管内压升高，感染随胆管逆行扩散，细菌和毒素通过肝窦入肝静脉进入体循环，引起菌血症或毒血症。多发生于剧烈腹痛后，体温可达39～40 ℃，呈弛张热热型，伴有寒战。

(3)黄疸：是胆管梗阻后胆红素逆流入血所致。胆管结石嵌于Vater壶腹部不缓解，2天后即可出现黄疸。患者首先表现为尿黄，接着出现巩膜黄染，然后出现皮肤黄染伴瘙痒。黄疸的程度取决于梗阻的程度及是否继发感染，若梗阻不完全或结石有松动，则黄疸程度轻，且呈波动性；若为完全性梗阻，则黄疸呈进行性加深。若梗阻性黄疸长期未得到解决，将会导致严重的肝功能损害。部分患者结石嵌顿不重，阻塞的胆管近端扩张，胆石可漂移上浮，或小结石通过壶腹部排入十二指肠，使上述症状缓解。间歇性黄疸是肝外胆管结石的特点。

(4)消化道症状：多数患者有恶心、腹胀、嗳气、厌食油腻食物等。

2.肝内胆管结石

肝内胆管结石常与肝外胆管结石并存，其临床表现与肝外胆管结石相似。一般没有肝外胆管结石那样典型和严重。位于周围胆管的小结石平时可无症状。当胆管梗阻和感染仅发生在部分肝叶、段胆管时，患者可无症状或仅有轻微的肝区和患侧背部胀痛。位于Ⅱ、Ⅲ级胆管的结石平时只有肝区不适或轻微疼痛。结石位于Ⅰ、Ⅱ级胆管或整个肝内胆管充满结石，患者会有肝区胀痛，常无胆绞痛，一般无黄疸。若一侧肝内胆管结石合并感染而未能及时治疗，并发展为叶、段胆管积脓或肝脓肿时，则出现寒战、高热、轻度黄疸，甚至休克，称为急性梗阻性化脓性胆管炎(AOSC)。我国胆道外科学组建议将原“AOSC”改称为“急性重症胆管炎(ACST)”，因为，胆管梗阻引起的急性化脓性胆管炎并非全部表现为AOSC，还有一部分表现为没有休克的轻型急性化脓性胆管炎，而且后者为多数。因此，目前在我国，AOST一词已逐渐被废弃，被更能反映实际病因、病例特点的ACST替代。患者可由于长时间发热、消耗而出现消瘦、体弱等表现。部分患者可有肝大、肝区压痛和叩痛等体征。

三、护理评估

(一)一般评估

1.生命体征

胆石症患者如与细菌感染并存，可出现体温偏高，疼痛刺激可能会导致心率加快、呼吸频率加快、血压上升，应监测生命体征的变化。还要注意评估患者的神志、皮肤色泽、肢端循环、尿量等，以判断有无休克的发生。

2.患者主诉

腹痛、腹胀、恶心等不适症状，发病及诊治经过等。

3.相关记录

体重、体位、饮食、面容与表情、皮肤、出入量等。

(二)身体评估

1.视诊

面部表情、皮肤黏膜颜色(黄疸、贫血)、体态、体位、腹部外形等。

2.触诊

(1)腹部触诊:腹壁紧张度、压痛与反跳痛、腹腔内包块。

(2)胆囊触诊:胆囊肿大、Murphy 征等。

3.叩诊

胆囊叩击痛(胆囊炎的重要体征)。

4.听诊

一般无特殊。

(三)心理-社会评估

患者在疾病治疗过程中的心理反应与需求,家庭及社会支持情况,引导患者正确配合疾病的治疗与护理。

(四)辅助检查阳性结果评估

1.实验室检查

胆管结石血常规检查可见血白细胞计数和中性粒细胞比例明显升高;血清胆红素、转氨酶和碱性磷酸酶升高,凝血酶原时间延长。尿液检查示尿胆红素升高,尿胆原降低甚至消失,粪便检查示粪中尿胆原减少。

2.影像学检查

胆囊结石 B 超检查可显示胆囊内结石影;胆管结石可显示胆管内结石影,近端胆管扩张。经皮穿刺肝胆道成像、经内镜逆行胆胰管成像或磁共振胆胰管成像等检查可显示梗阻部位、程度、结石大小和数量等。

(五)治疗效果的评估

1.非手术治疗评估要点

生命体征平稳、疼痛缓解。

2.手术治疗评估要点

(1)患者自觉症状:有无腹痛、恶心、呕吐的情况。

(2)生命体征稳定,无腹部疼痛(术后伤口疼痛除外)。

(3)腹部及全身体征:腹部无阳性体征、肠鸣音恢复正常、皮肤无黄染及瘙痒等不适。

(4)伤口愈合情况:一期愈合。

(5)T 管引流的评估:引流液色泽正常、引流量逐渐减少。

(6)结合辅助检查:如胆道造影无结石残留或结合 B 超检查判断。

四、主要护理问题

(一)疼痛

疼痛与胆囊结石突然嵌顿、胆汁排空受阻致胆囊强烈收缩及手术后伤口疼痛有关。

(二)体温过高

体温过高与细菌感染致急性胆囊炎或胆管结石梗阻导致急性胆管炎有关。

(三)知识缺乏

知识缺乏与缺乏胆石症和腹腔镜手术相关知识、引流管及饮食保健知识有关。

(四)有体液不足的危险

有体液不足的危险与恶心、呕吐及感染性休克有关。

(五)营养失调

低于机体需要量与胆汁流动途径受阻有关。

(六)焦虑

焦虑与手术及不适有关。

(七)潜在并发症

(1)术后出血与术中结扎血管线脱落、肝断面渗血及凝血功能障碍有关。

(2)胆瘘与胆管损伤、胆总管下端梗阻、T管引流不畅等有关。

(3)胆道感染与腹部切口及多种置管(引流管、尿管、输液管)有关。

(4)胆道梗阻与手术及引流不畅有关。

(5)水、电解质平衡紊乱与患者恶心、呕吐、体液补充不足有关。

(6)皮肤受损与胆管梗阻、胆盐沉积致皮肤黄疸、瘙痒及术后胆汁渗漏有关。

五、主要护理措施

(一)减轻或控制疼痛

根据疼痛的程度,采取非药物或药物方法止痛。

1.加强观察

观察疼痛的程度、性质;发作的时间、诱因及缓解的相关因素;与饮食、体位、睡眠的关系;腹膜刺激征及 Murphy 征是否阳性等,为进一步治疗和护理提供依据。

2.卧床休息

协助患者采取舒适体位,指导其有节律的深呼吸,达到放松和减轻疼痛的效果。

3.合理饮食

根据病情指导患者进食清淡饮食,忌食油腻食物;病情严重者予以禁食、胃肠减压,以减轻腹胀和腹痛。

4.药物止痛

对诊断明确的剧烈疼痛者,可遵医嘱通过口服、注射等方式给予消炎利胆、解痉或止痛药,以缓解疼痛。

(二)降低体温

根据患者的体温情况,采取物理降温和/或药物降温的方法尽快降低患者的体温。遵医嘱应用足量有效的抗菌药,以有效控制感染,恢复患者正常体温。

(三)营养支持

对于梗阻未解除的禁食患者,通过胃肠外途径补充足够的热量、氨基酸、维生素、水、电解质等,以维持良好的营养状态。对梗阻已解除、进食量不足者,指导和鼓励患者进食高蛋白、高碳水化合物、高维生素和低脂饮食。

(四)皮肤护理

1.提供相关知识

胆道结石患者常因胆道梗阻致胆汁淤滞、胆盐沉积而引起皮肤瘙痒等,应告知患者相关知识,不可用手抓挠,防止抓破皮肤。

2.保持皮肤清洁

可用温水擦洗皮肤,减轻瘙痒。瘙痒剧烈者,遵医嘱使用外用药物和/或其他药物治疗。

3.注意引流管周围皮肤的护理

若术后放置引流管,应注意其周围皮肤的护理。若引流管周围见胆汁样渗出物,应及时更换被胆汁浸湿的敷料,局部皮肤涂氧化锌软膏,防止胆汁刺激和损伤皮肤。

(五)心理护理

关心体贴患者,使患者保持良好情绪,减轻焦虑,安心接受治疗与护理。

(六)并发症的预防与护理

1.出血的预防和护理

术后早期出血的原因多由于术中结扎血管线脱落、肝断面渗血及凝血功能障碍所致,应加强预防和观察。

(1)卧床休息:对于肝部分切除术后的患者,术后应卧床 3～5 天,以防过早活动致肝断面出血。

(2)改善和纠正凝血功能:遵医嘱予以维生素 K 110 mg 肌内注射,每天 2 次,以纠正凝血机制障碍。

(3)加强观察:术后早期若患者腹腔引流管内引流出血性液增多,每小时 100 mL,持续 3 小时以上,或患者出现腹胀、腹围增大,伴面色苍白、脉搏细速、血压下降等表现时,提示患者可能有腹腔内出血,应立即报告医师,并配合医师进行相应的急救和护理。治疗上如经积极的保守治疗效果不佳,则应及时采用介入治疗或手术探查止血。

2.胆瘘的预防和护理

胆管损伤、胆总管下端梗阻、T 管引流不畅等均可引起胆瘘。

(1)加强观察:术后患者若出现发热、腹胀、腹痛等腹膜炎的表现,或患者腹腔引流液呈黄绿色胆汁样,常提示患者发生胆瘘。应及时与医师联系,并配合进行相应处理。

(2)妥善固定引流管:无论是腹腔引流管还是 T 管,均应用缝线或胶布将其妥善固定于腹壁,避免将管道固定在床上,以防患者在翻身或活动时被牵拉而脱出,T 管引流袋挂于床旁应低于引流口平面。对躁动及不合作的患者,应采取相应的防护措施,防止脱出。

(3)保持引流通畅:避免腹腔引流管或 T 管扭曲、折叠及受压,定期从引流管的近端向远端挤捏,以保持引流通畅,术后 5～7 天禁止加压冲洗引流管。

(4)观察引流情况:定期观察并记录引流管引出胆汁的量、颜色及性质。正常成人每天分泌胆汁的量为 800～1 200 mL,呈黄绿色,清亮、无沉渣、有一定黏性。术后 24 小时内引流量为 300～500 mL,恢复进食后,每天可有 600～700 mL,以后逐渐减少至每天 200 mL 左右。术后 1～2 天胆汁的颜色可呈淡黄色、混浊状,以后逐渐加深、清亮。若胆汁突然减少甚至无胆汁引出,提示引流管阻塞、受压、扭曲、折叠或脱出,应及时查找原因和处理;若引出胆汁量较多,常提示胆管下端梗阻,应进一步检查,并采取相应的处理措施。

3.感染的预防和护理

(1)采取合适体位:病情允许时应采取半坐或斜坡卧位,以利于引流和防止腹腔内渗液积聚于膈下而发生感染;平卧时引流管的远端不可高于腋中线,坐位、站立或行走时不可高于腹部手术切口,以防止引流液和/或胆汁逆流而引起感染。

(2)加强皮肤护理:每天清洁、消毒腹壁引流管口周围皮肤,并覆盖无菌纱布,保持局部干燥,防止胆汁浸润皮肤而引起炎症反应。

(3)加强引流管护理:定期更换引流袋,并严格执行无菌技术操作。

(4)保持引流通畅:避免腹腔引流管或T管扭曲、折叠和滑脱,以免胆汁引流不畅、胆管内压力升高而致胆汁渗漏和腹腔内感染。

(七)T管拔管的护理

若T管引流出的胆汁色泽正常,且引流量逐渐减少,可在术后10天左右,试行夹管1~2天,夹管期间应注意观察病情,患者若无发热、腹痛、黄疸等症状,可经T管做胆道造影,如造影无异常发现,在持续开放T管24小时充分引流造影剂后,再次夹管2~3天,患者仍无不适时即可拔管。拔管后残留窦道可用凡士林纱布填塞,1~2天可自行闭合。若胆道造影发现有结石残留,则需保留T管6周以上,再做取石或其他处理。

六、健康教育

(1)告诉患者手术可能放置引流管及其重要性,带T形管出院的患者解释T形管的重要性,告知出院后注意事项。

(2)指导饮食,告诉患者理解低脂肪饮食的意义并能够执行。

(3)低脂肪饮食,避免暴饮暴食,劳逸结合、保持良好心态。

(4)不适随诊,告诉胆囊切除术后常有大便次数的增多,数周数月后逐渐减少。由于胆管结石复发率高,若出现腹痛、发热、黄疸等不适时应及时来医院复诊。

(谢　丽)

第五节　胆道感染

胆道感染是临床上常见的疾病,按发生部位分为胆囊炎和胆管炎。按发病急缓和病程经过分为急性、亚急性和慢性炎症。胆道感染与胆石症互为因果关系。胆石症引起胆道梗阻胆汁淤积,细菌繁殖致胆道感染,胆道感染的发作又是胆石形成的重要的致病因素和促发因素。

急性胆囊炎是胆囊发生的急性化学性或细菌性炎症。约95%的患者合并胆囊结石,称结石性胆囊炎,发病原因为结石导致胆囊管梗阻及继发细菌感染所致。致病菌可通过胆道逆行侵入胆囊,或经血液循环或淋巴途径进入胆囊,致病菌主要为革兰阴性杆菌,以大肠埃希菌最常见,其次有肠球菌、铜绿假单胞菌、厌氧菌等。5%的患者未合并胆囊结石,称非结石性胆囊炎,发病原因尚不十分清楚,易发生在严重创伤、烧伤、手术后及危重患者中,可能是这些患者都有不同程度的低血压和组织低血流灌注,胆囊也受到低血流灌注损害,导致黏膜糜烂,胆囊壁受损。急性胆囊炎病理过程分为急性单纯性胆囊炎、急性化脓性胆囊炎和急性坏疽性胆囊炎3个阶段。

慢性胆囊炎是急性胆囊炎反复发作的结果,70%~95%的患者合并胆囊结石。

急性梗阻性化脓性胆管炎又名急性重症胆管炎,是急性胆管炎和胆道梗阻未解除,感染未控制,病情进一步发展的结果。由于胆管内压力持续升高,管腔内充满脓性胆汁,高压脓性胆汁逆流入肝,大量细菌和毒素经肝窦入血,导致脓毒症和感染性休克。

一、护理评估

(一)健康史

注意询问患者饮食习惯和饮食种类,发病是否有与饱食和高脂饮食有关,既往有无胆囊结石、胆囊炎、胆管结石、胆管炎及黄疸病史。

(二)身体状况

1.急性胆囊炎

(1)腹痛:急性发作典型表现是突发右上腹阵发性绞痛,常在饱餐、进油腻食物后,或在夜间发作。疼痛常放散到右肩部、肩胛部和背部。病变发展可出现持续性疼痛并阵发性加重。

(2)发热:患者常有轻度发热,通常无寒战。如果胆囊积脓、穿孔或合并急性胆管炎,可出现明显的寒战高热。

(3)消化道症状:疼痛时常伴有恶心、呕吐、厌食等消化道症状。

(4)体格检查:右上腹部可有不同程度和范围的压痛、反跳痛及肌紧张,墨菲征(Murphy)阳性,可扪及肿大的胆囊。

(5)并发症:胆囊积脓、胆囊穿孔、弥漫性腹膜炎、急性化脓性胆管炎、急性坏死性胰腺炎。

2.慢性胆囊炎

临床症状常不典型,多数患者有胆绞痛病史,伴厌油腻、腹胀、嗳气等消化道症状,右上腹部和肩背部隐痛,一般无畏寒、高热和黄疸。体格检查右上腹胆囊区轻压痛或不适感,Murphy 征可呈阳性。

3.急性梗阻性化脓性胆管炎

发病急骤、病情发展迅速、并发症凶险。除一般胆道感染的夏柯三联征(腹痛、寒战高热、黄疸)外,患者迅速出现休克、中枢神经系统受抑制表现,即雷诺(Reynolds)五联征,如果患者不及时治疗,可迅速死亡。查体可有不同程度的上腹部压痛和腹膜刺激征。

(三)心理-社会状况

患者因即将面临手术、担心预后、疾病反复发作等因素引起患者及其亲属的焦虑与恐惧。急性梗阻性化脓性胆管炎患者,因病情危重,患者及其亲属常难以应对。

(四)辅助检查

1.实验室检查

胆囊炎患者白细胞计数和中性粒细胞比例增高;急性梗阻性化脓性胆管炎患者,白细胞计数$>10\times10^9/L$,中性粒细胞比例增高,胞质可出现中毒颗粒。血小板计数降低,凝血酶原时间延长。

2.B 超检查

急性胆囊炎可见胆囊肿大、壁厚、囊内有结石。慢性胆囊炎囊壁厚或萎缩,其内有结石或胆固醇沉着。急性梗阻性化脓性胆管炎患者可在床旁检查,能及时了解胆道梗阻的部位合病变性质,以及肝内外胆管扩张情况。

(五)治疗要点

1.非手术治疗

保守治疗包括禁食、输液、纠正水、电解质及酸碱失衡,全身支持疗法,选用有效的抗生素控制感染,解痉止痛等处理。大多数急性胆囊炎患者病情能控制,待以后行择期手术。而急性梗阻性化脓性胆管炎患者，如病情较轻，可在6小时内试行非手术治疗，若无明显好转，应紧急手术治疗。

2.手术治疗

(1)急性胆囊炎发病在72小时内、经非手术治疗无效且病情恶化或有胆囊穿孔、弥漫性腹膜炎、急性化脓性胆管炎、急性坏死性胰腺炎等并发症者，均应急诊手术。争取行胆囊切除术，但高危患者，或局部炎症水肿、粘连重，解剖关系不清者，应选用胆囊造口术，3个月后再行胆囊切除术。

(2)其他胆囊炎患者均应在患者情况处于最佳状态时择期行胆囊切除术。

(3)急性梗阻性化脓性胆管炎手术的目的是抢救生命，应力求简单有效，常采用胆总管切开减压、T形管引流。其他方法还有经内镜鼻胆管引流术等。

二、护理诊断及合作性问题

(一)焦虑与恐惧

焦虑与恐惧与疼痛、病情反复发作、手术有关。

(二)急性疼痛

急性疼痛与疾病本身和手术伤口有关。

(三)体温升高

体温升高与术前感染、术后炎症反应有关。

(四)营养失调

低于机体需要量与胆道功能失调，胆汁排出受阻，或手术后胆汁引流至体外导致消化不良、食欲不佳、肝功能受损有关。

(五)体液不足

体液不足与T形管引流、呕吐、感染性休克有关。

(六)潜在并发症

胆囊穿孔、弥漫性腹膜炎、急性化脓性胆管炎、急性坏死性胰腺炎、感染性休克等。

三、护理目标

患者情绪平稳，积极配合治疗，疼痛缓解，体温正常，营养得到改善，能维持体液平衡，无胆囊穿孔、弥漫性腹膜炎、急性化脓性胆管炎、急性坏死性胰腺炎、感染性休克等并发症发生。

四、护理措施

(一)非手术疗法及术前护理

(1)心理护理：加强与患者的沟通，介绍胆囊炎的有关知识，解释术前准备的目的和必要性，使之配合。急性梗阻性化脓性胆管炎患者应将其病情的严重性告知患者亲属，使其理解配合。

(2)病情观察：应密切观察体温、脉搏、血压、黄疸、神志、腹痛程度及腹部体征，发现异常，及时通知医师。

(3)禁食、输液：急性胆囊炎需禁食，补充水、电解质和纠正酸碱紊乱。凝血酶原低者，补充维生素K，若紧急手术者，可输全血供给凝血酶原。

(4)营养支持：向慢性胆囊炎患者解释进食低脂饮食的意义，提供低脂、高热量饮食。

(5)抗感染与对症处理:遵医嘱应用解痉、镇痛及抗感染药物,高热者用物理或药物降温。

(6)急性梗阻性化脓性胆管炎患者应及时完成手术前各项准备工作,如扩容、广谱、足量、联合使用抗生素,视病情使用激素、血管活性药物等抗休克措施,争取尽快手术。

(二)术后护理

急性梗阻性化脓性胆管炎患者仍需严密观察病情变化,继续积极抗休克治疗。

(三)健康指导

指导患者宜进低脂、高热量、高维生素易消化饮食,如出现发热、腹痛、黄疸等情况,及时来医院就诊。

五、护理评价

患者是否情绪平稳,是否积极配合治疗,疼痛是否缓解,体温是否恢复正常;营养是否得到改善,能否维持体液平衡,有无胆囊穿孔、弥漫性腹膜炎、急性化脓性胆管炎、急性坏死性胰腺炎、感染性休克等并发症发生。

(谢 丽)

第六节 胃十二指肠损伤

一、概述

由于有肋弓保护且活动度较大,柔韧性较好,壁厚,钝挫伤时胃很少受累,只有胃膨胀时偶有发生。上腹或下胸部的穿透伤则常导致胃损伤,多伴有肝、脾、横膈及胰等损伤。胃镜检查及吞入锐利异物或吞入酸、碱等腐蚀性毒物也可引起穿孔,但很少见。十二指肠损害是由于上中腹部受到间接暴力或锐器的直接刺伤而引起的,缺乏典型的腹膜炎症状和体征,术前诊断困难,漏诊率高,多伴有腹部脏器合并伤,病死率高,术后并发症多,肠瘘发生率高。

二、护理评估

(一)健康史

详细询问患者、现场目击者或陪同人员,以了解受伤的时间、地点、环境,受伤的原因、外力的特点、大小和作用方向,坠跌高度;了解受伤前后饮食及排便情况,受伤时的体位,有无防御,伤后意识状态、症状、急救措施、运送方式,既往疾病及手术史。

(二)临床表现

(1)胃损伤若未波及胃壁全层,可无明显症状。若全层破裂,由于胃酸有很强的化学刺激性,可立即出现剧痛及腹膜刺激征。当破裂口接近贲门或食管时,可因空气进入纵隔而呈胸壁下气肿。较大的穿透性胃损伤时,可自腹壁流出食物残渣、胆汁和气体。

(2)十二指肠破裂后,因有胃液、胆汁及胰液进入腹腔,早期即可发生急性弥漫性腹膜炎,有剧烈的刀割样持续性腹痛伴恶心、呕吐,腹部检查可见有舟状腹、腹膜刺激征症状。

(三)辅助检查

(1)疑有胃损伤者,应置胃管,若自胃内吸出血性液或血性物者可确诊。

(2)腹腔穿刺术和腹腔灌洗术:腹腔穿刺抽出不凝血液、胆汁,灌洗吸出 10 mL 以上肉眼可辨的血性液体,即为阳性结果。

(3)X 线检查:腹部 X 线片可显示腹膜后组织积气、肾脏轮廓清晰、腰大肌阴影模糊不清等有助于腹膜后十二指肠损伤的诊断。

(4)CT 检查:可显示少量的腹膜后积气和渗至肠外的造影剂。

(四)治疗原则

抗休克和及时、正确的手术处理是治疗的两大关键。

(五)心理、社会因素

胃、十二指肠外伤性损伤多数在意外情况下发生,患者出现突发外伤后易出现紧张、痛苦、悲哀、恐惧等心理变化,担心手术成功及疾病预后。

三、护理问题

(一)疼痛

疼痛与胃肠破裂、腹腔内积液、腹膜刺激征有关。

(二)组织灌注量不足

组织灌注量不足与大量失血、失液,严重创伤,有效循环血量减少有关。

(三)焦虑或恐惧

焦虑或恐惧与经历意外及担心预后有关。

(四)潜在并发症

出血、感染、肠瘘、低血容量性休克。

四、护理目标

(1)患者疼痛减轻。

(2)患者血容量得以维持,各器官血供正常、功能完整。

(3)患者焦虑或恐惧减轻或消失。

(4)护士密切观察病情变化,如发现异常,及时报告医师,并配合处理。

五、护理措施

(一)一般护理

1.预防低血容量性休克

吸氧、保暖、建立静脉通道,遵医嘱输入温热生理盐水或乳酸盐林格液,抽血查全血细胞计数、血型和交叉配血。

2.密切观察病情变化

每 15～30 分钟应评估患者情况。评估内容包括意识状态、生命体征、肠鸣音、尿量、氧饱和度、有无呕吐、肌紧张和反跳痛等。观察胃管内引流物颜色、性质及量,若引流出血性液体,提示有胃、十二指肠破裂的可能。

3.术前准备

胃、十二指肠破裂大多需要手术处理，故患者入院后，在抢救休克的同时，尽快完成术前准备工作，如备皮、备血、插胃管及留置导尿管、做抗生素皮试等，一旦需要，可立即实施手术。

(二)心理护理

评估患者对损伤的情绪反应，鼓励他们说出自己内心的感受，帮助建立积极有效的应对措施。向患者介绍有关病情、损伤程度、手术方式及疾病预后，鼓励患者，告诉患者良好的心态、积极的配合有利于疾病早日康复。

(三)术后护理

1.体位

患者意识清楚、病情平稳，给予半坐卧位，有利于引流及呼吸。

2.禁食、胃肠减压

观察胃管内引流液颜色、性质及量，若引流出血性液体，提示有胃、十二指肠再出血的可能。十二指肠创口缝合后，胃肠减压管置于十二指肠腔内，使胃液、肠液、胰液得到充分引流，一定要妥善固定，避免脱出。一旦脱出，要在医师的指导下重新置管。

3.严密监测生命体征

术后15～30分钟监测生命体征直至患者病情平稳。注意肾功能的改变，胃十二指肠损伤后，特别有出血性休克时，肾脏会受到一定的损害，尤其是严重腹部外伤伴有重度休克者，有发生急性肾功能障碍的危险，所以术后应密切注意尿量，争取保持每小时尿量在50 mL以上。

4.补液和营养支持

根据医嘱，合理补充水、电解质和维生素，必要时输新鲜血、血浆，维持水、电解质、酸碱平衡。给予肠内、外营养支持，促进合成代谢，提高机体防御能力。继续应用有效抗生素，控制腹腔内感染。

5.术后并发症的观察和护理

(1)出血：如胃管内24小时内引流出新鲜血液大于200 mL，提示吻合口出血，要立即配合医师给予胃管内注入凝血酶粉、冰盐水洗胃等止血措施。

(2)肠瘘：患者术后持续低热或高热不退，腹腔引流管中引流出黄绿色或褐色渣样物，有恶臭或引流出大量气体，提示肠瘘发生，要配合医师进行腹腔双套管冲洗，并做好相应护理。

(四)健康教育

(1)讲解术后饮食注意事项，当患者胃肠功能恢复，一般3天后开始恢复饮食，由流质逐步恢复至半流质、普食，进食高蛋白、高能量、易消化饮食，增强抵抗力，促进愈合。

(2)行全胃切除或胃大部分切除术的患者，因胃肠吸收功能下降，要及时补充微量元素和维生素等营养素，预防贫血、腹泻等并发症。

(3)避免工作过于劳累，注意劳逸结合。讲明饮酒、抽烟对胃、十二指肠疾病的危害性。

(4)避免长期大量服用非甾体抗炎药，如布洛芬等，以免引起胃肠道黏膜损伤。

(谢 丽)

第七节 胃十二指肠溃疡

胃十二指肠溃疡是指发生于胃十二指肠黏膜的局限性圆形或椭圆形的全层黏膜缺损。因溃疡的形成与胃酸-蛋白酶的消化作用有关，故又称为消化性溃疡。纤维内镜技术的不断完善、新型制酸剂和抗幽门螺杆菌药物的合理应用使得大部分患者经内科药物治疗可以痊愈，需要外科手术的溃疡患者显著减少。外科治疗主要用于溃疡穿孔、溃疡出血、瘢痕性幽门梗阻、药物治疗无效及恶变的患者。

一、病因与发病机制

胃十二指肠溃疡病因复杂，是多种因素综合作用的结果。其中最为重要的是幽门螺杆菌感染、胃酸分泌异常和黏膜防御机制的破坏，某些药物的作用及其他因素也参与溃疡病的发病。

(一)幽门螺杆菌感染

幽门螺杆菌(Hp)感染与消化性溃疡的发病密切相关。90%以上的十二指肠溃疡患者与近70%的胃溃疡患者中检出 Hp 感染，Hp 感染者发展为消化性溃疡的累计危险率为15%～20%；Hp 可分泌多种酶，部分 Hp 还可产生毒素，使细胞发生变性反应，损伤组织细胞。Hp 感染破坏胃黏膜细胞与胃黏膜屏障功能，损害胃酸分泌调节机制，引起胃酸分泌增加，最终导致胃十二指肠溃疡。幽门螺杆菌被清除后，胃十二指肠溃疡易被治愈且复发率低。

(二)胃酸分泌过多

溃疡只发生在经常与胃酸相接触的黏膜。胃酸过多的情况下，激活胃蛋白酶，可使胃、十二指肠黏膜发生自身消化。十二指肠溃疡可能与迷走神经张力及兴奋性过度增高有关，也可能与壁细胞数量的增加及壁细胞对胃泌素、组胺、迷走神经刺激敏感性增高有关。

(三)黏膜屏障损害

非甾体抗炎药、肾上腺皮质激素、胆汁酸盐、酒精等均可破坏胃黏膜屏障，造成 H^+ 逆流入黏膜上皮细胞，引起胃黏膜水肿、出血、糜烂，甚至溃疡。长期使用非甾体抗炎药者胃溃疡的发生率显著增加。

(四)其他因素

包括遗传、吸烟、心理压力和咖啡因等。遗传因素在十二指肠溃疡的发病中起一定作用。O 型血者患十二指肠溃疡的概率比其他血型者显著增高。

正常情况下，酸性胃液对胃黏膜的侵蚀作用和胃黏膜的防御机制处于相对平衡状态。如平衡受到破坏，侵害因子的作用增强、胃黏膜屏障等防御因子的作用削弱，胃酸、胃蛋白酶分泌增加，最终导致消化性溃疡的形成。

二、临床表现

典型消化道溃疡的表现为节律性和周期性发作的腹痛，与进食有关，且呈现慢性病程。

(一)症状

1.十二指肠溃疡

主要表现为上腹部或剑突下的疼痛,有明显的节律性,与进食密切相关,常表现为餐后延迟痛(餐后 3～4 小时发作),进食后腹痛能暂时缓解,服制酸药物能止痛。饥饿痛和夜间痛是十二指肠溃疡的特征性症状,与胃酸分泌过多有关,疼痛多为烧灼痛或钝痛,程度不一。腹痛具有周期性发作的特点,好发于秋冬季。十二指肠溃疡每次发作时,症状持续数周后缓解,间歇 1～2 个月再发。若间歇期缩短,发作期延长,腹痛程度加重,则提示溃疡病变加重。

2.胃溃疡

腹痛是胃溃疡的主要症状,多于餐后 0.5～1 小时开始疼痛,持续 1～2 小时,进餐后疼痛不能缓解,有时反而加重,服用抗酸药物疗效不明显。疼痛部位在中上腹偏左,但腹痛的节律性不如十二指肠溃疡明显。胃溃疡经抗酸治疗后常容易复发,除易引起大出血、急性穿孔等严重并发症外,约有 5%胃溃疡可发生恶变;其他症状:反酸、嗳气、恶心、呕吐、食欲缺失,病程迁延可致消瘦、贫血、失眠、心悸及头晕等症状。

(二)体征

溃疡活动期剑突下或偏右有一固定的局限性压痛,十二指肠溃疡压痛点在脐部偏右上方,胃溃疡压痛点位于剑突与脐的正中线或略偏左。缓解期无明显体征。

三、实验室及其他检查

(一)内镜检查

胃镜检查是诊断胃十二指肠溃疡的首选检查方法,可明确溃疡部位,并可经活检做病理学检查及幽门螺杆菌检测。

(二)X 线钡餐检查

可在胃十二指肠部位显示一周围光滑、整齐的龛影或见十二指肠壶腹部变形。上消化道大出血时不宜行钡餐检查。

四、治疗要点

无严重并发症的胃十二指肠溃疡一般均采取内科治疗,外科手术治疗主要针对胃十二指肠溃疡的严重并发症进行治疗。

(一)非手术治疗

1.一般治疗

包括养成生活规律、定时进餐的良好习惯,避免过度劳累及精神紧张等。

2.药物治疗

包括根除幽门螺杆菌、抑制胃酸分泌和保护胃黏膜的药物。

(二)手术治疗

1.适应证

十二指肠溃疡外科手术治疗的主要适应证包括十二指肠溃疡急性穿孔、内科无法控制的急性大出血、瘢痕性幽门梗阻,以及经内科正规治疗无效的十二指肠溃疡,即顽固性溃疡。

胃溃疡外科手术治疗的主要适应证:①包括抗幽门螺杆菌措施在内的严格内科治疗 8～12 周,溃疡不愈合或短期内复发者。②发生胃溃疡急性大出血、溃疡穿孔及溃疡穿透至胃壁外者。③溃疡巨大(直径＞2.5 cm)或高位溃疡者。④胃十二指肠复合型溃疡者。⑤溃疡不能除外恶变或已经恶变者。

2.手术方式

胃大部切除术是治疗胃十二指肠溃疡的首选术式。胃大部切除术治疗溃疡的原理:①切除胃窦部,减少G细胞分泌的胃泌素所引起的体液性胃酸分泌。②切除大部分胃体,减少了分泌胃酸、胃蛋白酶的壁细胞和主细胞数量。③切除了溃疡本身及溃疡的好发部位。胃大部切除的范围是胃远侧2/3～3/4,包括部分胃体、胃窦部、幽门和十二指肠壶腹部的近胃部分。胃大部切除术后胃肠道重建的基本术式包括胃十二指肠吻合或胃空肠吻合。术式包括以下几种。

毕(Billrorh)Ⅰ式胃大部切除术:即在胃大部切除后将残胃与十二指肠吻合(见图7-2),多适用于胃溃疡。其优点是重建后的胃肠道接近正常解剖生理状态,胆汁、胰液反流入残胃较少,术后因胃肠功能紊乱而引起的并发症亦较少;缺点是有时为避免残胃与十二指肠吻合口的张力过大致切除胃的范围不够,增加了术后溃疡的复发机会。

毕(Billrorh)Ⅱ式胃大部切除术:即切除远端胃后,缝合关闭十二指肠残端,将残胃与空肠行断端侧吻合(见图7-3)。适用于各种胃及十二指肠溃疡,特别是十二指肠溃疡。十二指肠溃疡切除困难时,可行溃疡旷置。优点是即使胃切除较多,胃空肠吻合口张力也不致过大,术后溃疡复发率低;缺点是吻合方式改变了正常的解剖生理关系,术后发生胃肠道功能紊乱的可能性较毕Ⅰ式大。

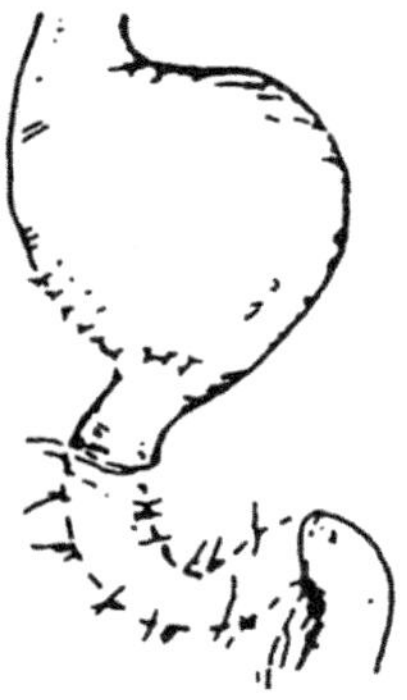

图7-2 毕Ⅰ式胃大部切除术

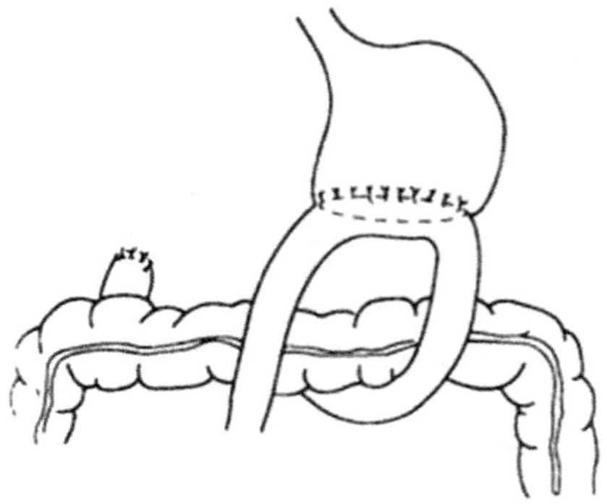

图7-3 毕Ⅱ式胃大部切除术

胃大部切除后胃空肠Roux-en-Y吻合术:即胃大部切除后关闭十二指肠残端,在距十二指肠悬韧带10～15 cm处切断空肠,将残胃和远端空肠吻合,据此吻合口以下45～60 cm处将空肠与空肠近侧断端吻合。此法临床应用较少,但有防止术后胆汁、胰液进入残胃的优点。

胃迷走神经切断术:此手术方式临床已较少使用。迷走神经切断术治疗溃疡的原理是:①阻断迷走神经对壁细胞的刺激,消除神经性胃酸分泌。②阻断迷走神经引起的促胃泌素的分泌,减少体液性胃酸分泌。可分为3种类型:迷走神经干切断术;选择性迷走神经切断术;高选择性迷走神经切断术。

五、常见护理诊断/问题

(一)焦虑、恐惧

焦虑、恐惧与对疾病缺乏了解,担心治疗效果及预后有关。

(二)疼痛

疼痛与胃十二指肠黏膜受侵蚀及手术后创伤有关。

(三)潜在并发症

出血、感染、十二指肠残端破裂、吻合口瘘、胃排空障碍、消化道梗阻、倾倒综合征等。

六、护理措施

(一)术前护理

(1)心理护理:关心、了解患者的心理和想法,告知有关疾病治疗和手术的知识、手术前和手术后的配合,耐心解答患者的各种疑问,消除患者的不良心理,使其能积极配合疾病的治疗和护理。

(2)饮食护理:一般择期手术患者饮食宜少食多餐,给予高蛋白、高热量、高维生素等易消化的食物,忌酸辣、生冷、油炸、浓茶、烟酒等刺激性食品。患者营养状况较差或不能进食者常伴有贫血、低蛋白血症,术前应给予静脉输液,补充足够的热量,必要时补充血浆或全血,以改善患者的营养状况,提高其对手术的耐受力。术前1天进流质饮食,术前12小时禁食水。

(3)协助患者做好各种检查及手术前常规准备,做好健康教育,如教会患者深呼吸、有效咳嗽、床上翻身及肢体活动方法等。

(4)术日晨留置胃管,必要时遵医嘱留置胃肠营养管,并铺好麻醉床,备好吸氧装置,综合心电监护仪等。

(二)术后护理

1.病情观察

术后严密观察患者生命体征的变化,每30分钟测量1次,直至血压平稳,如病情较重仍需每1～2小时测量1次,或根据医嘱给予心电监护。同时观察患者神志、体温、尿量、伤口渗血、渗液情况。并且注意有无内出血、腹膜刺激征、腹腔脓肿等迹象,发现异常及时通知医师给予处理。

2.体位

麻患者去枕平卧头后仰偏向一侧,麻醉清醒、血压平稳后改半卧位,以保持腹部松弛,减少切口缝合处张力,减轻疼痛和不适,以利腹腔引流,也有利于呼吸和循环。

3.引流管护理

十二指肠溃疡术后患者常留有胃管、尿管及腹腔引流管等。护理时应注意:①妥善固定各种引流管,防止松动和脱出,并做好标识,一旦脱出后不可自行插回。②保持引流通畅、持续有效,防止引流管受压、扭曲及折叠等,可经常挤捏引流管以防堵塞。如若堵塞,可在医师指导下用生理盐水冲洗引流管。③密切观察并记录引流液的性质、颜色和量,发现异常及时通知医师,协助处理。留置胃管可减轻胃肠道张力,促进吻合口愈合。护理时还应注意:胃大部切除术后24小时内可由胃管内引流出少量血液或咖啡样液体,若引流液有较多鲜血,应警惕吻合口出血,需及时与医师联系并处理;术后胃肠减压量减少,腹胀减轻或消失,肠蠕动功能恢复,肛门排气后可拔除胃管。

4.疼痛护理

术后切口疼痛的患者,可遵医嘱给予镇痛药物或应用自控止痛泵,应用自控止痛泵的患者应注意预防并处理可能发生的并发症,如尿潴留、恶心、呕吐等。

5.禁食及静脉补液

禁食期间应静脉补充液体。因胃肠减压期间引流出大量含有各种电解质的胃肠液,加之患者禁食水,易造成水、电解质及酸碱失调和营养缺乏。因此,术后需及时补充患者所需的各种营养物质,包括糖、脂肪、氨基酸、维生素及电解质等,必要时输血、血浆或清蛋白,以改善患者的营养状况,促进切口的愈合。同时详细记录24小时液体出入量,为合理补液提供依据。

6.早期肠内营养支持的护理

术前或术中放置空肠喂养管的患者,术后早期(术后24小时)可经喂养管输注肠内营养制剂,对改善患者的全身营养状况、维持胃肠道屏障结构和功能、促进肠功能恢复等均有益处。护理时应注意:①妥善固定喂养管,避免过度牵拉,防止滑脱、移动、扭曲和受压;保持喂养管的通畅,每次输注前后及输注中间每隔4～6小时用温开水或温生理盐水冲洗管道,防止营养液残留堵塞管腔。②肠内营养支持早期,应遵循从少到多、由慢至快和由稀到浓的原则,使肠道能更好地适应。③营养液的温度以37℃左右为宜,温度偏低会刺激肠道引起肠痉挛,导致腹痛、腹泻;温度过高则可灼伤肠道黏膜,甚至可引起溃疡或出血。同时观察患者有无恶心、呕吐、腹痛、腹胀、腹泻和水电解质紊乱等并发症的发生。

7.饮食护理

功能恢复、肛门排气后可拔除胃管,拔除胃管后当天可给少量饮水或米汤;如无不适,第2天进半量流食,每次50～80 mL;第3天进全量流食,每次100～150 mL;进食后若无不适,第4天可进半流食,以温、软、易于消化的食物为好;术后第10～14天可进软食,忌生、冷、硬和刺激性食物。要少食多餐,开始每天5～6餐,以后逐渐减少进餐次数并增加每餐进食量,逐步过渡到正常饮食。术后早期禁食牛奶及甜品,以免引起腹胀及胃酸。

8.鼓励患者早期活动

围床期间鼓励并协助患者翻身,病情允许时鼓励并协助患者早期下床活动。如无禁忌,术日可活动四肢,术后第1天床上翻身或坐起做轻微活动,第2～3天视情况协助患者床边活动,第4天可在室内活动。患者活动量应根据个体差异而定,以不感到劳累为宜。

9.胃大部切除术后并发症的观察及护理

(1)术后出血:包括胃和腹腔内出血。胃大部切除术后24小时内可由胃管内引流出少量血液或咖啡样液体,一般24小时内不超过300 mL,且逐渐减少、颜色逐渐变浅变清,出血自行停止;若术后短期内从胃管不断引流出新鲜血液,24小时后仍未停止,则为术后出血。发生在术后24小时以内的出血,多属术中止血不确切;术后4～6天发生的出血,常为吻合口黏膜坏死脱落所致;术后10～20天发生的出血,与吻合口缝线处感染或黏膜下脓肿腐蚀血管有关。术后要严密观察患者的生命体征变化,包括血压、脉搏、心率、呼吸、神志和体温的变化;加强对胃肠减压及腹腔引流的护理,观察和记录胃液及腹腔引流液的量、颜色和性质,若短期内从胃管引流出大量新鲜血液,持续不止,应警惕有术后胃出血;若术后持续从腹腔引流管引出大量新鲜血性液体,应怀疑腹腔内出血,须立即通知医师协助处理。遵医嘱采用静脉给予止血药物、输血等措施,或用冰生理盐水洗胃,一般可控制。若非手术疗法不能有效止血或出血量大于每小时500 mL时,需再次手术止血,应积极完善术前准备,并做好相应的术后护理。

(2)十二指肠残端破裂:一般多发生在术后24～48小时,是毕Ⅱ式胃大部切除术后早期的严重并发症,原因与十二指肠残端处理不当及胃空肠吻合口输入袢梗阻引起的十二指肠腔内压力升高有关。临床表现为突发性上腹部剧痛、发热和出现腹膜刺激征及白细胞计数增加,腹腔穿刺可有胆汁样液体。一旦确诊，应立即进行手术治疗。

(3)胃肠吻合口破裂或吻合口瘘：是胃大部切除术后早期并发症，常发生在术后1周左右。原因与术中缝合技术不当、吻合口张力过大、组织供血不足有关，表现为高热、脉速等全身中毒症状，以及上腹部疼痛及腹膜炎的表现。如发生较晚，多形成局部脓肿或外瘘。临床工作中应注意观察患者生命体征和腹腔引流情况，一般情况下，患者术后体温逐渐趋于正常，腹腔引流液逐日减少和变清。若术后腹腔引流量仍不减、伴有黄绿色胆汁或呈脓性、带臭味，伴腹痛，体温再次升高，应警惕吻合口瘘的可能，须及时通知医师，协助处理。处理：①出现吻合口破裂伴有弥漫性腹膜炎的患者须立即手术治疗，做好急症手术准备。②症状较轻无弥漫性腹膜炎的患者，可先行禁食、胃肠减压、充分引流，合理应用抗生素并给予肠外营养支持，纠正水、电解质紊乱和酸碱平衡失调。③保护瘘口周围皮肤，应及时清洁瘘口周围皮肤并保持干燥，局部可涂以氧化锌软膏或使用皮肤保护膜加以保护，以免皮肤破溃继发感染。经上述处理后多数患者吻合口瘘可在4～6周自愈；若经久不愈，须再次手术。

(4)胃排空障碍：也称胃瘫，常发生在术后4～10天，发病机制尚不完全明了。临床表现为拔除胃管后，患者出现上腹饱胀、钝痛和呕吐，呕吐物含食物和胆汁，消化道X线造影检查可见残胃扩张、无张力、蠕动波少而弱，且通过胃肠吻合口不畅。处理措施包括：①禁食、胃肠减压，减少胃肠道积气、积液，降低胃肠道张力，使胃肠道得到充分休息，并记录24小时出入量。②输液及肠外营养支持，纠正低蛋白血症，维持水、电解质和酸碱平衡。③应用胃动力促进剂如甲氧氯普安、多潘立酮，促进胃肠功能恢复，也可用3%温盐水洗胃。一般经上述治疗均可痊愈。

(5)术后梗阻：根据梗阻部位可分为输入袢梗阻、输出袢梗阻和吻合口梗阻。

(6)输入袢梗阻：可分为急、慢性两类。①急性完全性输入袢梗阻，多发生于毕Ⅱ式结肠前输入段对胃小弯的吻合术式。临床表现为上腹部剧烈疼痛，频繁呕吐，呕吐量少、多不含胆汁，呕吐后症状不缓解，且上腹部有压痛性肿块，是输出袢系膜悬吊过紧压迫输入袢，或是输入袢过长穿入输出袢与横结肠的间隙孔形成内疝所致，属闭袢性肠梗阻，易发生肠绞窄，应紧急手术治疗。②慢性不完全性输入袢梗阻患者，表现为进食后出现右上腹胀痛或绞痛，呈喷射状呕吐大量不含食物的胆汁，呕吐后症状缓解。多由于输入袢过长扭曲或输入袢过短在吻合口处形成锐角，使输入袢内胆汁、胰液和十二指肠液排空不畅而滞留。由于消化液潴留在输入袢内，进食后消化液分泌明显增加，输入袢内压力增高，刺激肠管发生强烈的收缩，引起喷射样呕吐，也称输入袢综合征。

(7)输出袢梗阻：多因粘连、大网膜水肿或坏死、炎性肿块压迫所致。临床表现为上腹饱胀，呕吐食物和胆汁。如果非手术治疗无效，应手术解除梗阻。

(8)吻合口梗阻：因吻合口过小或是吻合时胃肠壁组织内翻过多而引起，也可因术后吻合口炎性水肿出现暂时性梗阻。患者表现为进食后出现上腹部饱胀感和溢出性呕吐等，呕吐物含或不含胆汁。应即刻禁食，给予胃肠减压和静脉补液等保守治疗。若保守治疗无效，可手术解除梗阻。

(9)倾倒综合征：由于胃大部切除术后，胃失去幽门窦、幽门括约肌、十二指肠壶腹部等结构对胃排空的控制，导致胃排空过速所产生的一系列综合征。可分为早期倾倒综合征和晚期倾倒综合征。

(10)早期倾倒综合征：多发生在进食后半小时内，患者以循环系统症状和胃肠道症状为主要表现。患者可出现心悸、乏力、出汗、面色苍白等一过性血容量不足表现，并有恶心、呕吐、腹部绞痛、腹泻等消化道症状。处理：主要采用饮食调整，嘱患者少食多餐，饭后平卧20～30分钟，避免过甜食物、减少液体摄入量并降低食物渗透浓度，多数可在术后半年或一年内逐渐自愈。极少数症状严重而持久的患者需手术治疗。

(11)晚期倾倒综合征：主要因进食后，胃排空过快，高渗性食物迅速进入小肠被过快吸收而使血糖急剧升高，刺激胰岛素大量释放，而当血糖下降后，胰岛素并未相应减少，继而发生低血糖，故又称低血糖综合征。表现为餐后2～4小时患者出现心慌、无力、眩晕、出汗、手颤、嗜睡甚至虚脱。消化道症状不明显，可有饥饿感，出现症状时稍进饮食即可缓解。饮食中减少糖类含量，增加蛋白质比例，少食多餐可防止其发生。

七、健康指导

(1)向患者及家属讲解有关胃十二指肠溃疡的知识，使之能更好地配合治疗和护理。

(2)指导患者学会自我情绪调整，保持乐观进取的精神风貌，注意劳逸结合，减少溃疡病的客观因素。

(3)指导患者饮食应定时定量，少食多餐，营养丰富，以后可逐步过渡至正常人饮食。少食腌、熏食品，避免进食过冷、过烫、过辣及油煎炸食物，切勿酗酒、吸烟。

(4)告知患者及家属有关手术后期可能出现的并发症的表现和预防措施。

(5)定期随访，如有不适及时就诊。

(谢　丽)

第八节　肠　梗　阻

任何原因引起的肠内容物通过障碍统称肠梗阻，是常见的外科急腹症。以粘连性肠梗阻最为常见，多见于有腹部手术、损伤、炎症史及嵌顿性或绞窄性疝的患者。新生儿多因肠道先天性畸形所致，2岁以内小儿多为肠套叠，儿童可因蛔虫团所致，老年人则以肿瘤和粪块堵塞为常见原因。

一、临床表现

(一)症状

1.腹痛

机械性肠梗阻表现为阵发性腹部绞痛伴高调肠鸣音。当患者出现腹痛间歇期缩短，腹痛持续、剧烈时，应考虑为绞窄性肠梗阻。

2.呕吐

早期可出现反射性呕吐，呕吐物多为食物或胃液。

3.腹胀

腹胀一般出现较晚，程度与梗阻部位有关。高位梗阻腹胀不明显，低位梗阻腹胀明显，遍及全腹。

4.停止排气排便

完全性肠梗阻的患者不再有排气排便，但梗阻初期、不完全性肠梗阻可有少量的排气排便。绞窄性肠梗阻可排出血性黏液样便。

（二）体征

1.腹部

视诊时，机械性肠梗阻常可见胃型、肠型和异常蠕动波；扭转性肠梗阻腹部隆起多不均匀对称；麻痹性肠梗阻则呈均匀性全腹膨胀。触诊时，绞窄性肠梗阻可有固定压痛和腹膜刺激征；叩诊时，绞窄性肠梗阻腹腔内有渗液，移动性浊音可呈阳性。听诊时，机械性肠梗阻肠鸣音亢进，可闻及气过水声或金属音；麻痹性肠梗阻则肠鸣音减弱或消失。

2.全身

肠梗阻早期多无明显全身改变，晚期可有唇干舌燥、眼窝凹陷、皮肤弹性差、尿少脱水体征。绞窄性肠梗阻或脱水严重时可出现中毒和休克征象。

（三）治疗

尽快解除梗阻，纠正因梗阻引起的全身生理功能紊乱。无论是否手术，都需要基础治疗。包括：禁食、胃肠减压；纠正水、电解质紊乱及酸碱平衡失调；防治感染和中毒；及对症治疗，如明确诊断后应用镇静药、镇痛剂等。必要时手术治疗。

二、护理评估

（一）术前评估

1.健康史

（1）个人情况：患者年龄、发病前有无体位不当、饮食不当或饱餐后剧烈运动等诱因及个人卫生情况等。

（2）既往史：既往有无腹部手术、外伤史或炎症史，有无急慢性肠道疾病史。

2.身体状况

（1）腹痛、腹胀的程度、性质，有无进行性加重。

（2）肠鸣音情况。

（3）呕吐物、排泄物及胃肠减压液的量及性状。

（4）有无腹膜刺激征。

（5）有无水、电解质及酸碱失衡。

（6）X线片、血常规、血生化检查有无异常。

3.心理社会状况

（1）是否了解疾病相关知识。

（2）有无恐惧或焦虑等不良情绪反应。

（3）患者的家庭、社会支持情况。

（二）术后评估

（1）麻醉、手术方式，术中出血、补液、输血情况。

（2）生命体征是否稳定。

（3）有无切口疼痛、腹胀、恶心呕吐等。

（4）引流是否通畅有效，引流液的颜色、量及性状。

(5)有无肠粘连、腹腔感染、肠瘘等并发症发生。

三、常见护理问题

(一)疼痛

疼痛与肠壁缺血或肠蠕动增强有关。

(二)体液不足

体液不足与频繁呕吐、腹腔及肠腔积液和胃肠减压等有关。

(三)潜在并发症

术后肠粘连、腹腔感染、肠瘘。

四、护理措施

(一)非手术治疗的护理

1.缓解腹痛和腹胀

(1)胃肠减压:是治疗肠梗阻的主要措施之一,多采用鼻胃管置入并持续低负压吸引,将积聚于胃肠道内的气体和液体吸出,降低胃肠道内的压力和张力,改善胃肠壁血液循环,有利于局限炎症;并可改善因膈肌抬高所致的呼吸与循环障碍。胃肠减压期间应保持鼻胃管的通畅和减压装置的有效负压,观察并记录引流液的颜色、量及性质,以协助判断梗阻的部位、程度。

(2)体位:取半卧位,降低腹肌张力、减轻疼痛,以利呼吸。

(3)应用解痉剂:若无肠绞窄,可给予山莨菪碱、阿托品等抗胆碱类药物,以抑制胃肠道腺体分泌,解除胃肠道平滑肌痉挛,缓解腹痛。

(4)使用生长抑素,抑制胃肠道腺体分泌,减轻水肿,有利于肠功能恢复。

(5)低压灌肠:采用肥皂水灌肠,刺激肠道排出大便,使肠道减压。但应注意压力过大可引起肠穿孔。

2.腹痛的护理

遵医嘱使用解痉止痛药物,确定无肠绞窄或肠麻痹后,可使用阿托品类解痉药解除胃肠道平滑肌痉挛,以缓解腹痛。还可热敷腹部、针灸双侧足三里穴。

注意禁用吗啡类止痛药物,以免掩盖病情而延误治疗。

3.呕吐的护理

患者呕吐时应将头转向一侧或坐起,以防呕吐物吸入气管,导致窒息或吸入性肺炎。呕吐后及时清除呕吐物,协助其漱口,保持口腔清洁。观察并记录呕吐物的颜色、性状、量及呕吐的时间、次数等。

4.维持体液与营养平衡

(1)输液、维持水电解质酸碱平衡:根据病情、年龄及出量的多少、性状并结合血气分析和血清电解质的结果补充液体及电解质,以维持水、电解质及酸碱平衡。

(2)饮食:肠梗阻患者一般禁食、补液,待病情好转,梗阻缓解(患者恢复排气及排便,腹痛、腹胀消失)后方可试进少量流食,忌甜食和牛奶(以免引起肠胀气),逐步过渡到半流食和恢复正常饮食。

5.防治感染

遵医嘱正确、按时使用抗菌药物以防治细菌感染,减少毒素吸收,减轻中毒症状。

6.观察病情，以及早发现绞窄性肠梗阻

(1)病情观察的内容：①严密观察患者的生命体征及腹痛、腹胀、呕吐等变化，是否存在口渴、尿少等脱水表现，以及有无呼吸急促、烦躁不安、面色苍白、脉率增快、脉压减小等休克前期症状；②密切观察并准确记录出入液量，包括胃肠减压量、呕吐物量、尿量及输液总量；③监测血常规、血清电解质及血气分析结果；④观察患者腹部体征变化。

(2)及早发现绞窄性肠梗阻。病情观察期间如出现以下情况，应考虑绞窄性肠梗阻可能：①腹痛发作急骤，开始即表现为持续性剧痛，或持续性疼痛伴阵发性加剧；②腹部有局限性隆起或触痛性肿块；③呕吐出现早、剧烈而频繁；④呕吐物、胃肠减压液、肛门排出液或腹腔穿刺均为血性液体；⑤有腹膜炎表现，肠鸣音可由亢进转弱甚至消失；⑥体温升高、脉率增快、白细胞计数升高；⑦病情发展迅速，早期即出现休克，抗休克治疗效果不明显；⑧经积极非手术治疗但症状体征无明显改善。

此类患者病情危重，应在抗休克、抗感染的同时，积极做好术前准备。

(二)手术治疗的护理

1.术前护理

(1)协助做好术前检查，行术前常规准备。慢性不完全性肠梗阻需行肠切除者，需遵医嘱做好肠道准备。肠道准备尽量不口服导泻剂，应予清洁灌肠。

(2)心理护理：加强护患沟通，关心、体贴患者，详细向患者和家属解释疾病发生、发展、治疗方法及预后等，消除其心理顾虑，树立战胜疾病的信心。

2.术后护理

(1)病情观察：监测生命体征，如有异常及时报告、处理。

(2)饮食：禁食期间予以静脉输液；肠蠕动恢复后可进少量流质饮食；进食后如无不适，逐渐过渡至半流质饮食。

(3)体位与活动：平卧位头偏向一侧；术后6小时后如血压、心率平稳，可取半卧位，如病情允许可鼓励早期下床活动。

(4)管道护理：妥善固定各引流管并保持通畅，防止管道受压、打折、扭曲或脱出；观察并记录引流液的颜色、性状及量；更换引流装置时注意无菌操作。

(三)术后并发症的观察与护理

1.肠梗阻

(1)观察：观察有无腹痛、腹胀、呕吐、停止排气排便等。

(2)护理：一旦发生，积极配合医师采取非手术治疗措施。鼓励患者术后早期活动，可有效促进胃肠蠕动和机体功能恢复，防止肠粘连。

2.切口和腹腔感染

(1)观察：监测生命体征和切口情况。如术后3～5天出现体温升高、切口红肿、剧痛应考虑切口感染。如术后出现腹膜炎表现，需警惕腹腔内感染可能。

(2)护理：根据医嘱进行积极的全身营养支持和抗感染治疗。

3.肠瘘

(1)观察：腹腔引流管周围流出液体有粪臭味时，应考虑肠瘘。

(2)护理：发生肠瘘后应温水擦净瘘口周围污物，涂氧化锌软膏保护局部皮肤，防止发生皮炎，并保持瘘口周围皮肤清洁干燥。遵医嘱进行全身营养支持和抗感染治疗，局部双套管负压冲洗引流，保持引流通畅。引流不畅或感染不能局限者需再次手术。

五、健康教育

（一）饮食指导

进食高蛋白、高维生素、易消化食物，少食辛辣食物；避免暴饮暴食；饱餐后勿剧烈活动，特别是弯腰、打滚、连续下蹲和起立等动作，防止发生肠扭转。

（二）保持大便通畅

老年便秘者可通过调整饮食、腹部按摩、适量活动等方法保持大便通畅，视情况适当给予缓泻剂；避免用力排便。

（三）自我观察

指导患者和家属监测病情，如出现腹痛、呕吐、腹胀及肛门停止排气排便等，应及时就诊。

（谢 丽）

第九节 小肠破裂

一、概述

小肠是消化管中最长的一段肌性管道，也是消化与吸收营养物质的重要场所。人类小肠全长3～9 m，平均 5～7 m，个体差异很大。其分为十二指肠、空肠和回肠三部分，十二指肠属上消化道，空肠及其以下肠段属下消化道。

各种外力的作用所致的小肠穿孔称为小肠破裂。小肠破裂在战时和平时均较常见，多见于交通事故、工矿事故、生活事故如坠落、挤压、刀伤和火器伤。小肠可因穿透性与闭合性损伤造成肠管破裂或肠系膜撕裂。小肠占满整个腹部，又无骨骼保护，因此易于受到损伤。由于小肠壁厚，血运丰富，故无论是穿孔修补或肠段切除吻合术，其成功率均较高，发生肠瘘的机会少。

二、护理评估

（一）健康史

了解患者腹部损伤的时间、地点及致伤源、伤情、就诊前的急救措施、受伤至就诊之间的病情变化，如果患者神志不清，应询问目击人员。

（二）临床表现

小肠破裂后在早期即产生明显的腹膜炎的体征，这是因为肠管破裂肠内容物溢出至腹腔所致。症状以腹痛为主，程度轻重不同，可伴有恶心及呕吐，腹部检查肠鸣音消失，腹膜刺激征明显。

小肠损伤初期一般均有轻重不等的休克症状，休克的深度除与损伤程度有关外，主要取决于内出血的多少，表现为面色苍白、烦躁不安、脉搏细速、血压下降、皮肤发冷等。若为多发性小肠损伤或肠系膜撕裂大出血，可迅速发生休克并进行性恶化。

(三)辅助检查

1.实验室检查

白细胞计数升高说明腹腔炎症;血红蛋白含量取决于内出血的程度,内出血少时变化不大。

2.X线检查

X线透视或摄片检查有无气腹与肠麻痹的征象,因为一般情况下小肠内气体很少,且损伤后伤口很快被封闭,不但膈下游离气体少见,且使一部分患者早期症状隐匿。因此,阳性气腹有诊断价值,但阴性结果也不能排除小肠破裂。

3.腹部B超检查

对小肠及肠系膜血肿、腹水均有重要的诊断价值。

4.CT或磁共振检查

对小肠损伤有一定诊断价值,而且可对其他脏器进行检查,有时可能发现一些未曾预料的损伤,有助于减少漏诊。

5.腹腔穿刺

腹腔穿刺有混浊的液体或胆汁色的液体说明肠破裂,穿刺液中白细胞、淀粉酶含量均升高。

(四)治疗原则

小肠破裂一旦确诊,应立即进行手术治疗。手术方式以简单修补为主。肠管损伤严重时,则应做部分小肠切除吻合术。

(五)心理、社会因素

小肠损伤大多在意外情况下突然发生,加之伤口、出血及内脏脱出的视觉刺激和对预后的担忧,患者多表现为紧张、焦虑、恐惧。应了解其患病后的心理反应,对本病的认知程度和心理承受能力,家属及亲友对其支持情况、经济承受能力等。

三、护理问题

(一)有体液不足的危险

体液不足与创伤致腹腔内出血、体液过量丢失、渗出及呕吐有关。

(二)焦虑、恐惧

焦虑、恐惧与意外创伤的刺激、疼痛、出血、内脏脱出的视觉刺激及担心疾病的预后等有关。

(三)体温过高

体温过高与腹腔内感染毒素吸收和伤口感染等因素有关。

(四)疼痛

疼痛与小肠破裂或手术有关。

(五)潜在并发症

腹腔感染、肠瘘、失血性休克。

(六)营养失调

低于机体需要量与消化道的吸收面积减少有关。

四、护理目标

(1)患者体液平衡得到维持,生命体征稳定。

(2)患者情绪稳定,焦虑或恐惧减轻,主动配合医护工作。

(3)患者体温维持正常。

(4)患者主诉疼痛有所缓解。

(5)护士密切观察病情变化,如发现异常,及时报告医师,并配合处理。

(6)患者体重不下降。

五、护理措施

(一)一般护理

1.伤口处理

对开放性腹部损伤者,妥善处理伤口,及时止血和包扎固定。若有肠管脱出,可用消毒或清洁器皿覆盖保护后再包扎,以免肠管受压、缺血而坏死。

2.病情观察

密切观察生命体征的变化,每15分钟测定脉搏、呼吸、血压1次。重视患者的主诉,若主诉心慌、脉快、出冷汗等,及时报告医师。不注射止痛药(诊断明确者除外),以免掩盖伤情。不随意搬动伤者,以免加重病情。

3.腹部检查

每30分钟检查1次腹部体征,注意腹膜刺激征的程度和范围变化。

4.禁食和灌肠

禁食和灌肠可避免肠内容物进一步溢出,造成腹腔感染或加重病情。

5.补充液体和营养

注意纠正水、电解质及酸碱平衡失调,保证输液通畅,对伴有休克或重症腹膜炎的患者可进行中心静脉补液,这不仅可以保证及时大量的液体输入,而且有利于中心静脉压的监测,根据患者具体情况,适量补给全血、血浆或清蛋白,尽可能补给足够的热量和蛋白质、氨基酸及维生素等。

(二)心理护理

关心患者,加强交流,讲解相关病情、治疗方式及预后,使患者了解自己的病情,消除患者的焦虑和恐惧,保持良好的心理状态,并与其一起制订合适的应对机制,鼓励患者,增加治疗的信心。

(三)术后护理

1.妥善安置患者

麻醉清醒后取半卧位,有利于腹腔炎症的局限,改善呼吸状态。了解手术的过程,查看手术的部位,对引流管、输液管、胃管及氧气管等进行妥善固定,做好护理记录。

2.监测病情

观察患者血压、脉搏、呼吸、体温的变化。注意腹部体征的变化。适当应用止痛药,减轻患者的不适。若切口疼痛明显,应检查切口,排除感染。

3.引流管的护理

腹腔引流管保持通畅,准确记录引流液的性状及量。腹腔引流液应为少量血性液,若为绿色或褐色渣样物,应警惕腹腔内感染或肠瘘的发生。

4.饮食

继续禁食、胃肠减压,待肠功能逐渐恢复、肛门排气后,方可拔除胃肠减压管。拔除胃管当日可进清流质饮食，第 2 天进流质饮食，第 3 天进半流质饮食，逐渐过渡到普食。

5.营养支持

维持水、电解质和酸碱平衡，增加营养。维生素主要是在小肠被吸收，小肠部分切除后，要及时补充维生素 C、维生素 D、维生素 K 和复合维生素 B 等维生素和微量元素钙、镁等，可经静脉、肌内注射或口服进行补充，预防贫血，促进伤口愈合。

(四)健康教育

(1)注意饮食卫生，避免暴饮暴食，进易消化食物，少食刺激性食物，避免腹部受凉和饭后剧烈活动，保持排便通畅。

(2)注意适当休息，加强锻炼，增加营养，特别是回肠切除的患者要长期定时补充维生素 B_{12} 等营养素。

(3)定期门诊随访。若有腹痛、腹胀、停止排便及伤口红、肿、热、痛等不适，应及时就诊。

(4)加强社会宣传，增进劳动保护、安全生产、安全行车、遵守交通规则等知识，避免损伤等意外的发生。

(5)普及各种急救知识，在发生意外损伤时，能进行简单的自救或急救。

(6)无论腹部损伤的轻重，都应经专业医务人员检查，以免贻误诊治。

(谢　丽)

第十节　直肠肛管良性疾病

一、痔

痔是最常见的肛肠疾病，可发生在任何年龄，随年龄增长发病率增高。

(一)病因

1.肛垫下移学说

正常情况下，肛垫在排便时被推挤下移，排便后可自行回缩至原位；若存在反复便秘、妊娠等引起腹内压增高的因素，则肛垫中的纤维间隔逐渐松弛，并伴有静脉丛充血、扩张、融合，从而形成痔。

2.静脉曲张学说

任何引起腹内压增高的因素如久坐、用力排便、妊娠、腹水及盆腔巨大肿瘤等均可阻滞直肠静脉回流，导致血液淤滞、静脉扩张及痔的形成。

此外，长期进食大量刺激性食物、嗜酒可使局部充血；肛周感染可导致周围血管炎症，使静脉失去弹性而扩张，以上因素均可诱发痔。

(二)临床表现

1.内痔

内痔主要表现为便血及痔块脱出，便血的特点是无痛性间歇性便后出鲜血。

(1)Ⅰ度：排便时出血，便后出血自行停止，无痔块脱出。

(2)Ⅱ度：常有便血，痔块在排便时脱出肛门，排便后可自行回纳。

(3)Ⅲ度：偶有便血，痔在腹内压增高时脱出，无法自行回纳，需用手辅助。

(4)Ⅳ度：偶见便血，痔块长期脱出于肛门，无法回纳或回纳后又立即脱出。

2.外痔

外痔主要表现为肛门不适、潮湿、有时伴局部瘙痒，若形成血栓性外痔，则有剧痛，排便、咳嗽时加剧，数天后可减轻；肛周可见红色或暗红色硬结。

3.混合性痔

混合性痔兼有内痔及外痔的表现，严重时可呈环状脱出肛门，呈梅花状，又称环状痔。

(三)治疗

无症状痔无须治疗，有症状痔的治疗在于减轻及消除症状而非根治。首选非手术治疗，无效时才考虑手术治疗。

1.非手术治疗

(1)一般治疗：适用于初期及无症状痔，包括：①养成良好的饮食和排便习惯。②便后热水坐浴以改善局部血液循环。③肛管内注入抗生素油膏或栓剂，以润滑肛管、促进炎症吸收和减轻疼痛。④血栓形成时可先予局部热敷、外敷消炎止痛药物，若疼痛不缓解再行手术。⑤嵌顿痔，应及早行手法复位，将痔核还纳肛门内。

(2)注射疗法：常用于Ⅰ、Ⅱ度内痔的治疗。

(3)胶圈套扎疗法(图7-4)：可用于Ⅰ、Ⅱ、Ⅲ度内痔的治疗，是通过将特制胶圈套入内痔根部，利用胶圈的弹性回缩力将痔的血供阻断，使其缺血、坏死、脱落而治愈。

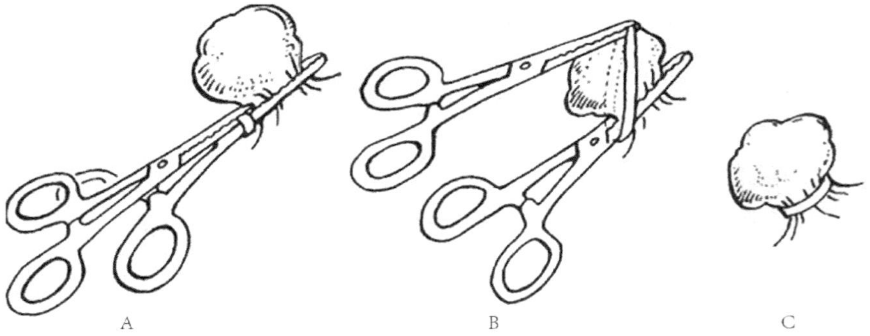

图7-4　内痔胶圈套扎术

(4)多普勒超声引导下痔动脉结扎术：适用于Ⅱ～Ⅳ内痔。

(5)红外线凝固：适用于Ⅰ、Ⅱ度内痔，通过红外线直接照射痔块基底部，引起蛋白凝固、纤维增生，痔块硬化萎缩脱落。

(6)其他：冷冻疗法等。

2.手术治疗

手术治疗主要适用于Ⅱ、Ⅲ、Ⅳ度内痔或发生血栓、嵌顿等并发症的痔，以及以外痔为主的混合痔等。包括痔单纯切除术、吻合器痔固定术、血栓性外痔剥离术、激光切除痔核术等。

(四)护理评估

1.术前评估

(1)健康史：了解患者的一般资料，如性别、年龄、饮食习惯，是否嗜酒，有无便秘及不良排便习惯等。

(2)身体状况。①局部:评估痔的部位、大小、颜色,询问排便状况,有无便秘、肛周疼痛等,排便后有无肿块脱出肛门、能否自行还纳等。②全身:评估患者有无贫血、发热等。

(3)辅助检查:肛门镜检查了解痔核大小,直肠黏膜是否伴有充血、水肿、溃疡及肿块等,有无其他直肠疾病。

(4)心理-社会状况:由于病程迁延,反复发作,若痔出血较多或疼痛剧烈时可引起患者的焦虑及恐惧等不良情绪,给患者工作和生活带来痛苦和不适,给予患者及家属疾病知识及心理疏导方面支持。

2.术后评估

了解患者麻醉、术式及术中情况,评估患者术后生命体征及出血情况,有无疼痛发生,是否有尿潴留发生,评估患者有无肛门失禁、肛门狭窄及感染等并发症的发生。

(五)护理措施

1.术前护理

(1)有效缓解疼痛。①温水坐浴:排便后及时清洗,必要时用 1∶5 000 高锰酸钾溶液温水坐浴,减轻疼痛。②痔块及时回纳:嵌顿性痔应尽早行手法复位,注意动作轻柔,避免损伤。

(2)保持大便通畅。①定时排便:养成定时排便习惯。术后应保持大便畅通,防止用力,若便秘,忌灌肠。②活动:适当增加运动量,以促进肠蠕动;避免久站、久坐、久蹲。③饮食:嘱患者多饮水,多吃新鲜水果蔬菜和粗粮,少饮酒,少吃辛辣刺激食物,少吃高热量零食。

(3)术前准备:完善术前肠道准备:指导患者进少渣饮食,术前排空大便,尽量避免清洁灌肠;做好会阴部备皮;遵医嘱完成药敏试验;贫血患者及时纠正;注意缓解患者紧张情绪。

2.术后护理

(1)休息与活动:术后 24 小时内,卧床休息,协助指导患者在床上翻身、活动四肢,24 小时后可适当下床活动。

(2)会阴部护理:直肠肛管部位易受粪便及尿液污染,注意保持肛门周围清洁,避免感染,每次便后用 1∶5 000 高锰酸钾温水坐浴。

(3)饮食护理:术后 1～2 天应以无渣或少渣流食、半流食为主,如藕粉、莲子羹、稀粥等,减少肠蠕动,促进切口愈合。

(4)控制排便:术后患者会有肛门下坠感或便意,术后 3 天内尽量避免大便,以促进切口愈合。之后必须保持大便畅通,如便秘可口服液状石蜡或其他缓泻剂。

(5)疼痛护理:根据疼痛原因给予相应护理,如遵医嘱使用镇痛药。

(6)并发症预防及护理。①尿潴留:术后 24 小时内,每 4～6 小时嘱患者排尿 1 次,若术后 8 小时仍未排尿且感下腹胀满、隆起时,可行诱导排尿或导尿等。②出血:通常术后 7 天内粪便表面有少量血属正常现象,若患者出现恶心、呕吐、心慌、面色苍白等症状并伴有肛门坠胀感,观察敷料渗血较多时,应及时通知医师处理。③感染:预防感染应做到术前注意改善全身营养状况;术后2 天内控制好排便,避免造成伤口崩裂;温水坐浴,保持局部清洁;定时换药,充分引流。④肛门狭窄:多为术后瘢痕挛缩所致,术后应观察患者有无排便困难及大便变细,以排除肛门狭窄。

(六)健康教育

1.疾病相关知识

向患者讲解疾病的发病原因及相应的治疗及护理配合要点,鼓励患者养成良好的饮食及排便习惯，预防便秘。避免长时间久站或久坐。术后告知患者进行肛门括约肌舒缩运动，防止肛门括约肌松弛。

2.出院后观察

患者出院后，注意观察有无感染、肛门狭窄或痔的复发等，发现异常及时就诊。

二、直肠肛管周围脓肿

直肠肛管周围脓肿是指直肠肛管周围间隙内或其周围软组织内的急性化脓性感染，并发展成为脓肿。

(一)病因

大多数直肠肛管周围脓肿源于肛腺感染，少数可继发于损伤、内痔、肛裂或痔疮药物注射治疗等，溃疡性结肠炎、Crohn 病及血液病患者易并发直肠肛管周围脓肿。

(二)临床表现

1.肛门周围脓肿

肛门周围脓肿以肛门周围皮下脓肿最为常见，占 40%～48%，位置多表浅，以局部症状为主，全身感染症状不明显。疼痛、肿胀和局部压痛为主要表现。疼痛为持续跳动性，可因排便、局部受压、按摩或咳嗽而疼痛加剧，坐立不安，行动不便；早期局部红肿、发硬，压痛明显，脓肿形成后则波动明显，若自行穿破皮肤，则脓液排出。

2.坐骨肛管间隙脓肿(坐骨直肠窝脓肿)

坐骨肛管间隙脓肿较多见，占 20%～25%，该间隙较大，因此形成的脓肿较大且深，全身感染症状明显，患者在发病初期就可出现寒战、发热、乏力、恶心等全身表现。早期局部症状不明显，之后出现持续性胀痛并逐渐发展为明显持续性跳痛，排便或行走时疼痛加剧；有的患者可出现排尿困难，里急后重，感染初期无明显局部体征，以后出现患处红肿，双臀不对称。

3.骨盆直肠间隙脓肿(骨盆直肠窝脓肿)

骨盆直肠间隙脓肿较前两者少见，此处位置深、空隙大，因此全身感染症状严重而无明显局部表现，早期即出现持续高热、寒战、头痛、疲倦等全身中毒症状；局部症状为直肠坠胀感、便意不尽等，常伴排尿困难。会阴部多无异常体征，直肠指诊可在直肠壁上触及肿块隆起，有压痛及波动感。

4.其他

肛管括约肌间隙脓肿、直肠后间隙脓肿、高位肌间脓肿、直肠壁内脓肿(黏膜下脓肿)。由于位置较深，局部症状多不明显，主要表现为会阴、直肠坠胀感，排便时疼痛加重，患者同时有不同程度的全身感染症状。直肠触诊可扪及疼痛性肿块。

(三)治疗

1.非手术治疗

非手术治疗可应用抗生素，控制感染；温水坐浴；局部理疗；为缓解患者排便时疼痛，可口服缓泻剂或液状石蜡促进排便。

2.手术治疗

手术治疗主要方法是脓肿切开引流。

(1)肛门周围脓肿：在局麻下，于波动最明显处做与肛门呈放射状的切口，不必填塞以保证引流通畅。

(2)坐骨肛管间隙脓肿:在腰麻或骶管麻醉下,于压痛明显处,用粗针头先做穿刺,抽出脓液后,做一平行于肛缘的弧形切口,置管或放油纱条引流,切口距离肛缘要 3～5 cm,避免损伤括约肌。

(3)骨盆直肠间隙脓肿:在腰麻或全麻下,根据脓肿位置选择切开部位,脓肿向肠腔突出,手指于直肠内可触及波动,在肛镜下行相应部位直肠壁切开引流。

(四)护理评估

1.健康史

了解患者有无肛周软组织感染、内痔、损伤、肛裂、药物注射等病史,有无血液病、溃疡性结肠炎等。

2.身体状况

(1)局部:评估脓肿位置,局部有无肿胀和压痛,评估疼痛的性质,是否因排便、局部受压、按摩或咳嗽疼痛加剧,是否有肛周瘙痒、分泌物等肛窦炎或肛腺感染的临床表现;有无排尿困难。

(2)全身:患者是否出现寒战、高热、头痛、乏力、食欲缺乏、恶心等全身表现。

3.辅助检查

评估实验室检查结果,有无白细胞计数及中性粒细胞比例增高,MRI 检查明确脓肿与括约肌的关系,有无多发脓肿。

4.心理-社会状况

由于疾病迁延不愈,甚至形成肛瘘,为患者的生活和工作带来不便,注意评估患者心理状态变化,有无因疾病产生的情绪变化,了解其家属对患者疾病的认识程度及支持情况。

(五)护理措施

1.休息与活动

术后 24 小时内,卧床休息,协助并指导患者在床上翻身、活动四肢。但不宜过早下床,以免伤口疼痛、出血,24 小时后可适当下床活动。

2.饮食护理

术后 1～2 天以无渣或少渣流质、半流质为主,如稀粥、面条等,以减少肠蠕动,促进切口愈合。鼓励患者多饮水,摄入有助于促进排便的食物。

3.控制感染

遵医嘱应用抗生素,脓肿切开引流者,密切观察引流液的色、量、性状并记录;定时冲洗脓腔,保持引流通畅;当脓液变稀且引流量＜50 mL/d 时,可考虑拔管。高热患者嘱其多饮水并给予物理降温。

4.其他

其他护理措施参见痔围术期护理。

(六)健康教育

(1)疾病相关知识:向患者讲解疾病的发病原因及相应的治疗及护理配合要点,鼓励患者养成良好的饮食及排便习惯,预防便秘;避免长时间久站或久坐;术后告知患者进行肛门括约肌舒缩运动,防止肛门括约肌松弛。

(2)直肠肛管周围脓肿主要是因肛窦腺感染引起,注意个人肛门卫生和生活习惯避免肛窦炎的发生;对未行一次性切开治疗的患者术后存在较高的肛瘘风险,一旦发生肛瘘应行二次肛瘘手术治疗。

三、肛瘘

肛瘘是肛门周围的肉芽肿性管道，由内口、瘘管和外口三部分组成，是常见的直肠肛管疾病之一，多见于青壮年男性。

(一)病因

大多数肛瘘由直肠肛管周围脓肿发展而来，以化脓性感染多见，少数为特异性感染，如克罗恩病、结核、溃疡性结肠炎等；其他如直肠肛管恶性肿瘤溃破感染、直肠肛管外伤继发感染等所致，但少见。

(二)临床表现

1.症状

肛门部潮湿、瘙痒，甚至出现湿疹。较大的高位肛瘘外口可排出粪便及气体。当外口因假性愈合而暂时封闭时，脓液积存，再次形成脓肿，可出现直肠肛管周围脓肿症状，脓肿破溃或切开引流后，脓液排出，症状缓解。上述症状反复发作是肛瘘的特点。

2.体征

肛门周围可见单个或多个外口，呈红色乳头状隆起，挤压可排出少量脓液或脓血性分泌物，可有压痛。

(三)治疗

治疗原则是切开瘘管，敞开创面，促进愈合。

1.瘘管切开术

瘘管切开术适用于低位肛瘘，瘘管全部切开，靠肉芽组织生长使切口愈合。

2.肛瘘切除术

肛瘘切除术适用于低位单纯性肛瘘。切除全部瘘管壁直至健康组织，创面敞开，使其逐渐愈合。

3.挂线治疗

挂线治疗适用于距肛缘 3～5 cm 且有内、外口的低位、高位单纯性肛瘘或复杂性肛瘘的辅助治疗。其原理是利用橡皮筋或有腐蚀作用的药线的机械性压迫作用，使结扎处组织发生血运障碍而坏死，以缓慢切开肛瘘。

(四)护理评估

1.健康史

患者是否有直肠肛管周围脓肿病史，是否有结核分枝杆菌感染或肛门外伤史等。

2.身体状况

评估瘘管内、外口的位置、数量及外观，有无瘘口排脓、肛周瘙痒；是否出现寒战、高热、头痛、乏力等全身表现。

3.辅助检查

根据直肠指检、内镜检查等，明确瘘管内口，评估瘘管走向；实验室检查是否提示白细胞计数及中性粒细胞比例增高。

4.心理-社会状况

本病呈慢性过程，需了解患者对肛周瘙痒、分泌物及粪臭味给患者带来生理上甚至生活上的影响。评估患者心理状况，有无悲观、抑郁情绪等。

(五)护理措施

1.挂线疗法护理

(1)皮肤护理:保持肛周皮肤清洁、干燥,嘱患者局部皮肤瘙痒时不可搔抓,避免皮肤损伤感染。

(2)饮食护理:挂线治疗前1天晚餐进半流食,术晨可进流食,术后予以清淡、易消化食物。

(3)温水坐浴:术后第2天开始,每天早晚及便后用1∶5 000高锰酸钾溶液坐浴,既可缓解疼痛,又有利于炎症消散、吸收。

2.围术期护理

围术期护理见痔围术期护理。

(六)健康教育

1.收紧药线

嘱患者每5～7天至门诊收紧药线,直至药线脱落,脱落后局部可涂生肌散或抗生素软膏,以促进伤口愈合。

2.扩肛或提肛运动

为防止肛门狭窄,术后5～10天可用示指扩肛,每天1次,肛门括约肌松弛者,术后3天起可指导患者进行提肛运动。

四、肛裂

肛裂是指齿状线以下肛管皮肤层裂伤后形成的经久不愈的缺血性溃疡,多见于青、中年人。

(一)病因

病因尚不清楚,可能与多种因素有关,但大多数肛裂形成的直接原因是长期便秘、粪便干结引起排便时机械性损伤。

(二)临床表现

患者多有长期便秘史,临床典型表现为疼痛、便秘和出血。

1.疼痛

疼痛为主要症状,一般较剧烈,有典型的周期性。由于排便时干硬粪便刺激裂口内神经末梢,肛门出现烧灼样或刀割样疼痛;便后数分钟可缓解;随后因肛门括约肌反射性痉挛,再次发生疼痛,时间较长,常持续半小时至数小时,直到括约肌疲劳、松弛后,疼痛缓解。

2.便秘

肛裂形成后患者往往因惧怕疼痛而不愿排便,故而加重便秘,粪便更加干结,便秘又加重肛裂,形成恶性循环。

3.出血

由于排便时粪便擦伤溃疡面或撑开肛管撕拉裂口,故创面常有少量出血,鲜血可见于粪便表面、便纸上或排便过程中滴出,大量出血少见。

(三)治疗

软化大便,保持大便通畅;解除肛门括约肌痉挛,缓解疼痛,促进局部创面愈合。

1.非手术治疗

(1)服用通便药物:口服缓泻剂或液状石蜡,润滑干硬的粪便;增加饮水和多纤维食物。

(2)局部坐浴:排便后用1∶5 000高锰酸钾温水坐浴;保持局部清洁,改善局部血液循环,解除括约肌痉挛及其所致疼痛，促进炎症吸收消散。

(3)扩肛疗法：局部麻醉后，用示指和中指循序渐进、持续地扩张肛管，使括约肌松弛、疼痛消失，创面扩大，促进溃疡愈合，但此法复发率高，可并发出血、肛周脓肿等。

2.手术治疗

手术治疗适用于经久不愈，经非手术治疗无效的且症状较重的陈旧性肛裂。

(1)肛裂切除术：切除全部增殖的肛裂边缘及其周边纤维化组织、前哨痔及肥大乳头，术后创面敞开引流，保持引流畅通，更换敷料直至创面愈合。

(2)肛管内括约肌切断术：肛管内括约肌为环形的不随意肌，其痉挛收缩是导致肛裂患者疼痛的主要原因。手术分离内括约肌后，予以部分切断，同时切除肥大乳头和前哨痔；肛裂在数周后可自行愈合。

(四)护理评估

1.健康史

患者是否常有长期便秘史，个人饮食习惯，有无家族史、既往史、过敏史。

2.身体状况

评估肛裂的部位及外观，有无出血、水肿，询问患者疼痛情况。

3.心理-社会状况

由于疼痛和便血，给患者带来痛苦和不适，而产生焦虑和恐惧心理。

(五)护理措施

1.一般护理

(1)有效缓解疼痛。①保持肛门卫生：便后用 1∶5 000 高锰酸钾温水坐浴，水温 40～46 ℃，每天 2～3 次，每次 20～30 分钟，松弛肛门括约肌，改善局部血液循环，缓解疼痛，促进愈合。②镇痛：疼痛明显者，可遵医嘱给予应用镇痛药物，如肌内注射吗啡等。

(2)保持大便通畅。①养成良好排便习惯：长期便秘是引起肛裂的最主要病因，指导患者养成每天定时排便的习惯，进行适当的户外锻炼。②服用缓泻剂：如液状石蜡，也可选用中药大黄、蜂蜜、番泻叶等泡茶饮用，以润滑、松软大便并有利排便。

2.饮食护理

多饮水；增加膳食中新鲜蔬菜、水果及粗纤维食物的摄入，少量或忌食辛辣和刺激饮食，以促进胃肠蠕动，防止便秘。

3.手术治疗的护理

(1)术前准备：术前 3 天少渣饮食，术前 1 天流食，术日前晚灌肠，尽量避免术后 3 天内排便，有利于切口愈合。

(2)术后护理：保持创面清洁，定时更换敷料；注意观察切口局部情况，有无出血、感染及脓肿形成。

4.并发症的预防及处理

(1)切口出血：多发生于术后 1～7 天，原因多为术后便秘、剧烈咳嗽等，一旦发生切口大量渗血，紧急压迫止血并报告医师。

(2)排便失禁：多因术中不慎切断肛管直肠环所致，若仅为肛门括约肌松弛，可于术后 3 天指导患者进行提肛运动。

(3)肛门狭窄：术后 5～10 天可用示指扩肛，每天 1 次。

(六)健康教育

1.疾病相关知识

向患者讲解疾病的发病原因及相应的治疗及护理配合要点,鼓励患者积极配合治疗;鼓励患者养成良好的饮食及排便习惯,预防便秘。

2.出院后监测

患者出院后,注意观察有无感染、肛门狭窄或肛裂复发等,如有异常及时就诊。

(谢　丽)

第十一节　急性胰腺炎

急性胰腺炎是常见的急腹症。一般认为该病是由胰腺分泌的胰酶在胰腺内被激活,对胰腺组织自身“消化”而引起的急性化学性炎症。按病理分类可分为水肿性和出血坏死性胰腺炎。前者病情轻,预后好;后者病情凶险,死亡率高,不仅表现为胰腺的局部炎症,而且常累及全身多个脏器。

一、病因与发病机制

急性胰腺炎的病因比较复杂,有多种致病危险因素。国内以胆道疾病为主,占50%以上,称胆源性胰腺炎。西方多与过量饮酒有关,约占60%。

(一)胆道疾病

胆总管下端结石嵌顿、胆道蛔虫、Oddi括约肌水肿和痉挛、壶腹部狭窄,胆汁逆流入胰管而引起急性胰腺炎。

(二)过量饮酒和暴饮暴食

胰液分泌增加引起十二指肠乳头水肿和Oddi括约肌痉挛,胰管内压力升高,细小胰管破裂,胰液进入腺泡周围组织。此时胰腺内某些酶经激活对胰腺进行“自我消化”而发生急性胰腺炎。

(三)十二指肠液反流

当十二指肠内压力升高,十二指肠液逆流入胰管,其中的肠激酶等激活胰液各种分解蛋白的酶,导致急性胰腺炎。

(四)创伤因素

上腹部损伤或手术,特别是经Vater壶腹的操作,如经内镜逆行胰胆管造影和经内镜Vater壶腹胆管取石术等,直接或间接损伤胰腺组织,并发急性胰腺炎。

(五)胰腺血液循环障碍

低血压、心肺旁路、动脉栓塞、血管炎及血液黏滞度升高等因素均可造成胰腺血液循环障碍而发生急性胰腺炎。

(六)其他因素

如感染因素、药物因素,以及与高脂血症、高血钙、妊娠有关的代谢、内分泌和遗传因素等。另外,少数急性胰腺炎患者找不到明确病因,被称为特发性急性胰腺炎。

二、病理生理

基本病理改变是胰腺呈不同程度的水肿、充血、出血和坏死。

(一)急性水肿性胰腺炎

急性水肿性胰腺炎病变较轻,多局限在胰体、尾部。胰腺肿胀、变硬、充血,被膜紧张,其下可有积液。腹腔内脂肪组织,特别是大网膜可见散在粟粒状或斑块状黄白色皂化斑(脂肪酸钙)。腹水呈淡黄色。

(二)出血坏死性胰腺炎

出血坏死性胰腺炎病变以胰腺实质出血和坏死为特征。胰腺肿胀,呈暗紫色,分叶结构模糊,坏死灶呈灰黑色,严重者整个胰腺变黑。腹腔内可见皂化斑和脂肪坏死灶,腹膜后可出现广泛组织坏死。腹膜后和腹膜内形成血性渗液。晚期坏死组织合并感染形成胰腺或胰周脓肿。

三、临床表现

临床表现因病变轻重不同而有所差异。

(一)腹痛

腹痛是本病的主要症状。常于饱餐和饮酒后突然发作,腹痛剧烈,呈持续性、刀割样。多位于左上腹,放射至左肩及左腰背部,有时呈束带状。胆源性者腹痛始发于右上腹,逐渐向左侧转移。病变累及全胰时,疼痛范围较宽并呈束带状向腰背部放射。

(二)腹胀

腹胀与腹痛同时存在。早期为反射性,因腹腔神经丛受刺激产生肠麻痹所致;继发感染后由腹膜后的炎症刺激所致。腹膜后炎症越重,腹胀越明显。腹水时可加重腹胀。患者排便、排气停止。

(三)恶心、呕吐

早期呕吐剧烈且频繁,常与腹痛伴发。呕吐物为十二指肠内容物,偶可呈咖啡色,呕吐后腹痛不缓解。

(四)腹膜炎体征

急性水肿性胰腺炎时压痛多只限于上腹部,常无明显肌紧张。急性出血坏死性胰腺炎压痛明显,并有肌紧张和反跳痛,范围较广或全腹。移动性浊音多为阳性。肠鸣音减弱或消失。

(五)其他

轻症急性水肿性胰腺炎可不发热或伴轻度发热;合并胆道感染时常伴寒战、高热。胰腺坏死伴感染时,持续性高热为主要症状之一。若结石嵌顿或胰头肿大压迫胆总管可出现黄疸。部分患者以突然休克为主要表现。出血坏死性胰腺炎患者可出现休克。早期以低血容量性休克为主,晚期合并感染性休克。伴急性肺功能衰竭时可有呼吸困难和发绀。有胰性脑病者可引起中枢神经系统症状,如感觉迟钝、意识模糊甚至昏迷。腹膜后坏死组织感染可出现腰部皮肤水肿、发红和压痛。少数严重患者可因外溢的胰液经腹膜后途径渗入皮下造成出血。在腰部、季肋部和腹部皮肤出现大片青紫色瘀斑,称 Grey-Turner 征;脐周围皮肤出现的蓝色改变,称 Cullen 征。胃肠道出血时可有呕血和便血。血钙降低时,可出现手足抽搐。严重者可有 DIC 表现。

急性胰腺炎的局部并发症包括胰腺坏死、胰腺脓肿、急性胰腺假性囊肿及胃肠道瘘。

四、辅助检查

(一)实验室检查

1.胰酶测定

血清、尿淀粉酶测定是最常用的诊断方法。血清淀粉酶在发病数小时内升高,24 小时达高峰,5 天后逐渐降至正常;尿淀粉酶在发病 24 小时开始上升,48 小时达高峰,下降较缓慢,1～2 周恢复正常。血清淀粉酶升高＞500 U/dL(正常值 40～180 U/dL,Somogyi 法)或尿淀粉酶超过 300 U/dL(正常值 80～300 U/dL,Somogyi 法)具有诊断意义。应注意淀粉酶升高幅度和病变严重程度不一定成正比。严重的出血坏死性胰腺炎,胰腺腺泡广泛破坏,胰酶生成减少,血清淀粉酶反而不高。诊断性腹腔穿刺抽取血性渗出液,所含淀粉酶值高也有利于诊断。

2.血生化检查

血生化检查包括白细胞计数升高、高血糖、肝功能异常、低血钙、血气分析指标异常等。

(二)影像学检查

腹部 B 超是首选检查方法,可见胰腺肿大和胰周液体积聚。增强 CT 扫描和 MRI 不仅能诊断急性胰腺炎,而且对鉴别水肿性和出血坏死性胰腺炎提供有价值依据,并可提供胰外侵犯征象。

五、治疗

根据胰腺炎的分型、分期和病因选择合适的治疗方法。

(一)非手术治疗

非手术治疗适用于急性胰腺炎全身反应期、水肿性及尚无感染的出血坏死性胰腺炎。

1.禁食与胃肠减压

持续胃肠减压可减轻恶心、呕吐和腹胀,增加回心血量。

2.补液、防治休克

静脉输液,补充电解质溶液,纠正酸中毒,改善微循环,预防和治疗休克。

3.营养支持

营养支持是治疗重症胰腺炎的基本措施之一。视病情和胃肠道功能给予肠内、肠外营养支持。当血清淀粉酶恢复正常,症状、体征消失后可恢复饮食。

4.镇痛和解痉

对腹痛较重的患者给予镇痛药,如哌替啶等。禁用吗啡,以免引起 Oddi 括约肌痉挛。可同时给予解痉药,如山莨菪碱、阿托品等。

5.抑制胰腺分泌、抑酸及抗胰酶治疗

应用抑制胰腺分泌和胰酶活性的药物。H_2受体拮抗剂可间接抑制胰腺分泌;生长抑素用于病情比较严重的患者;胰蛋白酶抑制剂等具有一定疗效。

6.应用抗生素

急性胰腺炎发病数小时内即可合并感染,故一经诊断,应立即使用抗生素预防和控制感染。早期选用广谱抗生素,以后根据细菌培养和药敏试验结果选择应用抗生素。

(二)手术治疗

1.适应证

(1)不能排除其他外科急腹症者。

(2)胰腺和胰周坏死组织继发感染者。

(3)经非手术治疗,临床症状继续恶化。

(4)重症胰腺炎经过短期(24 小时)非手术治疗,多器官功能障碍仍不能得到纠正者。

(5)伴胆总管下端梗阻或胆道感染者。

(6)合并肠穿孔、大出血或胰腺假性囊肿者。

2.手术方式

手术方式最常用的是坏死组织清除加引流术。

3.胆源性胰腺炎的处理

伴有胆总管下端梗阻或胆道感染的重症急性胰腺炎,宜急诊或早期(72 小时内)手术。取出结石,解除梗阻,畅通引流,并清除坏死组织作广泛引流。若以胆道疾病表现为主,急性胰腺炎的表现较轻,可在手术解除胆道梗阻后,行胆道引流和网膜囊引流术。病情许可同时切除胆囊。若有条件可经纤维十二指肠镜施行 Oddi 括约肌切开、取石及鼻胆管引流术。急性胰腺炎经非手术治愈后 2～4 周做胆道手术。

六、护理措施

(一)疼痛护理

禁食水、胃肠减压,减少胰液分泌,减轻对胰腺及周围组织的刺激。遵医嘱给予抗胰酶药、解痉药或镇痛药,并注意观察药物不良反应。协助患者取舒适体位,缓解疼痛。按摩背部,增加舒适感。

(二)维持体液平衡

(1)密切观察患者生命体征、意识状态、皮肤黏膜情况。

(2)记录每小时尿量,必要时留置导尿管。

(3)留置中心静脉导管,监测中心静脉压的变化。

(4)根据脱水程度、年龄和心功能状况调节输液速度。

(5)准确记录 24 小时出入液量,维持水、电解质平衡。

(三)维持营养平衡

(1)观察患者营养状况,如皮肤弹性、上臂肌皮褶厚度、体重等。

(2)禁食期间,遵医嘱给予营养支持。

(3)若病情稳定、淀粉酶恢复正常、肠麻痹消除,可通过空肠营养管给予肠内营养,多选要素膳或短肽类制剂。

(4)肠内、外营养液输注期间需加强护理,避免发生导管性、代谢性并发症。

(5)待患者病情恢复,可经口进食,从无渣饮食开始,如无不适可逐步过渡到普通饮食,但应限制高脂肪膳食。

(四)体温过高的护理

(1)监测体温。高热患者遵医嘱给予物理或药物降温,降温时监测降温效果及病情变化。药物降温过程中注意观察药物不良反应。长期应用抗生素者,应警惕假膜性肠炎及继发双重感染。

（2）保持病室内合适的温度和湿度。

（3）促进患者舒适：保持患者的衣裤、床单清洁、干爽。

（4）保证患者足够的液体摄入量。

（五）并发症的观察和护理

1.多器官功能障碍

常见有急性呼吸窘迫综合征和急性肾衰竭。

（1）急性呼吸窘迫综合征是以进行性呼吸困难和难以纠正的低氧血症为特征的急性呼吸衰竭。护理中需注意：①观察患者神志及生命体征的变化。②观察患者呼吸频率、节律、深浅度和皮肤黏膜颜色的变化，有无胸闷、气短、发绀等缺氧症状。③持续氧气吸入，监测血氧饱和度。④监测患者血气变化。⑤如患者出现神志改变，如烦躁不安，呼吸急促、费力、血氧饱和度下降时，应警惕急性呼吸窘迫综合征发生。⑥患者行气管插管或气管切开应用呼吸机辅助呼吸时，需做好气道护理。

（2）急性肾衰竭的临床表现为无尿或少尿、氮质血症、高钾血症和代谢性酸中毒。详细记录患者每小时尿量、尿比重、尿 pH 及 24 小时出入液量，如患者出现少尿或无尿时应警惕急性肾衰竭的发生，应立即通知医师，并做好相应护理工作。

2.感染的预防及护理

（1）病情观察：监测患者体温和血白细胞计数。

（2）基础护理：协助并鼓励患者定时翻身、深呼吸、有效咳嗽及排痰；加强口腔和尿道口护理。

（3）维持有效引流：急性胰腺炎患者术后多留置多根引流管，包括胃管、腹腔引流管、T 形管、空肠营养管、胰引流管、导尿管等。应正确识别各导管的名称和部位，贴上标签后与相应引流装置正确连接固定。观察记录各引流液的颜色、性状和量。保持引流通畅，防止引流管扭曲、堵塞和受压。定期更换引流袋，注意无菌操作。

（4）遵医嘱应用抗生素。

3.出血的预防及护理

（1）密切监测生命体征变化；观察患者的排泄物、呕吐物和引流液色泽。

（2）如胃肠减压引流出血性液体，应警惕应激性溃疡发生。

（3）若引流液引流出大量血性液体，并有脉搏细数和血压下降的临床表现，应警惕血管破裂出血。

（4）若呕吐物为血性或排泄物为柏油便或鲜血便，应警惕胃肠道穿孔、出血。

（5）如患者有出血的征象，应立即通知医师，并做好抗休克及急诊手术止血的准备。

4.胰瘘、胆瘘或肠瘘的预防及护理

（1）密切观察引流液的色泽和性质，动态监测引流液的胰酶值。

（2）若从腹壁渗出或引流出无色透明或胆汁样液体时，应疑为胰瘘或胆瘘。

（3）若患者腹部出现明显的腹膜刺激征，且引流出粪汁样或输入的肠内营养样液体时，考虑肠瘘。

（4）若患者发生胰瘘、胆瘘或肠瘘时，注意保持负压引流通畅和引流管周围皮肤干燥，防止胰液、胆汁、肠液对皮肤的浸润和腐蚀。

七、健康教育

(1)指导患者及家属了解胰腺炎的病因、诱因、临床表现及预防知识，强调预防复发的重要性。

(2)指导患者养成良好的生活习惯，戒烟、酒，勿暴饮暴食。

(3)指导患者遵医嘱服药并了解服药须知，如药名、作用、剂量、途径、不良反应及注意事项。

(4)加强自我监督，定期复查。如果发现腹部肿块不断增大，并出现腹痛、腹胀、呕血、呕吐等症状，需及时就医。

(谢　丽)

第十二节　慢性胰腺炎

慢性胰腺炎是各种原因所致的胰实质和胰管的不可逆性慢性炎症，特点为反复发作的腹部疼痛伴不同程度的胰腺内、外分泌功能减退或丧失，故又称慢性复发性胰腺炎。

一、病因

长期酗酒为主要病因，在我国以胆道疾病为主。其他因素，如高脂血症、营养不良、新陈代谢紊乱及急性胰腺炎造成的胰管狭窄等也与该病的发生有关。

二、临床表现

腹痛最常见，疼痛位于上腹部剑突下或偏左，常放射到腰背部，呈束腰状。疼痛持续时间较长，可伴有食欲缺乏和体重下降。约 1/3 患者有胰岛素依赖性糖尿病，1/4 患者有脂肪泻。临床上通常将腹痛、体重下降、糖尿病和脂肪泻称为慢性胰腺炎“四联症”。少数患者可因胰头纤维增生压迫胆总管而出现黄疸。

三、辅助检查

(一)实验室检查

部分慢性胰腺炎急性发作时，血、尿淀粉酶可升高，但多数患者不升高。部分病例尿糖和糖耐量试验阳性。粪便在显微镜下有多量脂肪滴和未消化的肌纤维等。

(二)影像学检查

B 超可显示胰腺局限性结节、胰管扩张、胰肿大或纤维化、胰腺囊肿等。经内镜逆行胰胆管造影可见胰管狭窄、扩张、胰石、囊肿等。X 线腹部平片可显示胰腺的钙化或胰石影；CT 具有诊断价值，可见胰实质钙化、结节状、假性囊肿形成或胰管扩张等。

四、治疗

慢性胰腺炎的治疗原则为治疗原发病，减轻疼痛，治疗胰腺内、外分泌功能不足及由于消化、吸收不良导致的营养障碍。

(一)非手术治疗

1.病因治疗

治疗胆道疾病、戒酒。

2.饮食疗法

少食多餐,进低脂、高蛋白、高维生素饮食,按糖尿病要求控制糖的摄入。

3.补充胰酶制剂

特别对脂肪泻患者应给予大量外源性胰酶制剂,以助消化。

4.镇痛

应用长效抗胆碱能药物或镇痛药物控制腹痛,必要时行腹腔神经丛封闭。

5.营养支持

长期慢性胰腺炎多伴有营养不良,除饮食疗法外,可有计划地给予肠外和肠内营养支持。

6.控制糖尿病

控制饮食并采用胰岛素替代疗法。

(二)手术治疗

目的在于减轻疼痛、延缓疾病进展,但不能根治。

1.纠正原发疾病

若并存胆石症应行手术取出胆石,去除病因。

2.胰管引流术

经十二指肠 Oddi 括约肌切开术或胰管空肠侧侧吻合术。

3.胰腺切除术

胰腺切除术包括胰头十二指肠切除术、胰体尾切除术、胰腺次全切除术和全胰切除术。全胰切除术可用于治疗顽固性疼痛,但术后患者需终生依靠注射胰岛素和服胰酶片维持。

4.其他

内脏神经节周围注射无水乙醇或胰头神经丛切断术及腹腔神经丛切断术,用于其他方法不能缓解的顽固性疼痛。

五、护理措施

(一)心理护理

因病程迁延、反复疼痛、腹泻等,患者常有消极悲观的情绪反应。应关心理解患者,及时了解患者需要,尽可能满足患者日常生活需要及合理要求,帮助患者树立战胜疾病的信心。

(二)饮食护理

给予低脂饮食;营养不良者遵医嘱给予肠外和肠内营养支持;糖尿病患者给予糖尿病饮食。

(三)疼痛护理

疼痛剧烈者,遵医嘱给予镇痛药物。禁用吗啡,以免引起 Oddi 括约肌收缩。

六、健康教育

(1)指导患者及家属了解疾病相关知识,预防复发。

(2)指导患者养成良好的生活习惯,戒烟、酒。

(3)指导患者合理进食,勿过量进食,限茶、咖啡及辛辣饮食。

(4)加强自我监督,定期随诊。

(谢　丽)

第十三节　脾　破　裂

一、概述

脾脏是一个血供丰富而质脆的实质性器官,脾脏是腹部脏器中最容易受损伤的器官,发生率占各种腹部损伤的40%左右。它被与其包膜相连的诸韧带固定在左上腹的后方,尽管有下胸壁、腹壁和膈肌的保护,但外伤暴力很容易使其破裂引起内出血。以真性破裂多见,约占85%。根据不同的病因,脾破裂分成两大类:①外伤性破裂,占绝大多数,都有明确的外伤史,裂伤部位以脾脏的外侧凸面为多,也可在内侧脾门处,主要取决于暴力作用的方向和部位。②自发性破裂,极少见,且主要发生在病理性肿大(门静脉高压症、血吸虫病、淋巴瘤等)的脾脏。如仔细追询病史,多数仍有一定的诱因,如剧烈咳嗽、打喷嚏或突然改变体位等。

二、护理评估

(一)健康史

了解患者腹部损伤的时间、地点及致伤源、伤情、就诊前的急救措施、受伤至就诊之间的病情变化,如果患者神志不清,应询问目击人员。患者一般有上腹火器伤、锐器伤或交通事故、工伤等外伤史或病理性(门静脉高压症、血吸虫病、淋巴瘤等)的脾大病史。

(二)临床表现

脾破裂的临床表现以内出血及腹膜刺激征为特征,并常与出血量和出血速度密切相关。出血量大而速度快的很快就出现低血容量性休克,伤情十分危急;出血量少而慢者症状轻微,除左上腹轻度疼痛外,无其他明显体征,不易诊断。随着时间的推移,出血量越来越大,才出现休克前期的表现,继而发生休克。由于血液对腹膜的刺激而有腹痛,起始在左上腹,慢慢涉及全腹,但仍以左上腹最为明显,同时有腹部压痛、反跳痛和腹肌紧张。

(三)诊断及辅助检查

创伤性脾破裂的诊断主要依赖:①损伤病史或病理性脾大病史。②临床有内出血的表现。③腹腔诊断性穿刺抽出不凝固血液。④对诊断确有困难、伤情允许的病例,采用腹腔灌洗、B型超声、核素扫描、CT或选择性腹腔动脉造影等帮助明确诊断。B型超声是一种常用检查,可明确脾脏破裂程度。⑤实验室检查发现红细胞、血红蛋白和血细胞比容进行性降低,提示有内出血。

(四)治疗原则

随着对脾功能认识的深化,在坚持"抢救生命第一,保留脾脏第二"的原则下,尽量保留脾脏的原则已被绝大多数外科医师接受。彻底查明伤情后尽可能保留脾脏,方法有生物胶黏合止血、物理凝固止血、单纯缝合修补、部分脾切除等,必要时行全脾切除术。

(五)心理、社会因素

导致脾破裂的原因均是意外，患者痛苦大、病情重，且在创伤、失血之后，处于紧张状态，患者常有恐惧、急躁、焦虑，甚至绝望，又担心手术能否成功，对手术产生恐惧心理。

三、护理问题

(一)体液不足

体液不足与损伤致腹腔内出血、失血有关。

(二)组织灌注量减少

组织灌注量减少与导致休克的因素依然存在有关。

(三)疼痛

疼痛与脾部分破裂、腹腔内积血有关；或与意外创伤的刺激、出血及担心预后有关。

(五)潜在并发症

出血。

四、护理目标

(1)患者体液平衡能得到维持，不发生失血性休克。

(2)患者神志清楚，四肢温暖、红润，生命体征平稳。

(3)患者腹痛缓解。

(4)患者焦虑或恐惧程度缓解。

(5)护士要密切观察病情变化，如发现异常，及时报告医师，并配合处理。

五、护理措施

(一)一般护理

1.严密观察监护伤员病情变化

把患者的脉率、血压、神志、氧饱和度及腹部体征作为常规监测项目，建立治疗时的数据，为动态监测患者生命体征提供依据。

2.补充血容量

建立两条静脉通路，快速输入平衡盐液及血浆或代用品，扩充血容量，维持水、电解质及酸碱平衡，改善休克状态。

3.保持呼吸道通畅

及时吸氧，改善因失血而导致的机体缺氧状态，改善有效通气量，并注意清除口腔中异物、义齿，防止误吸，保持呼吸道通畅。

4.密切观察患者尿量变化

怀疑脾破裂患者应常规留置导尿管，观察单位时间的尿量，如尿量＞30 mL/h，说明患者休克已纠正或处于代偿期。如尿量＜30 mL/h甚至无尿，则提示患者已进入休克或肾衰竭期。

5.术前准备

观察中如发现继续出血(48 小时内输血超过 1 200 mL)或有其他脏器损伤，应立即做好药物皮试、备血、腹部常规备皮等手术前准备。

(二)心理护理

对患者要耐心做好心理安抚,让患者知道手术的目的、意义及手术效果,消除紧张恐惧心理,还要尽快通知家属并取得其同意和配合,使患者和家属都有充分的思想准备,积极主动配合抢救和治疗。

(三)术后护理

1.体位

术后应去枕平卧,头偏向一侧,防止呕吐物吸入气管,如清醒后血压平稳,病情允许可采取半卧位,以利于腹腔引流。患者不得过早起床活动。一般需卧床休息 10～14 天。以 B 超或 CT 检查为依据,观察脾脏愈合程度,确定能否起床活动。

2.密切观察生命体征变化

按时测血压、脉搏、呼吸、体温,观察再出血倾向。部分脾切除患者,体温持续 2～3 周在 38～40 ℃,化验检查白细胞计数不高,称为“脾热”。对“脾热”的患者,按高热护理及时给予物理降温,并补充水和电解质。

3.管道护理

保持大静脉留置管输液通畅,保持无菌,定期消毒。保持胃管、导尿管及腹腔引流管通畅,妥善固定,防止脱落,注意引流物的量及性状的变化。若引流管引流出大量的新鲜血性液体,提示活动性出血,及时报告医师处理。

4.改善机体状况,给予营养支持

术后保证患者有足够的休息和睡眠,禁食期间补充水、电解质,避免酸碱平衡失调,肠功能恢复后方可进食。应给予高热量、高蛋白、高维生素饮食,静脉滴注复方氨基酸、血浆等,保证机体需要,促进伤口愈合,减少并发症。

(四)健康教育

(1)患者住院 2 周后出院,出院时复查 CT 或 B 超,嘱患者每月复查 1 次,直至脾损伤愈合,脾脏恢复原形态。

(2)嘱患者若出现头晕、口干、腹痛等不适,均应停止活动并平卧,及时到医院检查治疗。

(3)继续注意休息,脾损伤未愈合前避免体力劳动,避免剧烈运动,如弯腰、下蹲、骑摩托车等。注意保护腹部,避免外力冲撞。

(4)避免增加腹压,保持排便通畅,避免剧烈咳嗽。

(5)脾切除术后,患者免疫力低下,注意保暖,预防感冒,避免进入拥挤的公共场所。坚持锻炼身体,提高机体免疫力。

(谢　丽)

第十四节　急性阑尾炎

急性阑尾炎是腹部外科最常见的疾病之一,是外科急腹症中最常见的疾病,其发病率约为 1∶1 000。各年龄段(不满 1 岁至 90 岁,甚至 90 岁以上)人群及妊娠期妇女均可发病,但以青年最为多见。阑尾切除术也是外科最常施行的一种手术。急性阑尾炎临床表现变化较多,需要与许多腹腔内外疾病相鉴别。早期明确诊断，及时治疗，可使患者在短期内恢复健康。若延误诊治，则可能出现严重后果。因此对本病的处理须予以重视。

一、病因

阑尾管腔较细且系膜短，常使阑尾扭曲，内容物排出不畅，阑尾管腔内本来就有许多微生物，远侧又是盲端，很容易发生感染。一般认为急性阑尾炎是由下列几种因素综合而发生的。

（一）梗阻

梗阻为急性阑尾炎发病最常见的基本因素，常见的梗阻原因有：①粪石和粪块等。②寄生虫，如蛔虫堵塞。③阑尾系膜过短，造成阑尾扭曲，引起部分梗阻。④阑尾壁的改变，以往发生急性阑尾炎后，肠壁可以纤维化，使阑尾腔变小，亦可减弱阑尾的蠕动功能。

（二）细菌感染

阑尾炎的发生也可能是细菌直接感染的结果。细菌可通过直接侵入、经由血运或邻接感染等方式侵入阑尾壁，从而形成阑尾的感染和炎症。

（三）其他

与急性阑尾炎发病有关的因素还有饮食习惯、遗传因素和胃肠道功能障碍等。阑尾先天性畸形，如阑尾过长、过度扭曲、管腔细小、血供不佳等都是易于发生急性炎症的条件。胃肠道功能障碍（如腹泻、便秘等）引起内脏神经反射，导致阑尾肌肉和血管痉挛，当超过正常强度时，可致阑尾管腔狭窄、血供障碍、黏膜受损，细菌入侵而致急性炎症。

二、病理

根据急性阑尾炎的临床过程和病理解剖学变化，可将其分为四种病理类型，这些不同类型可以是急性阑尾炎在其病变发展过程中不同阶段的表现，也可能是不同的病因和发病原理所产生的直接结果。

（一）急性单纯性阑尾炎

阑尾轻度肿胀，浆膜表面充血。阑尾壁各层组织间均有炎性细胞浸润，以黏膜和黏膜下层最显著；黏膜上可能出现小的溃疡和出血点，阑尾腔内可能有少量渗出液，临床症状和全身反应也较轻，如能及时处理，其感染可以消退、炎症完全吸收，阑尾也可恢复正常。

（二）急性化脓性阑尾炎

阑尾明显肿胀，壁内有大量炎性细胞浸润，可形成大量大小不一的微小脓肿；浆膜高度充血并有较多脓性渗出物，作为肌体炎症防御、局限化的一种表现，常有大网膜下移、包绕部分或全部阑尾。此类阑尾炎的阑尾已有不同程度的组织破坏，即使经保守治疗恢复，阑尾壁仍可留有瘢痕挛缩，致阑尾腔狭窄，因此，日后炎症可反复发作。

（三）坏疽性及穿孔性阑尾炎

坏疽性及穿孔性阑尾炎是一种重型的阑尾炎。根据阑尾血运阻断的部位，坏死范围可仅限于阑尾的一部分或累及整个阑尾。阑尾管壁坏死或部分坏死，呈暗紫色或黑色。阑尾腔内积脓，且压力升高，阑尾壁血液循环障碍。穿孔部位多存阑尾根部和尖端。穿孔如未被包裹，感染继续扩散，则可引起急性弥漫性腹膜炎。

（四）阑尾周围脓肿

急性阑尾炎化脓坏疽或穿孔，如果此过程进展较慢，大网膜可移至右下腹部，将阑尾包裹并形成粘连，形成炎性肿块或阑尾周围脓肿。

阑尾穿孔并发弥漫性腹膜炎最为严重，常见于坏疽穿孔性阑尾炎，婴幼儿大网膜过短、妊娠期的子宫妨碍大网膜下移，故易于在阑尾穿孔后出现弥漫性腹膜炎。由于阑尾炎症严重，进展迅速，局部大网膜或肠袢粘连尚不足以局限之，故一旦穿孔，感染很快蔓及全腹腔。患者有全身性感染、中毒和脱水等现象，有全腹性的腹壁强直和触痛，并有肠麻痹的腹胀、呕吐等症状。如不经适当治疗，病死率很高；即使经过积极治疗后全身性感染获得控制，也常因发生盆腔脓肿、膈下脓肿或多发性腹腔脓肿等并发症而需多次手术引流，甚至遗留腹腔窦道、肠瘘、粘连性肠梗阻等并发症而使病情复杂、病期迁延。

三、临床表现

急性阑尾炎不论其病因如何，亦不论其病理变化为单纯性、化脓性或坏疽性，在阑尾未穿孔、坏死或并有局部脓肿以前，临床表现大致相似。多数急性阑尾炎都有较典型的症状和体征。

（一）症状

一般表现在 3 个方面。

1.腹痛不适

腹痛不适是急性阑尾炎最常见的症状，约有 98%急性阑尾炎患者以此为首发症状。典型的急性阑尾炎腹痛开始时多在上腹部或脐周围，有时为阵发性，并常有轻度恶心或呕吐；一般持续 6～36 小时（通常约12 小时）。当阑尾炎症涉及壁腹膜时，腹痛变为持续性并转移至右下腹部，疼痛加剧，不少患者伴有呕吐、发热等全身症状。此种转移性右下腹痛是急性阑尾炎的典型症状，70%以上的患者具有此症状。该症状在临床诊断上有重要意义。但也应该指出：不少患者其腹痛可能开始时即在右下腹，不一定有转移性腹痛，这可能与阑尾炎病理过程不同有关。没有明显管腔梗阻而直接发生的阑尾感染，腹痛可能一开始就是右下腹炎性持续性疼痛。异位阑尾炎在临床上虽同样也可有初期梗阻性、后期炎症性腹痛，但其最后腹痛所在部位因阑尾部位不同而异。

腹痛的轻重程度与阑尾炎的严重性之间并无直接关系。虽然腹痛的突然减轻一般显示阑尾腔的梗阻已解除或炎症在消退，但有时因阑尾腔内压过大或组织缺血坏死，神经末梢失去感受和传导能力，腹痛也可减轻；有时阑尾穿孔以后，由于腔内压随之减低，自觉的腹痛也可突然消失。故腹痛减轻，必须伴有体征消失，方可视为是病情好转的证据。

2.胃肠道症状

恶心、呕吐、便秘、腹泻等胃肠道症状是急性阑尾炎患者所常有的。呕吐是急性阑尾炎常见的症状，当阑尾管腔梗阻及炎症程度较重时更为突出。呕吐与发病前有无进食有关。阑尾炎发生于空腹时，往往仅有恶心；饱食后发生者多有呕吐；偶然于病程晚期亦见有恶心、呕吐者，则多由腹膜炎所致。食欲缺乏，不思饮食，则更为患者常见的现象。

当阑尾感染扩散至全腹时，恶心、呕吐可加重。其他胃肠道症状如食欲缺乏、便秘、腹泻等也偶可出现，腹泻多由于阑尾炎症扩散至盆腔内形成脓肿，刺激直肠而引起肠功能亢进，此时患者常有排便不畅、便次增多、里急后重及便中带黏液等症状。

3.全身反应

急性阑尾炎患者的全身症状一般并不显著。当阑尾化脓坏疽并有扩散性腹腔内感染时，可以出现明显的全身症状，如寒战、高热、反应迟钝或烦躁不安；当弥漫性腹膜炎严重时，可同时出现血容量不足与脓毒症表现，甚至有心、肺、肝、肾等生命器官功能障碍。

(二)体征

急性阑尾炎的体征在诊断上较自觉症状更具重要性。它的表现决定于阑尾的部位、位置的深浅和炎症的程度，常见的体征有下列几类。

1.患者体位

不少患者来诊时常见弯腰行走，且往往以双手按在右下腹部。在床上平卧时其右髋关节常呈屈曲位。

2.压痛和反跳痛

本病最主要和典型的体征是右下腹压痛，其存在是诊断阑尾炎的重要依据，典型的压痛较局限，位于麦氏点(阑尾点)或其附近。无并发症的阑尾炎其压痛点比较局限，有时可以用一个手指在腹壁找到最明显压痛点；待出现腹膜炎时，压痛范围可变大，甚至全腹压痛，但压痛最剧点仍在阑尾部位。压痛点具有重大诊断价值，即使患者自觉腹痛尚在上腹部或脐周围，体检时往往已能发现在右下腹有明显的压痛点，常借此可获得早期诊断。

年老体弱、反应差的患者炎症有时即使很重，但压痛可能比较轻微，或必须深压才痛。压痛表明阑尾炎症的存在和其所在的部位，较转移性腹痛更具诊断意义。

反跳痛具有重要的诊断意义，体检时将压在局部的手突然松开，患者感到剧烈疼痛，更重于压痛。这是腹膜受到刺激的反应，可以更肯定局部炎症的存在。阑尾部位压痛与反跳痛的同时存在对诊断阑尾炎比单个存在更有价值。

3.右下腹肌紧张和强直

肌紧张是腹壁对炎症刺激的反应性痉挛，强直则是一种持续性不由自主地保护性腹肌收缩，都见于阑尾炎症已超出浆膜并侵及周围脏器或组织时。检查腹肌有无紧张和强直要求动作轻柔，患者情绪平静，以避免引起腹肌过度反应或痉挛，导致不正确结论。

4.疼痛试验

有些急性阑尾炎患者以下几种疼痛试验可能呈阳性，其主要原理是处于深部但有炎症的阑尾黏附于腰大肌或闭孔肌，在行以下各种试验时，局部受到明显刺激而出现疼痛。①结肠充气试验(Rovsing 征)，深压患者左下腹部降结肠处，患者感到阑尾部位疼痛。②腰大肌试验，患者左侧卧，右腿伸直并过度后伸时阑尾部位出现疼痛。③闭孔内肌试验，患者屈右髋右膝并内旋时感到阑尾部位疼痛。④直肠内触痛：直肠指检时按压右前壁患者有疼痛感。

(三)化验

急性阑尾炎患者的血常规、尿常规检查有一定重要性。90%的患者常有白细胞计数增多，是临床诊断的重要依据，一般为$(10\sim15)\times10^9/L$。随着炎症加重，白细胞计数可以增多，甚至可为$20\times10^9/L$以上。但年老体弱或免疫功能受抑制的患者，白细胞数不一定增多，甚至反而下降。白细胞数增多常伴有核左移。急性阑尾炎患者的尿液检查一般无特殊改变，但对排除类似阑尾炎症状的泌尿系统疾病，如输尿管结石，常规检查尿液仍有必要。

四、诊断

多数急性阑尾炎的诊断以转移性右下腹痛或右下腹痛、阑尾部位压痛和白细胞升高三者为决定性依据。典型的急性阑尾炎(约占 80%)均有上述症状、体征，易于据此作出诊断。对于临床表现不典型的患者，尚需考虑借助其他一些诊断手段，以做进一步肯定。

五、鉴别诊断

典型的急性阑尾炎一般诊断并不困难，但在另一部分病例，由于临床表现并不典型，诊断相当困难，有时甚至诊断错误，以致采用错误的治疗方法或延误治疗，产生严重并发症，甚至死亡。要与急性阑尾炎相鉴别的疾病很多，常见的为以下3类。

（一）内科疾病

临床上，不少内科疾病具有急腹症的临床表现，常被误诊为急性阑尾炎而施行不必要的手术探查，将无病变的阑尾切除，甚至危及患者生命，故诊断时必须慎重。常见的需要与急性阑尾炎鉴别的内科疾病有以下几种。

1.急性胃肠炎

一般急性胃肠炎患者发病前常有饮食不慎或食物不洁史。症状虽亦以腹痛、呕吐、腹泻三者为主，但通常以呕吐或腹泻较为突出，有时在腹痛之前即已有吐泻。急性阑尾炎患者即使有吐泻，一般也不严重，且多发生在腹痛以后。

急性胃肠炎的腹痛有时虽很剧烈，但其范围较广，部位较不固定，更无转移至右下腹的特点。

2.急性肠系膜淋巴结炎

本病多见于儿童，往往发生于上呼吸道感染之后。患者过去大多有同样腹痛史，且常在上呼吸道感染后发作。起病初期于腹痛开始前后往往即有高热，此与一般急性阑尾炎不同；腹痛初起时即位于右下腹，而无急性阑尾炎之典型腹痛转移史。其腹部触痛的范围亦较急性阑尾炎为广，部位亦较阑尾的位置高，并较靠近内侧。腹壁强直不甚明显，反跳痛亦不显著。Rovsing 征和肛门指检都是阴性。

3.Meckel 憩室炎

Meckel 憩室炎往往无转移性腹痛，局部压痛点也在阑尾点之内侧，多见于儿童，由于1/3Meckel憩室中有胃黏膜存在，患者可有黑便史。Meckel 憩室炎穿孔时成为外科疾病。临床上如诊断为急性阑尾炎而手术中发现阑尾正常者，应即检查末段回肠至少 100 cm，以视有无 Meckel 憩室炎，免致遗漏而造成严重后果。

4.局限性回肠炎

典型局限性回肠炎不难与急性阑尾炎相区别。但不典型急性发作时，右下腹痛、压痛及白细胞升高与急性阑尾炎相似，必须通过细致临床观察，发现局限性回肠炎所致的部分肠梗阻的症状与体征（如阵发绞痛和可触及条状肿胀肠袢），方能鉴别。

5.心胸疾病

如右侧胸膜炎、右下肺炎和心包炎等均可有反射性右侧腹痛，甚至右侧腹肌反射性紧张等，但这些疾病以呼吸、循环系统功能改变为主，一般没有典型急性阑尾炎的转移性右下腹痛和压痛。

6.其他

如过敏性紫癜、铅中毒等，均可有腹痛，但腹软无压痛。详细的病史、体检和辅助检查可予以鉴别。

（二）外科疾病

1.胃十二指肠溃疡急性穿孔

本病为常见急腹症，发病突然，临床表现可与急性阑尾炎相似。溃疡病穿孔患者多数有慢性溃疡史，穿孔大多发生在溃疡病的急性发作期。溃疡穿孔所引起的腹痛，虽亦起于上腹部并可累及右下腹，但一般均迅速累及全腹，不像急性阑尾炎有局限于右下腹的趋势。腹痛发作极为突然，程度也颇剧烈，常可引致患者休克。体检时右下腹虽也有明显压痛，但上腹部溃疡穿孔部位一般仍为压痛最显著地方；腹肌的强直现象也特别显著，常呈“板样”强直。腹内因有游离气体存在，肝浊音界多有缩小或消失现象；X线透视如能确定膈下有积气，有助于诊断。

2.急性胆囊炎

总体上急性胆囊炎的症状与体征均以右上腹为主，常可扪及肿大和有压痛的胆囊，Murphy征阳性，辅以B超不难鉴别。

3.右侧输尿管结石

本病有时表现与阑尾炎相似。但输尿管结石以腰部酸痛或绞痛为主，可有向会阴部放射痛，右肾区叩击痛(+)，肉眼或镜检尿液有大量红细胞，B超检查和肾、输尿管、膀胱X线片可确诊。

(三)妇科疾病

1.右侧异位妊娠破裂

右侧异位妊娠破裂是育龄妇女最易与急性阑尾炎相混淆的疾病，尤其是未婚怀孕女性，诊断时更要细致。异位妊娠患者常有月经过期或近期不规则史，在腹痛发生以前，可有阴道不规则的出血史。其腹痛之发作极为突然，开始即在下腹部，并常伴有会阴部垂痛感觉。全身无炎症反应，但有不同程度的出血性休克症状。妇科检查常能发现阴道内有血液，子宫颈柔软而有明显触痛，一侧附件有肿大且具压痛；如阴道后穹隆或腹腔穿刺抽出新鲜不凝固血液，同时妊娠试验阳性可以确诊。

2.右侧卵巢囊肿扭转

本病可突然出现右下腹痛，囊肿绞窄坏死可刺激腹膜而致局部压痛，与急性阑尾炎相似。但急性扭转时疼痛剧烈而突然，坏死囊肿引起的局部压痛位置偏低，有时可扪到肿大的囊肿，都与阑尾炎不同，妇科双合诊或B超检查等可明确诊断。

3.其他

如急性盆腔炎、右侧附件炎、右侧卵巢滤泡或黄体破裂等，可通过病史、月经史、妇科检查、B超检查、后穹隆或腹腔穿刺等作出正确诊断。

六、治疗

手术切除是治疗急性阑尾炎的主要方法，但阑尾炎症的病理变化比较复杂，非手术治疗仍有其价值。

(一)非手术治疗

1.适应证

(1)患者一般情况差或因客观条件不允许，如合并严重心、肺功能障碍时，也可先行非手术治疗，但应密切观察病情变化。

(2)急性单纯性阑尾炎早期，药物治疗多有效，其炎症可吸收消退，阑尾能恢复正常，也可不再复发。

(3)当急性阑尾炎已被延误诊断超过48小时，病变局限，已形成炎性肿块，也应采用非手术治疗，待炎症消退，肿块吸收后，再考虑择期切除阑尾。当炎性肿块转成脓肿时，应先行脓肿切开引流，以后再进行择期阑尾切除术。

(4)急性阑尾炎诊断尚未明确，临床观察期间可采用非手术治疗。

2.方法

非手术治疗的内容和方法有卧床、禁食、静脉补充水、电解质和热量，同时应用有效抗生素及对症处理(如镇静、止痛、止吐等)。

(二)手术治疗

绝大多数急性阑尾炎诊断明确后均应采用手术治疗，以去除病灶、促进患者迅速恢复。但是急性阑尾炎的病理变化和患者条件常有不同，因此也要根据具体情况，对不同时期、不同阶段的患者采用不同的手术方式分别处理。

七、急救护理

(一)护理目标

(1)患者焦虑情绪明显好转配合治疗及护理。

(2)患者主诉疼痛明显缓解或消失。

(3)术后未发生相关并发症或并发症发生后能得到及时治疗与处理。

(二)护理措施

1.非手术治疗

(1)体位：取半卧位休息，以减轻疼痛。

(2)饮食：轻者可进流质，重症应禁食以减少肠蠕动，利于炎症局限。

(3)加强病情观察：定时测量生命体征，密切观察患者的腹部症状和体征，尤其注意腹痛的变化；观察期间禁用镇静止痛剂，如吗啡等，以免掩盖病情。

(4)避免增加肠内压力：禁服泻药及灌肠，以免肠蠕动加快，增高肠内压力，导致阑尾穿孔或炎症扩散。

(5)使用有效的抗生素控制感染。

(6)心理护理：耐心做好患者及家属的解释工作，减轻其焦虑和紧张情绪；向患者和家属介绍疾病相关知识，使之积极配合治疗和护理。

2.术后护理

(1)体位：患者全麻术后清醒或硬膜外麻醉平卧 6 小时后，血压平稳，采用半卧位，以减少腹壁张力，减轻切口疼痛，有利于呼吸和引流。

(2)饮食护理：患者术后禁食，禁食期间给予静脉补液。待肛门排气，肠蠕动恢复后，进流质饮食，逐渐向半流质和普食过渡。

(3)合理使用抗生素：术后遵医嘱及时正确使用抗生素，控制感染，防止并发症发生。

(4)早期活动：鼓励患者术后在床上活动，待麻醉反应消失后可起床活动，以促进肠蠕动恢复，防止肠粘连，增进血液循环，促进伤口愈合。

(5)切口的护理：①及时更换污染敷料，保持切口清洁、干燥。②密切观察切口愈合情况，及时发现出血及感染征象。

(6)引流管的护理：①妥善固定引流管和引流袋，防止引流管折叠、受压或牵拉而脱出，并减少牵拉引起的疼痛。②保持引流通畅，经常从近端至远端挤压引流管，防止血块或脓液堵塞。如发现引流液突然减少，应检查引流管有无脱落和堵塞。③观察并记录引流液的颜色、性状及量，准确记录24 小时的引流量。当引流液量逐渐减少、颜色逐渐变淡至浆液性，患者体温及血常规正常,可考虑拔管。④每周更换引流袋2～3次。更换引流袋和敷料时,严格执行无菌操作,防止污染和避免引起逆行感染。

(7)术后并发症的观察及护理。①切口感染:是阑尾切除术后最常见的并发症,多见于化脓性或穿孔性阑尾炎。切口感染可通过术中有效保护切口、彻底止血、消灭无效腔等措施得到预防。一般临床表现为术后2～3天体温升高,切口处出现红、肿、痛。治疗原则:先试穿刺抽脓液,一经确诊立即充分敞开引流。排出脓液,放置引流,定期换药,短期内可愈合。②粘连性肠梗阻:与局部炎性渗出、手术损伤和术后长期卧床等因素有关。早期手术、术后早期下床活动可以有效预防该并发症,完全性肠梗阻者应手术治疗。③腹腔内出血:常发生在术后24～48小时,多因阑尾系膜结扎线松脱或止血不彻底而引起。临床表现为腹痛、腹胀和失血性休克等。一旦发生出血,应立即输血、补液,紧急手术止血。④腹腔感染或脓肿:多发生于化脓性或坏疽性阑尾炎术后,尤其阑尾穿孔伴腹膜炎的患者。患者表现为体温升高,腹痛、腹胀、腹部压痛及全身中毒症状。按腹膜炎治疗和护理原则处理。⑤阑尾残株炎:阑尾残端保留过长超过1 cm时,术后残株易复发炎症,仍表现为阑尾炎的症状。X线钡剂检查可明确诊断。症状较重者,应手术切除阑尾残株。⑥粪瘘:很少见。残端结扎线脱落、盲肠原有结核或肿瘤等病变、手术时误伤盲肠等因素均是发生粪瘘的原因。临床表现类似阑尾周围脓肿,经非手术治疗后,粪瘘多可自行闭合。少数需手术治疗。

(三)健康教育

(1)术前向患者解释禁食的目的和意义,指导患者采取正确的卧位。

(2)指导患者术后早期下床活动,促进肠蠕动恢复,避免肠粘连。

(3)术后鼓励患者进食营养丰富的食物,以利于伤口愈合。

(4)出院指导:若出现腹痛、腹胀等症状,应及时就诊。

(谢 丽)

第八章 门诊护理

第一节 门诊护理管理

一、门诊护士服务规范

(一)护士仪表

(1)护士仪表端庄文雅,淡妆上岗,给人以亲切、纯洁、文明的形象。

(2)工作衣帽干净、整洁,勤换洗,正确佩戴胸牌(左上方)。

(3)头发保持清洁、整齐,短发前不遮眉,后不过领,长发者需盘起。

(4)保持手部清洁,不留长指甲,不涂指甲油。

(5)穿护理部、门诊部统一发放的白色鞋子和肤色袜子,并保持鞋子、袜子清洁无破损,不穿高跟鞋、响声鞋。

(6)饰物:上班期间除项链、耳钉外,不佩戴其他首饰。

(7)外出期间着便装,不穿工作服进食堂就餐或出入其他公共场所。

(二)文明服务规范

(1)仪表端庄、整洁,符合医院职业要求,挂胸牌上岗。准时到岗,不擅离工作岗位,不聚堆聊天,专心工作。

(2)接待患者态度亲切,服务热心。有问必答,首句普通话,首问负责制,主动服务,语言规范。

(3)预检护士熟悉普通、专科、专家门诊出诊时间,为患者提供正确的预检服务。

(4)巡回护士站立服务,根据就诊患者人数,及时进行引导和疏导服务,并保持两次候诊秩序良好。

(5)对政策照顾对象,按政策要求予以照顾就诊。

(6)对老、弱、残、孕等行动不便患者提供迎诊服务及搀扶服务和陪诊服务。

(7)各楼层免费提供饮用水和一次性水杯,并实行其他便民服务措施。

(8)发现问题主动联系相关部门,尽可能为患者提供方便,帮助解决问题,不推卸责任,不推诿患者,构建和谐医患关系。

(9)尊重患者的人格与权利,尊重其隐私,保守医密。

(10)注重自我修养,树立为患者服务意识,展现良好的医德、医风和精益求精的职业风范。

(11)开展健康教育,以不同形式:讲座、咨询等。

(12)接待患者和服务对象时,使用礼貌用语,语言坦诚亲切,带有安慰性的讨论,电话热线等,为患者提供健康教育服务。

(三)护士礼貌用语

(1)护士与人交谈时要保持稳定情绪和平和心态,做到自然大方。

(2)牢记和熟练运用服务用语"十声九字",不对患者使用"四语"。①"十声":问候声、欢迎声、致谢声、征询声、应答声、称赞声、祝贺声、道歉声、送别声。②"九字":您好、欢迎、谢谢、对不起。③"四语":蔑视语、烦躁语、否定语、斗气语。

二、门诊护理工作质量标准

(1)护士岗位要求:仪表端庄,挂胸牌上岗,准时到岗,不擅离岗位。

(2)对患者态度亲切,服务热情,不生硬、不推诿。

(3)主动服务,语言规范,有问必答,首句普通话,首问负责制,无患者投诉。

(4)患者就诊服务流程为预检、挂号、候诊、就诊。

(5)预检护士挂号前10分钟开始预检。护士熟悉普通、专科、专家门诊时间。正确分诊,做到"一问、二看、三检查、四分诊、五请示、六登记"。对传染病患者及时分诊隔离。

(6)巡回护士站立服务,根据就诊人数,及时进行疏导,并根据工作安排,进行健康教育。

(7)候诊区环境整洁,就诊秩序良好,有两次候诊流程。

(8)各诊室内环境整洁,秩序良好,单人诊室内一医一患;多人诊室内诊台、诊察床有遮隔设施、诊察床单位整洁,患者使用后及时更换。

(9)治疗室清洁、整洁,物品放置有序,标识清楚,严格按《医院消毒隔离质量标准》工作。医用垃圾分类正确。

(10)各楼层有"便民服务措施",对政策照顾对象按政策照顾就诊。对病重、老、弱、残、孕和行动不便者提供迎诊服务、陪诊服务和搀扶服务。免费提供饮用水和一次性水杯。

三、门诊预检分诊管理

(1)预检护士由资深护士担任,同时具有高度的责任心。严格遵守卫生管理法律、法规和有关规定,认真执行临床技术操作规范以及有关工作制度。

(2)患者来院就诊,预检护士严格按照"一看、二问、三检查、四分诊、五请示、六登记"原则,正确分诊。

(3)根据《中华人民共和国传染病防治法》有关规定,预检护士对来就诊患者预先进行有关传染病方面的甄别、检查与分流。发现传染病或疑似传染病患者,通知专科医师到场鉴别,排除者到相应普通科就诊;疑似者发放口罩、隔离衣等保护用具,专人护送到特定门诊,并对接诊区进行消毒处理。由特定门诊预检护士按要求通知医务处、防保科、门诊办公室,并做好传染病登记工作。

(4)如遇患者病情突变急需抢救时,预检护士立即联系医师就地抢救;同时联系急诊,待病情许可,由专人护送至急诊。

(5)遇突发事件,预检护士立即通知医务处、护理部、门诊办公室,按相关流程启动应急预案。

四、发热门诊管理

(1)在门诊部和急诊室设立预检分诊处,在醒目处悬挂清晰的发热预检标识。急诊室预检工作实行24小时值班制,做好患者信息登记。经预检查出的发热患者,由预检处的工作人员陪送到发热门诊。

(2)发热门诊相对独立,并有明显标识,配有专用诊室、留观室、抢救设施、治疗室、放射线摄片机、检验室、厕所。

(3)发热门诊设有双通道,工作人员和患者从不同路径出入发热门诊。有明确的清洁、半污染和污染区划分,设置有效屏障,安装非接触式洗手装置。

(4)医师和护士须经过专业培训,合格后方可上岗。

(5)医务人员须准时上岗,24小时均按排班表落实。不擅自离岗,不以任何理由延误开诊。如确有特殊情况,必须提前一天向医务部及门诊部请假,由医务部安排其他人员。

(6)坚持首诊负责制,对每个发热患者必须首先进行详细的流行病学资料收集及认真检查,根据流行病学资料、症状和体征、实验室检查和肺部影像学检查综合判断进行临床诊断,避免漏诊。

(7)严格执行疫情报告制度,一旦出现可疑患者,在第一时间内进行隔离观察、治疗(一人一室一消毒),并立即向医务科报告。遇有疑难病症,及时会诊,以免延误病情。

(8)确诊或疑似病例,必须立即按程序上报,6小时内报当地疾病控制中心,并同时填写传染病疫情报告卡,不得延误或漏报。

(9)严格执行交接班制度,并做好患者信息登记以及转运交接记录。

(10)医务人员在岗时做好个人防护,接触患者(含疑似患者)后,及时更换全套防护物品。

(11)进入发热门诊就诊患者应在医务人员指导下做好相应防护。

(12)诊室保证通风良好和独立的空调系统,每天常规进行空气消毒、定时消毒地面、物品表面。患者离去后立即进行终末消毒处理。

(13)医务人员防护、设备消毒、污染物品处理等,按卫生部统一文件执行。

五、肠道门诊管理

(1)认真学习《中华人民共和国传染病防治法》及有关肠道传染病业务知识,按要求完成培训。

(2)认真填写门诊日志。对前来就诊的腹泻患者建立肠道门诊卡,并逐例按腹泻患者专册登记项目要求登记,每天核对。专卡、专册、登记册保存3年。

(3)做好肠道传染病的登记工作。按规定时间向防保科报出传染病报告卡,并做好交接记录。疑似或确诊甲类传染病立即电话报告防保科。

(4)每月填写"肠道门诊月报表"交防保科、卫生防疫站,并留存一份。

(5)肠道门诊对就诊患者认真询问腹泻病史、流行病史及进行必须体征、粪常规检查,做到泻必采,有样必检"。对6种可疑对象进行霍乱弧菌培养。对确诊或疑似细菌性痢疾病者及重点职业(幼托儿童保育员、饮食从业人员、水上作业人员、与粪便接触从业人员)腹泻患者需进有"行细菌性痢疾培养。

(6)发现食物中毒、集体性腹泻(3 例以上，含 3 例)病例立即电话报告卫生防疫站和卫生监督所。

(7)加强肠道门诊日常消毒隔离工作，严格按“消毒隔离规范”“肠道门诊医院感染管理制度”执行，防止医院内感染发生。对患者呕吐物、粪便和“检后标本”，以及被污染物品、场所及废弃物应立即进行相应消毒隔离处理。对重症腹泻患者立即隔离，防止疾病蔓延、扩散。

六、门诊换药室、治疗室管理

(1)换药室、治疗室的布局合理，清洁区、污染区分区明确，标志清楚。

(2)环境清洁、干燥，有专用清洁工具，每天 2 次清洁地面。如有脓、血、体液污染，及时用 2 000 mg/L含氯消毒液擦拭消毒。

(3)护士按各自岗位职责工作，无关人员不得入内。

(4)严格执行无菌技术操作规程，每次操作前后洗手。各种治疗、护理及换药操作按清洁伤口、感染伤口分区域进行，无菌物品必须一人一用，换药时要戴手套。

(5)无菌物品按消毒日期前后顺序使用，摆放整齐，有效期为 2 周，梅雨季节为 1 周。使用后的器械、换药用具等物品，统一送供应室处理。置于无菌罐中的消毒物品(棉球、纱布等)一经打开，使用时间最长不超过 24 小时，提倡使用小包装。疑似过期或污染的无菌物品需重新消毒，不得使用。

(6)治疗车上物品应摆放有序，上层为清洁区、下层为污染区。车上应备有快速手消毒液或消毒手套。

(7)破伤风、气性坏疽、铜绿假单胞菌、传染性等特殊伤口应在特殊感染换药室进行。使用一次性换药器具。换药后敷料及换药器具放入带有警示标识的双层黄色垃圾袋，换药室进行紫外线空气消毒，地面用 2 000 mg/L 含氯消毒液擦拭。

(8)污染敷料和使用过的一次性医疗废弃物丢入黄色垃圾袋，由专人收取、处理并交接登记。

(9)换药室、治疗室每天紫外线进行空气消毒，做好记录。

(10)每天开窗通风，保持空气流通。

七、入院处管理

入院处是医院的一个特殊窗口，是住院患者必经的中间环节，与医院其他部门有着纵横交错的联系。为确保患者的合法权利，提高入院处的服务质量，制订下列管理规范。

(一)常规工作规范

(1)每天上班即与各病区办公室护士或护士长联系当日出院情况，了解床位调整，确定收治床位。按流程为已有确定床位的患者办理全套入院手续。

(2)接受患者入院登记，填写入院须知(兼入院通知单)并交给患者。对于要办理特殊手续患者作重点指导。

(3)普通患者住院采取预约制，按照时间先后顺序处理；在入院通知单上告知住院需等待以及办理入院时所需要携带的相关证件和日常生活必需品；对急诊或有紧急需求患者，优先安排入院。

(4)按照当天床位情况，尽早安排。及时通知患者入院，使患者有较充裕的准备时间。

(5)热情接待登记患者，如无床位，做好解释工作，帮助患者了解入院手续。

(6)热情接待患者的查询(来电、来人),耐心听取患者倾诉。对患者及家属提出的疑问耐心解释,做到有问必答。

(7)加强与各科医师及病区护士联系,根据登记患者的男女比例及时调整床位。

(8)每天整理各科入院登记卡,对于登记时间较长的入院登记卡要定期处理、清理。

(二)办理登记流程

(1)患者首先在门诊或急诊挂号、就诊。

(2)医师评估患者疾病后,对于符合收治标准的患者开具入院登记卡,入院处按相关规定安排入院。

(3)核对医师在入院登记卡上填写的基本信息、科别、疾病诊断、医师签名、入院前相关内容告知等。项目无遗漏,由患者或其家属签名确认,并在入院卡上填写联系电话。

(4)入院处工作人员收下住院卡,认真填写入院须知(兼入院通知单),交给患者,并告知患者相关内容:等候入院电话通知,办理入院手续时带好相关证件、预付款、物品。

(三)办理入院流程

(1)患者接到电话通知后,持入院通知单到入院处办理入院手续,同时出示门诊就医磁卡(医保卡)、门诊病历本,患者本人必须到院。

(2)入院处收回入院通知单,电脑登录患者信息(姓名、性别、诊断及病区等),复印患者本次入院的门诊病历,并置于住院病历中。

(3)患者到财务窗口交住院预付款,并正确填写入院凭证上的基本信息(姓名、现住址、联系电话、联系人姓名等)。

(4)患者须出示身份证(医保卡)、入院登记卡、入院凭证,由工作人员电脑输入上述详细信息并打印病案首页、床头卡及腕带。

(5)完成入院登记手续,按照相关规定使患者安全进入病区。如行动不便、病情较重或沟通困难,由入院处工作人员护送至病区,并与病区护士做好交接手续。

八、特需门诊管理

特需门诊是医院为满足患者特殊需求而开设的门诊。除了具备普通门诊的功能之外,更着重于为患者提供优质的一条龙服务,减少就诊中间环节,缩短候诊时间。挂号、就诊、交费、取药等环节均有专人指引、陪伴,过程相对快捷、方便,为患者提供更温馨、舒适的就诊服务。

(一)严格的专家准入条件

特需门诊专家应是副高级以上卫生技术职称并经医院聘任的有长期临床工作经验的医师。医院建立专家准入制,由门诊办公室和所属科室双重审核,根据专业特长、学术成就、科研成果及同行认可,确认专家资格,方可准入。

(二)特需门诊的规范管理

1.环境管理

特需门诊要有较好的环境,候诊时应有较大的空间。环境布置要人性化,候诊室有鲜花、盆景、软硬候诊椅、饮水机、一次性水杯、中央空调,并设有健康教育栏和多媒体健康宣教;专家介绍栏展出专家照片、简历,公开专家技术职称、专业特长及诊治范围,有利于患者择医,为患者创造一个温馨的就医环境。

2.诊室管理

开设独立的、符合有关规定的诊室，严格一医一患，制订具体的接诊时间，由专人负责各诊室的管理。

3.挂号管理

特需门诊的挂号由计算机统一进行，登记姓名、性别、年龄、地址、就诊时间、科别等，防止专家号被倒卖，损害患者利益。同时，开展实名制预约挂号服务，可以定人、定时，使患者有计划就诊。

4.专家管理

(1)要求专家保证出诊时间，请假需提前3个工作日。严格执行工作制度及医疗质量控制标准，做到首诊负责制，合理检查与用药，杜绝人情方、大处方。对就诊人数实行定额管理，以保证特需门诊的诊疗质量。

(2)对违反相应规定的医务人员严肃处理，以保证患者权利。

5.护理人员管理

仪表端庄、举止优美；资深护士业务能力强，具有全科知识，准确分诊；及时解决各类问题，发现和化解矛盾，合理安排就诊，保证就诊的有序进行。

九、门诊患者及家属健康教育规划

门诊健康教育是通过有计划、有组织、有系统的信息传播和行为干预，促使患者及家属自觉地采纳有益于健康的行为和生活方式，消除或减轻影响健康的危险因素，预防疾病、促进健康、提高生活质量。

(一)门诊健康教育的目的

通过健康教育稳定患者情绪，维持良好医疗程序。同时让患者获得卫生保健知识，树立健康观念，自愿采纳有利于健康的行为和生活方式。

(二)门诊健康教育的服务对象

门诊患者及家属。

(三)门诊健康教育的策略

(1)因人、因病实施健康教育，并将健康教育伴随医疗活动的全过程。在就诊过程中，护士随时与患者进行交谈，针对不同需求，进行必要而简短的解释、说明、指导、安慰。

(2)健康教育内容精炼、形式多样，具有针对性和普遍性。

(四)门诊健康教育的形式

1.语言教育方法

健康咨询、专题讲座、小组座谈。

2.文字教育方法

卫生标语、卫生传单、卫生小册子、卫生报刊、卫生墙报、卫生专栏、卫生宣传画。

3.形象化教育方法

图片、照片、标本、模型、示范、演示等。

4.电化教育方法

广播、投影、多媒体等。

(五)门诊健康教育的方法

1.接诊教育

在分诊过程中通过与患者交流，了解心理、识别病情的轻重缓急，安排患者就诊科室。

2.候诊教育

护士对候诊患者进行健康知识宣教，设置固定的健康教育课程，内容以常见病、多发病、流行病的防治知识为主，形式多样、内容精炼、语言通俗易懂。通过健康教育安定患者情绪，向患者及家属传播卫生科学常识及自我保健措施。

(张　颂)

第二节　呼吸内科门诊护理

一、呼吸内科的常用检查方法

(一)肺功能检查

可以协助判断引起呼吸困难的原因，评估病变损害程度和了解肺的功能储备。患者需于术前4小时内戒烟，不要过饱及过量饮水，检查中遵医嘱进行呼吸动作，必要时测动脉血气；有眩晕、胸痛、心悸、恶心、气喘等不适及时通知医师。

(二)胸腔穿刺

可协助诊断，缓解由胸腔积液引起的压迫症状，由医师在病房局麻下进行。患者取坐位或半卧位均可，穿刺时不要动，不要深呼吸或咳嗽，防止损伤肺脏，并尽量放松，保持正常呼吸。出现憋气、气喘、头晕及时通知医师。

(三)支气管造影

支气管造影是用碘油注入支气管拍胸片的方法，目的是观察各支气管分支的部位，确定咯血原因。检查前12小时患者禁食禁饮；遵医嘱服药；要咳尽呼吸道内的痰液；取下义齿，做好口腔卫生；排空大小便。喷雾式麻醉可能会使患者感到憋气，如有心慌、憋气、烦躁、瘙痒、欣快等症状及时通知医师。术后患者取侧卧位或半卧位，直至咽反射恢复正常，在此之前禁食禁饮。术后有咽喉痛，属于正常反应。

(四)纤维支气管镜

纤维支气管镜是装有照明设备的一种内镜，常用于协助诊断肺癌、肺结核和肺不张，还可观察脓痰来源及有否支气管扩张，明确咯血部位，也可用于吸出掉入呼吸道的异物。患者术前6小时内禁食禁饮，检查时取平卧位，支气管镜经鼻或口插入。术后患者取侧卧位或半卧位，勿过早进食和饮水。

(五)CT

对肺、纵隔等组织病变的定位检查。

(六)胸部X线检查

可诊断肺及纵隔病变。患者术前需除去项链等金属饰物及衣扣，要求憋气时，身体勿动。

(七)磁共振(MRI)检查

可提供高清晰度的肺组织横断面影像,为无痛无创伤的检查。检查时患者应除去所有金属异物,如手表、义齿、饰物、钥匙等,如体内有起搏器、金属瓣膜等应通知医师。术中患者可自由呼吸但不要说话。

二、呼吸内科常用药物

(一)茶碱类

如氨茶碱、复方茶碱等。

(1)作用:控制喘息和防止呼吸道痉挛,松弛支气管平滑肌。

(2)不良反应:食欲下降、腹泻、头晕、面色潮红、失眠、易怒、恶心、呕吐、心悸、心律失常、烦躁、呼吸急促等。

(3)注意事项:患者要按时服药,不可私自停药。勿私自使用有中枢兴奋性的药物,如麻黄碱、肾上腺素等。服药期间应戒烟,以免引起药物毒性反应。应空腹服用,以便更好发挥药效。如果患有感冒,一定要去看医师,因为感冒可能会影响药效。

(二)祛痰镇咳药

(1)可待因。①作用:控制干咳;②不良反应:头晕、呼吸困难、意识模糊、困倦、便秘、恶心,长期应用可致耐药或成瘾;③注意事项:勿饮酒。应用此药期间,从事驾车、操作机器的职业要格外注意。

(2)美沙醇。①作用:控制咳嗽;②不良反应:异常兴奋、失眠、易怒、神经质;③注意事项:此药通常与抗组胺药、拟交感神经药联用。在使用其他抗感冒药之前,要经医师允许。服药期间勿饮酒。

(三)泼尼松龙

(1)作用:减轻哮喘症状及其他呼吸道感染症状。

(2)不良反应:腹痛、肋间痛、发热、疲乏、高血压、下肢水肿、呕吐、伤口不愈、头痛、失眠等。

(3)注意事项:服此药时必须遵医嘱,不可私自减量或停药。应食用低盐、高蛋白、高钾食品。此药与饭同服可减少胃肠道刺激症状。勿与阿司匹林同服,以免加重胃溃疡。长期应用可能产生库欣综合征。

三、慢性支气管炎、肺气肿的预防及自我护理

(一)病因

慢性支气管炎是指气管、支气管黏膜及其周围组织的慢性非特异性炎症。临床上以咳嗽或伴有喘息及反复发作的慢性过程为特征。

1.外因

(1)吸烟:吸烟时间越长,烟量越大,患病率也越高。戒烟后可使症状减轻或消失,病情缓解甚至痊愈。

(2)感染:主要为病毒和细菌感染。首次发病前有受凉、感冒病史者达56%~80%。

(3)理化因素:如刺激性烟雾、粉尘、大气污染等的慢性刺激。

(4)气候:寒冷常为慢性支气管炎发作的重要原因和诱因。

(5)过敏因素:患者有过敏史者较多。许多抗原性物质,如尘埃、细菌、寄生虫、花粉及化学气

体都可成为过敏因素而致病。

2.内因

(1)呼吸道局部防御及免疫功能降低:正常人的呼吸系统具有完善的防御功能,正常情况下,下呼吸道始终保持无菌状态。全身或呼吸道局部的防御及免疫功能减弱,可为慢性支气管炎提供发病的内在条件。

(2)自主神经功能失调:当呼吸道的副交感神经反应增高时,对正常人不起作用的微弱刺激便可引起支气管痉挛,分泌物增多,产生咳、痰、喘等症状。

总之,慢性支气管炎的病因是多方面的,一般认为在抵抗力减弱的基础上,有一种或多种外因存在时,经过长期、反复的相互作用,容易发展成慢性支气管炎。阻塞性肺气肿是由慢性支气管炎或其他原因逐渐引起的细支气管狭窄、终末细支气管远端气腔过度充气,并伴有气腔壁膨胀、破裂的一种病理状态,多为慢性支气管炎最常见的并发症。

(二)临床表现

主要症状为慢性咳嗽、咳痰和呼吸困难。开始时症状轻微,如果吸烟或接触有害气体或受寒感冒后,则可引起急性发作或病情加重,在夏季气候转暖时则可自行缓解。

(1)咳嗽、咳痰:痰量以清晨较多,痰液一般为白色黏稠或泡沫痰,急性发作伴有细菌感染时则变为黏液脓痰。

(2)呼吸困难:通常在慢性支气管炎阶段就可发生,随着病情发展,在平地活动时也可感觉胸闷、气短,严重时可出现呼吸衰竭的症状,如发绀、头痛、嗜睡、神志恍惚等。

(三)治疗

(1)抗生素药物的使用:单用药物或联合用药,静脉注射后口服。严重感染者用青霉素或头孢菌素类,病情改善后可用口服抗生素药物巩固治疗,感染控制后,要及时停用广谱抗生素,以免长期使用引起菌群失调、二重感染或细菌产生耐药性。

(2)应用祛痰、镇咳药物:对年老体弱、无力咳嗽或痰量较多者,以祛痰为主,协助排痰,不选用强烈镇咳药,以免抑制中枢加重呼吸道阻塞症状。

(3)喘息性患者先用氨茶碱、沙丁胺醇等解痉平喘药物。

(4)定时做雾化吸入,可稀释气管内分泌物,有利于排痰。一般每天 2～4 次,可选用抗菌、祛痰平喘药进行吸入治疗。

(四)自我护理

(1)患者若能做到有效咳嗽,则对清理呼吸道分泌物、控制感染非常重要。有效咳嗽法:尽可能取坐位,上身向前倾,行深且慢的呼吸,屏住呼吸 3～5 秒,用胸部短且用力地咳 2 次。

(2)教会患者减轻呼吸道分泌物黏稠度的方法:①增加饮水量,每天液体摄入 2 500～3 000 mL;②保持室内空气湿润;③咳嗽、咳痰后做口腔护理。

(3)教会患者进行有效呼吸的方法,以改善呼吸功能、减轻呼吸困难的症状。①缩唇呼吸法:首先鼓励患者放松,闭口,用鼻子吸气。在一舒适的时间长度里经由缩起的口唇完全的呼出气来,会产生一种吹的效果,如同吹动蜡烛的火焰状。此法可预防呼吸道的塌陷,协助肺脏排气。②腹式呼吸法:当深吸气时腹部鼓起,在呼气时腹部收缩。当坐起或躺卧时,一只手在腹部而另一只手放在胸部可感觉自己的呼吸是否正常。它的作用是有效使用横隔膜,呼吸也比较容易。

(4)活动要适宜:应向患者解释增加耗氧的活动和因素,如吸烟、体温升高、肥胖、压力等,以免增加耗氧量,氧气要放在随时可以取到的地方,给予低流量吸氧 1～3 L/min。

(5)注意营养均衡：多吃含高蛋白、低糖类的食物，少吃高脂肪、高热量的食物。避免喝牛奶、食用巧克力等易导致唾液黏稠的食物。

(6)提供良好的休息环境：过冷或干燥的空气均会引起呼吸道痉挛。室内温度需在 18～20 ℃，湿度在 50%～70%，室内需通风良好，保证充足的睡眠。

(7)教会患者自我照顾：如按时服药、勿急躁、保持心情舒畅；避开烟雾环境，尽量避免去交通拥挤的地方，以减少有害气体的吸入；预防感冒，加强体育锻炼，提高机体免疫力；戒烟等。

(8)防止并发症：有肺气肿的患者，应特别注意观察特发性气胸的症状(即一种急性的并发症)，其常发生于肺大疱破裂之后。如果感到突然的尖锐性的疼痛，并随胸部的移动、呼吸或咳嗽而加重，一定要向医师说明。还要注意有无肺心病的发生，如注意观察有无皮肤发绀或出现斑点，有无水肿，有无呼吸困难加重。

(五)预防

首先让患者掌握此病的本质，树立战胜疾病的信心，同时根据病情指导患者进行适当的体育锻炼，如腹式呼吸、缩唇呼吸等，增强呼吸肌肌力。注意生活规律和丰富的饮食营养，以全面增强体质、减少复发及提高生活质量。加强自身耐寒锻炼，感冒流行期不去公共场所，天气变化时及时增减衣服，避免感冒，减轻发病症状，减少入院次数。有条件的家庭可长期应用氧疗，每天吸氧时间应超过 15 小时，低流量吸氧 1～3 L/min，可延长患者生存期。

四、支气管哮喘的预防及自我护理

支气管哮喘简称哮喘病，是因为变应原或其他过敏因素引起的一种支气管反应性过度增高的疾病，通过神经体液而导致气道可逆性痉挛、狭窄。遗传、过敏体质跟本病关系很大，本病的特点是反复发作的暂时性、带哮鸣音的呼气性呼吸困难，能自动或经治疗后缓解。

(一)病因

哮喘的发病及反复发作有诸多复杂的综合因素，大多是在遗传的基础上受到体内外某些因素的激发，主要的激发因素如下。

1.变应原

(1)特异性抗原：包括以下几方面。①花粉：因吸入花粉而引起的哮喘，称为花粉性哮喘。在一定地区及季节内因吸入某些致敏花粉，而引起季节性发作或季节性加重的支气管哮喘，药物治疗效果很差，无并发症者多可随空中花粉的消失而自行缓解。此类患者可选择不同的变应原进行皮肤试验和脱敏治疗。②灰尘：包括有机尘(街道上的灰尘)、家尘(腐烂物质、被褥等产生的细菌、真菌、脱屑等)，建议湿式打扫。③尘螨：尘螨孳生于人类居住的环境中，如卧室、床褥、衣服等。尘螨性过敏发病率儿童高于成人，男性高于女性。④表皮变应原：狗、猫、马的皮屑。⑤真菌：潮湿的空气或住室中易产生真菌。⑥昆虫排泄物：甲虫、蚱虫、蟑螂等的排泄物可引起Ⅰ型变态反应而致哮喘发作。

(2)非特异性因素：有工业气体、氨、煤气、氧气、冷空气等。

2.呼吸道感染

在哮喘患者中，可存在有细菌、病毒、支原体等特异性 IgE，如果吸入相应的抗原则可激发哮喘。

3.气候因素

当气温、湿度、气压、空气离子等改变时可诱发哮喘，故在寒冷季节或秋冬气候转变时发病较多。

4.药物因素

有药物过敏史，如青霉素、阿司匹林、磺胺类等药物可以引发哮喘的剧烈发作。

5.精神因素

临床上常见到因精神紧张、恐惧、焦虑等诱发哮喘发作的例子。

6.运动因素

运动诱发的哮喘又称运动性哮喘，指经过一定量的运动后，出现的急性、暂时性大小气道阻塞。

(二)临床表现

哮喘症状可分为以下三个类型。

1.阵发性哮喘

多数患者有明显的变应原接触史或发作与季节有关。发作前多有鼻痒、眼睑痒、喷嚏、流涕或干咳等黏膜过敏现象，继而出现带哮鸣音的呼气性呼吸困难、胸闷、强迫体位，严重时出现发绀，轻度可自行缓解。

2.慢性哮喘

慢性哮喘是阵发性哮喘控制不良的后果，一年四季经常发作，即使不在急性期内，亦常感到胸闷、气急。

3.哮喘持续状态

指严重的哮喘发作持续在 4 小时以上者，患者出现极度呼吸困难、焦虑不安或意识障碍，大量出汗伴有脱水，明显发绀，心动过速，心率在 140 次/分以上，严重者可出现呼吸循环衰竭。

哮喘持续状态的原因通常为以下几种：①持续接触大量变应原。②失水严重，痰液黏稠形成痰栓阻塞小支气管。③继发急性感染。④治疗不当，耐药或突然停用激素。⑤心肺功能不全，严重肺气肿等。⑥精神紧张或并发自发性气胸等。

(三)哮喘持续状态的治疗

1.目的

缓解支气管痉挛、水肿所致的气道阻塞，保持黏液的正常分泌。

2.常规治疗

通常先吸入或口服支气管扩张药和激素，减轻支气管痉挛和气道水肿，如使用雾化治疗。在哮喘刚开始发作即予以雾化治疗，可有效缓解病情。雾化治疗步骤如下：①张口，将喷头置于口外 2～4 cm 处，对准口腔。②微抬头把气呼光，然后深吸气，同时按压让喷出的药液随气流一同进入气道深处。由于药液进入气道越深，缓解支气管痉挛的作用越强，所以应尽量使喷出的药液吸入气道深部，而不是喷入口腔。③吸气结束后屏气 5～10 秒。④然后慢慢呼气。⑤雾化治疗完成后应及时进行口腔护理，预防口腔真菌感染。用面罩行雾化治疗后应及时清洁面部，以清除残留在面部的药物。

若对以上常规治疗反应不佳者，则需住院治疗。住院后经用激素、静脉注射氨茶碱和吸入 β_2 受体激动剂等，大多数可缓解症状。

(四)预防措施

1.避免诱因

找出变应原，避免患者接触。如某些食物(花生油、巧克力、咖啡等)，动物(猫、狗、蟑螂等)，家居品(羽毛枕、油漆等),不良情绪(恐惧、愤怒、悲伤等),疾病(流感等),药物(普萘洛尔、碘油等),其他还有季节变化,冷热不适等。房间内避免摆设花草、铺设地毯,做卫生清洁时应注意湿法打扫,避免尘土飞扬,使用某些消毒剂时要转移患者。

2.预防感冒

注意随气候变化增减衣物,防止着凉、感冒。

3.控制哮喘发作

当哮喘发作的前兆如胸闷、咳嗽、气促、憋闷等出现时,立即采取措施常常会减轻症状。通常采取的措施有以下几种:①使用常用的气雾喷剂;②放松心情;③使用缩唇呼吸法调整呼吸;④如果先兆为咳嗽,则首先必须清理痰液。如果上述措施均无效,马上通知医师。

4.适度活动

加强锻炼:在缓解期,患者应避开变应原,加强自身体质锻炼,提高御寒能力。适当的活动量有助于促进健康,患者可通过实践去发现哪些活动适合自己,如散步、慢跑等。目前认为哮喘患者最适宜的运动是游泳。

5.合理饮食

平衡饮食能够预防感染。多吃高蛋白、低脂肪、清淡饮食,多吃新鲜蔬菜水果,多饮水以稀释痰液,减少支气管痉挛,补充由于憋喘出汗过多而失去的水分,严禁食用与发病有关的食物,如牛奶、虾、海产品等。

6.药物维持

遵医嘱按时服药,即使自我感觉良好,也不能私自停药,因为停药或改变药量都可能成为哮喘发作的诱因。

7.严格戒烟

组织患者讨论吸烟与哮喘的关系,解释吸烟的不良影响,帮助其制定戒烟计划。

(五)自我护理

(1)有效排痰:当有上呼吸道感染存在时,应每天在家里做胸部物理疗法,采用体位引流、胸壁叩击的方法,有利于痰液的排出。①体位引流:患者准备软枕及手纸或痰杯放在自己可以取到的地方。选择高矮合适的床,俯卧于床边,使上身成倒立状。将软枕放在胸部垫好,保持这一体位10～20分钟。②胸壁叩击:保持第一步体位,家属手心屈曲成凹状轻拍患者背部,自背下部向上,自背两侧向中间进行,这样轻拍3～5分钟。③咳嗽:患者保持第一步体位,用鼻部用力吸气后屏住气,心中默数1、2、3……8然后张开嘴,做短暂有力的咳嗽2～3次,将胸腔深部的痰咳出,咳嗽后做平静缓慢的呼吸并放松。

(2)有效使用氧气:一般氧浓度为30%～40%。

(3)居住环境宜空气清新、流通。

(4)采取舒适的体位,如半卧位。

(5)保持情绪稳定,可减少哮喘发作次数。

五、上呼吸道感染的预防及自我护理

(一)病因

本病大部分是由病毒引起(主要是鼻病毒、副流感病毒),其次是腺病毒,小部分由细菌引起(主要是溶血性链球菌、肺炎双球菌、葡萄球菌、流感杆菌感染所致)。上述病毒和细菌常寄生在人体鼻咽部，病毒的传染性较强，常通过飞沫传播。当受凉、过劳、或年老体弱、身体或呼吸道局部防御功能减弱时，外来的或原已在呼吸道生存的病毒或细菌迅速繁殖引发本病。

(二)临床表现

(1)症状：起病较急，往往以流清鼻涕、鼻塞、喷嚏、咽干痒开始，可伴全身不适、头痛、疲乏、肌肉酸痛，一般无发热或有微热，经2～3天后鼻涕变稠，呈黏液性，可有咽痛、声嘶、轻度干咳，一般经5～7天即可痊愈。由细菌感染引起者，全身症状较重，咽痛较明显，常无喷嚏和流涕。

(2)体征：鼻咽黏膜充血肿胀，鼻腔有分泌物，咽红、咽后壁淋巴结肿大，有压痛。

(3)血常规：病毒感染者，白细胞计数偏低或正常，继发细菌感染者则白细胞数常增高。

(三)治疗

中医根据分型不同，分为风寒型、风热型感冒，采取不同的方法辨证施治。西医治疗可用氯化铵合剂或复方甘草合剂镇咳，西地碘片或润喉片润喉，有细菌感染者加用抗生素，病毒感染者使用抗病毒制剂。

(四)护理

1.休息

应相对地减少活动，使生理和心理得到松弛并恢复精力，发热时应卧床休息，避免体力消耗过多，减轻头晕、心慌、全身无力等症状，促进康复。

2.补充营养及水分

呼吸道感染时，一般伴有迷走神经兴奋性降低，胃肠活动减弱，消化吸收能力差。同时，分解代谢增加，水分和营养物质大量消耗，致使入量不足，营养缺乏。因此应供给高热能、易消化的流质饮食或半流质饮食。患病时一般食欲较差，因此饮食还应注意清淡、少油腻，多饮水，每天需补充2 000～4 000 mL的水分。

3.保持空气清新，定时开窗通风

空气流通可降低空气中微生物的数量，即减少再次感染新型病毒的机会，同时还应注意保暖，避免受凉。

4.保持口腔清洁，用淡盐水漱口

口腔是病原微生物侵入人体的途径之一。口腔内存有大量细菌，其中不少为致病菌，口腔的温度、湿度和食物残渣很适合微生物生长繁殖。在患病时，机体由于抵抗力低，饮水进食减少，细菌在口腔内迅速繁殖，不仅可致口臭、影响食欲及消化功能，而且可引起口腔局部炎症加重或反复促发呼吸道感染。因此，每天多次用淡盐水漱口不仅可降低口腔内细菌的数量，还可保持口腔清洁，促进食欲，增强舒适感。

5.保证按时服药

中、西药均可直接杀灭细菌、病毒，增强机体吞噬细胞的防病抗病能力，抑制细菌、病毒的繁殖，起到最主要、最直接的作用，因此按时服药对于疾病的康复有着重要的意义。

(五)预防

1.积极锻炼

健康人的鼻咽部经常有一些病毒和细菌存在，在机体受凉、疲劳等因素作用下，因机体抗病能力减弱而致病。所以，平时应加强身体锻炼，注意避免发病诱因，增强自身抗病能力。

2.呼吸道隔离

病毒具有高度的传染性，可以通过飞沫在空气中传播，也可借污染的食具和物品传播。在呼吸道感染流行时，应戴口罩，尽量不去公共场所，并将自用的水杯、毛巾、脸盆、碗筷等与他人分开，切断传染途径，尽量勿与患者及其他人接触。

3.家庭消毒

家居室内可用食醋熏或用艾卷燃熏，每次1小时，隔天1次；有条件的可用消毒液擦拭桌面、窗台、地面，以达到空气消毒的目的。

4.中药预防

在呼吸道感染流行时，可服用清热、解毒、抗病毒的中药制剂以达到平衡体内阴阳，增强机体抵抗力的作用，如野菊花、薄荷、荆芥、板蓝根（大青叶）等。

（张　颂）

第三节　消化内科门诊护理

一、消化性溃疡的检查

（一）胃液分析

胃溃疡患者胃酸分泌正常或稍低，十二指肠溃疡患者则多增高。高峰排量明显减低者，尤其是胃液pH＞7.0应考虑癌变，十二指肠溃疡高峰排量多大于40 mmol/L。

（二）粪便隐血实验

素食3天后，粪便隐血实验阳性者可提示有活动性消化溃疡。治疗后一般1～2周转阴。

（三）X线钡剂检查

患者吞服钡剂后，钡剂充盈在溃疡的隐窝处，X线检查可显示阴影。这是诊断消化性溃疡的直接手段。

（四）纤维内镜检查

具有最直接的优点，通过内镜不仅能明确溃疡是否存在，而且还可以估计溃疡面的大小、周围炎症轻重、溃疡面有无血管显露及准确评价药物治疗效果。

二、常用药物

（一）西咪替丁

(1)作用：抑制胃酸分泌，但不影响胃排空作用。本药对化学刺激引起的腐蚀性胃炎有预防及保护作用，同时对应激性溃疡和上消化道出血都有较好疗效。

(2)不良反应：消化系统反应，如腹胀、腹泻、口干等；心血管系统反应可表现为面色潮红、心率减慢等。对骨髓有一定抑制作用，还有一定的神经毒性，可有头痛、头晕、疲乏及嗜睡等。

(3)注意事项：不可突然停药，疗程结束后仍需要服用维持量3个月或严格遵医嘱服药，因为突然停药会引起酸度回跳性升高；用药期间注意查肝肾功能和血象；不可与抗酸剂（氢氧化铝、乐得胃等）同时服用，应在餐中或餐后立即服用；不宜与地高辛、奎尼丁及含咖啡因的饮料合用。

（二）雷尼替丁

(1)作用：组织胺H_2受体拮抗剂，比西咪替丁作用强5～8倍，作用迅速、长效、不良反应小。

(2)不良反应:静脉输入后可有头晕、恶心、面部烧灼感及胃肠刺激;可有焦虑、健忘等。对肝有一定毒性,孕妇、婴儿及严重肾功能不全者慎用。

(3)注意事项:静脉用药后可出现头晕等不适,约持续10分钟消失。不能与利多卡因合用。

(三)奥美拉唑

(1)作用:可特异性的作用于胃黏膜细胞,抑制胃酸分泌,对 H_2受体拮抗剂效果不好的患者可产生强而持久的抑酸作用,对十二指肠溃疡有很好的治愈作用,并且复发率低,可减弱胃酸对食管黏膜的损伤,可治疗顽固性溃疡。

(2)不良反应:不良反应同雷尼替丁,偶见转氨酶升高、皮疹、嗜睡、失眠等,停药后消失。

(3)注意事项:胶囊应于每天晨起吞服,尽量不要嚼,不可擅自停药。一般十二指肠溃疡服用2～4周为1个疗程,胃溃疡服用4～8周为1个疗程。

三、消化性溃疡的预防及自我护理

消化性溃疡是发生在胃和十二指肠的慢性溃疡,亦可发生于食管下段,胃空肠吻合术后。溃疡的形成与胃酸和胃蛋白酶的消化作用有关,故称消化性溃疡。

(一)病因和发病机制

尚不十分明确,学说甚多,一般认为与多种因素有关。

(1)胃酸和胃蛋白酶:具有强大的消化作用,在本病的发病机制中占有重要位置,尤以胃酸的作用更大。

(2)胃黏膜屏障学说:在正常情况下,胃黏膜不受胃内容物的损伤,或在损伤后可迅速地修复。当胃黏膜屏障遭受破坏时,胃液中的氢离子可回流入黏膜层,引起组胺释放,使胃蛋白酶增加而造成胃黏膜腐烂,长期可形成溃疡。

(3)胃泌素在胃窦部潴留。

(4)神经系统和内分泌功能紊乱。

(5)其他因素:物理性及化学性刺激;各种药物可通过各种机制引起消化性溃疡;O型血人群的十二指肠溃疡发病率高于其他血型者;消化性溃疡常与肝硬化、肺气肿、类风湿关节炎、慢性胰腺炎、高钙血症等并存。

(二)临床表现

(1)疼痛:溃疡病患者的临床表现主要是上腹部疼痛,这种疼痛与饮食有较明显的关系。胃溃疡的疼痛多于饭后0.5～2小时,至下餐前消失。十二指肠溃疡的疼痛多出现于午夜或饥饿之时,进食后疼痛可减轻或缓解。疼痛可因饮食不当、情绪波动、气候突变等因素而加重。常服抑酸剂、休息、热敷疼痛部位可使疼痛减轻,穿透性溃疡可放射至胸部和背后。少数溃疡病患者可无疼痛或仅有轻微不适。

(2)其他胃肠症状:反酸、嗳气、恶心、呕吐等,可单独出现或伴有疼痛同时出现。

(3)全身性症状:患者可有失眠等神经症的表现,并伴有自主神经功能不平衡的症状,如脉缓、多汗等。

(三)并发症

(1)上消化道出血:是本病常见并发症之一。一部分患者以大量出血为本病的初发症状,临床表现为呕血和黑便,原来的溃疡病症状在出血前可加重,出血后可减轻。

(2)穿孔:急性穿孔是消化性溃疡最严重的并发症。当溃疡深达浆膜层时,可发生急性穿孔。胃及十二指肠内容物溢入腹腔,导致急性弥漫性腹膜炎。临床表现为突然发生上腹剧疼,继而出现腹膜炎的症状和体征,部分患者呈现休克状态。

(3)幽门梗阻:是十二指肠球部溃疡常见的并发症,其原因是溃疡活动期周围组织炎性水肿引起痉挛,妨碍幽门通畅,造成暂时性的幽门梗阻。随着炎症的好转,症状即消失。在溃疡愈合时,有少数患者可因瘢痕形成与周围组织粘连而引起持久性的器质性幽门狭窄,临床体征常见上腹部胃蠕动波、振水音,往往有大量呕吐、含酸性发酵宿食,呕吐后上述症状可缓解。

(4)癌变:少数溃疡可发生癌变。

(四)治疗与护理

(1)生活起居的规律性和饮食的合理性:①精神因素对本病的发生发展有重要影响,过分的紧张、情绪的改变或疲劳过度,均会扰乱生活规律,诱发溃疡的发生或加重。②养成定时进食的良好习惯,忌暴饮暴食,限制酸、辣、生、冷、油炸、浓茶、咖啡等刺激性食物。急性期可服流食,逐步过渡到少渣半流饮食及少渣软饭。适当限制粗纤维,需注意少食多餐。急性期不宜用的食物有粗粮、杂豆、坚果、粗纤维、蔬菜水果及刺激性食物。稳定期选用营养充足的平衡饮食,注意饮食的多样化,按时进餐,细嚼慢咽,不要过饥过饱。

(2)应用制酸、解痉和保护黏膜、促进溃疡愈合的药物:①降低胃内酸度即抑酸治疗。目前常用的抑酸剂有 H_2 受体拮抗剂和质子泵抑制剂。前者常用的是西咪替丁,后者为奥美拉唑,其他常用的药物还有雷尼替丁、法莫替丁等。②增加胃黏膜抵抗力。常用的药物有硫糖铝、铋剂。③抗生素类药物。应用抗生素的目的是为了杀灭幽门螺杆菌。单独应用一种药物疗效较差,常用的有阿莫西林、甲硝唑、铋剂等三联治疗。与抗酸药同时应用疗效较好,复发率低,有效率可达80%～90%。

(3)注意观察患者的病情变化:如腹痛、出血征兆及程度。

(五)预防

(1)保持心情愉快:持续或过度精神紧张、情绪波动,可使大脑皮质功能紊乱,自主神经兴奋性增加,最后导致胃酸分泌增多。减少和防止精神紧张、忧虑、情绪波动、过度劳累等,保持乐观情绪,心情愉快地工作与生活,以使大脑皮质功能稳定。

(2)注意休息:不要过度疲劳,生活规律化。有规律地生活,注意劳逸结合,病情轻者可边工作边治疗,较重的活动性溃疡患者应卧床休息,一般应休息 4～6 周(溃疡愈合一般需 4～6 周)。

(3)每天保证充足的睡眠及休息,防止复发。可适当给予镇静药或采用气功疗法。

(4)饮食合理,注意饮食方式,要定时定量,细嚼慢咽,避免急食,忌生、冷、热、粗糙、油炸及其他刺激性食物和饮料,以清淡饮食为主。溃疡病活动期宜少量多餐(每天 5～6 次),症状控制后改为每天 3 次。

(5)戒除烟酒。吸烟可引起血管收缩,抑制胰液、胆汁分泌,使十二指肠中和胃酸的能力减弱;乙醇能使胃黏膜屏障受损加重,延迟愈合。

(6)遵医嘱服药。

(7)注意观察溃疡病复发症状:疼痛、吐酸水、恶心、呕吐、便血或体重减轻等。

(张　颂)

第四节　内分泌科门诊护理

一、内分泌科常用检查方法

（一）口服葡萄糖耐量试验（OGTT）

1.目的

通过增加机体的葡萄糖负荷，观察血糖上升、恢复的速度和水平，以了解机体对葡萄糖的利用情况，推测胰岛 B 细胞的储备功能，从而协助诊断早期糖尿病及某些与糖代谢有关的疾病。

2.方法

实验前一天晚餐后禁食，直至实验完毕。医务人员将口服葡萄糖 75 g 溶解于 300 mL 水中，要求患者在 5 分钟内喝完，分别在空腹、口服葡萄糖 0.5 小时、1 小时、2 小时、3 小时抽取静脉血测血糖。

3.注意事项

近期体重明显减轻或严格控制热量者，需在试验前每天进食糖类 300 g 连续 7 天才可试验。因为各种疾病均可使糖耐量减低，患感冒、肺炎者需病愈 2 周后才可试验；实验前 3 天停止使用口服避孕药、氢氯噻嗪、降糖药等；实验前最少 8 小时内及试验中不可饮咖啡、吸烟及剧烈活动；若有午饭前或晚饭前低血糖反应的病史，则延长试验时间，于口服糖后 4 小时、5 小时各取 1 次静脉血测定血糖。

（二）甲状腺摄 ^{131}I 试验

1.目的

给受检者一定的放射性 ^{131}I，通过测定甲状腺吸碘率的高低，来判断甲状腺的功能状态，以协助诊断。

2.方法

试验前应禁食含碘丰富的食品 2～4 周，试验前 10 小时开始禁食。试验当天去同位素室首先口服 ^{131}I 碘剂，分别在服后 3 小时及 24 小时，用 γ 射线盖革计数管在甲状腺部位测定其放射性。

3.注意事项

妊娠期、哺乳期妇女应避免做此项检查。若服用甲状腺制剂，抗甲状腺药物应停药 2 周以上；若食用含碘较多的中药，则应停药 1 个月以上才可做此项检查。

二、内分泌科常用药物

（一）口服降糖药磺脲类

包括甲苯磺丁脲、格列本脲（优降糖）、格列奇特（达美康）等，临床上主要用于治疗非胰岛素依赖型糖尿病。

（1）药理作用：刺激胰岛素分泌和增强胰岛素的作用。

（2）不良反应：低血糖、胃肠道反应（食欲减退、恶心、呕吐），皮肤反应（瘙痒、红斑、荨麻疹等），血液系统反应（白细胞、血小板减少，粒细胞缺乏、溶血性贫血等）。

（3）服药方法：严格遵医嘱。

（4）注意事项：服药期间，一旦发生心慌、手抖、饥饿、头晕等低血糖症状时，应吃含糖的食品或喝糖水。

（二）硫脲类抗甲状腺药物

包括甲硫氧嘧啶、甲巯咪唑（他巴唑）、卡比马唑（甲亢平）等，临床上主要用于治疗甲状腺功能亢进。

（1）药理作用：通过抑制甲状腺组织合成甲状腺激素，以及外周丙硫氧嘧啶抑制 T_4 转变为 T_3 来达到治疗甲状腺功能亢进的目的。

（2）不良反应：出现过敏性药物皮疹及药物性粒细胞缺乏症，白细胞减少症状以及关节疼痛，肌肉疼痛等。

（3）服药方法：严格遵医嘱。

（4）注意事项：服药期间，避免服其他类药物，一旦发生怕冷、乏力、黏液性水肿、动作迟缓、嗜睡等甲状腺功能减退症状需及时通知医师。食物和饮料不会影响抗甲状腺药物的疗效。

三、糖尿病的治疗及自我护理

糖尿病是一组病因和发病机制尚未完全清楚的内分泌代谢性疾病，它是由于胰岛 B 细胞分泌胰岛素的功能异常，导致胰岛素分泌绝对或相对不足以及靶细胞对胰岛素的敏感性降低，引起糖、蛋白质和脂肪代谢紊乱，进而出现血中葡萄糖升高及尿糖阳性。本病典型症状是“三多一少”，即多饮、多尿、多食及体重减轻，此外还有糖尿病并发症的症状。有些患者平时并无任何症状，只在体检时被发现。

（一）病因及发病机制

糖尿病的病因和发病机制尚未完全明确，可能为多因素所致。目前已确认遗传因素在本病发生上具有决定性作用，下面列举可能的诱发因素。

（1）感染：1 型糖尿病与病毒感染有关，柯萨奇病毒、流行性腮腺炎病毒等感染可引起胰岛组织损害而发病。

（2）肥胖：肥胖是 2 型糖尿病最主要的诱发因素之一。肥胖者的外周组织靶细胞的胰岛素受体数量减少，对胰岛素的亲和力减低或存在受体缺陷，故对胰岛素不敏感，导致糖尿病。

（3）创伤、手术、精神刺激、多次妊娠等，可诱发或加重糖尿病。

（4）药物可诱发或加重糖尿病，如肾上腺糖皮质激素、雌激素等。

（二）临床表现

（1）多尿：由于血糖浓度高，大量葡萄糖从肾脏排出，由于渗透压增高，阻碍水分子在肾小管的重吸收，大量水分子伴随糖排出，形成多尿。

（2）烦渴多饮：由于多尿失去大量水分而烦渴多饮。

（3）易饥多食：葡萄糖是体内能量及热量的主要来源，由于胰岛素不足，使葡萄糖不能利用而随尿液丢失，机体常处于半饥饿状态。为补充失去的糖分，多数患者有饥饿感，从而导致食欲亢进，易饥多食。

（4）消瘦乏力：由于机体不能充分利用葡萄糖，故需要蛋白质和脂肪来补充能量与热量，使体内蛋白质和脂肪消耗增多，加之水分的丢失，因此，患者体重减轻而导致消瘦乏力。

(5)其他患者常有皮肤疖肿及皮肤瘙痒，由于尿糖浓度较高和尿糖的局部刺激，外阴部瘙痒较常见。

(三)诊断标准

(1)可诊断糖尿病的血糖数值：①空腹血糖＞7 mmol/L。②餐后 2 小时血糖＞11.1 mmol/L。

(2)葡萄糖耐量异常：①空腹血糖≥6.9 mmol/L。②0.5 小时血糖≥10.6 mmol/L。③1 小时血糖≥10 mmol/L。④2 小时血糖≥7.8 mmol/L。⑤3 小时血糖≥6.9 mmol/L。0.5 小时及 1 小时数值仅取 1 点计算，有 3 点达到或超过上述数值者，可确诊为糖尿病。年纪超过 50 岁者，每增加 10 岁将 0.5 小时数值增加 0.6 mmol/L。

(四)并发症

1.酮症酸中毒及昏迷

糖尿病加重时，脂肪分解加速，大量脂肪酸在肝脏经 β 氧化产生酮体(包括乙酰乙酸、β-羟丁酸和丙酮)，血酮升高时称酮血症，尿酮排出增多时称酮尿，临床上统称酮症。乙酰乙酸和 β-羟丁酸的酸性较强，故易产生酸中毒，即糖尿病酮症酸中毒，病情进展还可出现糖尿病昏迷。

(1)诱因：一是感染，急性感染或慢性感染急性发作，以呼吸道、泌尿道和胃肠道感染最常见；二是胰岛素治疗突然中断或减量过多；三是饮食失调，过多摄入高糖和高脂肪的食物或过度限制糖类，如每天进食量＜100 g；四是应激，外伤、手术麻醉、精神创伤、妊娠分娩等。

(2)症状和体征。①糖尿病症状加重：如显著软弱无力、极度口渴、尿量增多、多食并不明显；常食欲缺乏、恶心、呕吐，以致不能进水和食物，表明病情恶化，有严重酸中毒。②呼吸：酮症时呼吸可无改变，当 pH＜7.2 或血浆二氧化碳结合力＜15 mmol/L 时，呼吸深大而快，称为酮中毒呼吸，患者呼吸有烂苹果味。③脱水和休克：失水加重致脱水表现，如尿量减少、皮肤干燥无弹性、眼球下陷，严重者出现休克，表现为心率增快、脉细速、血压下降、四肢厥冷等。④神志改变：早期仅有头晕、头痛、精神萎靡继而嗜睡、烦躁不安，病情恶化时反应迟钝，最后陷入昏迷。⑤腹痛：少数病例可有腹痛，常为广泛性，有时较剧烈易被误认为急腹症。

2.糖尿病慢性并发症

(1)心血管病变：糖尿病对心脏的影响包括大血管病变、微血管病变及自主神经病变。

(2)糖尿病肾脏病变：包括肾小球硬化症、肾小动脉硬化症及慢性肾盂肾炎。典型临床表现是蛋白尿、水肿和高血压，最初蛋白尿为间歇性，以后渐呈持续性，晚期为氮质血症，最终出现肾衰竭。

(3)神经病变：可累及神经系统任何一部分，以对称性、反复性、周围性神经病变最为常见。

(4)眼病变：以眼底视网膜病变、动脉硬化及白内障多见。

(5)感染：糖尿病患者易感染，疖、痈等皮肤化脓性感染较常见，有时可引起败血症和脓毒血症。

(五)治疗与自我护理

1.一般治疗与自我护理

患者的长期配合是取得良好治疗效果的基础，故应对患者及其家属进行糖尿病基本知识的教育，使之学会做尿糖测定，掌握饮食治疗的具体措施、使用降糖药的注意事项、学会胰岛素注射技术等，从而在医务人员指导下长期坚持合理治疗。糖尿病患者应保持规律的生活，积极参加力所能及的体力劳动，每天体力活动要保持恒定，不宜过度疲劳，避免精神紧张及精神刺激，保持皮肤清洁，预防各种感染。

2.饮食治疗与自我护理

(1)根据患者的年龄、性别、劳动强度、体重、有无并发症等多方面因素，计算每天所需总热量。总热量＝每天每千克体重所需热量×标准体重。不同状态下每天每千克体重所需热量如下。休息状态：83.68～104.60 kJ(20～25 kcal)；轻体力劳动：104.60～125.52 kJ(25～30 kcal)；中等体力劳动：125.52～146.44 kJ(30～35 kcal)。标准体重：男性为(身高－100)×0.9；女性为(身高－100)×0.85。

(2)根据每天所需总热量计算各种营养物质的摄入量，糖类占 55%～60%，蛋白质占 15%～20%，脂肪占 20%～25%。1 g 糖类可产热 17.15 kJ(4.1 kcal)，1 g 蛋白质可产热 17.15 kJ(4 kcal)，1 g 脂肪可产热 37.66 kJ(9 kcal)。③根据每天糖类需要量安排三餐主食量，可各 1/3 或为 1/5、2/5、2/5。

3.药物治疗与护理

(1)口服降糖药治疗。磺脲类：常用的有格列吡嗪、格列喹酮、格列奇特；双胍类：常用的有苯乙双胍、二甲双胍；α 糖酶抑制药：阿卡波糖。

(2)胰岛素治疗：糖尿病患者因胰岛素绝对或相对不足而致血糖升高，部分患者需注射胰岛素控制血糖。注射胰岛素时应注意以下事项：①胰岛素最好保存在 2～8 ℃的冰箱中，因温度过高会影响效价，温度过低会使胰岛素变性；②注射前 15 分钟将胰岛素从冰箱中取出，室温放置 15 分钟后再注射，注意检查有效期；③注射剂量要准确，如两种胰岛素合用时，先抽吸普通胰岛素，再抽吸混匀的含锌胰岛素，充分混匀后再注射；④注射部位用乙醇消毒，因碘酒会致蛋白变性；⑤长期注射胰岛素者，注意定期更换注射部位，防止发生硬结。

4.运动疗法

糖尿病患者开始体育锻炼时，应先从短时间的轻微活动开始，随着体质增强逐渐增加活动量，延长活动时间，每天锻炼 1～3 次，每次以 15～30 分钟为佳，不要过度劳累，可采取散步、做广播体操、打太极拳等方式。运动时间宜在早、午饭后 1 小时左右开始，锻炼要持之以恒。随身携带糖果，若感觉低血糖时及时进食。不可单独进行活动，尤其是爬山、远行等，运动鞋袜要舒适，防止足部受伤。

5.病情监测

最好每天监测 1 次尿糖，每周至少查 1 次血糖，还要定期检查肝功能、肾功能、血脂、糖化血红蛋白、尿蛋白和尿酮体等，定期检查眼底以监测病情变化。只要空腹血糖维持在 8.3 mmol/L(150 mg/dL)，饭后 2 小时血糖在 10 mmol/L(180 mg/dL)以下，而又没有低血糖发生，血压也基本正常，就能保证不发生并发症。

四、甲状腺功能亢进的预防及自我护理

甲状腺功能亢进(简称甲亢)是由多种原因导致甲状腺功能增高、分泌甲状腺素过多的一组常见内分泌疾病，临床表现为高代谢症候群、神经兴奋性增高、不同程度的甲状腺肿大及突眼等，多见于 20～40 岁人群，女性多于男性，男女比例为 1∶(4～6)。

(一)常见分类

(1)甲状腺性甲亢(甲状腺自身功能亢进)：毒性弥漫性甲状腺肿，毒性结节性甲状腺肿，毒性甲状腺腺瘤，新生儿甲亢，碘甲亢，甲状腺癌伴甲亢。

(2)垂体性甲亢：垂体促甲状腺激素腺瘤。

(3)异位促甲状腺激素综合征。

(4)卵巢性甲状腺肿。

(5)仅有甲亢表现而甲状腺功能不高。

(二)临床表现

1.典型症状

(1)神经系统:易激动,两手平举向前伸出时有细微震颤,失眠,紧张,有时多言、易动、躁狂,亦可寡言、抑郁。

(2)高代谢综合征:怕热多汗、心动过速、心悸、胃纳明显亢进,但体重下降,疲乏无力。

(3)甲状腺肿:甲状腺弥漫对称性肿大伴血管杂音和震颤为本病特征。

(4)肌肉骨骼系统:多数患者肌无力及肌肉萎缩。影响骨骼脱钙而致骨质疏松、尿钙增多,血钙一般正常,还可发生指(趾)端粗厚,又称肢端病。

(5)生殖系统:女性常有月经减少或闭经,男性阳痿,偶有男子乳腺发育,催乳素及雌激素水平增高。

(6)造血系统:血中淋巴细胞多于单核细胞,但白细胞总数低,血容量大,可致轻度贫血。

(7)眼征:眼球突出,突眼度一般都超过 18 mm(正常不超过 16 mm),突眼严重者眼睑多有水肿或不闭合,结膜及角膜外露,易引起充血、水肿,可形成角膜溃疡或全眼球炎以致失明。

2.特殊表现

(1)甲亢危象:高热(39 ℃以上),脉率快(每分钟 140～200 次),常伴心房颤动或心房扑动,神志焦虑、烦躁不安,厌食、恶心呕吐、腹泻,大量失水以致虚脱、休克,继而嗜睡、谵妄,终至昏迷,可伴心力衰竭或肺水肿。

(2)甲亢性心脏病:占 10%～20%,男性结节性甲状腺肿伴甲亢严重者可有心脏增大,心律失常或心力衰竭,甲亢控制后可恢复正常。

(3)淡漠型甲亢:多见于老年,起病隐匿,症状不典型,表现为神志淡漠、乏力、嗜睡、反应迟钝、明显消瘦,有时腹泻、厌食,老年者可合并心绞痛、心肌梗死,易与冠心病混淆。未及时诊断、治疗易发生危象。

(4)胫前黏液性水肿:多见于胫骨前 1/3 部位,也可见于足背、踝关节,偶见于面部。皮损大多为对称性,有广泛大小不等的棕红色或红褐色或暗红色突起不平的斑块状结节,边界清楚,直径为 5～30 mm,连成片时可达数厘米,可有感觉过敏、减退或伴有痒感,后期皮肤如桂皮或树皮样,有的还呈象皮腿样。

(5)甲状腺功能正常的 Graves 眼病:少见,约占 5%,只以单侧或双侧突眼为主,无甲亢的临床表现也不伴胫前黏液性水肿,可在突眼发生数月或数年后出现甲亢表现。

3.实验室检查

(1)T_3、T_4 明显增高,正常值分别为 0.78～2.2 μg/L 和 42～135 μg/L。

(2)甲状腺刺激性抗体测定:Graves 患者血中 TsAb 阳性检出率可达 80%～95%,对本病不但有早期诊断意义,而且对判断病情活动、是否复发也有价值,还可作为治疗停药的重要指标。

(3)甲状腺摄^{131}I:如摄碘率增高,3 小时>25%或 24 小时>45%,峰值前移符合本病。

(三)治疗

1.一般治疗

消除精神紧张等对本病不利的因素,初期予以适当休息和支持疗法,补充足够热量和营养物质以供消耗。

2.抗甲亢药物治疗

抗甲亢药物有丙硫氧嘧啶、甲巯咪唑、卡比马唑等。①抗甲状腺药物的适应证：症状较轻，甲状腺轻至中度肿大病；20 岁以下青少年及儿童、老年患者；妊娠妇女；甲状腺次全切除术后复发、又不适于放射性^{131}I 治疗者；手术治疗前准备；辅助放射性^{131}I 治疗。②用药分为三个阶段。初始阶段：需 1～3 个月，服药剂量较大，丙硫氧嘧啶 300～400 mg 或甲巯咪唑 30～40 mg/d；减药阶段：当症状显著减轻，体重增加，心率 80～90 次/分，T_3、T_4 接近正常，可根据病情每 2～3 周递减药量 1 次，同时注意临床表现，递减剂量不宜过快，一般 2～3 个月为宜；维持阶段：每天 5～10 mg，停药前可减至 2.5～5 mg，为期 1～1.5 年，不稳定而又不愿采用其他方案者，维持阶段可延长为 2～3 年。

3.辅助药物治疗

(1)普萘洛尔：10～20 mg，每天 3 次，可改善心悸、心动过速、精神紧张、震颤等，可阻止 T_4 转化为 T_3。普萘洛尔还可适用于甲亢危象和紧急甲状腺手术或放射性碘治疗前的快速准备，对急性甲亢性肌病也有一定效果，但在有支气管哮喘、房室传导阻滞、心力衰竭患者和分娩时禁用，对胰岛素依赖型糖尿病也应慎用。

(2)甲状腺干制剂片或甲状腺素：以稳定“下丘脑-垂体-甲状腺”轴的关系，避免甲状腺和突眼加重，还可降低甲状腺自身抗体和减少甲亢复发率。

(3)碘化物：对甲状腺激素合成可有抑制作用，目前主用于抢救甲亢危象或甲亢手术治疗前的准备，也用于放射性^{131}I 治疗以减少不良反应。

4.放射性治疗

其效果如同外科手术，但要考虑适应证和禁忌证，特别是远期效应问题。

(1)适应证：年龄在 25 岁以上，对抗甲状腺药物过敏而不可持续用药者，或长期治疗无效或停药后复发者，甲状腺次全切除术后复发者，合并有心脏病、糖尿病、严重肝肾疾病以及有手术切除禁忌证者，甲亢伴有突眼者，甲状腺内^{131}I 转换的有效半衰期不少于 3 天者。

(2)放射性^{131}I 治疗不适用于下列情况：妊娠或哺乳妇女；年龄$<$25 岁者(首选抗甲状腺药物治疗)；有严重或活动性肝、肾疾病者；周围血液白细胞总数少于 3×10^9/L；严重甲亢患者，结节性甲状腺肿伴功能亢进，结节扫描显示“冷区”者。

(3)远期并发症：甲状腺功能减退、致癌问题、遗传效应、突眼加重。

(四)预防及自我护理

(1)减轻精神紧张，给予有利的精神支持，避免盛怒、急躁、悲哀等不良情绪刺激。

(2)初期要适当地休息，避免从事消耗大、紧张的工作，心悸、心动过速时应多卧床休息，减轻症状。

(3)指导患者掌握合理的饮食，多食高蛋白、高脂肪、高维生素饮食，以保证摄入足够的热量，保证基础代谢，但应减少食物中纤维素的含量，避免生、冷、硬食物，以防增加腹泻机会。

(4)药物治疗时，需注意下列事项：①要指导患者规律服药，避免间断服药。勿用碘剂，少吃或不吃海鲜产品，因为碘对甲状腺激素的合成与释放的抑制是暂时的，如长期食用高碘食物，则甲状腺激素对碘的抑制作用可产生适应性，使甲状腺激素的合成从碘的抑制下逸脱，逸脱后的甲状腺激素的合成重新增加，可引起甲亢的复发。②减药阶段：定时观察临床表现，不少于每天 4 次(基础心率、体重、白细胞、T_3、T_4)，遵医嘱逐渐减药量，尽量保持甲状腺功能正常和稳定性，逐渐过渡到维持阶段。③药物反应：白细胞减少，最常见于甲硫氧嘧啶，丙硫氧嘧啶最少见；开始服药2～3个月内最常见。治疗初期应每1～2周检查1次白细胞总数和分类，减药和维持阶段可每2～4周测1次，白细胞低于$4\times10^9/L$应注意观察，个别患者可出现药疹及血清谷丙转氨酶升高，可用抗组胺药物及护肝药物。

（5）预防甲亢危象，避免精神刺激，预防和尽快控制感染，不随意停药，手术或放射性治疗前要做好准备工作。

（6）内分泌浸润性突眼症的自我护理：注意眼睛休息，戴黑色或茶色墨镜，避免强光及各种外来刺激。睡眠时应用抗菌药膏并戴眼罩，以免角膜暴露部分受刺激而发生炎症。用单侧眼罩减轻复视，高枕卧位，控制食盐摄入，抗菌眼药和可的松眼药交替使用。

（7）甲亢患者出现突眼、甲状腺肿大而致颈部增粗，初期对自我形象的变化难以适应，要鼓励患者进行修饰，听慢节奏、轻松愉快的音乐，保持平和心境，穿衣时避免领口过紧，以免使甲状腺分泌过快，加重症状。

（8）患者代谢快、出汗多，应注意添加合适的衣服，预防感冒，避免加重病情，及时更换衣服，保持皮肤清洁。

（9）甲亢患者失眠、紧张，可遵医嘱口服安眠药，提供安静的休息环境。保证睡眠，有利于疾病的好转。

（张　颂）

第五节　眼科门诊护理

一、眼科患者的护理评估

眼科患者的护理评估是有计划、系统地收集资料，并对资料的价值进行判断，以了解患者健康状况的过程，是确定护理问题和制订护理计划的依据，并为护理科研积累资料。在评估时，护士不但要了解患者的身体状况，还要关心患者的心理、社会、文化、经济等状况，不但要评估眼部状况，还要了解全身状况，才能作出全面的评估。

（一）健康史

1.既往病史

许多全身性疾病都可能在眼部表现出症状和体征，因此要认真询问患者的既往病史。高血压可引起高血压性视网膜病变；糖尿病可引起糖尿病性白内障、糖尿病性视网膜病变等；颅内占位性病变可引起视盘水肿和视神经萎缩；甲状腺功能亢进可引起眼球向前突出；重症肌无力可引起上睑下垂、复视、眼外肌运动障碍等症状。另外某些眼部疾病可引起或加重另一种相关性眼病，如虹膜睫状体炎可继发青光眼，也可引起并发性白内障和眼球萎缩；高度近视眼可并发视网膜脱离；眼球穿通伤或内眼手术后，健眼有发生交感性眼炎的可能。

2.药物史

许多药物可引起眼部疾病，如长期应用糖皮质激素可引起慢性开角型青光眼和白内障，诱发或加重单纯疱疹病毒性角膜炎；长期服用氯丙嗪可发生晶状体和角膜的改变；少数患者服用洋地黄后可引起视物模糊及视物变色。

3.家族遗传史

与遗传有关的眼病在临床上也较常见，如先天性色觉异常是一种性连锁隐性遗传病；视网膜色素变性是较常见的遗传性致盲眼病之一。

4.职业与工作环境

了解患者的工作环境对诊断某些眼病有重要帮助。接触紫外线可发生电光性眼炎；长期接触三硝基甲苯、X 线、γ 射线等可导致白内障。

5.诱因

许多因素可引起眼病的发作，如情绪激动、过度疲劳、暗室停留时间过长、局部或全身应用抗胆碱药物等可诱发急性闭角型青光眼的发作；剧烈咳嗽、便秘可诱发球结膜下出血。

(二)身体状况

1.常见症状

(1)视力障碍：是眼科患者最敏感和最重视的症状，包括视力下降、视物模糊、眼前黑影飘动、视物变形、视野缩小、复视等。可见于眼部多种疾病如视网膜脱离、白内障、青光眼、视神经炎、视网膜中央动脉或静脉阻塞、玻璃体积血、眼外伤、角膜炎、虹膜睫状体炎等。视力障碍易引起患者恐惧、紧张等心理问题；视力下降到一定程度会严重影响患者的自理能力，从而影响患者的自尊和价值感，易引起悲观、抑郁等严重心理问题。

(2)眼部感觉异常：包括眼干、眼痒、眼痛、异物感、畏光流泪等。多见于急性结膜炎或角膜炎，结膜、角膜异物，青光眼，急性虹膜睫状体炎等。

(3)眼外观异常：包括眼红、眼部分泌物增多，眼睑肿胀、水肿、肿块、突眼、瞳孔发白或发黄等。可见于各种炎症或变态反应、先天性白内障、视网膜母细胞瘤等，也可为全身性疾病的眼部表现。

2.常见体征

(1)眼部充血：可分为结膜充血、睫状体充血和混合充血三种类型(表 8-1)。

表 8-1　结膜充血与睫状体充血的鉴别

项目	结膜充血	睫状体充血
血管来源	结膜后动静脉	睫状前动静脉
位置	浅	深
充血部位	近穹隆部充血显著	近角膜缘充血显著
颜色	鲜红色	紫红色
形态	血管呈网状，树枝状	血管呈放射状或轮廓不清
移动性	推动球结膜时，血管随之移动	血管不移动
充血原因	结膜疾病	角膜炎、虹膜睫状体炎及青光眼

(2)视力下降：一般指中心视力而言。借助视力表可检查患者的视力情况，正常视力一般在 1.0 以上。一过性视力下降视力可在 1 小时内(通常不超过 24 小时)恢复正常。常见原因有视盘水肿、直立性低血压、视网膜中央动脉痉挛等。视力突然下降，不伴有眼痛见于视网膜动脉或静脉阻塞、缺血性视神经病变、玻璃体积血、视网膜脱离等疾病。视力突然下降伴有眼痛见于急性闭角型青光眼、虹膜睫状体炎、角膜炎等；视力逐渐下降不伴有眼痛见于白内障、屈光不正、原发

性开角型青光眼等；视力下降而眼底正常见于球后视神经炎、弱视等疾病。

(3)眼压升高：可通过指压或眼压计测量来确定，眼压升高常见于青光眼患者。

(4)眼球突出：是指眼球突出度超出正常范围，可用眼球突出计测量。可因眶内肿瘤、鼻窦炎症或肿瘤、眶内血管异常、甲状腺功能亢进等因素引起。

(5)其他常见的体征还包括角膜上皮脱落、角膜浑浊、前房变浅、晶状体浑浊、玻璃体积血、视网膜脱离、杯/盘比异常等。

(三)辅助检查

视功能检查包括视力、对比敏感度、暗适应、色觉、立体视觉、视野和视觉电生理检查等。影像学检查包括眼超声检查、CT 检查、磁共振检查和眼科计算机图像分析等。辅助检查可进一步明确患者的疾病和阳性体征。

(四)心理-社会状况

视觉的敏锐与否对工作、学习和生活有很大的影响，因此眼病患者的恐惧、焦虑、紧张等心理问题较明显，相同疾病的不同患者，以及同一患者在疾病的不同发展阶段心理问题都会有所不同，因此护士应及时、准确评估患者的心理状态，给予相应的护理。

二、眼科常见的护理诊断

护理诊断是关于个人、家庭或社区对现存的或潜在的健康问题或生命过程所产生的反应的一种临床判断，护理诊断提供了选择护理干预的基础，以达到护士职责范围的预期结果。眼科患者常见的护理诊断有以下几点。

(1)感知：紊乱视力障碍与眼部病变有关。

(2)焦虑：与视功能障碍及担心预后不良等因素有关。

(3)自理缺陷：与视功能障碍或术后双眼遮盖等因素有关。

(4)有受伤的危险：与视功能障碍有关。

(5)知识缺乏：缺乏眼病的相关知识。

(6)急性疼痛：与眼压升高、急性炎症反应等因素有关。

(7)慢性疼痛：与眼压升高、炎症反应或缝线刺激等因素有关。

(8)组织完整性受损：由眼外伤所致。

(9)有感染的危险：与机体抵抗力低下或局部创口预防感染措施不当等因素有关。

(10)便秘：与长期卧床、活动减少、精神紧张或生活习惯改变等因素有关。

三、眼科手术的常规护理

(一)眼部手术前常规护理

(1)根据病情及拟行的手术向患者或家属讲明手术前后应注意的问题，积极做好患者的心理护理，使患者消除恐惧，密切合作。

(2)了解患者的全身情况，高血压、糖尿病患者应采取必要的治疗及护理措施；如有发热、咳嗽、月经来潮、颜面部疖肿及全身感染等情况要及时通知医师，以便进行必要的治疗和考虑延期手术。

(3)术前 3 天开始滴抗生素眼药水，以清洁结膜囊。角膜、巩膜、虹膜、晶状体、玻璃体和视网膜等内眼手术需在术前日(急症手术例外)剪去术眼睫毛，并用生理盐水冲洗结膜囊。

(4)训练患者能按要求向各方向转动眼球,以利于术中或术后观察和治疗。指导患者如何抑制咳嗽和打喷嚏,即用舌尖顶压上腭或用手指压人中穴,以免术中及术后因突然震动,引起前房出血或切口裂开。

(5)给予易消化的饮食,保持大便通畅,防止术后并发症。术前一餐,不要过饱,以免术中呕吐。全麻患者术前 6 小时禁食禁水。

(6)协助患者做好个人清洁卫生,如洗头、洗澡、换好干净内衣、内裤,长发要梳成辫子。取下角膜接触镜和所有首饰。

(7)术晨测量生命体征,按医嘱用术前药。

(8)去手术室前嘱患者排空大、小便。

(9)患者去手术室后,护士整理床铺,准备好术后护理用品,等待患者回病房。

(二)眼部手术后常规护理

(1)嘱患者安静卧床休息,头部放松,全麻患者未醒期间去枕平卧,头偏向一侧,防止呕吐物误吸入气管引起窒息。

(2)术眼加盖保护眼罩,防止碰撞。注意观察局部伤口的渗血情况,眼垫、绷带有无松脱。嘱患者在术后 2 周内不要做摇头、挤眼等动作。

(3)遵医嘱局部或全身用药。术后数小时内患者如有疼痛、呕吐等,可按医嘱给予镇痛、止吐药。

(4)为避免感染,术后换药时所用的抗生素眼药水、散瞳剂等应为新开封的。敷料每天更换,注意观察敷料有无松脱、移位及渗血,绷带的松紧情况;眼部包扎期间,嘱患者勿随意解开眼带,以免感染。

(5)继续给予易消化饮食,多进食蔬菜和水果,保持大便通畅,有便秘者常规给缓泻剂。

(6)门诊手术患者和住院患者出院前嘱其按医嘱用药、换药和复查。

四、眼科常用护理技术操作

(一)滴眼药法

1.目的

用于预防、治疗眼部疾病、散瞳、缩瞳及表面麻醉等。

2.用物准备

治疗盘内放置滴眼液、消毒棉签。

3.操作步骤

操作前洗手,并核对患者的姓名、性别、药物的名称、浓度,水制剂应观察有无变色和沉淀。患者取坐位或仰卧位,头稍向后仰并向患侧倾斜,用棉签擦去患眼分泌物,用左手示指或棉签拉开患者下睑,右手持滴管或眼药水瓶将药液滴入下穹隆的结膜囊内。用手指将上睑轻轻提起,使药液在结膜囊内弥散。用棉签擦去流出的药液,嘱患者闭眼 1～2 分钟。

4.注意事项

滴药时,滴管口或瓶口距离眼部 2～3 cm,勿触及睑缘、睫毛和手指,以免污染;滴药时勿压迫眼球,尤其是有角膜溃疡和角膜有伤口的患者;滴入阿托品类药品时,应压迫泪囊部 2～3 分钟,以免鼻腔黏膜吸收引起中毒。特别注意散瞳剂与缩瞳剂、腐蚀性药物,切忌滴错,以免造成严重后果。同时滴数种药液时,先滴刺激性弱的药物,再滴刺激性强的药物。眼药水与眼药膏同时用时先滴眼药水后涂眼膏。重复滴药的最短间隔时间应为 5 分钟。

(二)涂眼药膏法

1.目的

用于治疗眼睑闭合不全、绷带加压包扎前需保护角膜者以及需做睑球分离的患者。

2.用物准备

眼药膏、消毒圆头玻璃棒、消毒棉签。

3.操作步骤

涂眼药膏前洗手,并核对患者的姓名、眼别、药物的名称和浓度。患者取仰卧位或坐位,头稍向后仰,用左手示指或棉签拉开患者下睑,嘱患者向上方注视,右手将眼药膏先挤去一小段,将眼膏挤入下穹隆,或用玻璃棒蘸眼膏少许,将玻璃棒连同眼膏平放于穹隆部,嘱患者闭眼,同时转动玻璃棒,依水平方向抽出,按摩眼睑使眼膏均匀分布于结膜囊内,不要将睫毛连同玻璃棒一同卷入结膜囊内。必要时给患者加戴眼带。

4.注意事项

涂眼膏前检查玻璃棒有无破损,如有破损应弃去;玻璃棒用后及时消毒以备用。

(三)剪眼睫毛法

1.目的

内眼手术前一天剪去术眼睫毛,使术野清洁,便于手术操作,并可防止手术中睫毛落入眼内。

2.用物准备

剪刀、眼药膏或凡士林、无菌棉签、消毒棉球和眼垫。

3.操作步骤

操作前洗手,并核对患者的姓名和眼别。患者取坐位,先在剪刀的两叶涂上眼药膏或凡士林,以便黏住剪下的睫毛。嘱患者向下看,用手指压住上睑皮肤,使睑缘稍外翻,剪去上睑睫毛;嘱患者向上看,手指压下睑皮肤,使下睑轻度外翻,剪去下睑睫毛,将剪下的睫毛不断用眼垫擦拭干净,以防落入结膜囊内。剪刀用后消毒备用。

4.注意事项

剪睫毛时,嘱患者安静,头部固定不动;动作要轻柔,防止伤及角膜和睑缘皮肤;如有睫毛落入结膜囊内,应立即用湿棉签拭出或用生理盐水冲洗干净。

(四)结膜囊冲洗法

1.目的

清除结膜囊内的异物、酸碱化学物质和脓性分泌物以及手术前清洁结膜囊。

2.用物准备

玻璃洗眼壶或冲洗用吊瓶、受水器、消毒棉球、洗眼液。

3.操作步骤

患者取坐位或仰卧位,头偏向一侧。受水器紧贴患眼侧颊部或颞侧。擦净眼分泌物及眼膏。分开上下睑,冲洗液先冲洗眼睑皮肤,然后再冲洗结膜囊。冲洗上穹隆部时翻转眼睑,嘱患者向下看,冲洗下穹隆部时嘱患者向上看,同时眼球向各个方向转动,轻轻推动眼睑,充分冲洗结膜各部,用棉球拭净眼睑及颊部水滴。将受水器内的污水倒出,消毒后备用。

4.注意事项

冲洗时,洗眼壶距眼 3～5 cm,不可接触眼睑及眼球;冲洗液不可直接冲在角膜上,也不可进入健眼;冬天冲洗液适当加温,冷热适中。化学伤冲洗应充分暴露上下穹隆部,反复多次冲洗,防化学物质残留。如有大块异物不易冲去,可用消毒棉签擦去,冲洗液要足够,冲洗时间不少于15分钟。有眼球穿通伤及较深的角膜溃疡者禁忌冲洗。

(五)泪道冲洗法

1.目的

用于泪道疾病的诊断、治疗及内眼手术前清洁泪道。

2.用物准备

注射器、泪道冲洗针头、泪点扩张器、地卡因、消毒棉签和冲洗用液体,必要时准备泪道探针。

3.操作步骤

操作前洗手,并核对患者的姓名和眼别。患者取坐位或仰卧位。压迫泪囊将其中的分泌物挤出,然后将地卡因棉签置于上下泪点之间,闭眼3分钟。用泪点扩张器扩张泪小点,左手轻轻牵拉下睑,嘱患者向上方注视,右手持注射器将针头垂直插入泪小点1～1.5分钟,再水平方向向鼻侧插入泪囊至骨壁。坐位,嘱患者低头;仰卧位,嘱患者头偏向患侧,将针稍向后退,注入药液。通畅者,注入液体自鼻孔流出或患者自诉有水流入口中。如注入液体通而不畅,有液体从鼻腔滴出,提示有鼻泪管狭窄。如进针时阻力大,冲洗液体由原泪点或上泪点溢出,说明泪总管阻塞;如针头可触及骨壁,但冲洗液体逆流,鼻腔内无水,提示鼻泪管阻塞;冲洗后,泪小点有脓性分泌物溢出,为慢性泪囊炎;冲洗时如发现下睑肿胀,说明发生假道,必须停止注水。滴抗生素眼药水并记录冲洗情况,包括从何处进针,有无阻力,冲洗液的流通情况及是否有分泌物等。

4.注意事项

如进针遇有阻力,不可强行推进;若下泪点闭锁,可由上泪点冲洗;勿反复冲洗,避免黏膜损伤或粘连引起泪小管阻塞;急性炎症和泪囊有大量分泌物时不宜进行泪道冲洗。

(六)球旁注射法

1.目的

提高局部组织内的药物浓度,起到消炎、抗感染的作用。

2.用物准备

注射器、5%针头、注射药物、消毒液、消毒棉签。

3.操作步骤

操作前洗手,并核对患者的姓名、眼别、药物的名称及剂量。患者取坐位或仰卧位,坐位头略后仰。常规消毒眼睑周围皮肤。嘱患者向内上方注视,左手持棉签在眶下缘中、外1/3交界处定位进针点,右手持注射器经皮肤刺入眶内,紧靠眶下壁垂直刺入1 cm左右,固定好针头,轻轻抽吸见无回血后,将药液缓慢推入。左手固定好针旁皮肤,缓慢拔针,用消毒棉签压住针眼至无出血为止。也可在颞上方或颞下方经球结膜进针。

4.注意事项

如遇到阻力,不可强行进针,可稍稍拔出针头,略改变方向再进针;不宜用一次性注射针头。针头的斜面应向上,防止损伤眼球,切忌针头在眶内上下左右捣动,以免损伤血管和神经;注射过程中要观察眼部情况,如有眼睑肿胀、眼球突出,提示有出血症状,应立即拔针,给予加压包扎或用数块大纱布或眼垫用手按压至止血为止,必要时全身应用止血药。

(七)球后注射法

1.目的

通过眼睑皮肤或下穹隆,经眼球下方进入眼眶的给药方式,用于眼底部给药及内眼手术前麻醉。

2.用物准备

注射器、球后针头、注射药物、2%碘酊、75%乙醇、消毒棉签、纱布眼垫、胶布和绷带。

3.操作步骤

注射前洗手,并核对患者的姓名、眼别、药物的名称及剂量。患者取坐位或仰卧位,常规消毒眼睑周围皮肤。嘱患者向鼻上方注视,在眶下缘中、外1/3交界处将注射器针头垂直刺入皮肤1~2 cm,沿眶壁走行,向内上方倾斜30°针头在外直肌与视神经之间向眶尖方向推进,进针3~3.5 cm,抽吸无回血,缓慢注入药液。拔针后,嘱患者闭眼并压迫针眼1分钟。轻轻按摩眼球,涂抗生素眼膏,包扎。如出现暂时的复视现象,是药物麻痹眼外肌或运动神经所致,一般2小时后症状即可缓解。

4.注意事项

进针时如有阻力或碰及骨壁不可强行进针;注射后如出现眼球突出、运动受限为球后出血,应加压包扎;眼前部有化脓性感染的患者禁忌球后注射。

(八)球结膜下注射法

1.目的

将抗生素、皮质类固醇、散瞳剂等药物注射到结膜下,提高药物在眼局部的浓度,延长药物的作用时间,同时刺激局部血管扩张,渗透性增加,有利于新陈代谢和炎症吸收。常用于治疗眼前部疾病。

2.用物准备

注射器、针头、注射的药物、0.5%~1%地卡因溶液、消毒棉签、纱布眼垫、胶布、抗生素眼膏。

3.操作步骤

注射前洗手,并核对患者的姓名、眼别、药物的名称及剂量。患者取坐位或仰卧位。用0.5%~1%地卡因表面麻醉2次,间隔3~5分钟。左手分开眼睑,不合作者可用开睑器开睑,右手持注射器,颞下方注射时嘱患者向上方注视,颞上方注射嘱患者向下方注视,针头与角膜切线方向平行避开血管刺入结膜下,缓慢注入药液,注射后涂抗生素眼膏,戴眼带。

4.注意事项

注射时针头勿指向角膜;多次注射应更换注射部位;为角膜溃疡患者注射时勿加压于眼球;如注射散瞳类药物应注意观察患者的全身状况,并在注射后20分钟观察瞳孔是否散大。

(九)眼部加压包扎法

1.目的

(1)使包扎敷料固定牢固。

(2)局部加压,起到止血作用。

(3)对于术后浅前房者,局部加压包扎,促进前房形成。

(4)预防角膜溃疡穿孔。

(5)部分眼部手术以后,减少术眼活动,减轻局部反应。

2.用物准备

20 cm 纱条 1 根(双眼加压包扎不必)、眼垫、眼膏、胶布、绷带。

3.操作步骤

操作前洗手,并核对患者的姓名和眼别。患者取坐位,患眼涂眼膏,盖眼垫。单眼包扎者,在健眼眉中心位置一条长约 20 cm 绷带纱条。绷带头端向健眼,经耳上方由枕骨粗隆下方绕向前额,绕头 2 周后再经患眼由上而下斜向患侧耳下,绕过枕骨至额部。再如上述绕眼数圈,最后将绷带绕头 1~2 周后用胶布固定,结扎眉中心部的绷带纱条。

如为双眼包扎,则绷带按"8"字形包扎双眼。起端如以右侧为起点(左侧也可),耳上部绕1~2 周后,经前额向下包左眼,由左耳下方向后经枕骨粗隆绕至右耳上方,经前额至左耳上方,向后经枕骨粗隆下方至右耳下方,向上包右眼,呈"8"字形状。如此连续缠绕数周后再绕头 2 圈,用两根胶布上下平行固定。

4.注意事项

包扎时不可过紧或过松,切勿压迫耳郭及鼻孔;固定点必须在前额部,避免患者仰卧或侧卧时引起头部不适或摩擦造成绷带松脱。

(十)结膜囊细菌培养法

1.目的

查出结膜囊内的细菌,便于诊断和治疗。

2.用物准备

无菌棉签的培养管、酒精灯、无菌棉签。

3.操作步骤

操作前洗手,并核对患者的姓名和眼别。患者取卧位或坐位,左手持棉签牵拉患者下睑皮肤,右手用无菌试管内的无菌棉签在患者的下穹隆部擦拭,然后将试管口在酒精灯火焰上消毒,将棉签放回试管内,送检。

4.注意事项

严格执行无菌操作技术;采集的标本及时送检。

五、睑板腺囊肿(霰粒肿)切除手术的护理配合

睑板腺囊肿(霰粒肿)是因睑板腺出口阻塞,腺体分泌物潴留在睑板内,并对其周围组织慢性刺激所产生的炎性肉芽组织。如经 3~4 周适当治疗后睑板腺囊肿仍未消失,并且患者要求去除睑板腺囊肿,可行睑板腺囊肿切除术,目的在于去除炎性肉芽组织。对于中老年患者,若出现复发性睑板腺囊肿,应高度怀疑睑板腺癌的可能,在切除后送病理检查以进一步明确诊断。

(一)手术流程及配合要点

1.术前准备

(1)医护人员仪表要求:①着手术室专用刷手衣,手术室专用拖鞋。②头戴一次性帽子(头发全部遮挡),面部戴一次性口罩(口、鼻全部遮挡)。③双手不能佩戴任何首饰及手表,指甲不能过长,不能涂指甲油。

(2)患者准备:①进手术室脱掉外衣,穿一次性鞋套和一次性手术衣。②对于意识清楚的患者,洗眼护士可以询问的方式,核对患者的资料(姓名、性别、眼别、手术名称),根据其叙述的情况与手术条核对是否相符。对于智力不足、意识不清的患者,应查看病历手册,并与手术医师及家

属进行核对,为患者佩戴具有身份识别功能的腕带标记。③查看术前各项常规检查结果是否正常,患者或家属是否已签字同意手术。④询问患者有无药物过敏史,如有在病历手册首页注明。询问患者有无不适及前三天是否滴用抗生素眼药水,女性患者询问是否月经期。⑤查看患者术眼有无炎症,滴爱尔卡因表面麻醉剂 1～2 滴,清洁术眼后,用棉签蘸甲紫溶液标记术眼。⑥评估患者心理状态,对手术的了解及耐受情况、配合程度,对患者进行心理疏导,做好宣教工作,指导患者放松的方法。

(3)器械、敷料与物品准备:①外眼无菌手术台、弯剪、尖刀、有齿镊、睑板腺囊肿夹、刮匙、弯止血钳、2 mL 注射器、适量棉球、棉签、纱布,如需缝合给予持针器、5-0 丝线。②表面麻醉剂、0.9%生理盐水、2%利多卡因、盐酸肾上腺素、红霉素眼膏。③全麻手术同小儿全麻手术的护理配合。

(4)手术间及设备的准备:①做好手术间的清洁卫生,空气消毒后待用。②检查手术灯是否处于正常运转状态,备好灯光照明。③全麻手术同小儿全麻手术的护理配合。

2.手术过程及配合要点

(1)巡回护士根据手术条与患者或腕带标记核对姓名、性别、眼别和手术名称,协助患者摆好手术体位,用治疗巾包好头部,术眼滴表面麻醉剂 1～2 滴,调节手术床头部,以患者感到舒适为宜。

(2)协助手术医师穿手术衣、戴手套,给生理盐水,抽取麻醉药,调节手术灯光。手术开始前,巡回护士再次与手术医师一起核对患者姓名、性别、眼别和手术名称。

(3)手术进行时,密切注意手术程序和所需用物,及时供给术中需要的物品。

(4)注意观察患者呼吸、脉搏等全身情况。

(5)手术完毕,协助手术医师涂红霉素眼膏,术眼覆盖双层无菌敷料,指导患者立即用手掌根部按压手术部位,防止术眼出血。协助患者到观察室。

(6)对于需要进行病理检查的标本,巡回护士协助手术医师,将标本放入装有 10%甲醛溶液的标本袋内固定保存,核对医师填写的病理单、登记本。

(7)全麻手术同小儿全麻手术的护理配合。

3.术后观察与护理

(1)患者到观察室进行观察,无出血或其他不适,更换无菌敷料后方可离院。

(2)术眼无缝线患者无需换药及再检查,次日将敷料去除,自用抗生素滴眼液 3～5 天,每天 4 次,护士要指导点眼药方法及注意事项。以预防感染和促进创口愈合。术眼有缝线患者隔天到医院进行外眼换药处理,皮肤缝线于手术后 7 天拆除,在此期间滴用抗生素眼药水,每天 4 次。

(3)嘱患者生活要规律,禁偏食、饮食单调,多吃蔬菜、水果及蛋白质丰富的饮食,多饮水,少吃辛辣刺激性食物。

(4)注意保持眼周清洁,前两日每天用干净、潮湿的毛巾擦拭面部,洗脸、洗澡时勿使洗发剂、洗面奶及污水进入眼内。

(5)告知患者如再次出现局部红、肿、胀、疼痛或术眼仍有渗血,应尽早就医进行治疗,使疾病在早期得到根治。

(6)全麻手术同小儿全麻手术的护理配合。

(二)护士配合关键环节提示

(1)睑板腺囊肿属外眼手术,不可与内眼手术同时进行,以避免交叉感染。

(2)在手术的各个环节,严格执行三方安全核查制度。除特殊情况外,巡回护士不得擅离手术间,必须离开时应另有护士代替,并做好交接工作。

(3)严格执行无菌操作原则,并监督手术人员无菌操作,如有违反者及时指出并改正。

(4)巡回护士告知协助患者摆好手术体位后,指导患者思想放松,尽量不要紧张,如有不适或任何要求及时告知医护人员但不得用手触摸眼部和手术台。

(5)器械护士应备齐不同型号的睑板腺囊肿夹和刮匙,以适应手术的需要。

(6)需要送病理检查时,严格按照标本留取、送检制度进行。

(7)全麻手术同小儿全麻手术的护理配合。

六、睑内翻矫正手术的护理配合

睑内翻指眼睑、特别是睑缘向眼球方向卷曲的位置异常。当睑内翻达一定程度时,睫毛倒向眼球。需行睑内翻矫正术,目的在于矫正内翻眼睑避免睫毛长期刺激眼球。

(一)手术流程及配合要点

1.术前准备

(1)医护人员仪表要求:①着手术室专用刷手衣,手术室专用拖鞋。②头戴一次性帽子(头发全部遮挡),面部戴一次性口罩(口、鼻全部遮挡)。③双手不能佩戴任何首饰及手表,指甲不能过长,不能涂指甲油。

(2)患者准备:①进手术室脱掉外衣,穿一次性鞋套和一次性手术衣。②洗眼护士与病历医嘱核对患者的姓名、性别、眼别、手术名称。③检查术前各项常规检查是否正常;术眼结膜、角膜有无炎症;家属或患者是否已签字同意手术。④询问患者有无不适及前三天是否滴用抗生素眼药水。⑤为患者进行眼部准备工作即清洗术眼。⑥评估患者的心理状态,对手术的了解及耐受情况、配合程度,为患者做好心理疏导,做好宣教工作,指导患者放松的方法。

(3)器械准备:外眼无菌手术台、2 mL 注射器和 TB 针头、棉球、棉签、眼垫、眼用弯剪、尖刀、有齿直镊、针持、Hoz 板、成型夹、弯止血钳,5-0 丝线。

(4)手术间的准备:做好手术间的清洁卫生及消毒,备好手术照明灯。

2.手术过程

(1)巡回护士协助患者摆好手术体位,由手术医师主持核对三方核对单,术前及麻醉前内容并记录,以治疗巾包好头部,术眼滴表面麻醉剂 1～2 滴。

(2)协助手术医师穿手术衣、戴手套;给生理盐水,抽取麻醉药;调节手术灯光。手术开始前,巡回护士再次与手术医师一起核对患者姓名、性别、眼别和手术名称。

(3)手术进行时,密切注意手术程序和所需用物,及时供给术中需要的物品。

(4)随时巡视患者精神及全身情况。

(5)手术完毕前由手术医师主持核对三方核对单术后内容并记录,协助手术医师涂红霉素眼膏,术眼用无菌敷料覆盖,协助患者到准备间。

3.术后护理

(1)已有缝线患者,嘱其隔天到医院进行外眼换药处理,7 天拆除缝线,在此期间患者或家属自己滴用抗生素眼药水,每天 4 次,护士要指导点眼药方法及注意事项。

(2)嘱患者生活要规律,禁偏食、饮食单调,多吃蔬菜、水果及蛋白质丰富的饮食,多饮水,少吃辛辣刺激性食物。

(3)注意保持眼周清洁,前两日每天用干净、潮湿的毛巾擦拭面部,洗脸、洗澡时勿使洗发剂、洗面奶及污水进入眼内。

(4)如再次出现局部红、肿、胀、疼痛,应尽早就医进行治疗,使疾病在早期得到根治。

(二)护士配合关键环节提示

(1)睑内翻属于外眼手术,不可与内眼手术同时进行,避免交叉感染。

(2)巡回护士协助患者摆好手术体位后,告知患者思想放松,尽量不要紧张,双手放于身体两侧有任何不适及时告知医护人员但不得用手触摸眼部和手术台。

(3)器械护士准备手术台时应多备眼垫,以应手术需要。

七、翼状胬肉切除手术的护理配合

它是一种很常见的结膜变性疾病。为睑裂部球结膜与角膜上一种赘生组织,侵犯角膜后日渐增大,甚至可覆盖至瞳孔区而严重影响视力,需行翼状胬肉切除术。

(一)手术流程及配合要点

1.术前准备

(1)医护人员仪表要求:①着手术室专用刷手衣,手术室专用拖鞋。②头戴一次性帽子(头发全部遮挡),面部戴一次性口罩(口、鼻全部遮挡)。③双手不能佩戴任何首饰及手表,指甲不能过长,不能涂指甲油。

(2)患者准备:①进手术室脱掉外衣,穿一次性鞋套和一次性手术衣。②洗眼护士与病历医嘱核对患者的姓名、性别、眼别、手术名称。③检查术前各项常规检查是否正常;术眼结膜、角膜有无炎症;家属或患者是否已签字同意手术。④询问患者有无不适及前三天是否滴用抗生素眼药水。⑤为患者进行眼部准备工作即清洗术眼。⑥评估患者的心理状态,对手术的了解及耐受情况、配合程度,为患者做好心理疏导,做好宣教工作,指导患者放松的方法。

(3)器械准备:外眼无菌手术台、2 mL 注射器和 TB 针头、棉球、棉签、眼垫、尖刀、针持、显微牙镊、显微虹膜复位器、显微弯剪、开睑器、烧灼器、备圆刀、显微针持、10-0 线和酒精灯。

(4)手术间的准备:做好手术间的清洁卫生及消毒,备好显微镜。

2.手术过程

(1)巡回护士协助患者摆好手术体位,由手术医师主持核对三方核对单术前及麻醉前内容并记录,以治疗巾包好头部,术眼滴爱尔卡因表面麻醉剂 1～2 滴。

(2)协助手术医师穿手术衣、戴手套;给生理盐水,抽取麻醉药;调试显微镜。手术开始前,巡回护士再次与手术医师一起核对患者姓名、性别、眼别和手术名称。

(3)手术进行时,密切注意手术程序和所需用物,及时供给术中需要的物品。

(4)随时巡视患者精神及全身情况。

(5)手术完毕前由手术医师主持核对三方核对单术后内容并记录,协助手术医师涂红霉素眼膏,术眼用无菌敷料覆盖,协助患者到准备间。

3.术后护理

(1)观察有无出血 10 分钟,如无出血方可离院。

(2)如患者术眼无缝线则次日换药后将敷料去除,继续滴抗生素眼药水 3～5 天,每天 4 次,护士要指导点眼药方法及注意事项,以预防感染和促进创口愈合。有缝线患者次日到医院进行内眼换药处理,10 天拆除缝线,在此期间滴用抗生素眼药水,每天 4 次。

(3)嘱患者生活要规律,禁偏食、饮食单调,多吃蔬菜、水果及蛋白质丰富的饮食,多饮水,少吃辛辣刺激性食物。

(4)注意保持眼周清洁,前两日每天用干净、潮湿的毛巾擦拭面部,洗脸、洗澡时勿使洗发剂、洗面奶及污水进入眼内。

(5)如再次出现局部红、肿、胀、疼痛及出血渗血等不适,应尽早就医进行治疗,使疾病在早期得到根治。

(二)护士配合关键环节提示

(1)翼状胬肉切除属于外眼手术,不可与内眼手术同时进行,避免交叉感染。

(2)巡回护士协助患者摆好手术体位后,告知患者思想放松,尽量不要紧张,双手放于身体两侧有任何不适及时告知医护人员,但不得用手触摸眼部和手术台。

(3)器械护士准备好转位所用的器械以备术中使用。

八、泪囊摘除手术的护理配合

泪囊摘除术的指征为患慢性泪囊炎后已发生角膜感染,或患者年老体弱、泪囊萎缩,或鼻腔疾病不适合用泪囊鼻腔吻合的患者。

(一)手术流程及配合要点

1.术前准备

(1)医护人员仪表要求:①着手术室专用刷手衣,手术室专用拖鞋。②头戴一次性帽子(头发全部遮挡),面部戴一次性口罩(口、鼻全部遮挡)。③双手不能佩戴任何首饰及手表,指甲不能过长,不能涂指甲油。

(2)患者准备:①进手术室脱掉外衣,穿一次性鞋套和一次性手术衣。②洗眼护士与病历医嘱核对患者的姓名、性别、眼别、手术名称。③检查术前各项常规检查是否正常;术眼结膜、角膜有无炎症;家属或患者是否已签字同意手术。④询问患者有无不适及前三天是否滴用抗生素眼药水。⑤为患者进行眼部准备工作即清洗术眼,冲洗泪道。⑥评估患者的心理状态,对手术的了解及耐受情况、配合程度,为患者做好心理疏导,做好宣教工作,指导患者放松的方法。

(3)器械准备:内眼包、尖刀、圆刀、弯剪、直剪、泪囊扩张器、泪小点扩张器、靶子、剥离子、牙镊、针持、弯针头、小碗、探针、烧灼球、直血管钳、弯血管钳、2 mL、5 mL、5-0 线、酒精灯。

(4)手术间的准备:做好手术间的清洁卫生及消毒,备好手术照明灯。

2.手术过程

(1)巡回护士协助患者摆好手术体位,由手术医师主持核对三方核对单术前及麻醉前内容并记录,以治疗巾包好头部,术眼滴爱尔卡因表面麻醉剂 1~2 滴。鼻内喷麻药。

(2)协助手术医师穿手术衣、戴手套;给生理盐水,抽取麻醉药;调节手术灯光。手术开始前,巡回护士再次与手术医师一起核对患者姓名、性别、眼别和手术名称。

(3)手术进行时,密切注意手术程序和所需用物,及时供给术中需要的物品。

(4)随时巡视患者精神及全身情况。

(5)手术完毕前由手术医师主持核对三方核对单术后内容并记录,协助手术医师涂红霉素眼膏,术眼用无菌敷料覆盖,协助患者到准备间。

3.术后护理

(1)术眼已有缝线嘱患者隔天到医院进行外眼换药处理,7 天拆除缝线。

(2)嘱患者生活要规律,禁偏食、饮食单调,多吃蔬菜、水果及蛋白质丰富的饮食,多饮水,少吃辛辣刺激性食物。

(3)注意保持伤口清洁。

(4)如再次出现局部红、肿、胀、疼痛,以及出血、渗血等情况,应尽早就医进行治疗,使疾病在早期得到根治。

(二)护士配合关键环节提示

(1)泪囊摘除属于外眼手术,不可与内眼手术同时进行,避免交叉感染。

(2)巡回护士协助患者摆好手术体位后,告知患者思想放松,尽量不要紧张,双手放于身体两侧有任何不适及时告知医护人员但不得用手触摸眼部和手术台。

(3)巡回护士随时调节光线的方向,以便术者操作。

九、睫状体光凝手术的护理配合

晚期青光眼丧失视功能,有严重疼痛,大泡性角膜病变时,可选择睫状体光凝术。

(一)手术流程及配合要点

1.术前准备

(1)医护人员仪表要求:①着手术室专用刷手衣,手术室专用拖鞋。②头戴一次性帽子(头发全部遮挡),面部戴一次性口罩(口、鼻全部遮挡)。③双手不能佩戴任何首饰及手表,指甲不能过长,不能涂指甲油。

(2)患者准备:①进手术室脱掉外衣,穿一次性鞋套和一次性手术衣。②洗眼护士与病历医嘱核对患者的姓名、性别、眼别、手术名称。③检查术前各项常规检查是否正常;术眼结膜、角膜有无炎症;家属或患者是否已签字同意手术。④询问患者有无不适及前三天是否滴用抗生素眼药水。⑤为患者进行眼部准备工作即清洗术眼。⑥评估患者的心理状态,对手术的了解及耐受情况、配合程度,为患者做好心理疏导,做好宣教工作,指导患者放松的方法。

(3)器械准备:外眼包、固定镊、开睑器、弯血管钳、5 mL 球后针、G 探头。

(4)手术间的准备:做好手术间的清洁卫生及消毒,备好手术照明灯及半导体激光治疗仪。

2.手术过程

(1)巡回护士协助患者摆好手术体位,由手术医师主持核对三方核对单术前及麻醉前内容并记录,以治疗巾包好头部,术眼滴爱尔卡因表面麻醉剂 1～2 滴。

(2)协助手术医师穿手术衣、戴手套;抽取麻醉药;调节手术灯光。手术开始前,巡回护士再次与手术医师一起核对患者姓名、性别、眼别和手术名称。

(3)手术进行时,密切注意手术程序和所需用物,及时供给术中需要的物品。随时根据医嘱调试半导体激光治疗仪能量。

(4)随时巡视患者精神及全身情况。

(5)手术完毕前由手术医师主持核对三方核对单术后内容并记录,协助手术医师涂红霉素眼膏,术眼用无菌敷料覆盖,协助患者到准备间。

3.术后护理

(1)滴用抗生素眼药水,每天 4 次并指导用药的方法及注意事项。

(2)嘱患者生活要规律,禁偏食、饮食单调,多吃蔬菜、水果及蛋白质丰富的饮食,多饮水,少吃辛辣刺激性食物。

(3)注意保持眼周清洁,前两日每天用干净、潮湿的毛巾擦拭面部,洗脸、洗澡时勿使洗发剂、洗面奶及污水进入眼内。

(4)如出现局部红、疼痛等不适,应尽早就医进行治疗,使疾病在早期得到根治。

(二)护士配合关键环节提示

(1)睫状体光凝术属于外眼手术,不可与内眼手术同时进行,避免交叉感染。

(2)巡回护士协助患者摆好手术体位,告知患者思想放松,尽量不要紧张,双手放于身体两侧有任何不适及时与医护人员沟通但不得用手触摸眼部和手术台。必要时给予患者氧气吸入。

(3)巡回护士聚精会神根据医嘱迅速调试能量。

十、白内障超声乳化摘除联合人工晶状体植入手术的护理配合

白内障是发生在眼球里面晶状体上的一种疾病,任何晶状体的混浊都可称为白内障。需行白内障超声乳化摘除人工晶状体植入手术。

(一)手术流程及配合要点

1.术前准备

(1)医护人员仪表要求:①着手术室专用刷手衣,手术室专用拖鞋。②头戴一次性帽子(头发全部遮挡),面部戴一次性口罩(口、鼻全部遮挡)。③双手不能佩戴任何首饰及手表,指甲不能过长,不能涂指甲油。

(2)患者准备:①进手术室脱掉外衣,穿一次性鞋套和一次性手术衣。②洗眼护士与病历医嘱核对患者的姓名、性别、眼别、手术名称。③检查术前各项常规检查是否正常;术眼结膜、角膜有无炎症;家属或患者是否已签字同意手术。④询问患者有无不适及前三天是否滴用抗生素眼药水。⑤为患者进行眼部准备工作:清洗术眼并点散瞳药三遍。⑥评估患者的心理状态,对手术的了解及耐受情况、配合程度,为患者做好心理疏导,做好宣教工作,指导患者放松的方法。

(3)器械准备:内眼包、白内障盒(穿刺刀 15°、裂隙刀 3.2、晶状体调位钩、劈核钩、显微牙镊、撕囊镊、晶状体植入镊、显微开睑器备显微针持、显微剪、囊膜剪、水助吸针、弯针头)白内障器械(大剪刀、直弯止血钳、超声乳化手柄、超声乳化手柄配套头、扳子、IA、推助器)、10 mL 注射器。

(4)手术间的准备:做好手术间的清洁卫生及消毒,备好显微镜、白内障超声乳化机及一次性集液盒和平衡盐灌注液,连接好仪器电源,备氧气及心电监护仪,有全麻则做好全麻配合及准备。

2.手术过程

(1)巡回护士协助患者摆好手术体位,由手术医师主持核对三方核对单术前及麻醉前内容并记录,以治疗巾包好头部,术眼滴表面麻醉剂 1~2 滴共点 3 遍。

(2)协助手术医师穿手术衣、戴手套;给生理盐水;调试显微镜及白内障机。手术开始前,巡回护士再次与手术医师一起核对患者姓名、性别、眼别、晶状体度数和手术名称。

(3)手术进行时,密切注意手术程序和所需用物,及时供给术中需要的物品,注意医嘱调节白内障机程序及参数。

(4)随时巡视患者精神及全身情况。

(5)手术完毕前由手术医师主持核对三方核对单术后内容并记录,术眼用无菌敷料覆盖,及屈光专用塑料眼罩;协助患者到准备间。

3.术后护理

(1)观察患者 10 分钟,如无异常后方可离院。

(2)术眼次日换药后将敷料去除,继续滴抗生素眼药水 3～5 天,每天 4 次,以预防感染和促进创口愈合。

(3)嘱患者生活要规律,禁偏食、饮食单调,多吃蔬菜、水果及蛋白质丰富的饮食,多饮水,少吃辛辣刺激性食物。不吃坚硬的食物,保持大便通畅。

(4)注意保持眼周清洁,前两日每天用干净、潮湿的毛巾擦拭面部,洗脸、洗澡时勿使洗发剂、洗面奶及污水进入眼内。避免剧烈活动。

(5)如出现眼胀痛伴头痛、局部红、肿及严重畏光、流泪,应尽早就医进行治疗。

(二)护士配合关键环节提示

(1)白内障手术属于内眼手术,不可与外眼手术同时进行,避免交叉感染。

(2)巡回护士告知患者上手术床后,思想放松,尽量不要紧张,双手放于身体两侧有任何不适可以说话,不得用手触摸眼部和手术台。张开嘴呼吸勿憋气。

(3)术前散瞳、点表面麻醉药很关键,要点够次数,表面麻醉药要求术前 5 分钟开始点药,不可过早,以免损伤角膜上皮。如瞳孔散大不够理想及时查找原因并告知手术医师。

(4)护士应熟知常用晶状体 A 常数,与患者 A 超结果及医嘱认真核对无误后方可将人工晶状体打开在手术台上。

(5)手术进行中巡回护士负责灌注液的及时供给,灌注液不可走空,以确保手术连续顺利完成。

十一、小梁切除手术的护理配合

药物和激光治疗不能阻止进行性视神经损伤和视野缺损的各类青光眼。由于手术技术的改进和抗代谢药物的应用,小梁切除术后的眼压水平可与全层巩膜穿通滤过术后的眼压水平相近,因此现在小梁切除术几乎可以适用于所有需要做眼外滤过术的青光眼。

(一)手术流程及配合要点

1.术前准备

(1)医护人员仪表要求:①着手术室专用刷手衣,手术室专用拖鞋。②头戴一次性帽子(头发全部遮挡),面部戴一次性口罩(口、鼻全部遮挡)。③双手不能佩戴任何首饰及手表,指甲不能过长,不能涂指甲油。

(2)患者准备:①进手术室脱掉外衣,穿一次性鞋套和一次性手术衣。②洗眼护士与病历医嘱核对患者的姓名、性别、眼别、手术名称。③检查术前各项常规检查是否正常;术眼结膜、角膜有无炎症;家属或患者是否已签字同意手术。④询问患者有无不适及前三天是否滴用抗生素眼药水。⑤为患者进行眼部准备工作:清洗术眼。⑥评估患者的心理状态,对手术的了解及耐受情况、配合程度,为患者做好心理疏导,做好宣教工作,指导患者放松的方法。

(3)器械准备:青光眼包(内眼包、直弯血管钳、巾钳、剪刀、尖刀、针持、开睑器)、穿刺刀、显微弯剪、显微针持、显微牙镊、显微平镊、显微线镊、小梁剪、小碗(1 mL、2 mL、5 mL、10 mL)、10-0 线5-0 线,双极电凝。

(4)手术间的准备:做好手术间的清洁卫生及消毒,备好显微镜,连接好仪器各电源,备氧气及心电监护仪,有全麻则做好全麻配合及准备。

2.手术过程

(1)巡回护士协助患者摆好手术体位,由手术医师主持核对三方核对单术前及麻醉前内容并记录，以治疗巾包好头部，术眼滴表面麻醉剂 1～2 滴共点三遍。

(2)协助手术医师穿手术衣、戴手套；给生理盐水；调试显微镜及电凝机。手术开始前，巡回护士再次与手术医师一起核对患者姓名、性别、眼别和手术名称。

(3)手术进行时，密切注意手术程序和所需用物，及时供给术中需要的物品。

(4)随时巡视患者精神及全身情况。

(5)手术完毕前由手术医师主持核对三方核对单术后内容并记录，术眼点妥布霉素地塞米松药膏，用无菌敷料覆盖并单眼包扎绷带；协助患者到准备间。

3.术后护理

(1)观察患者 10 分钟，如无异常后方可离院。

(2)术眼次日换药后将敷料去除，继续滴抗生素眼药水 3～5 天，每天 4 次，以预防感染和促进创口愈合。

(3)嘱患者生活要规律，禁偏食、饮食单调，多吃蔬菜、水果及蛋白质丰富的饮食，多饮水，少吃辛辣刺激性食物。不吃坚硬的食物保持大便通畅。

(4)注意保持眼周清洁，前两日每天用干净、潮湿的毛巾擦拭面部，洗脸、洗澡时勿使洗发剂、洗面奶及污水进入眼内。不做剧烈活动。让眼睛尽量休息。

(5)如再次出现局部红、肿、胀、疼痛，应尽早就医进行治疗。

(二)护士配合关键环节提示

(1)青光眼手术属于内眼手术，不可与外眼手术同时进行，避免交叉感染。

(2)巡回护士告知患者上手术床后，思想放松，尽量不要紧张，双手放于身体两侧有任何不适可以说话，不得用手触摸眼部和手术台。张开嘴呼吸勿憋气。

(3)术前切勿点散瞳药。

十二、上睑下垂矫正手术的护理配合

上睑下垂是由于提上睑肌功能不全或丧失，以致上睑部分或全部下垂，遮挡部分或全部瞳孔，有单侧也有双侧。手术的根本目的在于：提高下垂的上睑，恢复正常的睑裂高度，暴露出瞳孔，扩大视野，防止弱视，矫正异常形态，改善面容。总之，既要达到功能上的恢复，又要达到美容目的。

(一)手术流程及配合要点

1.术前准备

(1)医护人员仪表要求：①着手术室专用刷手衣，手术室专用拖鞋。②头戴一次性帽子(头发全部遮挡)，面部戴一次性口罩(口、鼻全部遮挡)。③双手不能佩戴任何首饰及手表，指甲不能过长，不能涂指甲油。

(2)患者准备：①进手术室脱掉外衣，穿一次性鞋套和一次性手术衣。②对于意识清楚的患者，洗眼护士可以询问的方式，核对患者的资料（姓名、性别、眼别、手术名称），根据其叙述的情况与手术条核对是否相符。对于智力不足、意识不清的患者，应查看病历手册，并与手术医师及家属进行核对，为患者佩戴具有身份识别功能的腕带标记。③查看术前各项常规检查结果是否正常，患者或家属是否已签字同意手术。④询问患者有无药物过敏史，如有在病历手册首页注明。询问患者有无不适及前三天是否滴用抗生素眼药水，女性患者询问是否月经来潮期。⑤查看患者术眼有无炎症，滴表面麻醉剂 1～2 滴，清洁术眼，用棉签蘸甲紫溶液标记术眼。⑥患者由于容貌缺陷，常产生自卑感、孤独感，应多与之沟通，进行心理疏导，告诉患者通过手术可改变外观，鼓励患者积极面对。向患者讲解手术目的、方法，消除患者对手术的恐惧和顾虑，取得患者积极配合与理解，提高手术成功率。

(3)器械、敷料与物品准备：①内眼无菌手术台、尖刀、弯剪、直剪、巾钳、弯止血钳、直止血钳、持针器、有齿镊、无齿镊、固定镊、眼睑拉钩、斜视钩、HOZE 板、直尺、5 mL 注射器、5-0 丝线(6-0 丝线)、适量棉球、棉签、大量纱布、治疗巾两块。②表面麻醉剂、0.9%生理盐水、2%利多卡因、盐酸肾上腺素、红霉素眼膏、甲紫溶液。

(4)手术间及设备的准备：①做好手术间的清洁卫生，空气消毒后待用。②检查手术灯是否处于正常运转状态，备好灯光照明。

2.手术过程及配合要点

(1)巡回护士根据手术条与患者或腕带标记核对姓名、性别、眼别和手术名称，协助患者摆好手术体位，用治疗巾包好头部，术眼滴表面麻醉剂 1～2 滴，调节手术床头部，以患者感到舒适为宜。

(2)协助手术医师穿手术衣、戴手套，给生理盐水、甲紫溶液，抽取麻醉药，调节手术灯光。手术开始前，巡回护士再次与手术医师一起核对患者姓名、性别、眼别和手术名称。

(3)手术进行时，密切注意手术程序和所需用物，及时供给术中需要的物品。

(4)注意观察患者呼吸、脉搏等全身情况。

(5)手术完毕，协助手术医师涂红霉素眼膏，术眼覆盖无菌敷料，加压包扎 24 小时。

3.术后观察与护理

(1)患者到观察室进行观察，无剧烈疼痛、敷料渗血等情况方可离院。

(2)指导患者进食高蛋白、高维生素、富含粗纤维、营养丰富的食物，注意饮食结构合理，保证充分的营养供给，提高机体抵抗力和组织修复能力，同时也能保持大便通畅，预防便秘。

(3)教会家属观察患者睡眠时眼睑闭合情况，如发现眼睑闭合不全需要涂抹大量抗生素眼膏，防止出现暴露性角膜炎。

(4)注意保持伤口清洁，伤口上有血痂或分泌物，可用无菌生理盐水或 75%酒精棉签擦拭。嘱患者勿用脏手用力揉术眼，同时局部给予抗生素眼药水和保护角膜的眼药水、眼药膏。

(5)遵医嘱正确、按时使用滴眼液及口服药，按规定时间换药、门诊复查，皮肤缝线于手术后 7 天拆除，一旦切口部位出现红、肿、痛症状应尽快到医院就诊。

(二)护士配合关键环节提示

(1)在手术的各个环节，严格执行三方安全核查制度。除特殊情况外，巡回护士不得擅离手术间，必须离开时应另有护士代替，并做好交接工作。

(2)严格执行无菌操作原则，并监督手术人员无菌操作，如有违反者及时指出并改正。

(3)上睑下垂手术前只需要清洁术眼，不用备皮（剪睫毛），目的是便于术中观察睫毛方向，避免术后出现睑内翻。

(4)术前做好患者的心理护理，嘱患者术中尽量放松，深呼吸，以减轻肌肉牵拉引起的不适。

(5)巡回护士告知患者上手术床后，思想放松，尽量不要紧张，如有不适或任何要求说话，不得用手触摸眼部和手术台。

(张　颂)

第九章 手术室护理

第一节 手术室护士的职责

现代科学技术的发展,对我们的护理职业提出了更高的要求。另一方面创新的许多科学仪器和新设备,扩大了手术配合工作范围同时也增加工作难度,因此手术室护士必须有热爱本职工作和广泛的知识和技术,才能高标准地完成各科日益复杂的手术配合任务。

一、手术室护士应具备的素质

护理人员在工作中应不断提高个人素质,加强对护理职业重要意义的认识,把护理工作看作是光荣的神圣的职业。因此,要努力做到以下几点。

(一)具有崇高的医德和奉献精神

一名护士的形象,通过它的精神面貌和行动表现出内在的事业品德素质,胜过一个护士的经验和业务水平所起的作用,也可能给患者带来希望、光明和再生。所以,护士要具备高尚的医德和崇高的思想,具有承受压力、吃苦耐劳、献身的精神,并有自尊、自爱、自强的思想品质。为护理科学事业的发展作出自己的贡献,无愧于白衣天使的光荣称号。

(二)树立全心全意为患者服务的高尚品德

手术室的工作和专业技术操作都具有独特性。要求手术室护士必须自觉的忠于职守、任劳任怨,无论工作忙闲、白班夜班都要把准备工作、无菌技术操作、贯彻各种规章制度等认真负责地做好。对患者要亲切、和蔼、诚恳,不怕脏、不怕累、不厌烦,使患者解除各种顾虑,树立信心,主动与医护人员配合,争取早日康复。

(三)要有熟练的技能和知识更新

随着医学科学的发展,特别是外科领域手术学的不断发展,新的仪器设备不断出现,因而护理工作范围也日益扩大,要求也越来越高。护理工作者如无广泛的有关学科的基本知识,对今天护理的工作复杂技能就不能理解和担当。所以今天作为一名有远大眼光的护士,必须熟悉各种有关护理技能的基本知识,才能达到最高的职业效果。护理学亦成为一门专业科学,因此,作为一名手术室护士,除了伦理道德修养外,还应有基础医学、临床医学和医学心理学等新知识。努力学习解剖学、生理学、微生物学、化学、物理学,以及各种疾病的诊断和治疗等知识,特别是外科学更应深入学习。此外，还要了解各种仪器的基本结构、使用方法，熟练掌握操作技能。只有这样，才能高质量完成护理任务。

二、手术室护士长应具备的条件

护理工作范围极广，有些工作简单、容易，有些工作却很复杂，需要有高度的判断力和精细的技术、熟练的技巧。今天的护理工作，一个人已不能独当重任，而需要即分工又协作来共同完成。因此，必须有一名护士长，把每个护理人员的思想和行为统一起来，才能使人的积极性、主动性和创造性得到充分发挥，团结互助，共同完成任务。护士长应具备的条件归纳如下。

(一)有一定的领导能力及管理意识

有一整套工作方法和决策能力。善于出主意想办法，提出方案，做出决定，推动下级共同完成，并具有发现问题、分析问题的能力，了解存在问题的因素，掌握本质，抓住关键，分清轻重缓急，提出中肯意见。出现无法协商的问题时能当机立断，勇于负责。有创新的能力，对新事物敏感，思路开阔，能提出新的设想。要善于做思想工作。能否适时的掌握护士的心理动向，并进行针对性的思想教育，使之正确对待个人利益和整体利益的关系，不断提高思想水平，是提高积极性和加强凝聚力最根本的问题。

(二)有一定组织能力和领导艺术

管理是一门艺术，也是一门科学。首先处理好群体间人际关系。护士长需要具有丰富的才智和领导艺术，才能胜任手术室护士护理管理任务。具体要求如下。

(1)护士长首先应把自己置身于工作人员之中，经常想到自己与护士之间只是分工的不同，而无地位高低之分。要有民主作风，虚心听取护士的意见，甚至批评意见，认真分析，不埋怨、不沮丧，不迁怒于人，有助于建立自己的威信。

(2)护士长首先想到的是人，是护士和工作人员，而不是自己，不管是关心任务完成情况，还要关心她们的生活、健康、思想活动及学习情况等。都使每个护士和工作人员亲身感到群体的温暖，对护士长产生亲切感。

(3)护士长要善于调动护士的积极性，培养集体荣誉感，善于抓典型，树标兵，运用先进榜样推动各项手术室工作，充分调动护士群体的积极性，护士长的领导作用才能得到体现。

(三)有较高的素质修养

手术室护士长应较护士具备更高的觉悟和更多的奉献精神。科里出现的问题应主动承担责任，实事求是向上级反映，不责怪下级。凡要求护士做到的，首先自己要做到，严格要求自己，树立模范行为，才能指挥别人。要注意廉洁，不要利用工作之便谋私，更不能要患者的礼物，注意自身形象。此外，要做到知识不断更新，经常注意护理方面的学术动态，接受新事物，在这方面应较护士略高一筹，使护士感到护士长是名副其实的护理业务带头人。

三、手术室护士的分工和职责

(一)洗手护士职责

(1)洗手护士必须有高度的责任心，对无菌技术有正确的概念。如有违反无菌操作要求者，应及时提出纠正。

(2)术前了解患者病情，具体手术配合，充分估计术中可能发生的意外，术中与术者密切配合，保证手术顺利完成。

(3)洗手护士应提前30分钟洗手,整理无菌器械台上所用的器械、敷料、物品是否完备,并与巡回护士共同准确清点器械、纱布脱脂棉、缝针,核对数字后登记于手术记录单上。

(4)手术开始时,传递器械要主动、敏捷、准确。器械用过后,迅速收回,擦净血迹。保持手术野、器械台的整洁、干燥。器械及用物按次序排列整齐。术中可能有污染的器械和用物,按无菌技术及时更换处理,防止污染扩散。

(5)随时注意手术进行情况,术中若发生大出血、心搏骤停等意外情况,应沉着果断及时和巡回护士联系,尽早备好抢救器械及物品。

(6)切下的病理组织标本防止丢失,术后将标本放在10%甲醛缓冲溶液中固定保存。

(7)关闭胸腹腔前,再次与巡回护士共同清点纱布及器械数,防止遗留在体腔中。

(8)手术完毕后协助擦净伤口及引流管周围的血迹,协助包扎伤口。

(二)巡回护士职责

(1)在指定手术间配合手术,对患者的病情和手术名称应事先了解,做到心中有数,有计划的主动配合。

(2)检查手术间各种物品是否齐全、适用。根据当日手术需要落实补充、完善一切物品。

(3)患者接来后,按手术通知单核对姓名、性别、床号、年龄、住院号和所施麻醉等,特别注意对手术部位(左侧或右侧),不发生差错。

(4)安慰患者,解除思想顾虑。检查手术区皮肤准备是否合乎要求,患者的假牙、发卡和贵重物品是否取下,将患者头发包好或戴帽子。

(5)全麻及神志不清的患者或儿童,应适当束缚在手术台上或由专人看护,防止发生坠床。根据手术需要固定好体位,使手术野暴露良好。注意患者舒适,避免受压部位损伤。用电刀时,负极板要放于臀部肌肉丰富的部位,防止灼伤。

(6)帮助手术人员穿好手术衣,安排各类手术人员就位,随时调整灯光,注意患者输液是否通畅。输血和用药时,根据医嘱仔细核对,避免差错。补充室内手术缺少的各种物品。

(7)手术开始前,与洗手护士共同清点器械、纱布、缝针及线卷等,准确地登记于专用登记本上并签名。在关闭体腔或手术结束前和洗手护士共同清点上述登记物品,以防遗留体腔或组织内。

(8)手术中要坚守工作岗位,不可擅自离开手术间,随时供给手术中所需一切物品,经常注意病情变化。重大手术充分估计术中可能发生的意外,做好应急准备工作,及时配合抢救。监督手术人员无菌技术操作,如有违犯,立即纠正。随时注意手术台一切情况,以免污染。保持室内清洁、整齐、安静,注意室温调节。

(9)手术完毕后,协助术者包扎伤口,向护送人员清点患者携带物品。整理清洁手术间,一切物品归还原处,进行空气消毒,切断一切电源。

(10)若遇手术中途调换巡回护士,须做到现场详细交代,交清患者病情,医嘱执行情况,输液是否通畅,查对物品,在登记本上互相签名,必要时通知术者。

(三)夜班护士职责

(1)要独立处理夜间一切患者的抢救手术配合工作,必须沉着、果断、敏捷、细心地配合各种手术。

(2)要坚守工作岗位,负责手术室的安全,不得随意外出和会客。大门随时加锁,出入使用电铃。

(3)白班交接班时,如有手术必须现场交接,如患者手术进行情况和各种急症器械、物品、药品等。认真写好交接班本,当面和白班值班护士互相签名。

(4)接班后认真检查门窗、水电、氧气,注意安全。

(5)严格执行急症手术工作人员更衣制度和无菌技术操作规则。

(6)督促夜班工友清洁工作,保持室内清洁整齐,包括手术间、走廊、男女更衣室、值班室和办公室。

(7)凡本班职责范围内的工作一律在本班完成,未完不宜交班,特殊情况例外。

(8)早晨下班前,巡视各手术间、辅助间的清洁、整齐、安全情况。详细写好交接班报告,当面交班后签字方可离去。

(四)器械室护士职责

(1)负责手术科室常规和急症手术器械准备和料理工作,包括每天各科手术通知单上手术的准备供应,准确无误。

(2)保证各种急症抢救手术器械物品的供应。

(3)定期检查各类手术器械的性能是否良好,注意器械的关节是否灵活,有无锈蚀等,随时保养、补充、更新,做好管理工作,保证顺利使用。特殊精密仪器应专人保管,损坏或丢失时,及时督促寻找,并和护士长联系。

(4)严格执行借物制度,特殊精密仪器需取得护士长同意后,两人当面核对并签名后方能外借。

(5)保持室内清洁整齐,包括器械柜内外整齐排列,各科器械柜应贴有明显的标签。定期通风消毒。

(五)敷料室护士职责

(1)制订专人负责管理。严格按高压蒸汽消毒操作规程使用。定期监测灭菌效果。

(2)每天上午检查敷料柜一次,补充缺少的各种敷料。

(3)负责一切布类敷料的打包,按要求保证供应。

(六)技师职责

(1)负责对各种仪器使用前检查,使用时巡查,使用后再次检查其运转情况,以保证各种电器、精密仪器的正常运转。

(2)定期检查各种器械台、接送患者平车的零件和车轮是否运转正常,负责各种仪器的修理或送交技工室修理。

(3)坚守工作岗位,手术过程中主动巡视各手术间,了解电器使用情况。有问题时做到随叫随到随维修,协助器械组检查维修各种医疗器械。

(4)帮助护士学习掌握电的基本知识和各种精密仪器基本性能、使用方法与注意事项等。

(袁　敏)

第二节　手术室护士的职业危害及防护

手术室护士在工作中常需面对各种高危因素,如患者的血液、体液、放射线、有害气体,而且每天工作繁重，节奏紧张，使他们的生理心理都会造成伤害，因此手术室护士是职业危害的高危群体。作为一名手术室护士必须树立职业安全意识，妥善处理现存及突发问题，予以正当防护，最大程度保证自己的健康。

一、血源性感染

由于手术室特殊的工作环境，工作人员直接接触患者的血液、分泌物、呕吐物等，因此感染血源性传染病的概率较高。

(一)血源性感染的危险因素

通过医院内血源性传播的疾病有 20 多种，最常见且危害性最大的是乙型肝炎、丙型肝炎、艾滋病。在各种体液中病毒浓度从高到低依次为血液、血液成分、伤口感染性分泌物、阴道分泌物、羊水、胸腔积液、腹水等。乙型肝炎病毒(HBV)感染是手术室护士意外血源性感染中最常见的，有研究表明手术室护理人员 HBV 感染率明显高于内科及外科护理人员，其感染率高达 30%。目前我国艾滋病发病率呈迅猛增长趋势，当发生针刺伤时，只要 0.004 mL 带有艾滋病病毒(HIV)的血液足以使伤者感染。皮下接触 HIV 的危险性是 0.3%，黏膜接触危险性则为0.09%。如何避免意外感染 HIV 也是手术室护理人员所必须面临的一种考验。此外，感染病毒后发生血常规转移有一定时间期限，如 HBV 为 8 周，HCV 为8 周，HIV 为 6 个月。从感染病毒到出现症状之间的潜伏期更长，如 HBV 为 45～60 天，HCV 为 45～60 天，HIV 为 12 年。这段时间内，伤者本身作为病毒携带者也成为危险因素之一。

(二)血源性感染的感染途径

血源性感染主要分为经非完整性皮肤传播和黏膜传播。非完整性皮肤传播具体表现为护理操作和传递器械过程中，意外发生针刺伤、刀割伤的新鲜伤口或皮肤的陈旧性伤口，直接接触到沾有患者体液或血液的敷料、器械后感染病毒。经黏膜传播具体表现为手术配合中患者体液、血液直接溅入眼内，通过角膜感染病毒。血源性感染不通过吸入血气溶胶传播。

(三)血源性感染的防范措施

1.个人防护

手术室护理人员应定期进行健康检查，接种相关疫苗，加强个人免疫力。定期培训强调防止意外血源性感染的必要性，增强个人防范意识。

2.术前评估

手术室护理做好术前访视，除急诊手术外，术前应了解患者相关检查和化验结果，如肝功能、乙型肝炎病毒(HBV)、丙肝病毒(HCV)、梅毒病毒、艾滋病病毒(HIV)等，针对检查和化验结果阳性的手术患者，手术人员应在术中采取相应的防护措施；针对无化验结果的手术者，应视其为阳性，手术人员做好标准预防。

3.防护措施

根据具体情况做好充分的自我安全防护。进行有可能接触手术患者的血液、体液的护理操作时必须戴手套，手部皮肤有破损者提倡戴两层手套，脱去手套后再用皂液和流动水充分冲洗。手术医师和洗手护士应穿戴具有防渗透性能的口罩、防护眼镜或带有面罩的口罩，具有穿透性能的手术衣，防护手术配合中可能飞溅到面部的血液、体液。手术配合中需保持思想高度集中，避免疲劳操作，正确放置和传递锐器；回收针头等锐器时，避免锐利端朝向接收者，防止刺伤；传递锐器时，应将其放入弯盘进行传递；卸锐器时必须使用持针器，不能徒手卸除。

4.术后处理

完成感染手术后，参加手术的人员必须脱去污染的手术衣、手套、换鞋(脱鞋套)方能离开手术间，沐浴更换洗手衣裤后才能参加其他手术。术后按规范处理物品，清洗回收器械时，注意先将针头、刀片等锐器卸下，并弃入有特殊警示标记的锐器医疗废弃物桶内。手工清洗器械时，应戴护目镜、防渗透性口罩、穿防水隔离衣、戴手套。术后手术间应用含氯溶液或酸水湿式清洁地面及物品。

(四)意外血源性感染后的处理

1.皮肤接触血液体液

立即用皂液和流动水清洗污染皮肤。

2.黏膜接触血液体液

若手术患者的血液或体液溅入口腔、眼睛，立即用大量清水或生理盐水冲洗，然后滴含有抗生素的眼药水。

3.针刺或刀割伤

(1)立即脱去手套，向远心端挤出血液并用大量肥皂水或清水清洗伤口，再浸泡于3%碘伏液内3分钟，最后贴上敷料。

(2)受伤后处理：伤后24小时内报告护士长及预防保健科，登记在册。暴露源不明者按阳性处理。72小时内做HIV/HBV/HCV等基础水平检查，怀疑HBV感染者，立即注射乙肝高价免疫球蛋白和乙肝疫苗；怀疑HIV感染者，短时间内口服大剂量叠氮脱氧核酸(AZT)，然后进行周期性复查(6周、12周、6个月)。

二、化学性危害

相对其他临床科室而言，手术室环境封闭，存在多种危害因素，如空气中常常存有一定浓度的挥发性化学消毒剂和吸入性麻醉药，这些都直接或间接地影响医务人员的健康。

(一)化学性危险因素

1.化学消毒剂

手术间及手术物品的消毒与灭菌，标本的浸泡都要用到一些化学消毒剂如甲醛、戊二醛、含氯消毒剂、环氧乙烷等。这些消毒剂对人的皮肤、神经系统、呼吸道、皮肤、眼睛、胃肠道等均有损害。长期吸入高浓度混有戊二醛的空气或者直接接触戊二醛容易引起眼灼伤、头痛、皮肤黏膜过敏等；甲醛会直接损害呼吸道黏膜引起支气管炎、哮喘病，急性大量接触更可致肺水肿，同时能使细胞突变、致畸、致癌；环氧乙烷侵入人体后可损害肝、肾和造血系统。

2.挥发性麻醉气体

目前手术室普遍采用禁闭式麻醉装置，但仍有许多麻醉废气直接或间接排放在手术室内，若麻醉机呼吸回路泄漏以及手术结束后拔除气管导管患者自然呼吸时，可使麻醉气体排放到手术间内，造成空气污染。对医务人员的听力、记忆力、理解力、操作能力等都会造成一定影响。长期接触该类气体，会造成其在人体内的蓄积，影响肝肾功能，可引起胎儿畸变、自发性流产和生育力降低。

3.臭氧

开启紫外线照射对房间进行消毒时，会产生臭氧，在空气中可嗅知的臭氧浓度为0.02～0.04 mg/L，当达到5～10 mg/L时可引起心跳加速，对眼、黏膜和肺组织都有刺激作用，能破坏肺表面活性物质，引起肺水肿和哮喘等疾病。

4.化疗药物

肿瘤手术过程中经常需要配制化疗药，巡回护士处理这些化疗药物时不可避免地会吸入含有药物的气溶胶，或药液沾染皮肤，虽然剂量较小，但其累积作用可产生远期影响，如白细胞计数减少，自然流产率增高，致畸、致癌等，环磷酰胺在尿液中的代谢物则有诱发尿道肿瘤的危险。

(二)化学性危害的防范措施

1.化学消毒剂

减少化学消毒剂的使用，尽量用等离子灭菌替代戊二醛浸泡及环氧乙烷灭菌。避免医护人员接触化学消毒剂，减轻职业损害；工作人员在检查、使用和测试化学消毒剂时，必须戴好帽子、口罩、手套、防护眼罩，准确操作，如不慎溅到皮肤和眼睛上，要用清水反复冲洗；消毒、灭菌容器应尽量密闭，如戊二醛消毒容器应加盖，减少消毒剂在空气中的挥发；戊二醛等消毒剂浸泡消毒的器械，在使用前，必须将消毒剂冲洗干净；环氧乙烷灭菌器应置于专门的消毒室内，并设置有良好的通风设施，减少有害气体在手术室内的残留。

2.化疗药物

配制化疗药物时，需先要做好自身防护，穿隔离衣、戴手套、口罩、帽子，必要时戴防护眼罩；熟练掌握化疗药物配制，防止药液和雾粒逸出；孕妇禁止接触化疗药物；加强化疗废弃物的管理，与其他物品分开管理，废弃物存放于规定的密闭容器中，送有关部门作专业处理。

3.麻醉废气管理

加强麻醉废气排污设备及工作人员的自身防护，如选用密闭性良好的麻醉机进行定期检测，防止气源管道系统泄漏，加强麻醉废气排污设备管理，改善手术室通风条件；根据手术种类及患者具体情况，选择合适的麻醉方式，并合理安排手术间；护士在妊娠期间应尽量减少进房间接触吸入性麻醉药的机会。

三、物理性危害

手术室内众多物理因素，如噪声、手术过程中产生的烟雾、电灼伤及辐射等在日常手术室工作中威胁着手术室工作人员的健康。

(一)物理性危险因素

1.噪声

手术室内的噪声持续存在却经常被忽视，噪声常来源于监护仪、负压吸引器、电锯和器械车轮摩擦等。护理人员长期暴露于噪声中可引起头痛、头晕、耳鸣、失眠、焦虑等症状，不仅对人体听觉、神经系统、消化系统、内分泌系统，以及人的情绪有负面影响，而且可能不利于团队协作及正常工作的开展。

2.手术烟雾

术中使用电外科设备、高热能激光、外科超声设备以及腔镜手术中二氧化碳气体泄漏等均可产生并释放烟雾，对人体产生负面影响，由气溶胶、细胞残骸碎片等组成的手术烟雾，可能引起呼吸道炎症反应、焦虑、眩晕、眼部刺激症状等，此外手术烟雾还可能成为某些病毒的载体，传播疾病。

3.辐射

随着外科手术日趋数字化和精细化，C型臂机不仅只限于骨科手术的使用，已运用于越来越多的科室手术。手术室工作人员如对其放射的X线不进行有效防护，长期接触不仅容易导致自主神经功能紊乱以及恶性肿瘤，而且会影响生育能力，导致不孕、流产、死胎、胎儿畸形等。

(二)物理性危害的防范措施

1.噪声防护

为防止或减少手术室内噪声，手术室工作人员走路轻而稳，不得高声谈笑，说话声音要低。在实施各类操作或放置物品时，动作应轻柔。定期对手术室所有仪器设备进行普查和检修，淘汰部分设备陈旧且噪声大的仪器；对器械台、麻醉机、推车车轮等定期维修并上润滑剂，使用时尽量减少其推、拉的次数。手术中对电动吸引器等产生较响声音的设备应即用即开。严格管理手术过程中的参观及进修人员。

2.手术烟雾防护

手术人员均应正确佩戴外科口罩，遇特殊情况可佩戴N95口罩或激光型口罩，以有效隔离手术烟雾。术中使用易产生手术烟雾的仪器设备时，洗手护士应主动或提醒手术医师及时吸尽烟雾。腹腔镜手术时严格检查气腹机与二氧化碳连接处是否密闭及二氧化碳储存瓶是否有泄漏。手术室应配备便携式烟雾疏散系统和便携式吸引电刀，及时吸尽产生的手术烟雾。

3.辐射防护

有X线透视的手术，手术前医护人员必须穿好铅制护颈和铅袍以此保护甲状腺和躯干，并于手术间内设置铅屏风避免身体直接照射。孕妇避免接触X线辐射。在放射性暴露过程中，所有人员至少离开X线射线管2 m，并且退至铅屏风之后。在放射性暴露中应尽可能使用吊索、牵引装置、沙袋等维持手术患者的正确合适体位，不应由医护人员用手来维持患者体位，若迫不得已，应佩戴防护性铅制手套。进行X线透视的手术间门外应悬挂醒目防辐射标识，提示其他人员远离。铅袍或铅衣应摊平或垂直悬挂，定期由专业人员进行测试和检查各类防辐射设施。手术室管理者合理安排手术人员，避免手术室护士短时间内大剂量接收X线照射，并要求参加该类手术的护士，佩戴X射线计量器，定期交防保科监测，以便了解护士接受X射线剂量。

4.电灼伤防护

定期请专业人员检修手术室专用线路和电器设备，严格遵守用电原则，熟悉仪器操作，避免电灼伤，各类仪器使用前后应记录使用情况，出现问题及时报告维修。

四、身心健康危害

随着医疗技术的发展，高、精、尖技术的广泛应用，手术室护士承担的工作明显加重。手术室护士应在紧张而有序的工作与生活中保持自身的身心健康，应对各种工作压力源，提高工作效率及护理工作质量，同时促进个人身心健康，更好地适应手术室工作。

(一)影响身心健康的危险因素

手术室护理工作繁重，工作的连续性强，机动性大，加班概率高，长期因连续工作致饮食不规律、站立时间长，使许多护士患有胃十二指肠溃疡、下肢静脉曲张、胃下垂、颈椎病等疾病。长期的疲劳与困顿，无疑对工作、学习、生活产生负面影响。

(二)身心健康的维护

1.调整好心态，保持积极向上的愉悦心境

调整心理需要，养成良好的性格，保持乐观的心境。对工作全身心投入，不把消极情绪带入工作，用积极情绪感染和影响别人。善于学习和积累应对各种困难和挫折的经验，改变自身的适应能力。通过自我调节、自我控制,使自己处于良好的心理状态。

2.加强业务学习,提高工作能力

掌握手术室护理理论及知识,熟悉手术类别及手术医师的习惯,提高配合手术的能力及应急处理能力,增强工作自信心。

3.保持良好的生理、心理状态

安排好作息时间,保证充足的睡眠;增强自身体质,均衡营养,坚持体能锻炼;建立良好人际关系,创造和谐的工作氛围,丰富业余生活,缓解精神压力,消除心理疲劳。

4.关爱护士,引导缓压

人性化管理,尊重爱护每一位护士。尤其是低年资护士,缺少工作经验,害怕应对复杂的手术,常会紧张、失眠,心理应激敏感,因此可开展"一对一"传、帮、带活动,设立心理调适课程等,帮助护士自我减压。

5.创造良好的工作环境

管理人员的认知与决策,对护士行为起着重要的导向作用,因此在管理上应适当调整护士的工作强度,采取弹性排班制。安排护士依次公休,且保证每位护士自主公休日期,安排外出旅游,放松心情,休假后更好地工作。

(袁　敏)

第三节　手术室常用物品的管理

随着外科手术技术的发展,越来越多的手术器械运用于手术过程中,不仅使用数量大幅上升,其精密度和技术含量也不断提高,因此如何正确操作使用,如何正确进行保养以及作为手术室护理人员,如何对手术室常用物品进行管理,成为现代手术室护士所面临的挑战。

一、手术室常用的器械及操作技术

手术室器械是保证手术顺利进行的关键条件之一,也是手术室的重要组成部分,正确掌握器械的用途和传递方法,是手术室护士必备的基础技能之一。下面简单介绍一些常用器械的种类及传递方法。

(一)常用器械种类

1.手术刀

手术刀由刀柄和刀片组装而成,一般用持针器协助安装刀片于刀柄上。刀片为一次性使用,型号有 11 号尖刀、15 号小圆刀、20 号中圆刀、22 号大圆刀等,刀柄的型号有 3 号、4 号、7 号(图 9-1)。具体分类及用途如下。

(1)中圆刀、大圆刀:用于切口皮肤、皮下、肌肉、骨膜等组织。

(2)小圆刀:用于深部组织及眼科、冠状动脉搭桥等组织切割。

(3)尖刀:用于切开血管、神经、胃肠及心脏组织。

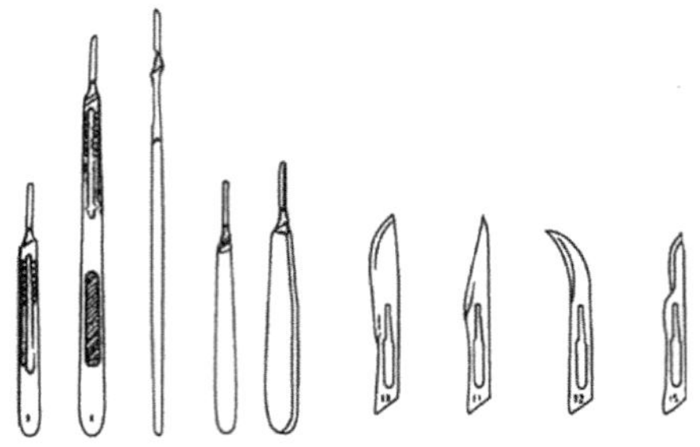

图 9-1　各类刀柄和刀片

2.手术剪

手术剪分为组织剪(弯型)、线剪(直型)、骨剪和钢丝剪四大类,有长、短和大小之分,以及头部的尖、钝之分;根据其形状、用途不同又有不同命名,如梅氏剪(又称解剖剪)、血管剪、眼科剪、子宫剪等。一般情况下,分离、剪开深部组织用长、薄刃、尖弯剪;游离剪开浅部组织用短、厚刃、钝弯剪;剪线、修剪引流管和敷料用直剪;剪断骨性组织用骨剪;剪截钢丝、克氏针等用钢丝剪。组织剪和线剪都用钝头剪,以免尖头剪操作时刺伤深部或邻近重要组织,细小尖头剪一般仅用于眼科或静脉切开等精细手术。一般不宜用除线剪之外的剪刀进行剪线或其他物品,以免刃面变钝(图 9-2)。

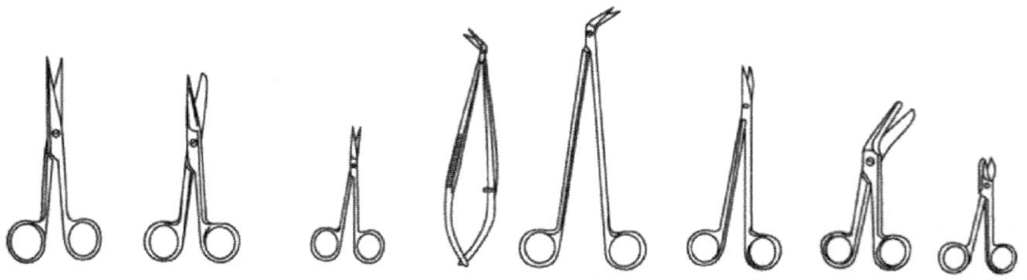

图 9-2　各类手术剪

3.手术镊

手术镊主要用于夹持或提起组织,以便于剥离、剪开或缝合。手术镊分为有齿和无齿两种,并有长短等不同类型。根据形状、用途不同有不同命名,如有齿镊、无齿镊、眼科镊、血管镊、动脉瘤镊等。有齿镊用于夹持坚韧的组织,如皮肤、筋膜、肌腱和瘢痕组织,夹持较牢固;无齿镊用于夹持较脆弱的组织,如腹膜、胃肠道壁黏膜等,损伤性较小;尖头镊富有弹性,用于夹持细小而脆弱的神经、血管等组织;无损伤的精细镊用于显微手术血管的缝合(图 9-3)。

4.血管钳

血管钳用于钳夹血管或出血点,以达到止血的目的,也用于分离组织,牵引缝线和把持或拔出缝针等。血管钳有直、弯两种,并有多种长短大小不同型号。根据手术部位的深浅,分离和钳夹血管的大小,以及解剖的精细程度而选择应用。直型血管钳夹持力强、对组织损伤大,用于夹持较厚的坚韧组织或离断。较深部手术,选用不同长度的弯型血管钳,以利于操作方便和视野的清晰,中弯血管钳应用最广,蚊式钳用于脏器、血管成形等精细手术(图 9-4)。

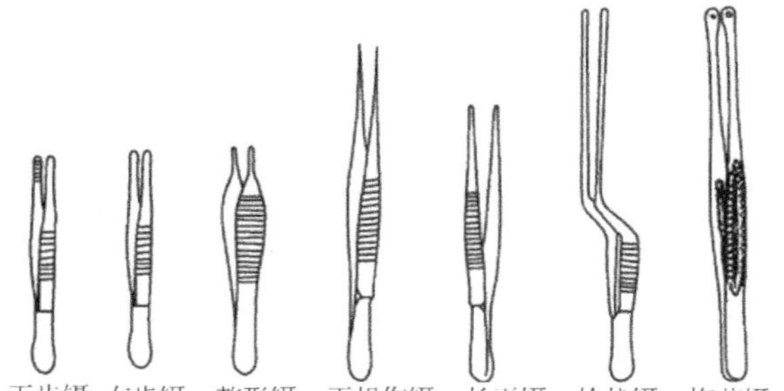

图 9-3　**各类手术镊**

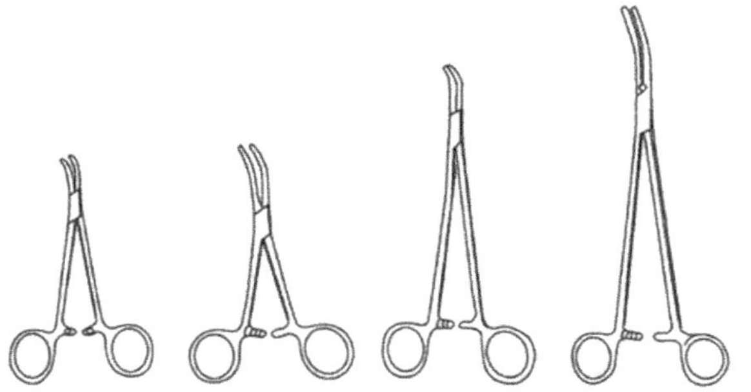

图 9-4　**各类血管钳**

5.持针器

持针器用于夹持缝针，协助缝线打结，有各种长度、粗细和大小型号，供不同手术深度和缝针大小选用，粗头持针器持力大，固定缝针稳，术中比较常用；细头持针器持力相对小，缝合操作范围小，多用于夹持小缝针或缝合深部组织(图 9-5)。夹针时应用持针器尖端，并夹在针的中、后 1/3 交界处。

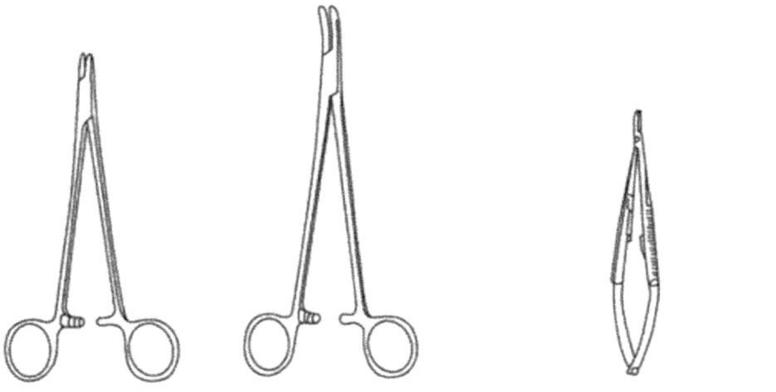

图 9-5　**各类持针器**

6.组织钳

组织钳弹性较好，头端有一排细齿，用于钳夹组织、皮瓣和肿瘤包膜，作为牵引，协助剥离时提夹组织。有不同长度，粗细之分。

7.阑尾钳

阑尾钳又称“爪形钳”“灯笼钳”，阑尾钳轻巧而富有弹性，头端有较大的环口，钳夹后不致损伤组织。适用于夹持较脆弱的脏器和组织，如小肠、阑尾系膜、胃等。

8.有齿血管钳

有齿血管钳较粗壮，钳夹力大，头端有齿，可防止钳夹的组织滑脱，常用于控制胃、肠切除的断端和肌肉切断等较厚、韧组织内的出血。

9.直角钳

直角钳用于游离和绕过重要的血管、神经、胆管等组织的后壁，有时用于较大面积渗血时止血。

10.肠钳

肠钳有弯、直两种，用于夹持肠管，齿槽薄细，对组织压榨作用小，用于暂时阻断胃肠道。

11.海绵钳

海绵钳头部呈卵圆状，所以又称卵圆钳，分有齿和无齿两种，弹性较好，有齿海绵钳主要用以夹持敷料、物品；无齿海绵钳可用于提持脆弱组织如肠管、肺叶或夹持子宫等。

12.布巾钳

布巾钳头端较锐利，铺巾时用于固定敷料或某些手术过程中用于牵拉皮瓣(图 9-6)。

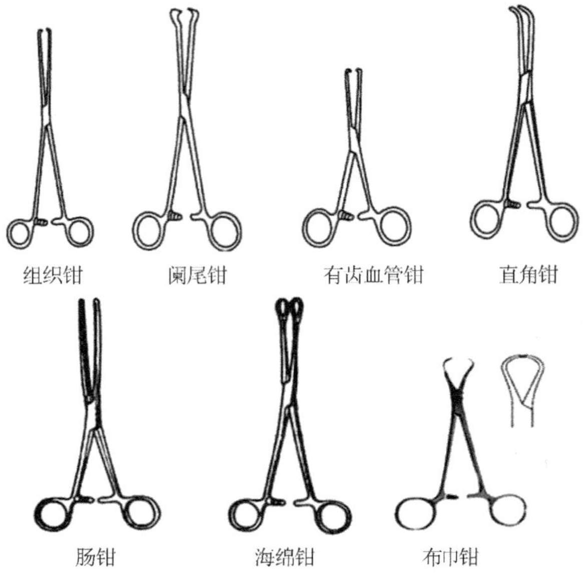

图 9-6　各类特殊器械钳

13.拉钩

拉钩又称牵开器，用于牵开不同层次和深度的组织，显露手术野。拉钩种类繁多，术中可根据手术部位及方式进行选择(图 9-7)。

甲状腺拉钩用于浅部切口的牵开显露；双头腹腔拉钩用于牵开腹壁；S 拉钩用于深部切口的牵开显露；压肠板用于牵开肠段，暴露目标脏器；腹腔自动拉钩用于长时间牵开并固定腹腔或盆腔，并可分为二翼和三翼两种自动拉钩；胸腔自动拉钩用于胸腔、腰部切口的牵开显露；悬吊拉钩用于牵开上腹壁，主要用于胃、肝胆胰手术；后颅窝牵开器用于后颅窝、脊柱的牵开显露；脑压板用于牵压、保护脑组织；乳突牵开器用于撑开显露乳突、牵开头皮、牵开显露位于四肢的小切口。

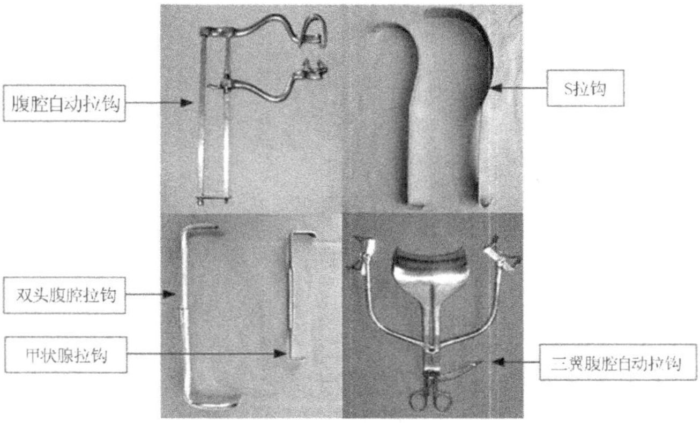

图 9-7　各类拉钩

传递拉钩前应先用生理盐水浸湿，使用时用湿纱布将拉钩与组织间隔开，防止组织损伤。

14.吸引器

吸引器用于吸去手术野内血液，以及脑、胸、腹腔内液体，使手术野清晰显露；也用于吸除空腔脏器内容物、囊性包块内液体及脓肿内脓液，减少手术区域污染；也可用于组织的钝性分离。常用的吸引器有单管吸引头、侧孔单管吸引头和套管吸引头。侧孔单管吸引头可通过手术医师指腹按压侧孔，调节负压吸引力大小；套管吸引头可通过单孔吸引管配多侧孔外套，避免大网膜、肠壁等组织被吸附引起损伤或堵塞吸引口。

(二)各类器械传递方法

1.手术刀装卸及传递方法

(1)洗手护士安装刀片时，用持针器夹持刀片前段背侧，轻轻用力将刀片与刀柄槽相对；取刀片时，用持针器夹住刀片的尾端背侧，向上轻抬，推出刀柄。

(2)传递手术刀时，洗手护士应手持刀背，握住刀柄和刀片衔接处，将刀柄尾端交给手术者，不可刀刃朝向手术者，以免割伤手术者。洗手护士亦可将手术刀放于弯盘内进行传递。手术刀用完后，应及时收回并放在适当位置，以免滑落台下，造成手术者损伤。

2.手术剪及各类血管钳传递方法

洗手护士右手拇指握于剪刀凸侧的上 1/3 处，四指握住凹侧中部，通过腕部的力量将器械的柄环打在手术者的掌心。

3.手术镊传递方法

洗手护士手握镊尖端闭合开口，直立式传递。

4.持针器传递方法

(1)持针器夹针穿线方法：洗手护士右手拿持针器，用持针器开口处的前 1/3 夹住缝针的后 1/3；然后将持针器交于左手握住，右手拇指与中指捏住缝线前端，将缝线穿入针孔；右手拇指顶住针孔，示指顺势将线头拉出针孔 1/3 后，并反折合并缝线卡入持针器的头部。

(2)传递持针器的方法：洗手护士右手捏住持针器的中部，针尖向外侧，利用手腕部运动，用适当的力气将柄环部拍打在术者掌心，或者将持针器放于弯盘内进行传递。

二、手术室常用缝线和缝针的管理

缝线和缝针作为手术中重要的缝合止血、维持组织愈合张力的材料，其品种式样繁多。随着近几十年加工技术和工艺的革新，缝线和缝针在材质上有了突飞猛进的发展。手术室护士应掌握常用缝线和缝针的特点，根据其特点和具体手术操作，正确合理地配合传递缝线和缝针。

(一)常用外科缝线

外科缝线又称缝合线，用于各种组织和血管的缝扎、结扎、止血、牵引、对合以及关闭腔隙、管道固定等。

1.良好的缝线应具备的条件

应具备的条件包括：①无菌性；②缝线于缝合打结后不易自行滑脱；③对组织伤口反应轻微，不利于细菌生长；④直径小、拉力大、能对抗组织内的收缩；⑤缝线种类齐全，以适合不同手术使用和不同组织缝合。

2.缝线直径与型号的判断

所有缝线的直径粗细规格都有一定标准，通常以缝线的某一型号来表示该缝线的直径。缝线的型号以数字表示。

(1)传统丝线以单个数字表示型号，如“1”“4”“7”等，数字越大，代表该缝线越粗，如传统“4”号丝线比传统“1”号丝线粗，直径大。

(2)人工合成缝线或羊肠线以“数字-0”表示型号，如“1-0”“2-0”“3-0”等，“0”之前的数字越大，代表该缝线越细，如“2-0”的缝线比“1-0”的缝线细，直径小。

3.缝线的分类

根据缝线的组织特性可将其分为可吸收缝线和不可吸收缝线；根据缝线的材料构造分为单纤维缝线(单股缝线)和多股纤维缝线；也可根据缝线是否带针，分为带针缝线和不带针缝线。

(1)可吸收缝线：是指缝线植入组织后，通过机体组织酶分解吸收或水解过程吸收，随着时间的推移，缝线材料逐渐消失。目前临床常用可吸收缝线主要包括肠线、铬肠线和人工合成可吸收缝线，其中人工合成可吸收缝线与前两者比较有诸多优点：①强度高；②可于较长时间内维持缝线强度；③在一定时间内(60～90天)完全吸收，稳定并可预测，无患者个体差异；④组织反应较轻。常见的人工合成可吸收缝线有Dexon、Vicryl、PDS、Maxon、Monocryl等。可吸收缝线可用于胃肠道、胆道、子宫、膀胱、尿道等黏膜、肌层的缝合以及皮内缝合。

(2)不可吸收缝线：是指缝线在人体内不受酶的消化，同时不被水解吸收。常用不可吸收缝线的类型、特性和适用范围见表9-1。

表9-1　常用不可吸收缝线的类型、特性和适用范围

类型	特性	适用范围
有机不可吸收材料(医用丝线)	抗张力强度较高，柔韧性好，打结不易滑脱，价廉；组织反应大。常见的为慕丝医用丝线	用于除胆道、泌尿道以外大部分组织的缝合
合成不可吸收材料(聚酯缝线、聚丙烯缝线、涤纶线)	强度高，具有良好的组织相容性，组织反应极低，维持时间长，不被吸收；打结易滑脱，价格较贵。常见的为prolene、Surgipro等	适用于心血管、神经、心脏瓣膜、眼睛和整形手术等
金属丝线(钢丝)	强度高，拉力大，组织反应最小；不易打结，容易损伤软组织，包埋于组织中可能引起手术患者术后不适	适用于骨折、筋膜和肌腱接合，带针钢丝用于胸骨的固定；也适用于感染伤口、伤口裂开或加强缝合

(二)常用外科缝针

缝针的目的是引导缝线穿过组织或血管,以完成缝合过程。大多数缝针有三个基本构成:针眼(或称锻模)、针体和针尖。

1.针眼

缝针按针眼可分为封闭眼、裂缝眼(又称法国眼)和无针眼缝针。封闭眼缝针在末端有缝线穿过的封闭针眼,常见的有圆形和方形针眼;裂缝眼缝针,缝线可直接由裂缝嵌入(图 9-8);无针眼缝针又称连线针,是用激光在缝针末端纵向打孔,在显微镜下将缝线与缝针末端孔隙以机械性方式附着在一起,提供牢固平滑的结合点。无针眼缝针对组织牵拉小,对组织损伤小,有效避免了针孔漏血隐患。无针眼缝针多为一次性使用,有效防止交叉感染,目前被临床广泛使用。

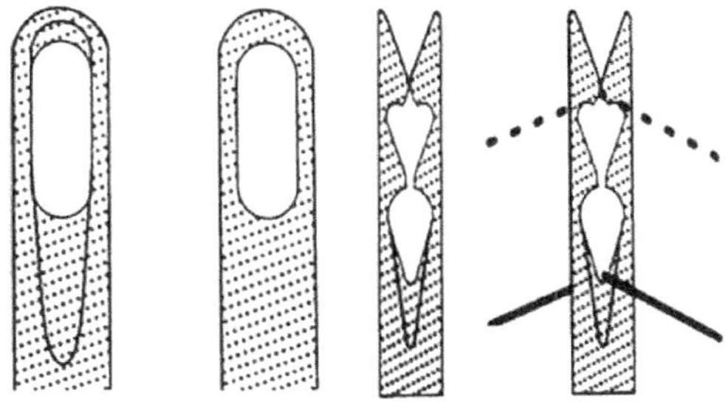

图 9-8 封闭眼和裂缝眼

2.针体

针体指持针器夹持的部分,按形态可分为直针和弯针。直针多用于缝合皮肤、肌腱和胃肠道。弯针是临床最常用的缝针,按照其不同弧度,可分为 1/4、3/8、1/2、5/8 等,通常浅表组织可选用小弧度大弯针缝合,深部组织可选用大弧度小弯针缝合。1/4 弧度弯针常用于眼科和显微外科手术,1/2 弧度弯针常用于胃肠、肌肉、心肺血管手术,5/8 弧度弯针常用于泌尿生殖科及盆腔手术(图 9-9)。

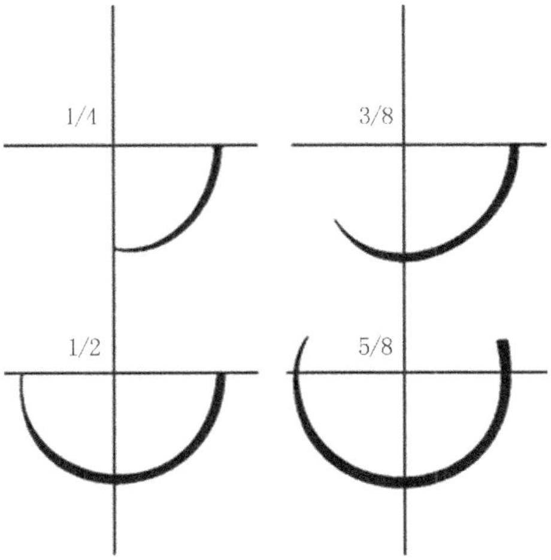

图 9-9 弯针按照不同弧度

3.针尖

针尖是指从缝针尖端直至针体最大横截面之间的部分。按针尖形态可分为圆针、角针、圆钝针、铲针等。

(1)圆针:除尖端尖锐外,其余呈现圆滑针体,能轻易穿透组织,但无切割作用,常用于皮下组织、腹膜、脏器、血管和神经鞘等的缝合,以及胃肠道吻合(图 9-10)。

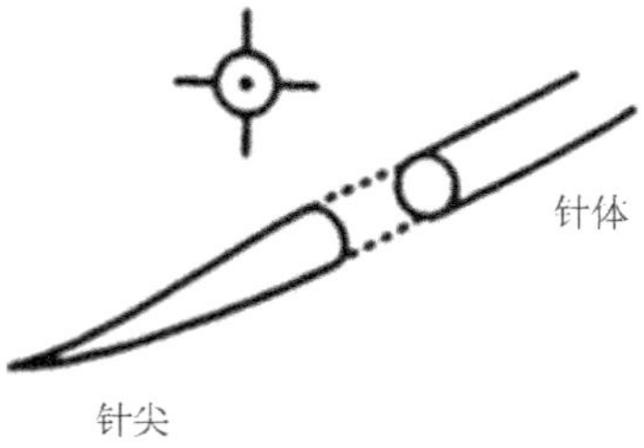

图 9-10　圆针

(2)角针:针尖和针体截面均呈三角形,具有锐利的边缘,易于穿透坚韧、难以穿刺的组织,常用于皮肤、韧带、肌腱、骨膜、瘢痕组织的缝合及管道的固定。角针缝合后,有较大的针孔道,且易破坏周围的组织和血管,损伤性较大(图 9-11)。

(3)圆钝针:圆针的尖端不尖而是圆钝,无锋利的刃,组织损伤较小,常用于易碎脆性组织、高度血管化组织,如肝、肾、脾(图 9-12)。

(4)铲针:针尖极薄,针体扁平,常用于眼科显微手术,提供缝合时的高度平稳性。

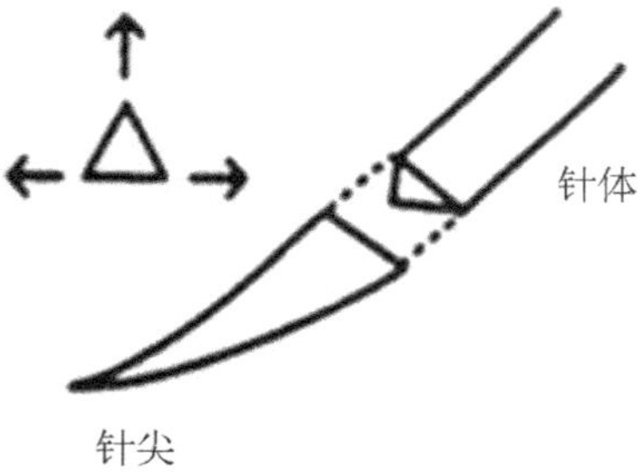

图 9-11　角针

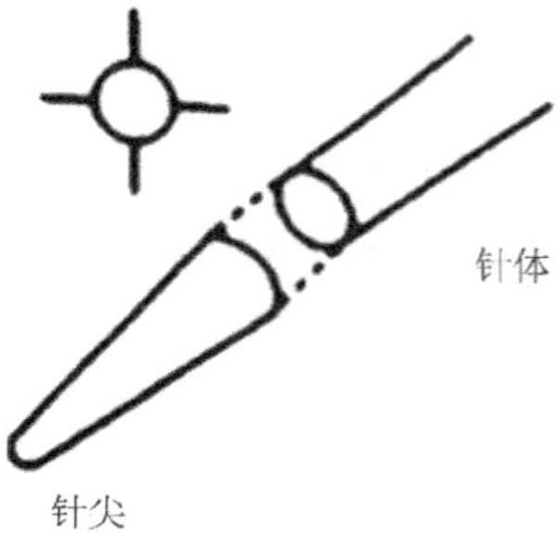

图 9-12　圆钝针

4.连线针外包装标识解读

连线针外包装标识解读见图 9-13。

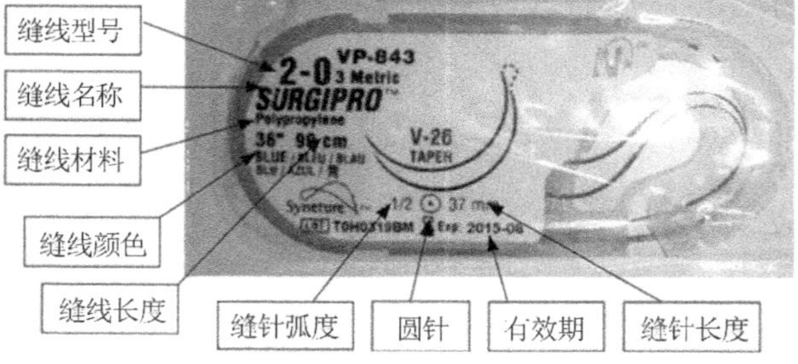

图 9-13　连线针外包装解读

三、手术室腔镜器械的管理

近年来腔镜技术在众多外科领域应用广泛，对腔镜器械有效的管理是成功开展腔镜手术的基本条件。因此术中如何正确操作腔镜器械，术后如何正确地清洗、灭菌和保养，成为每一名手术室护士所必须掌握的知识与技能。

(一)常用腔镜器械

手术室常用腔镜器械包括气腹针、金属穿刺器或一次性穿刺套装(包括穿刺鞘和穿刺器内芯，常用 5 mm 或 10 mm)、腹腔镜镜头、分离钳、直角形分离钳、齿状抓钳、微型剪、持针器、钛夹钳、扇形压板、冲洗吸引器、电凝钩、双极电凝抓钳以及腔镜下吻合器等。

气腹针是通过前端一可弹性压入的钝头，建立气腹，防止建立气腹时意外损伤腹腔内脏器；穿刺器由穿刺器针芯、外套管和尾端防漏气的阀门组成，手术医师在穿刺完毕后拔取穿刺器针芯，由外套管作为通道将腔镜器械引入腹腔或胸外内进行操作；扇形压板常用于腹腔镜下胃肠手术，用于牵开腹腔内器官或组织；电凝钩用于分离疏松组织或烧灼胆囊床渗血面等。

(二)腔镜器械的术中正确操作

1.术前检查

洗手护士仔细检查器械的完整性，发现密封帽、螺丝等配件缺少或器械绝缘部分损坏应及时更换；由于腔镜手术对器械要求极高，因此洗手护士应仔细检查器械的功能，尤其是操作钳的旋转功能、闭合功能以及带锁器械的开、解锁功能，发现器械功能不佳应及时更换。

2.术中管理

洗手护士应妥善固定连接摄像头及操作器械的连接线及各种管道。术中根据手术进展和手术医师需要及时正确传递腔镜器械，并且及时收回，避免腔镜器械或腹腔镜镜头意外掉落。及时擦净器械头端的血渍及污物。由于腔镜器械普遍较长，在传递过程中洗手护士应确保无菌操作，避免在传递过程中将器械的两端污染。

(三)腔镜器械的正确清洗与保养

1.腔镜器械的正确清洗

彻底清洗是保证腔镜器械灭菌成功的关键。腔镜器械比普通器械的结构复杂，并附有管腔和大小不一的配件，极易残留血渍和有机物碎片，既影响灭菌效果，又影响腔镜器械的使用寿命。因此腔镜器械的正确清洗应按以下步骤进行。

(1)拆卸：将腔镜器械彻底拆卸至最小化。

(2)初步清洗：用流动水冲洗腔镜器械表面明显的血渍和污渍。

(3)浸泡：将初步清洗过的器械放入多酶洗液内浸泡 5 分钟，多酶洗液浸泡可以快速分解其器械上的蛋白及残留血渍、脂肪等有机物碎片。

(4)冲洗和刷洗：用清水冲洗器械，将表面残留的多酶洗液冲净，使用高压水枪彻底冲洗腔镜管腔及各部件；同时器械的轴节部、弯曲部、管腔内用软毛刷上下抽动 3 次达到彻底清洗。

(5)超声清洗：用自动超声清洗器清洗 5～10 分钟。

(6)水洗：再次将器械用流动水彻底清洗。

(7)干燥。①吹干：清洗结束后用气枪吹干。②烘干：采用烘干设备将器械进行烘干，适用于待用的器械，既可以在短时间内使器械各关节、管腔干燥，又可以保证低温灭菌的效果。

(8)腔镜镜头禁止用自动超声清洗器清洗，防止损坏。

2.腔镜器械的保养

(1)腔镜镜头的保养:手术结束后使用蘸有多酶洗液或清水的湿纱布对镜头表面的血渍和污渍进行擦拭,镜面之外部分使用吸水较强的软布擦干,镜面用脱脂棉球或专用拭镜纸顺时针方向进行擦拭,避免用粗糙布巾擦拭,造成镜面损坏。

(2)日常维护及保养:器械护士应在每次腔镜器械使用后,仔细检查器械配件是否齐全,螺丝是否松动、腔镜镜头是否完好、器械是否闭合完全、器械绝缘部分有无损坏、穿刺器密封圈是否老化等,如有问题应及时维修或更换,以保证器械的正常使用。

(四)腔镜器械的灭菌与存放

1.腔镜器械的灭菌

分离钳、冲洗吸引器、电凝钩、气腹针、金属穿刺器等常用腔镜操作器械通常使用压力蒸汽灭菌法。腹腔镜镜头等精密器械以及特殊不耐高压器械应使用环氧乙烷气体密闭灭菌法或过氧化氢低温等离子灭菌法。

2.腔镜器械的存放

腔镜器械必须定点存放于专用橱柜内,不与普通器械混合放置。腔镜镜头一定要放置在原装盒内,不能重压。气腹针与一些可拆分的小零件要放在小盒内,以免折断和丢失。

四、外来手术器械的管理

外来器械是指由医疗器械生产厂家、公司租借或免费提供给医院,可重复使用的医疗器械。它作为市场经济的新产物,是器械供应商在取得医院认可、主刀医师认定送到手术室临时使用的器械。这类器械节约了医院的开支,减低了医疗成本,减少了资源浪费,有手术针对性强、质量优异等特点,因此在骨科、五官科、脑外及胸外科内固定等领域得到广泛使用。

(一)外来器械的使用流程

1.外来器械准入流程

外来器械必须是经过医院严格监控,器械科或采购中心应查看有关资料,符合《医疗器械监督管理条例》第 26 条规定:医疗器械经营企业和医疗机构从取得《医疗器械生产许可证》的生产企业或取得《医疗器械经营许可证》的经营企业购进合格的医疗器械,并验明产品合格证、进口注册证、准销证等卫生权威机构的认可证明,不得使用未经注册、过期失效或淘汰的医疗器械。

2.外来器械接受流程

手术医师在预约手术时在手术申请单上备注外来器械的厂家、名称及数量等信息,以便手术室及供应室能及时知晓,同时通知器械供应商及时配备器械。器械供应商在规定时间内将器械送至供应室器械接收点,并提供植入物合格证及器械清单一式两份。经审核合格后交接签名。

3.外来器械的清洗、包装、灭菌流程

彻底清洁是保证灭菌成功的关键,外来器械送至供应室前仅经过预清洗,因此外来器械送达后供应室器械护士必须按照消毒规范流程进行严格的器械清洗。清洗结束后再次进行清点核对,确认无误后再规范包装。包装标签上除常规的信息之外还应写上器械名称、公司名称、主刀医师姓名、患者信息等。最后按照规范进行灭菌,灭菌后进行生物监测,监测合格后给予发放。

4.手术室护士核对与使用流程

器械送至手术室后,由手术室护士与供应室器械护士按照手术通知单,逐项核对相关内容,确认无误后接收器械,存入专用无菌储物架上。相关手术间护士凭手术通知单领取外科手术器械。手术开始前由洗手护士、巡回护士按器械包内清单共同核对，并经术者确认无误后方可开始手术。手术结束时，由洗手护士、巡回护士与术者共同核对所使用的内植入物名称、规格、数量等，及时填写器械清单及手术室器械交接本，同时将术中使用的外来器械信息存档保存。

5.外来器械取回流程

使用后的器械经清洗处理，由器械供应商凭有效证件从手术室污物通道领取，并在器械清单和手术室器械交接本签名确认。因故暂停手术的器械，为减少资源浪费，可与器械供应商约定，在有效期内暂存于手术室，用于同类手术。器械过期或因其他原因需取回时，应在手术室器械交接本上签字。

（二）外来器械使用注意事项

1.规范流程

建立规范的操作流程，建立质量控制和追溯机制，发现问题立即启动追溯系统。

2.定期培训

定期由专业人员对手术医师、手术室护士进行外来手术器械使用的专业培训，以掌握器械的基本性能和操作方法。

五、手术植入物的管理

随着社会的进步，医学的发展，新技术的应用，各类性能优异、造价不菲的植入物越来越多地应用到手术患者身上，通过手术将植入物种植、埋藏、固定于机体受损或病变部位，可达到支持、修复、替代其功能的作用。手术室应严格管理手术植入物，防止对患者造成意外不良后果。

（一）植入物的准入

1.公开招标

医院通过定期举行的公开招标方式，择优录用质量性能可靠、价格适宜的产品作为本院常用产品。

2.未中标植入物准入流程

未中标植入物若具有适合某些手术的特殊性能，手术医师可向医院提出临时申请，经审核、特殊批准后方可使用。

3.厂家提供材料备案

生产厂家必须提供产品的所有信息，供使用方备案，以便日常监管以及发生问题后进行及时追溯。

（二）植入物在手术室使用的管理

手术植入物使用前手术医师应向手术室预约，手术室工作人员经核查后领取；所有手术植入物必须经过严格的清洗、包装、灭菌后，经生物监测，判定合格后方能使用。手术中使用植入物前，必须严格核对植入物型号规格、有效期及外包装完整性，避免错用、误用，造成不必要的浪费。使用后，手术室护士需填写所用植入物产品信息及数量，并附产品条形码，保存在病历中存档。未用完或废弃的一次性植入物需毁掉，并交医院管理部门统一处理，以免造成不良后果。

六、手术室常用药品的管理

手术室内常用药品，无论数量和种类都很多，主要以静脉用药和外用消毒药为主。手术室应制订严格的药品管理制度，对所有药品定点放置，专人管理，每一名手术室护士都应严格遵守药物使用制度，掌握常用药品性能，安全用药。

（一）手术室常用药品种类及管理要求

1.手术室常用药品种类

手术室常用药品包括具有镇静镇痛和催眠作用的麻醉类药物，糖类、盐类、酸碱平衡调节药物，心血管系统药物，中枢兴奋及呼吸系统药物，子宫兴奋类药物，利尿药，止血药和抗凝血药，各类抗生素激素类药物，生物制品剂和消毒防腐药物等。

2.管理要求

（1）定点放置，专人管理：手术室应设立药物室、药品柜及抢救药车，并指定一名护士专门负责药品管理。

（2）分类放置：静脉用药应与外用消毒防腐药分开放置，并贴上标签，标签纸颜色有所区别。易燃易爆药品、对人体有损害的药品应妥善保管，远离火源或人群，并写有明显警句提示他人。生物制品及需要低温储存的药品应置于冰箱内保存，每周定期派人清理一次，保持冰箱内整洁。

（3）药品使用制度：手术室所有药品均有明确的出入库记录，每类药品均设有使用登记本，手术室护士如有领用均需在登记本上进行信息记录，由指定护士进行清点并补充。麻醉药、剧毒药和贵重药必须上锁，应班班清点，发现数量不符及时汇报并查明原因。

（4）领药周期：手术室药品基数不应太多，以免过期。一般常用药品每周领取一次，不常用药品每月领取一次，麻醉药、贵重药则根据每天使用情况领取。

（二）手术室药品的使用注意事项

1.严格执行查对制度

定期检查药品柜的存药，发现过期、变色、浑浊或标签模糊不清的药品不得使用。术前访视及进行手术安全核查时，必须核对手术患者药物过敏史，并及时记录。术中使用药物时，配制、抽取药物必须两人核对，并保留原始药瓶，手术台上传递药物之前，洗手护士必须与手术医师口头进行核对；若术中须执行口头医嘱，巡回护士应将口头医嘱复述一遍，由手术医师确认后执行，术毕督促手术医师及时补全医嘱。

2.熟练掌握药品性能

手术室用药要求快速、及时、准确，抢救患者时更是分秒必争，护士应熟悉抢救药品的药理作用与用途、剂量与用法、不良反应和配伍禁忌等，以利于抢救配合。手术室护士应熟悉常用抗生素的商品名、通用名、分类及常见过敏症状。此外，手术室外用消毒药较多，手术室护士必须了解每种消毒药的用法、有效浓度及浓度监测标准、达到消毒效果的时间以及对人体和物品有无损害等特点，同时指导其他有关人员正确使用。

（袁　敏）

第四节　手术室应急情况的处理

一、心搏骤停

心搏骤停是指各种原因（如急性心肌缺血、电击、急性中毒等）所致的心脏突然停止搏动，有效泵血功能消失造成全身循环中断、呼吸停止和意识丧失引起全身严重缺血、缺氧。一旦发生手术患者心搏骤停，手术团队成员应第一时间进行快速判断，并实施心肺复苏术。

(一)术中发生心搏骤停的原因

1.各种心脏病

各种心脏病，如心肌梗死、心肌病、心肌炎、严重心律失常、严重瓣膜疾病。

2.麻醉意外

术中麻醉过深，或大量应用肌松剂，或气管插管引起迷走神经兴奋性增高，使原来有病变的心脏突然停跳。

3.药物中毒或过敏

常见的如局麻药(普鲁卡因胺)中毒，抗生素过敏、术中血液制品过敏等。

4.心脏压塞

心脏外科手术，如术中止血未完全或术中出血未及时引流出心包，易形成血块导致心脏压塞。

5.血压骤降

血压骤降，如快速大量失血、失液，或术中过量使用扩血管药物(如硝普钠)，可使手术患者血压骤降至零，心搏骤停。

(二)心肺复苏术的实施

心肺复苏术(CPR)是针对呼吸心跳停止的急症危重患者所采取的抢救关键措施，即胸外按压形成暂时的人工循环并恢复自主搏动，采用人工呼吸代替自主呼吸，快速电除颤转复心室颤动，以及尽早使用血管活性药物重新恢复自主循环的急救技术。若手术患者因心脏压塞引起心脏呼吸骤停应当马上实行手术，清除心包血块。心跳呼吸骤停急救有效的指标：触及大动脉搏动，收缩压 8.0 kPa(60 mmHg)以上；皮肤、口唇、甲床颜色由紫转红；瞳孔缩小，对光反射恢复，睫毛反射恢复；自主呼吸恢复；心电图表现室颤波由细变粗。

1.迅速评估

如果为术中已实施麻醉监护的手术患者，可以通过监护仪实时监测数据和触摸颈动脉搏动，判断脉搏和呼吸；但不可反复观察心电示波，丧失抢救时机；如果为术中未实施麻醉监护的手术患者，则手术室护士或手术医师应迅速判断其意识反应、脉搏和呼吸情况，若手术患者意识丧失，深昏迷，呼之不应，医护人员用 2 个或 3 个手指触摸患者喉结再滑向一侧，于此平面的胸锁乳突肌前缘的凹陷处，触摸颈动脉搏动，检查至少 5 秒，但不要超过 10 秒，如果 10 秒内没有明确地感受到脉搏，应启动心肺复苏应急预案。

2.启动心肺复苏应急预案

如果麻醉师在场，手术室护士应配合麻醉师和手术医师一同进行心肺复苏术；如果为局麻手术患者，手术室巡回护士应当立刻呼叫麻醉师帮助，同时协助手术医师开始心肺复苏术。

3.胸外按压及呼吸复苏

(1)胸部按压：抢救者站于手术患者的一侧，使手术患者仰卧在坚固平坦的手术床上，如果手术患者为特殊体位如俯卧位、侧卧位，手术团队应将其翻转为仰卧位，翻转时应尽量使其头部、颈部和躯干保持在一条直线上。抢救者一手的掌根放在手术患者胸部中央，另一手的掌根置于第一只手上，伸直双臂，使双肩位于双手的正上方。按压时要求用力快速按压，胸骨下陷至少 5 cm，按压频率至少 100 次/分，每次按压后让胸壁完全回弹，尽量减少按压中断。

(2)开放气道,进行呼吸支持:如果手术患者已置气管插管,则应使用呼吸机或简易人工呼吸器进行呼吸支持。如果手术患者未置气管插管,则手术室护士应协助麻醉师或手术医师用仰头提颏法和推举下颌法两种方法开放气道,同时给予简易人工呼吸面罩呼吸支持,同时应尽快实施气管内插管,连接呼吸器或麻醉机。

仰头提颏法是指抢救者一手置于手术患者的前额,用手掌推动,使其头部后仰,另一只手的手指置颏附近的下颌下方,提起下颌,使颏上抬。推举下颌法是指抢救者同时托起手术患者左右下颌,无须仰头,当手术患者存在脊柱损伤可能时,应选择推举下颌法开放气道。

(3)胸内心脏按压:在胸外心脏按压无效的情况下,可实施胸内心脏按压。应用无菌器械,局部消毒,左第 4 肋间前外侧切口进胸,膈神经前纵形剪开心包,正确地施行单手或双手心脏按压术。一般用单手按压时,拇指和大鱼际紧贴右心室的表面,其余 4 指紧贴左心室后面,均匀用力,有节奏地进行按压和放松,60～80 次/分;双手胸内心脏按压,用于心脏扩大、心室肥厚者,术者左手放在右心室面,右手放在左心室面,双手掌向心脏做对合按压,余同单手法。切勿用手指尖按压心脏,以防止心肌和冠状血管损伤。术后彻底止血,置胸腔引流管。

(三)电除颤

部分循环骤停的手术患者实际上是心室颤动,在心脏按压过程中,出现心室颤动者随时进行电击除颤才能恢复窦性节律。

1.胸外除颤

将除颤电极包上盐水纱布或涂上导电膏,一电极放在患者胸部右上方(锁骨正下方),另一电极放在左乳头下(心尖部),成人一般选用 200～400 J,儿童选用 50～200 J,第一次除颤无效时,可酌情加大能量再次除颤。

2.胸内除颤

术中或开胸抢救时使用胸内除颤电极板,电极板蘸以生理盐水,左右两侧夹紧心脏,成人用 10～30 J,放电后立即观察心电监护波形,了解除颤效果。

二、外科休克

休克是一急性的综合征,是指各种强烈致病因素作用于机体,使循环功能急剧减退,组织器官微循环灌流严重不足,导致细胞缺氧和功能障碍,以至重要生命器官功能、代谢严重障碍的全身危重病理过程。休克分为低血容量性、感染性、心源性、神经性和过敏性休克五类。其中低血容量休克是手术患者最常见的休克类型,由于体内或血管内血液、血浆或体液等大量丢失,引起有效血容量急剧减少所致的血压降低和微循环障碍,如肝脾破裂出血、宫外孕出血、四肢外伤、术中大出血等均可造成低血容量性休克。

(一)低血容量性休克的临床表现

早期患者出现精神紧张或烦躁、面色苍白、出冷汗、肢端湿冷、心跳加快、血压稍高,晚期患者出现血压下降[收缩压<10.7 kPa(80 mmHg),脉压<2.7 kPa(20 mmHg)]、心率增快、脉搏细速、烦躁不安或表情淡漠。严重者出现昏迷、呼吸急促、发绀、尿少,甚至无尿。

(二)低血容量性休克的急救措施

休克的预后取决于病情的轻重程度、抢救是否及时、抢救措施是否得力。所以一旦手术患者发生低血容量性休克,手术室护士应采取以下护理措施,协助手术医师、麻醉师,共同对手术患者进行急救。

1.一般护理措施

休克的手术患者送入手术室后，首先应维持手术患者呼吸道通畅，同时使其仰卧于手术床并给予吸氧；选择留置针，迅速建立静脉通路，保证补液速度；调高手术间温度，为手术患者盖棉被，同时可使用变温毯等主动升温装置，维持手术患者正常体温。

2.补充血容量

低血容量休克治疗的首要措施是迅速补充血容量，短期内快速输入生理盐水、右旋糖酐、全血或血浆、清蛋白以维持有效回心血量。同时正确地评估失液量，失液量的评估可以凭借临床症状、中心静脉压、尿量和术中出血量等进行判断。因此休克患者术前必须常规留置导尿管，以备记录尿量；术中出血量包括引流瓶内血量及血纱布血量的总和，巡回护士应正确评估、计算后告知手术医师；在快速补液时，手术室护士应密切观察手术患者的心肺功能，防止急性心力衰竭；在给手术患者输注库血前，要适当加温库血，预防术中低体温的发生。

3.积极处理原发病

(1)术前大量出血引起休克：如术前因肝脾破裂出血、宫外孕出血而引起休克的患者，进入手术室后所有手术团队成员应分秒必争，立即实施手术进行止血。

(2)四肢外伤引起休克：手术室护士事先准备止血带，并协助手术医师及时环扎止血带，并记录使用的起止时间。

(3)术中大出血：洗手护士在无菌区内做好应急配合，密切关注手术野、协助手术医师采取各种止血措施，传递器械、缝针时应确保动作迅速、准确。巡回护士应及时向洗手护士提供各类止血物品和缝针，与麻醉师共同准备并核对血液制品。

(4)剖宫产术中发生大出血：手术医师可以通过按摩子宫、使用缩宫素、缝扎等方式进行止血，巡回护士应及时准备缩宫素等增强子宫收缩的药物。如遇胎盘滞留或胎盘胎膜残留情况，洗手护士应配合手术医师尽快徒手剥离胎盘控制出血，若出血未能有效控制，在输血、抗休克的同时，行子宫次全切除术或全子宫切除术，巡回护士应及时提供洗手护士手术器械、敷料及特殊用物，并准确进行添加器械和纱布的清点记录。

4.及时执行医嘱

在抢救手术患者的紧急情况下，巡回护士可以执行手术医师的口头医嘱，执行前必须复述，得到确认后方可执行。

5.做好病情观察及记录

注意观察手术患者的生命体征，包括出入量(输血、输液量、尿量、出血量、引流量等)；记录各类抢救措施、术中用药及病情变化。

三、输血反应

输血是临床抢救患者，治疗疾病的有效措施，在外科手术领域应用较广。一般情况下输血是安全的，但仍有部分患者在输血或输入某些血液制品后出现各种反应，可能由供、受者间血细胞表面同种异型抗原型别不同所致，常见的输血反应为红细胞 ABO 血型不符导致的溶血反应。除了溶血反应还有非溶血性反应即发热反应、变态反应。

(一)溶血反应

溶血反应是最严重的输血反应，死亡率高达 70%以上。发生溶血反应的患者，临床表现与发病时间、输血量、输血速度、血型、溶血程度密切相关且差异性大。术中全麻患者最早出现的征象是手术野出血、渗血和不明原因的低血压、无尿。

(二)发热反应

发热是最常见的非溶血性输血反应,发生率可达40%以上。通常在输血后1.5～2小时发生,症状可持续0.5～2小时,其主要表现为输血过程中手术患者出现发热、寒战。如遇发生发热反应的手术患者,立即终止输血,用解热镇痛药或糖皮质激素处理。造成该不良反应的原因有:①血液或血制品中有致热原;②受血者多次受血后产生同种白细胞和/或血小板抗体。

(三)变态反应

变态反应是输血常见的并发症之一,发生在输血过程中或输血后数分钟,临床表现为受血者出现荨麻疹、血管神经性水肿,重者为全身皮疹、喉头水肿、支气管痉挛、血压下降等。造成该不良反应的原因有:①所输血液或血制品含变应原;②受血者本身为高过敏体质或因多次受血而致敏。

(四)输血反应急救措施

一旦发生输血反应,应立即停止输血,更换全部输液管路。遵医嘱进行抗过敏等治疗,紧急情况下,口头医嘱必须完整复述得到确认后方可执行。将未输完的血液制品及管道妥善保存送输血科。

四、火灾

手术室发生火灾虽然罕见,但如果手术室工作人员忽视防火安全管理,操作不规范,仍然可能发生。因此手术室人员要充分认识到火灾的危险性,提高手术室火灾防范意识,防止发生火灾,并制订火灾应急预案,一旦发生火灾将损失降至最低。

(一)手术室发生火灾的危险因素

1.火源

(1)手术室内各种仪器设备:如电刀、激光、光纤灯源、无影灯、电脑、消毒器等,当设备及线路老化、破损发生漏电、短路,接头接触不良,使用后忘记关闭电源等情况,均是手术室发生火灾的导火索。

(2)手术室相对封闭的空间:如果通风不良、湿度过低,特别是在秋冬季,物体间相互摩擦极易产生静电,遇可燃物或助燃剂即可能导致火灾。

(3)高危设备的使用不当:如高频电刀在使用时会产生很高的局部温度,输出功率越高,产生温度也越高,遇到高浓度氧和酒精时就会诱发燃烧。

2.氧气

氧气是最常见的助燃剂,患者在手术过程中一般都需持续供养,故可造成手术室中局部高氧环境,特别在患者头部。而当术中面罩吸氧时,由于密闭不严造成无菌巾下腔隙中的氧达到较高的浓度,可燃物在此环境中很容易燃烧。

3.可燃物

手术室内可燃物种类很多,如乙醇、碘酊、无菌巾、纱布、棉球、胶布等,尤以乙醇燃烧最常见,特别是乙醇挥发和氧气浓度增大可造成一种极易燃烧的混合物,一旦有火源就能燃烧,严重者可引起爆炸。

(二)手术室火灾预防措施

1.加强手术室管理

改进手术室的通风设备,防止氧气和乙醇在空气中积聚浓度过高;定期对仪器设备、线路进行维护和检修；氧气瓶口、压力表上应防油、防火，不可缠绕胶布或存放在高温处，使用完毕立即关好阀门；制订手术室防火安全制度及火灾应急预案，手术室内放置灭火器材，保证消防通道通畅。

2.加强术中管理

使用电刀时严格控制输出功率，严禁超出电刀使用的安全值范围；使用乙醇或碘酊消毒时，不可过湿擦拭，待其挥发完全后再开始使用电刀；使用任何带电的仪器设备前，必须确定不处在高氧环境中，使用完毕后及时关闭电源；对需要面罩吸氧的手术患者，应尽量给予低流量吸氧。

3.加强手术室人员的消防安全意识

树立防患于未然的观念，杜绝火灾隐患，防止发生火灾。组织全体医务人员学习一些基本的防火灭火安全知识，掌握灭火器材的使用方法。灭火器材有干粉、泡沫、二氧化碳，手术室配备的灭火器主要是二氧化碳灭火器，适合扑灭易燃液体、可燃气体、带电物质引起的火灾。

(三)手术室火灾应急预案及处理

1.原则

早发现、早报警、早扑救，及时疏散人员，抢救物资，各方合作，迅速扑灭火灾。

2.现场人员应对火灾四步骤(按照国际通用的灭火程序“RACE”)

(1)救援(rescue)：组织患者及工作人员及时离开火灾现场；对于不能行走的患者，采用抬、背、抱等方式转移。

(2)报警(alarm)：利用就近电话迅速向医院火灾应急部门及“119”报警，有条件者按响消防报警按钮，迅速向火灾监控中心报警；在向“119”报警时讲清单位、楼层、部门、起火部位、火势大小、燃烧物质和报警人姓名，并通知邻近部门关上门窗、熟悉灭火计划和随时准备接收患者；与此同时，即刻向保卫科、院办、主管副院长汇报，并派人在医院门口接应和引导消防车进入火灾现场。

(3)限制(confine)：关上火灾区域的门窗、分区防火门，防止火势蔓延。

(4)灭火或疏散(extinguish or evacuate)：如果火势不大，用灭火器材灭火；如果火势过猛，按疏散计划，及时组织患者和其他人员撤离现场。

3.救助人员灭火、疏散步骤

救助人员接到报警到达后，立即采取以下步骤展开灭火和疏散。

(1)报警通报：立即通知所有相关领导、部门以及可能殃及的区域，要求相关人员到位，启动相应流程，做好灭火和疏散准备。

(2)灭火：①确定火场情况，做到“三查三看”。一查火场是否有人被困，二查燃烧的是什么物质，三查从哪里到火场最近；一看火烟，定风向、定火势、定性质，二看建筑，定结构，定通路，三看环境，定重点、定人力、定路线。②在扑救中，参加人员必须自觉服从现场最高负责人的指挥，沉着、机智、正确使用灭火器材，做到先控制、后扑灭。③抓住灭火有利时机，对存放精密仪器、昂贵物资的部位，应集中使用灭火器灭火，一举将火灾扑灭在初起阶段。④有些物品在燃烧过程中可产生有毒气体，扑救时应采取防毒措施，如使用氧气呼吸面罩，用湿毛巾、口罩捂住口鼻等。

(3)疏散：积极抢救受火灾威胁的人员，应根据救人任务的大小和现有的灭火力量，首先组织人员救人，同时部署一定力量扑救火灾，在力量不足的情况下，应将主要力量投入救人工作。

4.疏散的原则和方法

(1)火场疏散先从着火房间开始，再从着火层以上各层开始疏散救人；本着患者优先的原则，医院员工有责任引导患者向安全的地方疏散。即先近后远,先上后下。要做好安抚工作,不要惊慌、随处乱跑,要服从指挥;对于被火围困的人员,应通过内线电话或手机等通讯工具,告知其自救办法,引导他们自救脱险。

(2)疏散通道被烟雾所阻时,应用湿毛巾或口罩捂住口鼻,身体尽量贴近地面,匍匐前进,向消防楼梯转移,离开火场;对火灾中造成的受伤人员,抢救人员应采用担架、轮椅等形式,及时将伤员撤离出危险区域。

(3)禁止使用电梯,防止突然停电造成人员被困在电梯里。疏散通道口必须设立哨位指明方向,保持通道畅通无阻;最大限度分散分流,避免大量人员涌向一个出口,因拥挤造成伤亡事故。

(4)疏散与保护物资:对受火灾威胁的各种物资,是进行疏散还是就地保护,要根据火场的具体情况决定,目标是尽量避免或减少财产的损失。在一般情况下,应先疏散和保护贵重的、有爆炸和有毒害危险的以及处于下风方向的物资。疏散出来的物资不得堵塞通路,应放置在免受烟、火、水等威胁的安全地点,并派人保护,防止丢失和损坏。

五、停电

手术室停电通常可分为由人为原因造成的停电和意外情况引起的停电。如维修线路、错峰用电、拉闸限电或打雷时保护性的关闭电源等人为原因导致的停电,应事先告知手术室,做好停电准备,保证手术安全。若由恶劣天气、火灾、电路短路等意外情况引起的手术室停电,虽无法事先预料,但要提高警惕,完善应急工作。

(一)手术室停电预防措施

1.按手术室建筑标准做好配电规划

医院及手术室系统应建立两套供电系统,当其中一路发生故障时,自动切换至备用系统,保障手术室及其他重要部门的供电。同时,医院及手术室还应备有应急自供电源系统,当两套外供系统全部出现故障时,可紧急启动,维持短时间供电,为抢修赢得时间,为患者的安全提供保障。

2.加强手术室管理

每个手术间配备有足够的电插座,术中用电尽量使用吊塔与墙上的电源插座,少用接线板,避免地面拉线太多;电插座应加盖密封,防止进水,避免电路发生故障;每个手术间有独立的配电箱及带保险管的电源插座,以防一个手术间故障影响整个手术室运作。设备科相关人员必须定期对手术室的电器设备进行检测和维护;手术室严禁私自乱拉乱接电线;如发生断电应马上通知相关人员查明原因,防止再次发生。

3.加强手术室人员的用电安全意识

制订防止术中意外停电制度、停电应急预案,组织学习安全用电知识,术中合理使用电器设备,防止仪器短路。

(二)手术室停电应急预案及处理

1.手术间突发停电

(1)手术室人员立即报告科主任、护士长,电话报告医院相关部门。

(2)巡回护士使用应急灯照明,保证手术进行,清醒的患者做好安抚工作。

(3)断电后麻醉呼吸机、监护仪、微量输液泵等用电设备均停止工作,尽量使用手动装置替代动力装置,如呼吸机改手控呼吸,监护仪蓄电池失灵无法正常工作,应手动测量血压、脉搏和呼吸,以及时判断患者的生命体征,保证手术患者呼吸循环支持。

(4)防止手术野的出血，维持手术患者生命体征稳定，如为单间手术间停电可以先将电刀、超声刀等仪器接手术间外电源；如为整个手术室的停电应立即启动应急电源。

(5)关闭所有用电设备开关(除接房外电源的仪器)，由专业人员查明断电原因，排除后恢复供电。

(6)做好停电记录包括时间及过程。

2.手术室内计划停电

(1)医院相关部门提前通知手术室停电时间，做好停电前准备。

(2)停电前相关部门再次与手术科室人员确认，以保证手术的安全。

(3)问题解除后及时恢复供电。

(袁　敏)

第五节　手术前患者的护理

从患者确定进行手术治疗，到进入手术室时的一段时间，称手术前期。这一时期对患者的护理称手术前患者的护理。

一、护理评估

(一)健康史

(1)一般情况：注意了解患者的年龄、性别、职业、文化程度和家庭情况等；对手术有无思想准备、有无顾虑和思想负担等。

(2)现病史：评估患者本次疾病发病原因和诱因；入院前后临床表现、诊断及处理过程；重点评估疾病对机体各系统功能的影响。

(3)既往史：①了解患者的个人史、宗教史和生活习惯等情况。②详细询问患者有无心脏病、高血压、糖尿病、哮喘、慢性支气管炎、结核、肝炎、肝硬化、肾炎和贫血等病史，以及既往对疾病的治疗和用药等。③注意既往是否有手术史，有无药物过敏史。

(二)身体状况

(1)重要器官功能状况：如心血管功能、肺功能、肾功能、肝功能、血液造血功能、内分泌功能和胃肠道功能状况。

(2)体液平衡状况：手术前，了解脱水性质、程度、类型、电解质代谢和酸碱失衡程度，并加以纠正，可以提高手术的安全性。

(3)营养状况：手术前，若有严重营养不良，术后容易发生切口延迟愈合、术后感染等并发症。应注意患者有无贫血、水肿，可对患者进行身高、体重、血浆蛋白测定、肱三头肌皮褶厚度、氮平衡试验等检测，并综合分析，以判断营养状况。

(三)辅助检查

(1)实验室检查。①常规检查：血常规检查应注意有无红细胞、血红蛋白、白细胞和血小板计数异常等现象；尿常规检查应注意尿液颜色、比重，尿中有无红、白细胞；大便常规检查应注意粪便颜色、性状、有无出血及隐血等。②凝血功能检查：包括测定出凝血时间、血小板计数和凝血酶原时间等。③血液生化检查：包括电解质检查、肝功能检查、肾功能检查和血糖检测等。

(2)影像学检查：查看X线、CT、MR、B超等检查结果，评估病变部位、大小、范围及性质，有助于评估器官状态和手术耐受力。

(3)心电图检查：查看心电图检查结果，了解心功能。

(四)心理-社会状况

术前，应对患者的个人心理和家庭社会心理充分了解，患者大多于手术前会产生不同程度的心理压力，出现焦虑、恐惧、忧郁等反应，表现为烦躁、失眠、多梦、食欲下降和角色依赖等。

二、护理诊断及合作性问题

(一)焦虑和恐惧

焦虑和恐惧与罹患疾病、接受麻醉和手术、担心预后及住院费用等有关。

(二)知识缺乏

如缺乏有关手术治疗、麻醉方法和术前配合等知识。

(三)营养失调

低于机体需要量，与原发疾病造成营养物质摄入不足或消耗过多有关。

(四)睡眠型态紊乱

睡眠型态紊乱与疾病导致不适、对住院环境陌生、担心手术安全性及预后等有关。

(五)潜在并发症

如感染等。

三、护理措施

(一)非急症手术患者的术前护理

1.心理护理

(1)向患者及其亲属介绍医院环境；主管医师、责任护士情况；病房环境、同室病友和规章制度，帮助患者尽快适应环境。

(2)工作态度：态度和蔼，关心、同情、热心接待患者及其家属，赢得患者的信任，使患者有安全感。

(3)术前宣教：可根据患者的不同情况，给患者讲解有关疾病及手术的知识。对于手术后会有身体形象改变者，应选择合适的方式，将这一情况告知患者，并做好解释工作。

(4)加强沟通：鼓励患者说出心理感受，也可邀请同病房或做过同类手术的患者，介绍他们的经历及体会，以增强心理支持的力度。

(5)必要时，遵医嘱给予适当的镇静药和安眠药，以保证患者充足的睡眠。

2.饮食护理

(1)饮食：根据治疗需要，按医嘱决定患者的饮食，帮助能进食的患者制订饮食计划，包括饮食种类、性状、烹调方法、量和进食次数、时间等。

(2)营养：向患者讲解营养不良对术后组织修复、抗感染方面的影响；营养过剩、脂肪过多，给手术带来的影响。根据手术需要及患者的营养状况，鼓励和指导患者合理进食。

3.呼吸道准备

(1)吸烟者：术前需戒烟2周以上，减少呼吸道的分泌物。

(2)有肺部感染者:术前遵医嘱使用抗菌药物治疗肺部感染,痰液黏稠者,给予超声雾化吸入,每天2次,使痰液稀释,易于排出。

(3)指导患者做深呼吸和有效的咳嗽排痰练习。

4.胃肠道准备

(1)饮食准备:胃肠道手术患者,入院后即给予低渣饮食。术前1～2天,进流质饮食。其他手术,按医嘱进食。为防止麻醉和手术过程中的呕吐,引起窒息或吸入性肺炎,常规于手术前禁食12小时,禁饮4小时。

(2)留置胃管:消化道手术患者,术前应常规放置胃管,减少手术后胃潴留引起的腹胀。幽门梗阻患者,术前3天每晚以温高渗盐水洗胃,以减轻胃黏膜充血水肿。

(3)灌肠:择期手术患者,术前一天可用0.1%～0.2%肥皂水灌肠,以防麻醉后肛门括约肌松弛,术中排出粪便,增加感染机会。急症手术不给予灌肠。

(4)其他:结肠或直肠手术患者,手术前3天,遵医嘱给予口服抗菌药物(如甲硝唑、新霉素等),减少术后感染的机会。

5.手术区皮肤准备

见图9-14。

简称备皮,包括手术区皮肤的清洁、皮肤上毛发的剃除,其目的是防止术后切口感染。①颅脑手术:整个头部及颈部。②颈部手术:由下唇至乳头连线,两侧至斜方肌前缘。③乳房及前胸手术:上至锁骨上部,下至脐水平,两侧至腋中线,并包括同侧上臂上1/3和腋窝。④胸部后外侧切口:上至锁骨上及肩上,下至肋缘下,前后胸都超过中线5 cm以上。⑤上腹部手术:上起乳头水平,下至耻骨联合,两侧至腋中线,包括脐部清洁。⑥下腹部手术:上自剑突水平,下至大腿上1/3前、内侧及外阴部,两侧至腋中线,包括脐部清洁。⑦肾区手术:上起乳头水平,下至耻骨联合,前后均过正中线。⑧腹股沟手术:上起脐部水平,下至大腿上1/3内侧,两侧到腋中线,包括会阴部。⑨会阴部和肛门手术:自髂前上棘连线至大腿上1/3前、内和后侧,包括会阴部、臀部、腹股沟部。⑩四肢手术:以切口为中心,上下方20 cm以上,一般多为整个肢体备皮,修剪指(趾)甲。

(1)特殊部位的皮肤准备要求。①颅脑手术:术前3天剪短毛发,每天洗头,术前3小时再剃头一次,清洗后戴上清洁帽子。②骨科无菌手术:术前3天开始准备,用肥皂水洗净,并用70%乙醇消毒,用无菌巾包扎;手术前一天剃去毛发,70%乙醇消毒后,无菌巾包扎;手术日早晨重新消毒后,用无菌巾包扎。③面部手术:清洁面部皮肤,尽可能保留眉毛,作为手术标志。④阴囊和阴茎部手术:入院后,每天用温水浸泡,并用肥皂水洗净,术前一天备皮,范围同会阴部手术,剃去阴毛。⑤小儿皮肤准备:一般不剃毛,只做清洁处理。

(2)操作方法:①先向患者讲解皮肤准备的目的和意义,以取得理解和配合。②将患者接到换药室或者处置室,若在病室内备皮,应用屏风遮挡,注意保暖及照明。③铺橡胶单及治疗巾,暴露各皮部位。④用持物钳夹取肥皂液棉球,涂擦备皮区域,一手绷紧皮肤,一手持剃毛刀,分区剃净毛发,注意避免皮肤损伤。⑤清洗该区域皮肤,若脐部则用棉签清除污垢。

6.其他准备

(1)做好药物过敏试验,根据手术大小,必要时备血。

(2)填写手术协议书,让患者及其家属全面了解手术过程、存在的危险性,可能出现的并发症等。

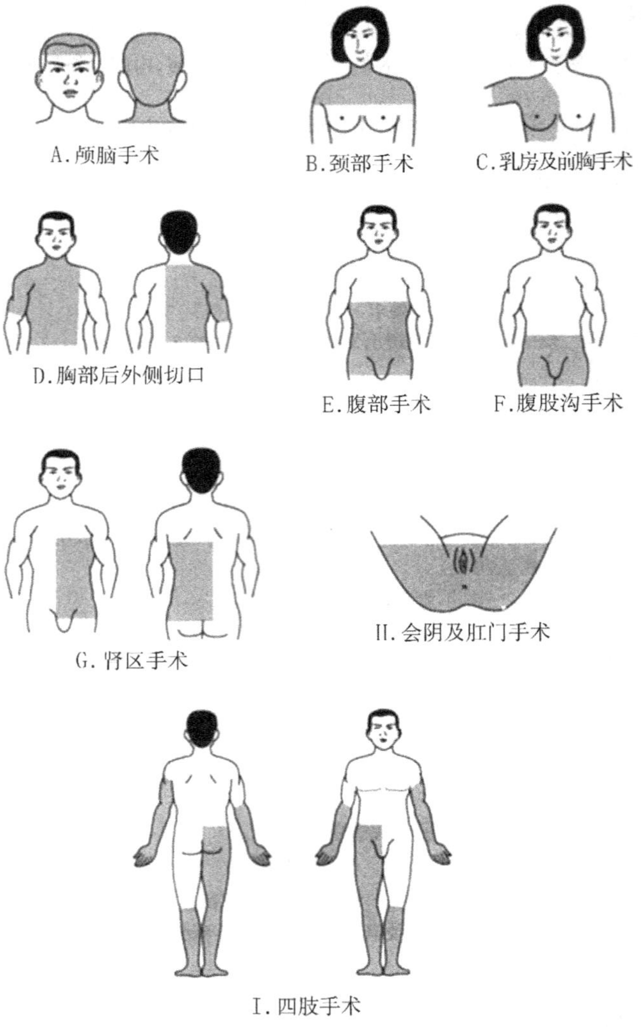

图 9-14　皮肤准备的范围

7.手术日晨护理

(1)测量生命体征，若发现发热或其他生命体征波动明显，如女患者月经来潮，应报告医师是否延期手术或进行其他处理。

(2)逐一检查手术前各项准备工作是否完善，如皮肤准备、禁食、禁饮；特殊准备是否完善。

(3)遵医嘱灌肠，置胃肠减压管，排空膀胱或留置导尿管，术前半小时给予术前药等。

(4)帮助患者取下义齿、发夹、首饰、手表和眼镜等，将其贵重物品及钱物妥善保管。

(5)准备手术室中需要的物品，如病历、X 线片、CT 和 MRI 片、引流瓶、药品等，在用平车护送患者时，一并带至手术室。

(6)与手术室进行交接，必须按照床号、姓名、性别、住院号、手术名称等交接清楚。

(7)做好术后病房的准备，必要时，安排好监护室。

8.健康指导

应注意向患者及其家属介绍疾病及手术的有关知识，如术前用药、准备、麻醉及术后恢复的相关知识；指导患者进行体位训练、深呼吸练习、排痰方法、床上排便练习，以及床上活动等，有利于减少术后并发症的发生，促进机体尽快恢复。

（二）急症手术患者的术前护理

急诊手术是指病情危急，需在最短时间内迅速进行的手术。术前准备须争分夺秒，争取在短时间内，做好手术前必要的辅助检查。嘱患者禁食、禁饮；迅速做好备皮、备血、药物过敏试验；完成输液、应用抗菌药物、术前用药等必要准备。在可能的情况下，向患者家属简要介绍病情及治疗方案。

（于春贞）

第六节　手术中患者的护理

一、基本监测技术

（一）心电监护

心电监测是临床上应用最为广泛的病情监测参数，是指用心电监护仪对被监护者进行持续不间断的心电功能监测，通过心电监护仪反映心肌电活动的变化。早期，为了连续监测患者的心电，出现了由心电示波、心率计和心电记录器构成的最基本的心电监护仪。随着医学的发展，急危重症患者的监护水平不断提高，加之电子及计算机技术等在医疗仪器设备中的应用，又产生了多导心电、呼吸、温度、血压及血氧饱和度等多参数的监护仪。目前，心电监测普遍采用了床旁监护仪发送的心电波形和数字形式获取相关信息。床旁监护系统是通过导联线与机体相关部位的电极片连接获取心电信号，再经电模块将其进行放大及有关处理。除心电信号外，床旁监护系统可配备其他模块，获取多种监测信息。

1.心电导联的连接

心电电极多采用一次性液柱型电极（银-氯化银电极嵌入含浸渍导电糊泡沫塑料的杯型合成树脂），于丙苯酮或乙醚混合液清洁皮肤后，贴于相应位置。目前，基本上采用 5 个电极，具体放置如下。①右上为红色（RA）：胸骨右缘锁骨中线第 1 肋间；②右下为黑色（RL）：右锁骨中线剑突水平处；③中间为褐色（C）：胸骨左缘第 4 肋间；④左上为黄色（LA）：胸骨左缘锁骨中线第 1 肋间；⑤左下为白色（LL）：左锁骨中线剑突水平处。通过电极放置的位置可模拟心电图导联检查效果，以便对监测结果进行合理分析。如两侧锁骨下与两侧锁骨中线第 7 肋间可模拟标准导联；两侧锁骨下和胸骨中侧第 4 肋间可模拟 V_1 导联；两侧锁骨下和左锁骨中线第 5 肋间可模拟 V_5 导联。此外，临床上可根据不同情况只放置 3 个电极也可达到监测目的，如只放置 RA、RL、LA 电极。

2.心电监护指标及目的

心电监测的主要指标包括：心率和心律、QRS 波形、有无 P 波与 P 波形态、振幅及间期、P-R 间期、Q-T 间期、R-R 间期、T 波形态以及有无异常波形出现等。通过对上述指标的监测，要达到及时发现致命性与潜在致命性心律失常、可能影响血流动力学的过缓或心动过速以及心肌缺血的 ST 段和 T 波的改变的目的。致命性快速心律失常包括心室颤动、心室扑动、持续性室性心动过速及心房颤动且心室率超过220次/分者等，其常见病因包括呼吸疾病并发急性心肌梗死、冠心病心肌缺血急性发作及其他严重心脏病。致命性心律失常包括长时间心脏停顿或心室停顿及高血钾所致的严重缓慢心律失常等，其常见呼吸系统疾病的病因有呼吸衰竭、气道梗阻、肺动脉栓塞，以及其他心脏病患者如急性心肌梗死、心肌炎及心包压塞等。心肌缺血的监测常需要将心电电极模拟 V_5 导联位置，而无关电极分别放置于胸骨柄和右腋前线第5肋间。心肌缺血监测的目的为发现无症状性心肌缺血与确诊有症状的心肌缺血发作；监测持续心肌缺血状态发展动向；心肌缺血治疗效果监测等。

3.监测的原理

心电监护的基本过程是在导联线电极上获取的心电信息经心电模块将其放大及有关处理。心电模块主要包括导联选择、生物放大器、心率计、信号处理等部分组成。心电信号通过导联线上的电极获取。导联选择不同电极间的电位进行测量。而人体体表的心电信号幅度只有1 mV左右，必须将其放大1 000倍以上才能通过监视器显示和记录器记录出来，因此，心电放大器是一个高增益、高输入阻抗的放大器。

4.护理

(1)操作程序：使用心电监护仪必须掌握正确的操作流程，以确保监护仪的正常运转和使用寿命。目前临床上使用的综合心电监护仪的操作程序基本相似。具体要求如下。①物品准备：主要有心电监护仪机器及其配件，如导联线、血氧监测线与探头、电极贴、生理盐水棉球、配套血压测量袖带等。②患者准备：将患者取舒适体位，如平卧或半卧位，解释监护的需要与目的。擦拭清洁导联粘贴部位。③接通心电监护仪：连接电源，打开主机，等待机器自检结束后，调试仪器至功能监测状态并根据需要调试报警范围。④连接电极：贴电极片，连接心电导联线，如电极与导线连接为按扣式，应先将电极与导线连接后贴于相应部位。⑤连接袖带：将袖带绑至肘窝上3～6 cm处，松紧以插入两手指为宜。连接测量血压的导线。⑥监测指标并记录。

(2)注意事项：①心电监测的效果受多种因素的影响，其中最重要的是电极粘贴是否稳妥。为保证监测质量，对胸部皮肤须进行剃毛处理或用细砂纸轻轻摩擦皮肤，再放置电极。一般60～72小时更换电极片。②监测时要注意患者体位改变或活动会对监测结果的影响，心电示波可出现不规则曲线，呈现出伪心率或心律。因此，对监测结果要进行综合分析，必要时听诊心音进行对比，以确定监测结果的真伪。③使用胸前心电监护导联时，若存在规则的心房活动，则应选择P波显示较好的导联。QRS振幅应>0.5 mV，以便能触发心率计数。如除颤时放置电极板，必须暴露出患者的心前区。心电监护只是为了监测心率、心律变化，若需分析ST段异常或更详细地观察心电图变化，应做常规12导联心电图。

(二)动脉血压监护

1.基本概念

(1)血压：血管内血液对血管壁的侧压力为血压。测压时是以大气压为准，用血压高于大气压的数值表示血压的高度，通常用mmHg、kPa为单位来表示。产生血压的重要因素是心血管系统内有血液充盈和心脏的射血力量。

(2)动脉压：动脉压是器官组织灌注的一个极好的生理和临床指标，适度有效的器官组织灌注对生存必不可少。动脉压取决于心排量和血管阻力。其相互间的关系可用公式表达：平均动脉压－中心静脉压＝心排量×外周血管阻力。动脉压在一个心动周期中可能随着心室的收缩与舒张而发生规律性的波动。心室收缩时动脉压升高，当达到最高值时称为收缩压；心室舒张时动脉压下降，当降至最低时，为舒张压；收缩压与舒张压的差值称为脉压差；一个心动周期中每一瞬间动脉血压的平均值，被称为平均动脉压。但须注意平均动脉压不是收缩压与舒张压之和的一半，而是更接近于舒张压。

(3)正常值：正常人血压会受多方面因素的影响。WHO将血压分为“理想血压”“正常血压”“正常高压”等。血压的数值可随年龄、性别及其他生理情况而变化。年龄增高，动脉血压逐年增高，收缩压的升高比舒张压的升高明显。男性比女性高，女性在围绝经期以后有明显的升高。体力劳动或情绪激动时血压可暂时升高。

(4)动脉压波形：正常血压波形可分为二相，即收缩相和舒张相。收缩相是指主动脉瓣开放和快速射血到主动脉时所形成的波形，此动脉波形为急剧上升至顶峰，随后血流经主动脉到周围动脉，压力下降，主动脉瓣关闭，在动脉波下降支斜坡上出现切迹，称为重搏切迹。舒张相是从主动脉瓣关闭直至下一次收缩开始。动脉压波形逐渐下降至基线。舒张相最低点是舒张压。

2.监测方法与原理

目前，临床常用的监测血压方法有两大类。一类是无创测量法，即指袖带式自动间接动脉血压监测。其原理来自传统的人工听诊气袖法，所不同的是在判别收缩压和舒张压时是通过检测气带内气压的搏动实现的。另一类是有创测量法，即指在动脉内置管进行动脉血压连续监测的直接动脉血压监测法，其原理是使用一般的弹簧压表，但仅能测出平均动脉压，而使用电子压力换能器监测仪，则可测出动脉收缩压、舒张压，还可测得压力波形，且记录一次心动周期的压力波形的变化。两类监测血压法各有其优点和不足。直接动脉压监测的主要优点如下。

(1)可连续监测收缩压、舒张压和平均动脉压，并将其数值及波形实时显示在监护仪荧光屏上，及时准确地反映患者血压动态变化。

(2)有助于根据动脉血压的变化判断体内血容量、心肌收缩力、外周阻力，以及有无心脏压塞等病情变化。

(3)可以弥补由于袖带监测血压而导致血压测不出或测量不准确的弊端，直接反映动脉血压的实际水平。

(4)可通过动脉置管采集各种动脉血标本，以免除因反复动脉穿刺给患者带来的痛苦。无创血压监测法操作较有创监测法安全、简单、易于操作，可直接避免有创监测时置管所出现的血栓形成或感染等危险。一般来说，在危重症患者的急救过程中多采用有创监测法，但随病情缓解应尽早改为无创监测法，以减少各种并发症的发生。

3.影响因素

影响动脉血压的因素很多，如每搏输出量、心率、外周阻力、动脉管壁的弹性及循环血量等。这些因素相互关联、相互影响，如心率影响心室充盈和每搏输出量的某些变化，心排血量的改变必伴有血流速度和外周阻力的变化。另外，神经体液因素调节下的心排血量的变化往往会引起外周阻力的变化。临床实际中，遇到具体情况，必须结合患者的血流动力学指标的改变，综合各种因素全面分析和判断。

4.临床意义

动脉血压是衡量机体生理功能的一项重要指标，无论动脉血压过低或过高都可对机体各脏器功能的相对稳定产生十分不利的影响。通过对动脉血压的监测可推算其他心血管参数，如每搏输出量、心肌收缩力、全身循环阻力等。观察血压波形还可对患者的循环状况进行粗略估计。波形高尖见于高血压、动脉硬化及应用升压药和增强心肌收缩力的药物。波形低钝见于低心排综合征、低血压休克和心律失常，以及药物影响等情况。

5.护理

无创血压监测法的护理较为简单，按常规血压测量法护理要求进行。下面重点对有创血压监测方法的护理加以论述。

(1)保持测压管通畅，防止血栓形成：①定时监测血压通畅情况，随时注意通路、连接管等各个环节是否折曲、受压，定时冲洗管路。②保持三通管正确的方向，测量时开通三通管，并以肝素盐水持续冲洗测压管。③抽取动脉血后或闭管前必须立即用肝素盐水进行快速正压封管，以防凝血阻管。④管路中如有阻塞，应及时抽出血凝块，切勿将血块推入，以防发生动脉血栓形成。⑤在病情平稳后应及时考虑拔出置管，改为无创血压监测，以防并发症出现。⑥保持各接头连接紧密，防止渗漏。

(2)防止感染：①严格无菌操作，每天消毒穿刺部位，并至少每 24 小时更换一次透明贴膜。②每次经测压管抽取动脉血标本时，均应以碘酒、乙醇消毒接头处。③各接头及整个管路应保持严格封闭及无菌状态。

(3)防止空气栓塞：在操作过程中，严格控制空气进入管路，防止空气栓塞。

(4)预防并发症：常见并发症可有远端肢体缺血、出血、感染和测压管脱出，具体护理如下。

远端肢体缺血：引起远端肢体缺血的主要原因是血栓形成、血管痉挛及局部长时间包扎过紧等。预防办法有：①置管前要判断肢端动脉是否有缺血症状。②穿刺血管时，动作要轻柔稳准，穿刺针选择要粗细得当，避免反复穿刺损伤血管。③固定肢体勿过紧，防止影响血液循环。

局部出血血肿：穿刺后要密切观察局部出血情况，对应用抗凝药或有出血倾向者要增加压迫止血的时间，5 分钟以上。穿刺局部应用宽胶布加压覆盖，必要时加沙袋压迫止血。如有血液渗出要及时清除，以免影响对再次出血情况的观察。

感染：动脉置管可发生局部或全身感染。一旦发生全身感染多由血源性感染所致，后果严重。因此，置管期间严密观察体温变化，如出现高热、寒战，应及时查找原因；如发现穿刺部位出现红、肿或有分泌物形成，应加强换药，并取分泌物进行细菌培养，以协助诊断，合理选择抗生素。置管期间一旦发生感染应立即拔管，并将测压管末端无菌封闭送做细菌培养。

测压管脱出：置管期间，穿刺针及管路要固定稳妥，防止翻身等操作时将管拉出。对躁动患者要采取好保护措施，必要时将患者手包紧，防止患者不慎将管拔出，一旦发生管路脱出，切忌将管送回，以防感染。

(三)血氧饱和度监护

血氧饱和度(SaO_2)是指血氧含量与血红蛋白完全氧合的氧容量之比。即 SaO_2＝动脉血实际结合氧/动脉血氧结合饱和时含氧量×100％。临床上常用的 SaO_2 监测仪，是通过无创的红外线探头监测患者指(趾)端小动脉搏动时的氧合血红蛋白的百分数而获得经皮 SaO_2。SaO_2 正常范围为 94％～100％。

1.测定方法

经皮血氧饱和度的探头有两种。一种是指夹式，探头由夹子式构成，一面发射红光，一面接收，适用于成人及儿童。另一种是粘贴式，由两个薄片构成，可分别粘在患者指或趾两侧，适用于新生儿和早产儿，因儿童的指或趾较小且细嫩，用指夹式探头夹不住，即便夹住也容易压伤指或趾。

2.测定原理

(1)分光光度测定法:将红外线探头放置于患者指(趾)端等适当的位置,根据血红蛋白和氧合血红蛋白对光吸收特性不同的特点,利用发光二极管发射出红外光和红外线穿过身体适当部位的性质,用可以穿透血液的红光(波长660 μm)和红外线(940 μm)分别照射组织(指或趾),并以光敏二极管接受照射后的光信号,为了排除动脉血以外其他组织的影响,只取搏动的信号,经计算机采样分析处理氧合血红蛋白占总血红蛋白的百分数,最终显示在监视器上。但如果无脉搏,则不能进行测量。

(2)容积测定法:正常生理情况下,毛细血管和静脉均无搏动,仅有小动脉有搏动。入射光线通过手指时,在心脏收缩期,手指血容量增多,光吸收量最大;反之,在心脏舒张期,光吸收量最小。因此,光吸收量的变化反映了组织血容量的变化。此种方法只测定搏动性血容量,而不受毛细血管和静脉影响,也与肤色和皮肤张力无关。

3.临床意义

(1)提供低氧血症的监测指标,指导氧疗:监测指尖SpO_2方法简单、便捷、安全,通过监测所得的SpO_2指标,可以及时发现危重症患者的低氧血症及其程度,指导选择和调节合理氧疗方式,改善低氧血症,避免或减少氧中毒的发生。

(2)提供应用机械通气治疗的依据,指导通气参数的调整:监测能帮助确定危重症患者实施机械通气治疗的时机,并在机械通气过程中,与其他指标相结合,对机械通气选择的通气模式、给氧浓度等参数进行调整,还可为撤机和拔除气管插管提供参考依据。

(3)提供心率监测:有些监护仪在测量血氧饱和度的同时还可以通过其血氧饱和度模块获取心率参数,其原理是通过末梢血管的脉动波计算出心率。此优点保证了心电图受干扰时心率测量的准确性,临床上应用较为方便。

4.影响因素

血氧饱和度的监测结果会受很多因素影响,如患者脉搏的强弱、血红蛋白的质和量、皮肤和指甲状态、患者血流动力学变化等。患者烦躁不安会导致测量结果不准,在使用时应固定好探头,尽量使患者安静,以免报警及不显示结果。因探头为红线及红外线,所以照蓝光的新生儿应将探头覆盖,避免直接照射,损伤探头。严重低血压、休克、体温过低或使用血管活性药物,以及血红蛋白水平较高时均可影响测量结果,应结合患者病情综合判断指标的准确性,防止影响病情的治疗和诊断。在极高的环境光照情况下也会影响测量结果,使用时,应尽量避免。有研究表明,对于那些存在外周血管痉挛或因外界寒冷刺激诱导的外周低灌流时,采取额贴监测血氧饱和度比指尖的监测更有优势。

5.护理

(1)血氧饱和度的监测应排除各种干扰因素,尤其应注意人为因素的干扰,如探头放置位置、吸痰后的影响、肢端的温度等。

(2)要对监测探头进行维护和保养和防止导线断折。

(3)监测时,探头红外线射出面应直对手指(趾)甲床侧,指尖放置深度合适,以防检测结果不准确。

(4)发现监测结果持续下降低于94%时,应及时查找分析原因,排除非病情变化因素后,仍不缓解,应立即采取措施。不宜在测血压侧指尖监测血氧饱和度,以免影响监测结果。

(5)通过血氧饱和度监测结果可以粗略评估动脉血氧分压水平,以便及时判断病情变化,即

当 SaO_2 >90%时，相当于 PaO_2>8.0 kPa(60 mmHg)；当 SaO_2 为 80%～90%时，相当于 PaO_2 5.3～8.0 kPa(40～60 mmHg)；当 SaO_2<80%时，相当于 PaO_2<5.3 kPa(40 mmHg)。

二、特殊监测技术

(一)中心静脉压监护

中心静脉压(CVP)是指右心房、上下腔静脉近右心房处的压力，主要反映右心的前负荷，正常值为0.4～1.2 kPa。通过对中心静脉压的变化进行监测，有助于判断体内血容量、静脉回心血量、右心室充盈压或心功能状态，对指导临床静脉补液及利尿药的应用有着极其重要的意义，是重危患者的重要监测指标。

1.测量方法

CVP 测量通常采用开放式测量方法。此法通过颈外静脉、颈内静脉或锁骨下动脉至上腔静脉，或者通过股静脉至下腔静脉，其中上腔静脉较下腔静脉测量准确。测量时，将测压管的一端保持与大气相通的状态。另外，还有一种方法为闭合式测量，即整个测量过程保持闭合状态，不与大气相通，而通过压力传感器与压力监测仪相连接测得。右心漂浮导管也可直接测得中心静脉压。开放式测压的具体要求如下。

(1)物品准备：监护仪、监测 CVP 的测压管件一套、三通管、刻度尺、肝素盐水、延长管以及无菌消毒用物。

(2)患者准备：向患者做好解释，以取得配合；取平卧位，上腔静脉测压时要将上肢外展30°～45°，定位零点为基准点，即平卧时，右心房在腋下的水平投影平面，一般定为平腋中线第 4 肋间处。

(3)监测压力：CVP 监测分连续监测和间断监测。连续测量时需备综合监护仪与中心静脉压测压管一套。间断测量为每次连接测量后取下测压管。CVP 监测有两种方法，一种是间断手动人工测量法，另一种是连续仪器测量方法。具体操作方法如下。

间断手动人工测量方法：①将生理盐水冲入一次性延长管，三通管与接中心静脉置管的输液器相连，排尽管道内气体后备用。②将三通管开向一次性延长管侧，开放一次性延长管远端，保持垂直位，观察延长管内生理盐水下降幅度，当水柱保持不动时，从基点起测量水柱高度，即为中心静脉压测量值。③测量后关闭三通管与延长管的连接，开放输液器端。

连续仪器测量方法：①经锁骨下静脉或颈内静脉将中心静脉导管置入上腔静脉靠近右心房处。②导管末端通过延长管接三通接头，与测压鼓、压力换能器和监护仪相连，三通接头的另一端开口连接输液器。③测压时，使压力换能器与患者的右心房同一水平(平卧位时，平腋中线水平)，压力换能器校零。④关闭输液器，使中心静脉导管与压力换能器相通；监护仪上可自动显示压力波形和数值。⑤测压结束时；将压力的换能器端关闭，输液器端与中心静脉导管连通，开始输液。

2.影响因素与临床意义

中心静脉压力来源于 4 种压力成分：①静脉毛细血管压。②右心房充盈压。③作用静脉外壁的压力，即静脉收缩压和张力。④静脉内壁压，即静脉内血容量。

因此，中心静脉压的高低与血容量、静脉张力和右心功能有关。中心静脉压升高，见于右心及全心功能衰竭、心房颤动、肺栓塞、气管痉挛、输血补液过量、纵隔压迫、张力性气胸、各种慢性肺疾病、心脏压塞、血胸、应用血管收缩药物和患者躁动等情况时。中心静脉压下降常见于失血或脱水引起的血容量不足；也可见于周围血管扩张，如应用扩张血管药物及麻醉过深等。机械通气的患者也可影响中心静脉压，但不同的通气模式对CVP的影响程度不同。平均气道压越高，对循环的影响越大，两者呈正相关。近年来，相关研究已显示PEEP、PEEP＋PSV、SIMV、IPPV等通气模式对CVP影响较大，尤其是在低血容量时影响更为显著。

3.护理

(1)防止测压管阻塞：测压通路需持续静脉滴注生理盐水，或测压后用肝素盐水正压封管。如停止生理连续点滴应定时进行常规封管，每天3次。发现测压通路内冲入较多血液，应随时进行再次封管，以防有血凝块阻塞。

(2)保持测压准确性：每次测压前均要重新校对测量零点，因患者可能随时发生体位的变动。测压时，应先排尽测压管中的气泡，防止气体进入静脉造成气栓或影响测量的准确性。测压应在患者平静状态下进行，患者咳嗽、腹胀、烦躁或机械通气应用PEEP均可影响测量结果的准确性。因此，如有上述症状，可先给予处理，待平静10～15分钟后再行测压。如应用呼吸机治疗时，当测压管中水柱下降至基本静止状态时，可暂时断开气管插管与呼吸机的连接，观察水柱再次静止时，即为静脉压。但对于无自主呼吸的患者要慎重行事。

(3)排除干扰因素：测压过程中，测压管中的液面波动最初可快速下降，当接近静脉压时，水柱液面可随呼吸上下波动，且越来越微弱，下降速度也会越来越缓慢，直到静止不动即为静脉压高度。但须注意此时应首先排除测压管阻塞或不够通畅因素，原因可能为静脉导管堵塞、受压或尖端顶于血管壁或管道漏液等，应给予及时处理，以排除干扰。测压时，应禁止同时输入药物，特别是血管活性药物，防止药液输入快，发生意外。

(4)严格无菌操作：每天消毒穿刺点、更换透明敷贴，每天更换输液管和测压管。测压或换管时必须严格消毒各个连接部位。一旦发现感染征象或排除其他原因的高热不退，应及时拔出导管，并剪下导管近心端2～3 cm，行细菌培养。如穿刺部位出现发红等感染情况，应禁止用透明胶布，改用棉质纱布，以透气、干燥创面，并增加换药次数。

(5)按需测量：测量中心静脉压的频次应随病情而定，切忌过于频繁。测量后准确记录，异常改变要随时报告医师给予处理。

(6)确保机械通气状态下测量数值的准确性：在机械通气过程中，为避免气道压力、循环血容量、通气模式及测量过程脱机等因素对CVP的影响，可对机械通气时需测量CVP的患者应用回归方程进行计算，所测得的值与患者实际CVP无显著差异，且方法安全、简便。但对肺顺应性差的患者，在用此回归方程时所得脱机后的CVP值比实际脱机所测的CVP稍低。其回归方程为：$y=0.98x-1.27$和$y=0.86x-1.33$（y和x分别为脱机前后的CVP值），只要将测得的患者上机时的CVP代入上述回归方程，即可计算出脱机后的CVP值。

(7)妥善固定管道：除静脉穿刺点及管道须用透明胶布固定外，还应在距穿刺点5 cm处，加固胶布。固定部位应避免关节及凹陷处。对清醒患者做好解释，取得配合；对躁动患者应给予适当束缚，防止牵拉或误拔导管。在保证测压管道系统密闭及通畅的同时，还应防止管道受压、扭曲，接头松动或脱落。

(二)肺循环血流动力学监护

肺循环指血液由右心室开始，经肺动脉、肺毛细血管、肺静脉，最终到达左心房的循环过程。肺循环血流动力学是研究肺循环的压力、流量、阻力及其他相关问题，是了解肺循环功能的重要方法。许多呼吸系统疾病均直接导致肺循环的异常，因此，监测肺循环功能的变化对呼吸系统疾病的诊治具有十分重要的意义。目前,肺循环血流动力学的监测方法已广泛应用于临床,尤其是应用于危重患者的救治中。

1.肺循环压力测定

肺循环压力的测定技术分为创伤性和无创性两类。前者主要为右心漂浮导管检查技术,后者包括超声法、胸部X线检查技术、肺阻抗血流图技术、磁共振成像技术、血气分析、心电图技术等。创伤性技术测定结果虽然准确,但对患者具有一定的损伤,检查所需的费用较为昂贵,检查所用的仪器设备较为复杂,在临床应用也较为局限,且不宜于重复随诊检查,患者多难以接受。无创检查方便、无创伤、价格便宜,适用于多次反复检查,但检查的准确性与有创检查相比不够确切。

目前,肺循环压力测定最直接的检查方法为右心漂浮导管检查测压法。此法被认为是评价各种无创检查性测压法准确性的"金标准"。右心漂浮导管检查除了可获取肺动脉压、肺毛细血管楔压、右心房压力(CVP)的参数外,还可进行心排血量的测定,并可采取混合静脉血标本以测定混合静脉血血气指标。检查所用的主要设备与仪器包括右心漂浮导管(Swan-Ganz 导管)或血流引导管(flow-dirted catheter)、压力传感器、生理记录仪、穿刺针、扩张套管等其他无菌手术器材与敷料等。检查时需在严格无菌条件下,经肘前静脉、锁骨下静脉、颈静脉或股静脉穿刺插入漂浮导管进行测定。其原理是通过导管腔内的盐水柱将血管或心腔内压力信号传递到压力换能器上,同步连续示波显示压力曲线及测定的数据,并记录下曲线图形。操作者可以通过压力曲线形态判断导管前端所处的具体位置。

测定肺动脉压力时,应注意以下各点以确保测量的准确性:①先调定零点,然后使换能器上与大气相通的三通口与患者心房呈同一水平,再校正监护仪零点。②挤压注水器冲洗肺动脉管腔,确认其通畅。③将换能器与通向肺动脉管腔相通测得肺动脉压力。④记录呼气末肺动脉压值,但需注意肺动脉压力可能受其他因素的影响,如呼吸和应用机械通气的患者。

有自主呼吸时,吸气相胸腔呈负压,肺动脉压会明显高于呼气相的压力。相反,间歇机械通气时,吸气相呈正压,此时的肺动脉压会明显低于呼气相时的压力。因此,无论何种状态,肺动脉压均应以呼气末数值为准。肺动脉嵌顿压的测定与测定肺动脉压的方法基本相似,不同的是要在测定肺动脉压基础上,使导管气囊充气,导管漂入肺毛细血管测得的结果同样应以呼气末时的压力为准。

测量各种压力时,应确保导管气囊嵌顿的满意效果。具体方法为:先用0.01%肝素生理盐水冲洗肺动脉管腔,以排除因血块阻塞造成的假性肺毛细血管楔压,缓慢充气1~1.5 mL至肺动脉波形变化为相当于或低于肺动脉舒张压的细小波形,放气后出现典型的肺动脉波形,即为导管气囊嵌顿满意,也是导管的满意位置。如有测不到肺毛细血管楔压的情况,应考虑可能为导管退出肺动脉或气囊破裂。如需拔出右心漂浮导管时,应先核实气囊确实已放气,再缓慢地将漂浮导管拔出,扩张导管外管后应压迫止血至穿刺部位不再渗血为止。右心漂浮导管持续应用时间过长可出现多种并发症,需要密切观察相关的症状和体征。常见并发症有心律失常、感染、肺栓塞及肺动脉破裂、导管气囊破裂、血栓形成与栓塞、导管在心房或心室内扭曲或打结等,更严重时,可以出现导管折于静脉内,甚至于心搏骤停。

2.心排血量测定

心排血量反映整个循环状态,受静脉回流量、外周血管阻力、外周组织需氧量、血容量、体位、呼吸、心率和心肌收缩力的影响。目前,临床上常用 Fick 法(包括直接与间接 Fick 法)和热稀释法(亦为间接 Fick 法)，其中后者方法较为简单，应用较为普遍。另外，还有一种方法为心阻抗图，是应用生物电阻抗原理以测定心排血量的技术。此种技术具有无创伤、价廉、检查迅速等优点，已为学术界所重视。

(1)Fick 法测定：心排血量(L/min)＝耗氧率(mL/min)/[动脉-混合血静脉血氧含量差(mL/dL)×10]。其中氧耗量可直接测得。动静脉血管含量差测定可分别抽取动脉血和混合静脉血(经右心管抽取)，经血气分析仪直接测得。但是由于此法中混合动脉血采集较为困难，因此其在临床上的应用受到限制。

(2)热稀释法：将 0 ℃的冷生理盐水作为指示剂，经 Swan-Ganz 导管注入右心房，随血液进入肺动脉，由温度传感器连续测定流过指示剂在右心房和肺动脉内的温度变化，并记录温度/时间稀释曲线。经心排血量时计算仪描记曲线的面积，按公式算出心排血量，并显示、记录其值。此法的优点是指示剂无害，可多次测量，无须抽血检验，机器可自动计算出结果，且测量时无需穿刺动脉。

(3)心阻抗图：应用生物电阻抗原理，通过测定心动周期中胸腔生物电阻抗的变化，间接推算心搏量(SV)，再乘以心率即得心排血量 CO。其公式为：$SV=\rho\times(L/Z_0)^2\times$B-X 间期$\times C$。式中 SV 为心搏量(mL)；$\rho$ 为血液电阻率，为常数 135；L 为两电极之间的距离(cm)；Z_0 为胸腔基础阻抗(Ω)；B-X间期为心阻抗血流图的微力图上由 B 点至 X 点的时间间期(s)；C 为心阻抗血流图的微分图上收缩波的最大波幅(Ω/s)。

影响测定准确性的因素很多。心排血量过低时，心肌等组织与血液间的热交换可使测得值高于实际值。心排血量过高(＞10 L/min)时测定结果亦不准确。其他如血液温度在呼吸和循环周期中的波动、呼吸不规则、低温液体在进入心室前温度升高等因素均可影响测量结果。在临床实际中，心排血量测定是通过心排血量测定仪计算，能迅速显示数据。

3.护理

导管的正确使用及有效的护理对血流动力学监测数值的准确性具有重要意义。

(1)测量准备。①患者准备：操作前要向患者介绍有关检查的重要性和必要性，消除患者紧张情绪，取得患者配合。体位即要适合监测的需要，又保持患者舒适。尤其是枕头的位置非常重要，其摆放一定要使患者满意。②呼吸道准备：术前尽量清除呼吸道痰液，给予及时的翻身、叩背，刺激咳嗽，必要时给予吸痰。手术当天，给予支气管扩张药扩张支气管，减轻气道反应性，避免术中咳嗽影响检查结果。

(2)掌握操作要点：护士应熟悉导管的放置和测量操作程序，熟悉导管所在部位的压力及正常值，了解并发症及预防措施。置管时要密切观察屏幕上压力波形及心率和心律的变化。放置导管的位置不一，如肘正中静脉、右锁骨下静脉、股静脉、左锁骨下静脉和右颈内静脉。所有这些穿刺点都有优缺点。穿刺部位一般选择右侧颈内静脉，这是漂浮导管操作的最佳途径，导管可以直达右心房，从皮肤到右心房的距离最短，并发症少，容易成功。而经锁骨下静脉穿刺固定稳妥、便于护理。经股静脉插入导管达右心房的距离较远，经导管感染的机会多。置管前，导管的肺 A 腔及右心房腔以肝素盐水溶液冲洗，并检查气囊有无漏气。患者取 10°～20°体位，头转向左侧远离穿刺点，要严格执行无菌操作。密切观察心电监测，注意患者的生命体征变化，认真记录，发现异常及时报告处理。通过监视器上典型压力波形的变化就可知导管在心腔中的位置。

导管放置成功后准确记录导管位于穿刺点的刻度，测量时换能器应置于心脏水平，每次测量前应调整到零点，特别是体位变动后更要注意，否则所测压力值不准。重新校对零点，确定侧压部位后再进行测量并记录。

中心静脉导管做输液通路时，不要输入血液制品、清蛋白、脂肪乳液、高渗液体，因其容易堵塞和污染液体。气囊要用气体充气，而不能用液体，因为液体不能压缩，容易对心脏或肺动脉内膜造成损伤。用空气充气时如气囊破裂容易造成空气栓塞。利用漂浮导管进行血流动力学监测是危重症监测室的一个重要监护技术。

(3)避免和及时纠正影响压力测定的因素：检测压力最好选在患者平静呼吸的呼气末，且避免测压时患者产生剧烈咳嗽。如患者接受机械通气治疗，测量肺毛细血管楔压时，必须暂停呼吸机通气，否则测量结果为肺泡内压。测压系统中大气泡未排净，可使测压衰减，压力值偏低。导管检查过程中如有微小的气泡不会引起严重的后果，但进入较多气泡时，则情况较严重，文献报道病死率为 50%。防止气泡进入监测系统，发现气泡要用注射器及时抽出。测压系统中有小气泡，压力值偏高。测量时换能器应置于心脏水平，每次测量前应调整零点，特别是体位变动后，要重新校对零点，因此，测压时，应排除上述原因，才能准确评估血流动力学，估计左心功能。总之，当出现问题时，要观察屏幕正上方的提示。

(4)并发症的预防与护理。①测压管道堵塞：管道堵塞时，压力波形消失或波形低钝，用生理盐水500 mL加入 3 200 U 肝素以 3 mL/h 的速率泵入测压管内或以 2～3 mL/h(4～6 U/mL)间断推注以防止堵塞。留管时间稍长后会出现压力波形低钝、脉压差变小，但冲洗回抽均通畅，考虑为导管顶端有活瓣样的血栓形成所致。护士要注意肺动脉压力值及波形的变化。一旦管腔堵塞，无回血，不宜勉强向里推注。②气囊破裂、空气栓塞：气囊充气最好用 CO_2 气充，充气速度不宜过快，充气量不超过1.5 mL，气囊充气时间不可过长，一般为 10～30 个心动周期(10～20 秒)，获得肺毛细血管楔压波形后，立即放气。PCWP 不能连续监测，最多不超过 20 秒，监测中要高度警惕导管气囊破裂，如发现导管气囊破裂，应立即抽出气体，做好标记并交班，以免引起气栓。气囊充气测肺毛细血管楔压是将针筒与导管充气口保持锁定状态，放气时针芯自动回弹，容积与先前充气体积相等，否则说明气囊已破裂，勿再充气测肺毛细血管楔压，并尽早拔管防止气囊碎片脱落。PCWP 测定后要放松气囊并退出部分导管，防止肺栓塞和肺破裂。尽量排尽测压管和压力传感器内的气泡。③血栓形成和肺栓塞：导管留置时间过长使血中的纤维蛋白黏附于导管周围，导管尖端位置过深近于嵌入状态时血流减慢，管腔长时间不冲洗以及休克和低血压患者处于高凝状态等情况，均易形成血栓。血栓形成后出现静脉堵塞症状如上肢水肿、颈部疼痛、静脉扩张。④肺动脉破裂和肺出血：肺动脉破裂和肺出血是最严重的并发症，Paulson 等统计 19 例肺动脉破裂患者，11 例发生死亡。肺动脉破裂的发生率占 0.2%。常见于气囊充气过快或导管长期压迫肺动脉分支。肺出血临床可表现为突发的咳嗽、咯血、呼吸困难，甚至休克，双肺可闻及水泡音。肺小动脉破裂的症状为胸痛、咯血、气急；发生肺动脉破裂时，病情迅速恶化，应使患肺保持低位(一般为右肺)，必要时行纤维支气管镜检查或手术治疗。多见于老年患者，肺动脉高压和心脏瓣膜病。⑤导管扭曲、打结、折断：出现导管扭曲应退出和调换。退管困难时注入冷生理盐水10 mL。打结时可在 X 线透视下，放松气囊后退出。导管在心内打结多发生于右心室，由于导管软、管腔较小，插入过快或用力过大，可使导管扭曲打结；测压时可见导管从右心房或右心室推进 15 cm 后仍只记录到右心室或肺动脉压，X 线片即可证实。此时应将导管退出，重新插入。⑥心律失常：严密监测变化，心律失常以房性和室性早搏最常见，也有束支传导阻滞，测压时导管经三尖瓣入右心室及导管顶端触及室壁时极易诱发室性早搏。如发现室性早搏、阵发性室速要及时报告医师。一般停止前送导管，早搏即可消失，或静脉注射利多卡因控制。测压时要熟练掌握操作技术，减少导管对室壁的刺激。严重的室速、室颤立即报告医师，并及时除颤。⑦缩短置管时间预防感染：留置导管一般在3～5天，不超过7天为宜，穿刺部位每天消毒后用透明膜覆盖，便于观察有无渗血，保持清洁、干燥，如患者出现高热、寒战等症为感染所致，应立即拔管。感染可发生在局部穿刺点和切口处，也能引起细菌性心内膜炎。怀疑感染的病例应做导管尖端细菌培养，同时应用有效的抗生素。在血流动力学稳定后拔除导管，拔管时须按压穿刺点防止局部出血。

(三)血气监护

血液、气体和酸碱平衡正常是体液内环境稳定、机体赖以健康生存的一个重要方面。

1.血气分析指标

(1)动脉血氧分压(PaO_2)：PaO_2 是血液中物理溶解的氧分子所产生的压力。PaO_2 正常范围10.7～13.3 kPa(80～100 mmHg)，正常值随年龄增加而下降，PaO_2 的年龄预计值＝[13.75 kPa－年龄(岁)×0.057]±0.53 kPa 或[13.5 mmHg－年龄(岁)×0.42]±4 mmHg，PaO_2 低于同龄人正常范围下限者，称为低氧血症。PaO_2 降至8.0 kPa(60 mmHg)以下时，是诊断呼吸衰竭的标准。

(2)动脉血氧饱和度(SaO_2)：SaO_2 指血红蛋白实际结合的氧含量与全部血红蛋白能够结合的氧含量比值的百分率。其计算公式：SaO_2＝氧合血红蛋白/全部血红蛋白×100%，正常范围为95%～98%。动脉血氧分压与 SaO_2 的关系是氧离曲线。

(3)氧合指数：氧合指数＝PaO_2/FiO_2，正常值为53.1～66.7 kPa(400～500 mmHg)。ALI时存在严重肺内分流，PaO_2 降低明显，提示高吸氧浓度并不能提高 PaO_2 或提高 PaO_2 不明显，故氧合指数常<40.0 kPa(300 mmHg)。

(4)肺泡-动脉血氧分压差[$P(A\text{-}a)O_2$]：在正常生理情况下，吸入空气时 $P(A\text{-}a)O_2$ 为1.3 kPa(10 mmHg)左右。吸纯氧时 $P(A\text{-}a)O_2$ 正常不超过8.0 kPa(60 mmHg)，ARDS时 $P(A\text{-}a)O_2$ 增大，吸空气时常可增至6.0 kPa(50 mmHg)；而吸纯氧时 $P(A\text{-}a)O_2$ 常可超过13.3 kPa(100 mmHg)。但该指标为计算值，结果仅供临床参考。

(5)肺内分流量(Qs/Qt)：正常人可存在小量解剖分流，一般不大于3%。ARDS时，由于V/Q严重降低，Qs/Qt可明显增加，达10%以上，严重者可达20%～30%。

以上5个指标常作为临床判断低氧血症的参数。

(6)动脉血二氧化碳分压($PaCO_2$)：$PaCO_2$ 是动脉血中物理溶解的 CO_2 分子所产生的压力。正常范围4.7～6.0 kPa(35～45 mmHg)。测定 $PaCO_2$ 是结合 PaO_2 判断呼吸衰竭的类型与程度，反映酸碱平衡呼吸因素的唯一指标。当 $PaCO_2$>6.0 kPa(45 mmHg)时，应考虑为呼吸性酸中毒或代谢性碱中毒的呼吸代偿，当 $PaCO_2$<4.7 kPa(35 mmHg)时，应考虑为呼吸性碱中毒或代谢性酸中毒的呼吸代偿。

PaO_2<8.0 kPa(60 mmHg)、$PaCO_2$<6.7 kPa(50 mmHg)或在正常范围，为Ⅰ型呼吸衰竭。

PaO_2<8.0 kPa(60 mmHg)、$PaCO_2$>6.7 kPa(50 mmHg)，为Ⅱ型呼吸衰竭。

肺性脑病时，$PaCO_2$ 一般应>9.3 kPa(70)；当 PaO_2<5.3 kPa(40 mmHg)时，$PaCO_2$ 在急性病>8.0 kPa(60 mmHg)，慢性病例>10.7 kPa(80 mmHg)，且有明显的临床症状时提示病情严重。

吸氧条件下，计算氧合指数<40.0 kPa(300 mmHg)，提示呼吸衰竭。

(7)碳酸氨盐(HCO_3^-)：HCO_3^- 是反映机体酸碱代谢状况的指标。HCO_3^- 包括实际碳酸氢盐

(AB)和标准碳酸氢盐(SB)。SB和AB的正常范围均为22～27 mmol/L,平均24 mmol/L。AB是指隔离空气的血液标本在实验条件下所测得的血浆 HCO_3^- 值,是反映酸碱平衡代谢因素的指标,当<22 mmol/L时,可见于代谢性酸中毒或呼吸性碱中毒代偿;大于27 mmol/L时,可见于代谢性碱中毒或呼吸性酸中毒代偿。SB是指在标准条件下[即 $PaCO_2$ =(5.3 kPa)40 mmHg、Hb完全饱和、温度37 ℃]测得的 HCO_3^- 值。它是反映酸碱平衡代谢因素的指标。正常情况下,AB=SB;AB↑>SB↑见于代谢性碱中毒或呼吸性酸中毒代偿;AB↓<SB↓见于代谢性酸中毒或呼吸性碱中毒代偿。

(8)pH:pH是表示体液氢离子浓度的指标或酸碱度,由于细胞内和与细胞直接接触的内环境的pH测定技术上的困难,故常由血液pH测定来间接了解 $pH=1/H^+$,它是反映体液总酸度的指标,受呼吸和代谢因素的影响。正常范围:动脉血为7.35～7.45;混合静脉血比动脉血低0.03～0.05。pH<7.35为失代偿的酸中毒[呼吸性和/或代谢性],pH>7.45为失代偿的碱中毒[呼吸性和/或代谢性]。

(9)缓冲碱(BB):BB是血液(全血或血浆)中一切具有缓冲作用的碱(负离子)的总和,包括 HCO_3^-、血红蛋白、血浆蛋白和 HPO_4^{2-},正常为45～55 mmol/L,平均为50 mmol/L。仅BB一项降低时,应考虑为贫血。

(10)剩余碱(BE):BE是在38 ℃、$PaCO_2$ 5.3 kPa(40 mmHg)、SaO_2 100%条件下,将血液标本滴定至pH 7.40时所消耗酸或碱的量,表示全血或血浆中碱储备增加或减少的情况。正常范围为±3 mmol/L,平均为0。其正值时表示缓冲碱量增加;负值时表示缓冲碱减少或缺失。

(11)总 CO_2 量(TCO_2):它反映化学结合的 CO_2 量(24 mmol/L)和物理溶解的 O_2 量(1.2 mmol/L)。正常值=24+1.2=25.2 mmol/L。

(12)CO_2-CP:CO_2-CP是血浆中呈化合状态的 CO_2 量,理论上应与 HCO_3^- 大致相同,但因有 $NaHCO_3^-$ 等因素干扰,比 HCO_3^- 偏高。

2.酸碱平衡的调节

人的酸碱平衡是由3套完整调节系统进行调节的,即缓冲系统、肺和肾的调节。人体正是由于有了这些完善的酸碱平衡调节机制,才确保了机体处于一个稳定的内环境的平衡状态。机体每天产生固定酸120～160 mmol(60～80 mEq)和挥发酸15 000 mmol(15 000 mEq),但体液能允许的 H^+ 浓度变动范围很小,正常时pH在7.35～7.45内波动,以保证人体组织细胞赖以生存的内环境稳定。这正是由于体内有一系列复杂的酸碱平衡调节。

(1)缓冲系统:人体缓冲系统主要有4组缓冲对,即碳酸-碳酸氢盐(H_2CO_3-HCO_3^-)、磷酸二氢钠-磷酸氢二钠系统($NaH_2PO_4^-$-NaH_2PO_4)、血浆蛋白系统和血红蛋白系统。这4组缓冲对构成了人体对酸碱失衡的第一道防线,它能使强酸变成弱酸,强碱变成弱碱,或变成中性盐。但是,由于缓冲系统容量有限,缓冲系统调节酸碱失衡的作用也是有限的。碳酸-碳酸氢盐是人体中缓冲容量最大的缓冲对,在细胞内外液中起重要作用,占全血缓冲能力的53%,其中血浆占35%,红细胞占18%。磷酸二氢钠-磷酸氢二钠在细胞外液中含量不多,缓冲作用小,只占全血缓冲能力的3%,主要在肾脏排 H^+ 过程中起较大的作用。血浆蛋白系统主要在血液中起缓冲作用,占全血缓冲能力的7%,血红蛋白系统可分为氧合血红蛋白缓冲对($HHbO_2$-HbO_2)和还原血红蛋白缓冲对(HHb-Hb^-),占全血缓冲能力的35%。

(2)肺的调节:肺在酸碱平衡中的作用是通过增加或减少肺泡通气量、控制排出 CO_2 量使血浆中 HCO_3^-/H_2CO_3 比值维持在20∶1水平。正常情况下,当体内产生酸增加,H^+ 升高,肺代偿性过度通气，CO_2 排出增多，使 pH 维持在正常范围；当体内碱过多时，H^+ 降低，则呼吸浅慢，CO_2 排出减少，使 pH 维持在正常范围。但是当增高＞10.7 kPa(80 mmHg)时，呼吸中枢反而受到抑制，这是由呼吸中枢产生 CO_2 麻醉状态而造成的结果。肺脏调节的特点是作用发生快，但调节的范围小，当机体出现代谢性酸碱失衡时，肺在数分钟内即可代偿性增快或减慢呼吸频率或幅度，以增加或减少 CO_2 排出。

(3)肾脏调节：肾脏在酸碱平衡调节中是通过改变排酸或保碱量来发挥作用的。其主要调节方式是排出 H^+ 和重吸收肾小球滤出液中的 HCO_3^-，以维持血浆中 HCO_3^- 浓度在正常范围内，使血浆中的 pH 保持不变。肾脏排 H^+ 保 HCO_3^- 的途径有 HCO_3^- 重吸收、尿液酸化和远端肾小管泌氨与 NH_4^+ 生成。与肺脏的调节方式相比，肾脏的调节酸碱平衡的特点是功能完善但作用缓慢，常需 72 小时才能完成；其次是肾调节酸的能力大于调节碱的能力。

3.血气监护

血气监护是利用血气监护仪，即一种将传感器放置在患者血管内或血管外不伴液体损失的仪器，间断或连续监测 pH、PCO_2、PO_2。目前市售的血气监护仪一般包括传感器显示器、定标器三大部分。血管内与血管外血气监护仪的差别在于血管内血气监护仪的传感器置于动脉导管内的光缆顶端，而血管外血气监护仪的传感器则置于便携式传感器盒内，这标志着血气监护技术的新进展。总之，无论选择哪种方式进行血气分析或血气监护，护士均需从以下几个方面加强护理。

(1)熟练掌握动脉采血方法或血气监护仪：操作规程(参照生产厂家仪器使用说明)临床上，凡是需要连续观察血气及酸碱变化的患者均可进行血气监护。但要求每天须进行 4～6 次者，方可考虑应用血气监护仪进行连续监护。

(2)严格掌握动脉采血或血气监护时机：一般情况下，需在患者平静状态下采集动脉血标本。当患者吸氧或机械通气时，需标明吸入氧浓度、吸氧或机械通气时间、监护仪显示的指尖脉氧值和患者体温。尽量避免在患者剧烈咳嗽、躁动不安，或翻身、叩背、吸痰等强刺激后进行血气分析。

(3)耐心做好解释：动脉采血不同于静脉采血，较为少见，患者易产生恐惧和紧张的心理。操作前护士需向患者详细说明采血意义、方法和注意事项，使患者有充分的心理准备，密切配合，增加一次采血成功率。

(4)避免影响因素。可能影响血气分析结果的常见因素包括：①肝素浓度不当，一般肝素浓度应为1 000 U/mL。②采血时肝素湿润注射器管壁未排尽，剩余过量可造成 pH 下降和 PO_2 升高。③标本放置过久，可导致 PO_2 和 pH 下降。④未对体温进行校正，pH 与温度呈负相关，PCO_2 和 PO_2 与温度呈正相关。⑤标本中进入气泡，抽取标本时未排尽标本中的气泡，对低氧血症者影响较大。⑥误抽静脉血，一旦误抽静脉血，须及时发现，正确判断，以免影响医师对检查结果的判定。对上述影响因素，要尽量避免，如选择一次性血气分析专用注射器，标本现抽现送，立即检查。

(于春贞)

第七节　手术后患者的护理

从患者手术结束返回病房到基本康复出院阶段的护理，称手术后护理。

一、护理评估

(一)手术及麻醉情况

了解手术和麻醉的种类和性质、手术时间及过程;查阅麻醉及手术记录,了解术中出血、输血、输液的情况,手术中病情变化和引流管放置情况。

(二)身体状况

1.生命体征

局部麻醉及小手术术后,可每 4 小时测量并记录一次。有影响机体生理功能的疾病、麻醉、手术等因素存在时,应密切观察。每 15～30 分钟测量并记录一次,病情平稳后,每 1～2 小时记录一次,或遵医嘱执行。

(1)体温:术后,由于机体对手术后组织损伤的分解产物和渗血、渗液的吸收,可引起低热或中度热,一般在 38.0 ℃,临床上称外科手术热(吸收热),于术后2～3 天逐渐恢复正常,不需要特殊处理。若体温升高幅度过大、时间超过 3 天或体温恢复后又再次升高,应注意监测体温,并寻找发热原因。

(2)血压:连续测量血压,若较长时间患者的收缩压10.7 kPa(<80 mmHg)或患者的血压持续下降 0.7～1.3 kPa(5～10 mmHg)时,表示有异常情况,应通知医师,并分析原因,遵医嘱及时处理。

(3)脉搏:术后脉搏可稍快于正常,一般在90 次/分以内。若脉搏过慢或过快,均不正常,应及时告知医师,协作处理。

(4)呼吸:术后,可能由于舌后坠、痰液黏稠等原因,引起呼吸不畅;也可因麻醉、休克、酸中毒等原因,出现呼吸节律异常。

2.意识

及时评估患者术后意识情况,并根据患者意识恢复的状况安排体位、陪护和其他护理工作。

3.记录液体出入量

术后,护士应观察并记录液体出入量,重点评估失血量、尿量和各种引流量,进而推算出入量是否平衡。

4.切口及引流情况

(1)切口情况:应注意切口有无出血、渗血、渗液、感染、敷料脱落及切口愈合等情况。

(2)引流情况:观察并记录引流液的性状、量和颜色;注意引流管是否通畅,有无扭曲、折叠或脱落等。

5.营养状况

术后,机体处于高代谢状态,且部分患者又需要禁食,应重点评估患者营养摄入,是否能够满足术后的需要,以便进行适当的营养支持,促进患者尽快痊愈和康复。

(三)心理-社会状况

手术结束、麻醉作用消失,度过危险期后,患者心理上有一定程度焦虑或解脱感。随后又可出现较多的心理反应,如术后不适或并发症的发生,可引起患者焦虑、不安等不良心理反应;若手术导致功能障碍或身体形象的改变,患者可能产生自我形象紊乱的问题;家属的态度及家庭经济情况,也可影响患者的心理。

二、护理诊断及合作性问题

（一）疼痛

疼痛与手术切口、创伤有关。

（二）体液不足

体液不足与术中出血、失液或术后禁食、呕吐、引流和发热等有关。

（三）营养失调

低于机体需要量，与分解代谢增高、禁食有关。

（四）生活自理能力低下

生活自理能力低下与手术创伤、术后强迫体位、切口疼痛有关。

（五）知识缺乏

常缺乏有关康复锻炼的知识。

（六）舒适的改变

舒适的改变与术后疼痛、腹胀、便秘和尿潴留等有关。

（七）潜在并发症

如出血、感染、切口裂开和深静脉血栓形成等。

三、护理措施

（一）一般护理

1.体位

应根据麻醉情况、术式和疾病性质等安置患者体位。①全麻手术：麻醉未清醒者，采取去枕平卧位，头偏向一侧，防止口腔分泌物或呕吐物误吸；麻醉清醒后，可根据情况调整体位。②蛛网膜下腔麻醉术：去枕平卧 6～8 小时，防止术后头痛。③硬膜外麻醉术：应平卧 4～6 小时。④按手术部位不同安置体位：颅脑手术后，若无休克或昏迷，可取 15°～30°头高足低斜坡卧位；颈、胸部手术后多取高半坐卧位，以利于血液循环，增加肺通气量；腹部手术后，多取低半坐卧位或斜坡卧位，以利于引流，防止发生膈下脓肿，并降低腹壁张力，减轻疼痛；脊柱或臀部手术后，可取俯卧或仰卧位。

2.饮食

术后饮食应按医嘱执行，开始进食的时间与麻醉方式、手术范围及是否涉及胃肠道有关。能正常饮食的患者进食后，应鼓励患者进食高蛋白、高热量和高维生素饮食；禁食患者暂采取胃肠外营养支持。①非消化道手术：局麻或小手术后，饮食不必严格限制；椎管内麻醉术后，若无恶心、呕吐，4～6 小时给予饮水或少量流质，以后酌情给半流或普食；全身麻醉术后可于次日给予流质饮食，以后逐渐给半流质或普通饮食。②消化道手术：一般在术后 2～3 天内禁食，待肠道功能恢复、肛门排气后开始进流质饮食，应少食多餐，后逐渐给半流质及普通饮食。开始进食时，早期应避免食用牛奶、豆类等产气食物。

3.切口护理

术后常规换药，一般隔天 1 次，感染或污染严重的切口应每天 1 次；若敷料被渗湿、脱落或被大小便污染，应及时更换；若无菌切口出现明显疼痛，且有感染迹象，应及时通知医师，尽早处理。

4.引流护理

术后有效的引流，是防止术后发生感染的重要措施。应注意：①正确接管、妥善固定，防止松脱。②保持引流通畅，避免引流管扭曲、受压或阻塞。③观察并记录引流液的量、性状和颜色。④更换引流袋或引流瓶时，应注意无菌操作。⑤掌握各类引流管的拔管指征及拔除引流管时间。较浅表部位的乳胶引流片，一般于术后1～2天拔除；单腔或双腔引流管，多用于渗液、脓液较多的患者，多于术后2～3天拔除；胃肠减压管一般在肠道功能恢复、肛门排气后拔除；导尿管可留置1～2天。具体拔管时间应遵医嘱执行。

5.术后活动

指导患者尽可能地进行早期活动。

(1)术后早期活动的意义：增加肺活量，有利于肺的扩张和分泌物的排出，预防肺部并发症。促进血液循环，有利于切口愈合，预防压疮和下肢静脉血栓形成。促进胃肠道蠕动，防止腹胀、便秘和肠粘连。促进膀胱功能恢复，防止尿潴留。

(2)活动方法：一般手术无禁忌的患者，当天麻醉作用消失后即可鼓励患者在床上活动，包括深呼吸、活动四肢及翻身；术后1～2天可试行离床活动，先让患者坐于床沿，双腿下垂，然后让其下床站立，稍做走动，以后可根据患者的情况、能力，逐渐增加活动范围和时间；病情危重、体质衰弱的患者，如休克、内出血、剖胸手术后、颅脑手术后，仅协助患者做双上、下肢活动，促进肢体血液循环；限制活动的患者如脊柱手术、疝修补术、四肢关节手术后，活动范围受到限制，协助患者进行局部肢体被动活动。

(3)注意事项：在患者活动时，应注意随时观察患者，不可随便离开患者；活动时，注意保暖；每次活动不能过量；患者活动时，若出现心悸、脉速、出冷汗等，应立即辅助患者平卧休息。

(二)心理护理

患者术后往往有自我形象紊乱、担心预后等心理顾虑，应根据具体情况做好心理护理工作。为患者创造良好的环境，避免各种不良的刺激。

(三)术后常见不适的护理

1.发热

手术热一般不超过38.5 ℃，可暂不做处理；若体温升高幅度过大、时间超过3天或体温恢复后又再次升高，应注意监测体温，并寻找原因。若体温超过39 ℃者，可给予物理降温，如冰袋降温、乙醇擦浴等。必要时，可应用解热镇痛药物。发热期间应注意维护正常体液平衡，及时更换潮湿的床单或衣裤，以防感冒。

2.切口疼痛

麻醉作用消失后，可出现切口疼痛。一般术后24小时内疼痛较为剧烈，2～3天后逐渐缓解。护士应明确疼痛原因，并对症护理。引流管移动所致的切口牵拉痛，应妥善固定引流管；切口张力增加或震动引起的疼痛，应在患者翻身、深呼吸、咳嗽时，用手保护切口部位；较大创面的换药前，适量应用止痛剂；大手术后24小时内的切口疼痛，遵医嘱肌内注射阿片类镇痛剂。必要时，可4～6小时重复使用或术后使用镇痛泵。

3.恶心、呕吐

多为麻醉后的胃肠道功能紊乱的反应，一般于麻醉作用消失后自然消失。腹部手术后频繁呕吐，应考虑急性胃扩张或肠梗阻。护士应观察并记录恶心、呕吐发生的时间及呕吐物的量、颜色和性质；协助其取合适体位，头偏向一侧，防止发生误吸。吐后，给予口腔清洁护理及整理床单;可遵医嘱使用镇吐药物。

4.腹胀

术后因胃肠道功能未恢复,肠腔内积气过多,可引起腹胀,多于术后 2～3 天,胃肠蠕动功能恢复、肛门排气后自行缓解,无须特殊处理。严重腹胀需要及时处理:①遵医嘱禁食、持续性胃肠减压或肛管排气。②鼓励患者早期下床活动。③针刺足三里、气海、天枢等穴位;非胃肠道手术的患者,可口服促进胃肠道蠕动的中药。肠梗阻、低血钾、腹膜炎等原因引起腹胀的患者,应及时遵医嘱给予相应处理。

5.呃逆

神经中枢或膈肌受刺激时,可出现呃逆,多为暂时性的。术后早期发生暂时性呃逆者,可经压迫眶上缘、短时间吸入二氧化碳、抽吸胃内积气和积液、给予镇静或解痉药物等处理后缓解。若上腹部手术后出现顽固性呃逆,应警惕膈下感染,及时告知医师处理。

6.尿潴留

多发生在腹部和肛门、会阴部手术后,主要由于麻醉后排尿反射受抑制、膀胱和后尿道括约肌反射性痉挛以及患者不适应床上排尿等引起。若患者术后 6～8 小时尚未排尿或虽有排尿但尿量少,应作耻骨上区叩诊。若叩诊有浊音区,应考虑尿潴留。对尿潴留者应及时采取有效措施,缓解症状。护士应稳定患者的情绪,在无禁忌证的情况下,可协助其坐于床沿或站立排尿。诱导患者建立排尿反射,如听流水声、下腹部热敷、按摩,应用镇静或止痛药,解除疼痛或用氯贝胆碱等药物刺激膀胱逼尿肌收缩。若上述措施均无效,可在严格无菌技术下导尿。若导尿量超过 500 mL 或有骶前神经损伤、前列腺增生,应留置导尿管。留置导尿管期间,应注意导尿管护理及膀胱功能训练。

(四)并发症的观察及处理

1.出血

(1)病情观察:一般在术后 24 小时内发生。出血量小,仅有切口敷料浸血,或引流管内有少量出血;若出血量大,则术后早期即出现失血性休克。特别是在输给足够液体和血液后,休克征象或试验室指标未得到改善,甚至加重或一度好转后又恶化,都提示有术后活动性出血。

(2)预防及处理:术后出血,应以预防为主,包括手术时,严密止血,切口关闭前严格检查有无出血点;有凝血机制障碍者,应在术前纠正凝血障碍。出血量小(切口内少量出血)的患者,更换切口敷料,加压包扎;遵医嘱应用止血药物止血;出血量大或有活动性出血的患者,应迅速加快输液、输血,以补充血容量,并迅速查明出血原因,及时通如医师,完善术前准备,准备进行手术止血。

2.切口感染

(1)病情观察:指清洁切口和沾染切口并发感染,常发生于术后 3～4 天。表现为切口疼痛加重或减轻后又加重,局部常有红、肿、热、痛或触及波动感,甚至出现脓性分泌物。全身表现有体温升高、脉搏加速、白细胞计数和中性粒细胞比例增高等。

(2)预防及处理:严格遵守无菌技术原则;注意手术操作技巧,防止残留无效腔、血肿,切口内余留的线过多、过长等;加强手术前后处理,术前做好皮肤准备,术后保持切口敷料的清洁、干燥和无污染;改善患者营养状况,增强抗感染能力。一旦发现切口感染,早期应勤换敷料、局部理疗、遵医嘱使用抗菌药物。若已形成脓肿,应拆除部分缝线,敞开切口,通畅引流,创面清洁后,考虑做二期缝合,以缩短愈合时间。

3.切口裂开

(1)病情观察:多见于腹部手术后,时间上多在术后1周左右。主要原因常有营养不良、缝合技术存在缺点、腹腔内压力突然增高和切口感染等。一种是完全裂开,一种是不完全裂开。完全裂开往往发生在腹内压突然增加时,患者自觉切口剧疼和突然松开,有大量淡红色液体自切口溢出,可有肠管和网膜脱出;不完全性切口裂开,是指除皮肤缝线完整,深层组织裂开,线结处有血性液体渗出。

(2)预防:手术前纠正营养不良状况;手术时,避免强行缝合,采用减张缝合,术后适当延缓拆线时间;手术后切口处用腹带包扎;咳嗽时,注意保护切口,并积极处理其他原因引起的腹内压增高;预防切口感染。

(3)处理:一旦发现切口裂开,应及时处理:完全性切口裂开时,应立即安慰患者,消除恐惧情绪,让患者平卧,立即用无菌等渗盐水纱布覆盖切口,并用腹带包扎,通知医师,护送患者进手术室重新缝合;若有内脏脱出,切忌在床旁还纳内脏,以免造成腹腔内感染。切口部分裂开或裂开较小时,可暂不手术,待病情好转后择期进行切口疝修补术。

4.肺不张及肺部感染

(1)病情观察:常发生在胸、腹部大手术后,多见于慢性肺气肿或肺纤维化的患者,长期吸烟更易发生。这些患者因肺弹性减弱,术后呼吸活动受限,分泌物不易咳出,易堵塞支气管,造成肺部感染及肺不张。开始表现为发热、呼吸和心率加快,持续时间长,可出现呼吸困难和呼吸抑制。体检时,肺不张部位叩诊呈浊音或实音,听诊呼吸音减弱、消失或为管样呼吸音。血气分析示 PaO_2 下降和 $PaCO_2$ 升高,继发感染时,血白细胞计数和中性粒细胞比例增加。

(2)预防:术前做好呼吸锻炼,胸部手术者加强腹式深呼吸训练,腹部手术者加强胸式深呼吸训练。手术前2周停止吸烟,有呼吸道感染、口腔炎症等情况者,待炎症控制后再手术。全麻手术拔管前,吸净气管内分泌物,术后鼓励患者深呼吸、有效咳嗽,同时可应用体位引流或给予雾化吸入。

(3)处理:若发生肺不张,做如下处理。遵医嘱给予有效抗菌药物预防和控制炎症。应鼓励患者深吸气,有效咳嗽、咳痰,帮助患者翻身拍背,协助痰液排出。无力咳嗽排痰的患者,用导管插入气管或支气管吸痰,痰液黏稠应用雾化吸入稀释。有呼吸道梗阻症状、神志不清、呼吸困难者,做气管切开。

5.尿路感染

(1)病情观察:手术后尿路感染与导尿管的插入和留置密切相关,尿潴留是基本原因。分为下尿路和上尿路感染。下尿路感染主要是急性膀胱炎,常伴尿道炎和前列腺炎,主要表现为尿频、尿急、尿痛和排尿困难,一般无全身症状。尿常规检查有较多红细胞和脓细胞。上尿路感染主要是肾盂肾炎,多见于女性,主要表现为畏寒、发热和肾区疼痛,血常规检查白细胞计数增高。中段尿镜检有大量白细胞和脓细胞,做尿液培养可明确菌种,为选择抗菌药物提供依据。

(2)预防与处理:及时处理尿潴留,是预防尿路感染的主要措施。鼓励患者多饮水,保持每天尿量在1 500 mL以上,并保持排尿通畅。根据细菌培养和药敏实验验选择有效抗菌药物治疗,残余尿在 50 mL 以上者,应留置导尿管,放置导尿管时,应严格遵守无菌操作原则。遵医嘱给患者服用碳酸氢钠,以碱化尿液,减轻膀胱刺激症状。

6.深静脉血栓形成和血栓性静脉炎

(1)病情观察:多发生于术后长期卧床、活动少或肥胖患者,以下肢多见。患者感觉小腿疼痛。检查肢体肿胀、充血,有时可触及索状物,继之可出现凹陷性水肿,腓肠肌挤压试验或足背屈曲试验阳性。常伴体温升高。

(2)预防与处理:强调早期起床活动。若不能起床活动的患者,指导患者学会做踝关节伸屈活动的方法,或采用电刺激、充气袖带挤压腓肠肌及被动按摩腿部肌肉等方法,加速静脉血回流。术前可使用小剂量肝素皮下注射,连续使用5～7天,有效防止血液高凝状态。一旦发生深静脉血栓或血栓性静脉炎,应抬高、制动患肢,严禁局部按摩及经患肢输液,同时遵医嘱使用抗凝剂、溶栓剂或复方丹参液滴注。必要时手术取出血栓。

(五)健康指导

(1)心理保健:某些患者因手术致残,形象改变,从而使心态也发生改变。要指导患者学会自我调节、自我控制,提高心理适应能力和社会活动能力。

(2)康复知识:指导患者进行术后功能锻炼,教会患者自我保护、保健知识。教会患者缓解不适及预防术后并发症的简单方法。

(3)营养与饮食:指导患者建立良好的饮食卫生习惯,合理的摄入营养,促进康复。

(4)合理用药:指导患者按医师开具的出院带药,按时按量服用、讲解服药后的毒副反应及特殊用药的注意事项。

(5)按时随访。

(于春贞)

参考文献

[1] 于翠翠.实用护理学基础与各科护理实践[M].北京:中国纺织出版社,2022.
[2] 王蓓,彭飞,洪涵涵.常见慢病护理评估与技术[M].上海:上海科学技术出版社,2021.
[3] 袁菲,杨翠翠,张金荣,等.临床护理思维与实践[M].上海:上海科学普及出版社,2023.
[4] 冉健,李金英,陈明.现代急危重症与护理实践[M].汕头:汕头大学出版社,2021.
[5] 于红,刘英,徐惠丽,等.临床护理技术与专科实践[M].成都:四川科学技术出版社,2021.
[6] 张薇薇.基础护理技术与各科护理实践[M].开封:河南大学出版社,2021.
[7] 陈素清.现代实用护理技术[M].青岛:中国海洋大学出版社,2021.
[8] 郝娜,李旭静,李超,等.护理综合临床实践[M].开封:河南大学出版社,2023.
[9] 周晓丹.现代临床护理与护理管理[M].北京:科学技术文献出版社,2021.
[10] 兰洪萍.常用护理技术[M].重庆:重庆大学出版社,2022.
[11] 张晓艳.临床护理技术与实践[M].成都:四川科学技术出版社,2022.
[12] 李峰.护理综合实训教程[M].济南:山东大学出版社,2021.
[13] 张翠华,张婷,王静,等.现代常见疾病护理精要[M].青岛:中国海洋大学出版社,2021.
[14] 黄浩,朱红.临床护理操作标准化手册[M].成都:四川科学技术出版社,2021.
[15] 郑进,蒋燕.基础护理技术[M].武汉:华中科技大学出版社,2023.
[16] 董桂银,卢唤鸽.临床常见急危重症护理研究[M].北京:中国纺织出版社,2021.
[17] 郑娜,郭静,杨雅景.实用重症护理技术[M].北京:中国纺织出版社,2022.
[18] 赵静.新编临床护理基础与操作[M].开封:河南大学出版社,2021.
[19] 俊英,王建华,宫素红,等.精编临床常见疾病护理[M].青岛:中国海洋大学出版社,2021.
[20] 奖争艳.外科护理技术[M].上海:同济大学出版社,2021.
[21] 高永莉.急危重症常用护理技术规范与风险防范[M].成都:四川科学技术出版社,2021.
[22] 高淑平.专科护理技术操作规范[M].北京:中国纺织出版社,2021.
[23] 涂英.基础护理技能训练与应用[M].北京:科学出版社,2021.
[24] 吴雯婷.实用临床护理技术与护理管理[M].北京:中国纺织出版社,2021.
[25] 朱燕.儿科疾病护理与健康指导[M].成都:四川科学技术出版社,2022.
[26] 任丽,孙守艳,薛丽.常见疾病护理技术与实践研究[M].西安:陕西科学技术出版社,2022.

[27] 任秀英.临床疾病护理技术与护理精要[M].北京:中国纺织出版社,2022.
[28] 刘庆芬,顾芬,顾纪芳.常见疾病预防护理知多少[M].上海:上海交通大学出版社,2021.
[29] 王美芝,孙永叶,隋青梅.内科护理[M].济南:山东人民出版社,2021.
[30] 迟文肖,史丰萍,李婷婷.护理学理论指导与临床实践[M].北京:化学工业出版社,2023.
[31] 孙爱针.现代内科护理与检验[M].汕头:汕头大学出版社,2021.
[32] 刘峥.临床专科疾病护理要点[M].开封:河南大学出版社,2021.
[33] 王秀琴,肖靖琼,王芃.护理技能综合实训[M].武汉:华中科技大学出版社,2021.
[34] 孙慧敏,朱红珍.发热门诊护理工作手册[M].武汉:武汉大学出版社,2021.
[35] 李艳.临床常见病护理精要[M].西安:陕西科学技术出版社,2022.
[36] 王雪枚,霍姿君,张凌云,等.护理学理论与实践在基础医学研究中的应用探索[J].卫生职业教育,2022,40(15):12-14.
[37] 王焕敏.循证护理应用于急性阑尾炎护理的效果研究[J].黑龙江中医药,2021,50(3):360-361.
[38] 朱阿芳,叶婷,徐丹,等.胎盘早剥的综合护理干预及护理满意度分析[J].中国社区医师,2021,37(3):181-182.
[39] 孙晓娥.细节护理和常规护理在手术室护理中的效果对比框架[J].智慧健康,2021,7(24):94-96.
[40] 李银鹏.外科护理的护理风险及护理措施[J].医药卫生,2022(6):221-224.